谨以此书献给

为消灭致盲性沙眼做出贡献的人们

沙眼 *Trachoma*

主编：王宁利
　　　胡爱莲
　　　Hugh R. Taylor

编委：

王宁利　　胡爱莲　　Hugh R. Taylor
金秀英　　孙葆忱　　李　彬　　孙旭光
罗时运　　邓世靖　　王智群　　张　旭
俞筱玢　　陈伟伟　　杨晓慧　　梁庆丰

人民卫生出版社

图书在版编目(CIP)数据

沙眼 / 王宁利,胡爱莲,(澳)泰勒(Taylor,H.R.)主编.
—北京:人民卫生出版社,2015

ISBN 978-7-117-19866-0

Ⅰ. ①沙… Ⅱ. ①王…②胡…③泰… Ⅲ. ①沙眼－防治
Ⅳ. ①R777.32

中国版本图书馆 CIP 数据核字(2015)第 224191 号

| 人卫社官网 | www.pmph.com | 出版物查询,在线购书 |
| 人卫医学网 | www.ipmph.com | 医学考试辅导,医学数
据库服务,医学教育资
源,大众健康资讯 |

沙　　眼

主　　编:王宁利　胡爱莲　Hugh R. Taylor
出版发行:人民卫生出版社(中继线 010-59780011)
地　　址:北京市朝阳区潘家园南里 19 号
邮　　编:100021
E - mail:pmph @ pmph.com
购书热线:010-59787592　010-59787584　010-65264830
印　　刷:北京铭成印刷有限公司
经　　销:新华书店
开　　本:787×1092　1/16　印张:25
字　　数:624 千字
版　　次:2015 年 10 月第 1 版　2015 年 10 月第 1 版第 1 次印刷
标准书号:ISBN 978-7-117-19866-0/R·19867
定　　价:169.00 元
打击盗版举报电话:010-59787491　E-mail:WQ @ pmph.com
(凡属印装质量问题请与本社市场营销中心联系退换)

主编简介

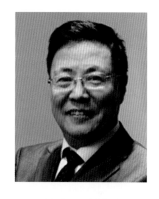

　　王宁利，男，教授，一级主任医师，博士生导师，国际眼科学院院士。1987—1992 年在广州中山医科大学硕博连读获博士学位，1998—2000 年在加州大学圣地亚哥分校希利眼科中心从事博士后研究工作。现任北京同仁医院党委书记、副院长、北京同仁眼科中心主任、北京市眼科研究所所长、首都医科大学眼科学院院长、中华医学会眼科分会主任委员、全国防盲技术指导组组长、北京眼科学会主任委员，国际防盲协会中国委员会主席、亚太眼科学会常务理事、亚非眼科学会理事、国际眼科理事会常务委员、世界青光眼联合会常务理事。

　　从事眼科临床医疗、教学、研究和防盲工作 30 余年。完成各类眼科手术超 2 万台，担任中央及省部级领导保健工作，并赴国外为国外元首进行眼病会诊治疗。注重临床问题的科学思考、学习和实践，在青光眼研究领域进行开创性工作。注重眼病流行病学调查和国家的防盲治盲工作，组织的邯郸眼病研究对我国农村地区盲与低视力的患病率和临床特征、主要致盲眼病的患病率以及患病特征、危险因素及我国现行医疗体系中眼病患者的保健意识以及诊治现状进行了科学而全面的阐述；组织的安阳儿童眼病研究是我国最大的青少年眼病队列研究，通过三年的随访获得了我国中小学生的近视患病率、一年发病率和近视进展量以及弱视斜视等眼病的患病率等数据，并逐步开始分析环境因素如近距离工作负荷、户外活动时间、光线等因素与近视发生发展之间的相关性及因果关系等；担任"百万白内障工程"的设计和实施，项目的完成使得我国白内障的 CSR 从 400 上升到 1200；作为共同组长参与"2016 年前在中国消灭致盲性沙眼"项目的方案制定和实施，使得我国消灭致盲性沙眼任务提前完成。

　　作为眼科学国家教育部重点学科、卫生部临床重点专科、国家眼科诊断与治疗设备工程技术研究中心、眼科学与视觉科学北京市重点实验室学科带头人，迄今共发表学术论文 570 余篇，其中 SCI 收录 220 余篇；获得发明专利 25 项，实用新型专利 16 项。获得国家科技进步二等奖两项，中华医学科技奖一等奖两项，教育部自然科学奖一等奖一项，中国高等学校科学研究优秀成果自然科学奖一等奖一项。2014 年被国外知名眼科媒体 *The Ophthalmologist* 评为"年度世界最有影响力眼科人物 100 强"。获周光兆临床医师奖、中国医师奖及全国优秀工作者 卫生部及北京市突贡专家等称号。主编或参编专著 30 余部，主编《眼科学》五年制用、研究生用、留学生用等教材共 7 本。目前担任《中华眼科杂志》主编、*Asia-Pacific Journal of Ophthalmology* 副主编、International Glaucoma Review 学会主编。

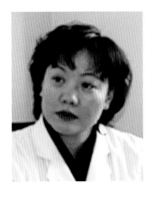

胡爱莲，女，医学博士，首都医科大学附属北京同仁医院、北京同仁眼科中心、北京市眼科研究所，1986年开始从事眼科专业，2000年致力于防盲治盲和低视力康复工作。2003年起担任全国防盲技术指导组办公室主任。目前是中华医学会眼科分会防盲学组副组长、北京医学会眼科分会委员、中国医院协会医疗技术应用专业委员会委员、中国及北京残联低视力专家组成员。

近十多年来，大力投身于我国防盲治盲工作，积极推进"视觉2020"，着力于消灭可避免盲、防盲人才培养、三级眼保健网络构建、眼健康促进与科普宣传工作。在白内障防治方面，自2003年以来重点承担"光明行"活动，带领医疗队多60多次奔赴白内障高发，医疗条件差的老、少、边、困地区开展白内障防盲治工作。在西部高原地区青海西宁、循化、互助、贵德、班玛，西藏拉萨、林芝、日喀则，"世界高城"四川理塘县，内蒙兴安盟扎赉特旗、突泉、科尔沁右翼中旗、科尔沁右翼前旗，宁夏石嘴山、银川、同心县、中卫县、隆德县、西吉县，新疆巴州库尔勒、和田、伊犁、奎屯、喀什、新疆建设兵团六个师，云南普洱、吉林延吉、山东沂蒙山区、河南驻马店市西平县和平舆县，长春白城、江苏淮安、安徽、江西、贵州、海南、甘肃洮南等地留下了足迹。2008年"光明行"跨出国门，带队赴邻邦朝鲜、柬埔寨、越南、蒙古国、津巴布韦、马拉维、赞比亚、莫桑比克、巴基斯坦、安提瓜吧、牙买加等国开展"光明行"进行友好交流。

在沙眼防治方面，召开全国沙眼防治研讨会，举办沙眼防治培训班，召开"最终消灭重症沙眼专家研讨会"推广WHO新的沙眼分级系统；介绍新的矫正倒睫手术；制作新的沙眼分级系统及新的手术方法的教学录像带；奔赴四川、内蒙古、山东、云南、沈阳、青海、广东、重庆、海南、上海、江苏、浙江、山西省等省份进行沙眼调查，积极推动在中国最终消灭致盲性沙眼，多次代表我国出席WHO消灭致盲性沙眼全球联盟会议。起草了《中国最终消灭沙眼盲计划》，在卫生部的主导下数年中反复多次多层面研讨，在促成视中三期2016年我国消灭致盲性沙眼评估项目中做出贡献。

其次，对早产儿视网膜病变实施救助，与中残联、中央电视台合作完成有关早产儿视网膜病变公益宣传短片并播出，制作预防早产儿视网膜病变海报、早产儿视网膜病变父母必读手册，制订西部十二省市早产儿视网膜病变干预治疗的救助方案。

在防治近视方面，带领团队随流动科普车下社区、下学校。此外，承担十二五全国骨干人才培训任务，开办全国低视力康复培训班、防盲管理培训班、非超乳小切口白内障手术培训班等。编写各种眼病科普读物科普书籍，承担一年一度的全国"爱眼日"等防盲公益工作，为推进全国防盲治盲工作的可持续发展做出了积极努力和贡献。

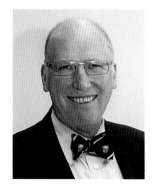

Professor Hugh R. Taylor AC, MD, FRANZCO Melbourne Laureate Professor Hugh Taylor is the Harold Mitchell Professor of Indigenous Eye Health at the University of Melbourne. He was Head of the Department of Ophthalmology at the University of Melbourne and the Founding Director of the Centre for Eye Research Australia from 1990 to 2007. Previously he was a Professor of Ophthalmology at the Wilmer Institute at the Johns Hopkins University in Baltimore with joint appointments in Epidemiology and International Health.

He has done world leading work on trachoma for the last 40 years and served as an advisor on trachoma to WHO since 1980. His pioneering work laid the foundations for the S, F and E components of WHO's SAFE Strategy for the elimination of trachoma. Currently his working of providing adequate eye care to Australia's Aboriginal people including the elimination of trachoma.

He has written 30 books and reports including many on trachoma，and more than 650 scientific papers. He has received multiple international awards and prizes.In 2001，he was made a Companion in the Order of Australia.

He isPresident of the International Council of Ophthalmology and is the former Vice President of the International Agency for the Prevention of Blindness and Chairman of Vision 2020 Australia.

Hugh R. Taylor 是墨尔本大学原住民眼部健康部名誉教授，米切尔·哈罗德教授。他曾负责墨尔本大学眼科学部，也是 1990 至 2007 年间担任澳大利亚眼科研究中心主任。在此之前，他是位于巴尔的摩的约翰霍普金斯大学眼科教授，同时在流行病和国际健康部任职。

他对沙眼的研究引领世界 40 年，从 1980 年始为世界卫生组织担任沙眼顾问。他开拓性的研究为世界卫生组织旨在消灭沙眼的 SAFE 战略打下了 S、F 和 E 的研究基础。如今他致力于治疗澳大利亚原住民的眼疾，包括消灭沙眼。

他迄今出版了 30 本书籍和研究报告，许多是对沙眼的研究，另发表了 650 多篇科学论文。他收获了许多国际大奖，2001 年获得代表澳大利亚最高荣誉的澳大利亚爵级司令勋章。

他是国际眼科理事会主席、国际防盲协会前副主席，以及澳大利亚视觉 2020 计划的主席。

前　言

2002 年我来到了北京同仁医院的眼科工作。在来之前，同仁医院给我印象最深刻的一件事就是北京市眼科研究所在 1958 年首次发现了沙眼的病原体。

在同仁医院的这十余年里，我总在留意着关于这样一个伟大事件的蛛丝马迹，总想搜集这方面的一些故事。2004 年，我参加在日内瓦由世界卫生组织举办的主题为"在全球消灭致盲性沙眼"的会议，才知道沙眼防治在中国还任重道远，世界上那么多的人关注着中国的沙眼防治，希望中国能够早日消灭致盲性沙眼，成为一个没有沙眼流行的国家。带着这样一个任务回到了自己的国家，开始投入到沙眼的防治事业中。

当时在大城市临床上已经很少能看到沙眼了，我对沙眼的认知还是我做住院医的时候和教科书上学到的一些概念，在这样一个拥有沙眼病原体发现历史的学术殿堂中，通过采访老专家、查阅文献更深入地学习、探讨，让我得以对沙眼的防控有了更为全面的了解，从而可以全身心地投入到中国根治沙眼的工作中。

第二次到日内瓦参加世界沙眼防治大会的时候，我遇到并结识了在沙眼防治方面非常具有造诣的 Hugh Taylor 教授。我和 Hugh Taylor 教授走在日内瓦世界卫生组织总部前面的小花园时看到了一个雕塑。这是一个儿童用一木棍牵拉着一个盲人前行的雕塑，Hugh Taylor 教授告诉我，他的家里有这个雕塑的缩小版。我就问他为什么他会有呢，他告诉我是因为他在防盲方面的贡献，世界卫生组织把这个缩小版的雕塑作为奖励颁发给了他。当时我对他的那种尊敬油然而生，不知不觉我们两个也成了好朋友。

时光荏苒，一晃到了 2011 年，在一次会议的书展上我看到了一本名叫 Trachoma 的书，作者居然是 Hugh Taylor 教授。我粗略地翻了一下这本书，觉得这本书太重要了，它将沙眼的历史演变和人类面对沙眼的斗争娓娓道来，记录了很多与沙眼相关的故事和科学内容，但是让我同时感到遗憾的是里面关于中国沙眼防治方面的资料并不丰富。我在思考是否中国也应该写一本沙眼的书呢？中国发现沙眼的病原体，它不仅仅是中国沙眼防治的故事，它已经造福于全人类了，理应被世人所铭记，应该把中国沙眼的故事和世界沙眼的故事融合为一体。所以我找到 Hugh Taylor 教授，大胆提出了我的想法，用中文的形式把世界的沙眼的故事和中国的沙眼的故事编排为一起。没想到 Hugh Taylor 教授欣然的答应了，而且很快的和我们签署了版权的转让协议。

经过三年辛勤工作，在整个编写组的共同的努力下，我们收集到了一些非常珍贵的文献、照片和资料，也将我们这些年在沙眼防治中的经验进行总结揉入到书本中。同时，这一时期中国的沙眼防控也得到了来自国际上的支持和中央政府的高度关注，自 2011 年起世界卫生组织开始给我们资助和支持，2013 年在国际狮子会的支持下我国开展的"视中三期"行动，其中重要的内容就是调查、防治、评估中国沙眼防治现状。经过全体项目人员的努力，在这本书即将出版之际，中国终于让致盲性沙眼失去了它流行的能力。

2015年5月18日，第68届世界卫生大会在瑞士日内瓦召开。中国国家卫生和计划生育委员会主任李斌在一般性辩论发言中正式宣布：2014年中国达到了WHO根治致盲性沙眼的要求。但是在中国一些地方还是有沙眼的散发病例，我们在沙眼的防治方面还有许多事要做：怎么样防治散发病例可能引起的小范围再流行；对依然存留的一些沙眼所致的倒睫患者进行手术；进行沙眼衣原体的进一步的研究以发现更有效的免疫疫苗对沙眼做根本的预防和治疗。全球的沙眼防治工作依然任重而道远，我们要把中国沙眼的防治经验传播到其他国家，参与到全球消灭致盲性沙眼的行动中去。

最近我承担了亚太地区防盲协会的主席的角色，所以我们有责任和义务在亚太地区乃至国际上推进沙眼的防治，为在全球最终消灭致盲性沙眼做出自己的贡献。

最后，在这本书出版之际，向所有为消灭致盲性沙眼做出贡献的前辈们，无论是中国的还是国外的，表示深深的敬意！同时也感谢所有为这本书的出版作出贡献的参编人员，此书是我们为我国完成消灭致盲性沙眼事业的献礼！

王宁利

中华医学会眼科学分会主任委员

首都医科大学附属北京同仁医院党委书记

首都医科大学附属北京同仁医院副院长

首都医科大学附属北京同仁医院眼科中心主任

北京市眼科研究所所长

2015年9月7日

目　录

第一章　沙眼的来源与全球流行史

　　沙眼是一种从古代起就伴随着我们的疾病,也可能是人类历史上最早的疾病之一。沙眼是一种传播最广的特有的社会性疾病,它曾在全世界范围广泛流行。沙眼既没有地域之分,又无种族选择性之别,为一种世界性的普遍眼疾,分布于全球各地。各地沙眼的患病与发病率,则因各国的社会经济水平不同而颇有差别。曾经患过一次沙眼治愈或自然痊愈后,以后仍可再度感染。

　　沙眼是一种致盲性眼病,严重危害人类视觉健康。人类自古以来做了无数的研究工作,在古埃及纸草文中,甚至在中国古代的早期著作中,就曾经对沙眼进行了讨论。在全世界,四分之一的盲直接或间接由于沙眼引起。目前,3 亿~5 亿人患有沙眼,7 百万到 1 千万人因沙眼失明。尽管沙眼曾经在全世界流行,但在 20 世纪,沙眼作为一种致盲性眼病,已经从发达国家的大多数城市中消失。今天,沙眼最常见于欠发达国家最贫穷的农村地区。这些地区的卫生条件很差。大多数最近的论文引用了世界卫生组织(WHO)在 2002 年估计的数字:84 000 000 人患有活动性沙眼,7 600 000 人患有倒睫。但是,我们依然对了解沙眼历史发展的复杂过程更加关注。因为今天最终消灭这种在公元前 420 年希波克拉底就描述过的古老致盲眼病对眼科医学实践与发展有重要的影响,因为通过了解人类对沙眼认识的发展过程对我们科学认识疾病有重要的提示。

第一节　Trachoma 与沙眼

一、Trachoma 一词的来源与释意

　　Trakoma 或 trachoma 在希腊文是粗糙的意思,根据 Bailly 希腊文法文字典,这个字特指眼睑内面变为粗糙,并明确表示是"一种疾病"。

　　希腊文中表示粗糙的字很多,是由"trak"或"trach"字根演变而来。从这个字根演变出一系列的字,最常用的是形容词"trakus"或"trachus"。此字无论在它本来的意义或用作比喻时都是用来形容人或物体的性质,如粗野的人、粗糙的木、粗布、路面高低不平、物体不平滑、质地粗糙等此已见于在公元前 10 世纪荷马的著作中。

　　从此字根所演变出来的形容词、动词、副词几乎都指粗糙而言,一切具有"Track"字根的字,在医学上总是用来代表一种"性质"。

　　希波克拉底(公元前 460—前 372 年),和柏拉图(公元前 427—前 348 年),先后用"tracheia arteria"来表示粗糙的动脉。第一世纪由 Pedanius Dioscoride(生于公元 50 年在西里西的阿纳

萨伯,即今土耳其的南部)所著的 De Materia Medica 希腊医学文献中第一次使用"trakoma"字样,书中指出此字代表一种眼病,眼睑内面有粗糙不平的颗粒。由"trakoma"这一名词又创造了一个新形容词"trakomaticos"用以形容与沙眼治疗有关的一切。4 世纪时,法国波尔多城有一位名叫 Marcellius Empericus 的医生根据希腊字"trachomaticos"再创一新名词"trachomaticus"。6 世纪时 Alexandre de Tralles 将治疗沙眼的药叫作"collourion trachomaticon"。由上可见,形容词"trakus"是一个古老的形容词,由此演变出一系列的形容词、动词、副词及名词。"trakoma"即其中之一。Dioscoride 首先应用此词来表示一种特殊的颗粒性结膜炎。

19 世纪后半叶的医学文献中可见"trachoma"被引用。鉴于 Cuenod 与 Morax 二人的实验研究,"trachoma"这一名词在现代病理学中的意义得到确定。

二、有关中国沙眼的早期记载

沙眼又名颗粒性结膜炎,系根据其症状犹如沙粒在眼内磨痛而得名。我国习惯称"沙眼"也是根据患者眼睑结膜呈颗粒状形如沙粒而起,并非沙粒或尘埃等飞入眼内而致。沙眼在我国也是一种古老的眼疾,根据毕华德的报告,中国沙眼的文献记载可以追溯到公元前 27 世纪《黄帝内经》对倒睫手术的记载。具体地讲,沙眼最早记于《黄帝内经》,纪元前 2697 年,其年代的久远,可以想见。公元前 16 到 11 世纪的甲骨文中包含对各种眼病的记载(图 1-1)。然而,Eugene Chan(陈耀真,1899—1986,中国著名眼科学家)发现有关沙眼最早的专门文献可以追溯到南北朝时期(公元 420—581 年)。他发现,中国传统对沙眼的称谓包括"胡椒种子样病变"和"粟粒样病变"。血管翳和倒睫广为人知。

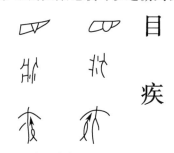

图 1-1 中国商朝(公元前 16 到 11 世纪)的甲骨文。"疾"字和"目"字

我国古时称沙眼为"粟疮",又名"椒疮"。明朝袁学渊著的《秘传眼科七十二症全书》中记载"睑生风粟"的症状,一般认为就指沙眼而言。该书有:"睑生风粟"者,睑间积血,年久致成风粟,与眵黏症同。然睑眵黏睛,无风粟也,故此分"睑生风粟"又作一症。盖胞者上胞;睑者下睑也。脾胃壅垫,致令胞睑之间,渐成风粟,如麻如米,如杨梅之状;摩擦瞳仁黑睛有翳。久久渐昏,流泪不止。

《银海精微》一书,编写时代不清。该书称沙眼为"胞肉胶凝",大概因为它能使结膜发生粟米状的乳头,日久肥大,眼睑臃肿,泪眵增多而成胶凝状。若角膜发生血管翳,在透明的眼珠上出现红丝,状如玉宝,古人称为"玉翳",血管有规则的增生,则称为"垂帘障"。

在《审视瑶函》等眼科书籍上亦有:"粟疮者,似疮非疹,翻开上睑,细颗众聚,生于睑内,如杨梅之状,其肉与粟米相似,赤白不定,多泪难睁,如米隐一般,沙涩摩睛而疼痛。积久年深,翳膜昏暗,渐渐加重。其中椒疮如椒,其形色嫣红而坚硬,泪多赤肿,沙擦难当,或痛兼痒,不便开张。甚至瘰瘰连片,疙瘩高低不平,连下睑亦蕃衍,碾睛沙涩,开闭多泪,摩擦肿眼,黑睛有翳,有疮难消"。这段对于沙眼的症状,叙述得非常具体。

此外,《医宗金鉴》、《宝鉴》等书籍上对于沙眼症状的发展经过,亦有描述:胞睑之内,有囊肉壅起。初时,小如麻米。年久渐长大,如桃李之状,摩隐瞳人,黑睛生翳,朦昧不明,羞明怕日,时出热泪,眼胞湿烂,眵粘胶凝,与两睑粘睛颇同。但两睑粘睛,睑之病,此则胞之病。睑热则眵粘，病之浅。胞热则胶疑，病之深。故分作两症治之。"按沙眼发展的经过，也确实如此。

至于治疗方面，《眼科龙木论》《医宗金鉴》《目经大成》《银海精微》等书籍上都载有："利用刀间日铲洗出血，三、五度，去根本即瘥，照本症点服不辍，渐自稀疏"。《银海精微》及《医宗金鉴》则有："翻起眼皮，风粟逐个用锋针拨之三，五度，亦烙更妙，又久患宜烙"，"眼皮裹有红丝堆集者，乃血热有瘀，以灯草、龙须草括疮处，令出血则愈"。《审视瑶函》则有："鱼子石榴，宜铲除"。《目经大成》则有："鱼子石榴，用月斧划净颗粒"。这就是相当于搔爬、压榨及海螵蛸摩擦法等的机械物理疗法。

由于沙眼在我国医书中早有记载，而且对于症状和发展过程等叙述都很具体，这足以说明本症在中国的传播感染历史确很久远。

第二节　沙眼的全球流行史

据历史学家的调查，人类沙眼最早的记录，起始于公元前3400年，即埃及的基辅时代，足见沙眼危害人类至少已有五、六千年的历史。因之而终生痛苦，损害视力，丧失工作能力者，不知其数。欧洲的沙眼是从拿破仑进攻埃及归来时开始广为流行的，但实际上欧洲并不是从这时起才有沙眼，不过由于大流行的发生，才引起人们对沙眼的注意。此后欧洲各国常称沙眼为埃及眼病，又因在军队中特别流行，所以也有称军队眼病。其实所谓埃及眼病或军队眼病，未必单是沙眼，可能混着淋病性结膜炎、急性结膜炎或这类眼疾的并发症。当时沙眼在埃及多与淋病性结膜炎同时发生，症象系急性，但经多时演变，至今似已变为慢性。据Thygeson的意见，在美国沙眼于开始时，急性者常居多数。急性沙眼有其独特的症状，如果治疗得宜，能不留任何痕迹而痊愈。

同时根据文献记载，沙眼作为科学的研究，差不多已有200余年的历史，尤其欧洲的大流行更促使医学界对沙眼作进一步的研究，但当时沙眼的病原体尚不明了，因此无论在预防还是治疗等方面都还不能作出妥善有效的对策。近半世纪来，即使基础医学的发展、实验研究方法的进步、无数科学家对之绞尽脑汁，从多方面进行探讨，然而直至沙眼衣原体的成功分离之前一直无决定性的成就，问题不仅未能解决，而且意见错综复杂，理论日益复杂，更容易使人混乱，所以一度被认为这是眼科的黑暗区域。

一些研究人员认为沙眼首先在中亚人中出现，然后向东传播到亚洲，向西传播到中东和地中海。似乎更可能的是：沙眼首先在美索不达米亚（所谓的"新月形沃土带"）的早期居民中出现。在2 000 000到5 000 000年前，衣原体眼株首次从生殖株中分离出来，这大约是在人类进化的能人和直立人时代（图1-2）。

感染其他生物的衣原体株甚至更早地分离出来。在大约1 000 000年前，沙眼衣原体种株发生了变异。这显示了沙眼衣原体感染与人类进化的早期联系。人眼衣原体感染一定很常见，从而衣原体能够随着时间的过去而生存下来，这可以追溯到几百万年前。直到大约120 000年前，智人才开始进化；直到大约公元前10 000年前最后一次冰川期末，人类才聚集成大的社会。人类在美索不达米亚形成的最早居住区和城镇中聚集。这些早期居住区不断增加的拥挤和不良的卫生条件是沙眼这种流行性致盲疾病发展的关键决定因素。致盲性沙眼与继续在全世界甚至大多数发达国家发生的衣原体包涵体结膜炎的偶尔发作不同。

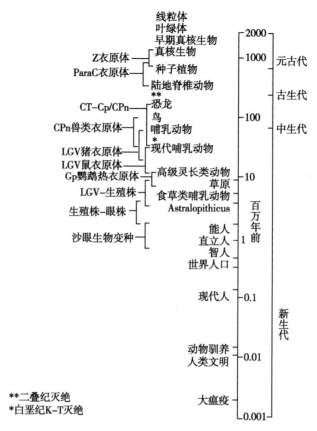

图 1-2　衣原体的进化史（Stephens 2002；感谢 Richard Stephens 供图）

　　早期居住区和沿着地中海南北海岸向西的以及向东进入亚洲的历史贸易路线提供了与人类农业发展、定居和房屋与村庄建设相伴随的沙眼"传播"的可能途径。在公元前几世纪，在早期文明发展的四大河流域（中国长江和黄河、南亚印度河和恒河、中东幼发拉底河和底格里斯河以及埃及尼罗河），沙眼很可能广为人知并广泛分布。

　　关于沙眼历史的研究引起人们很多颇有兴趣的争论，Boldt，Fucala，Magnus，Paparcone，Meyerhoff，Feigenbaum，Dimitriades，Gabrielides，Morax 等人发表了很多篇报告或专论；Cange 的著作使沙眼的历史研究获得进一步的发展。

　　为了便于理解所有的沙眼历史记载及对沙眼认识的演变过程，按照 Morax 和 Petit 二人的意见可以分为三个阶段，又将每个阶段再分为几个时期：

　　1. 第一阶段　从远古至 18 世纪末叶，这是一个很长的阶段又可分为几个时期：圣经记载时期—埃及与希腊时期—罗马与基督教时期—中世纪（阿拉伯和西方）—16、17 和 18 世纪。

　　2. 第二阶段（也称为前近代）　从拿破仑战争（使结膜疾病在欧洲广泛传播的战争）至 19 世纪末叶。

　　3. 第三阶段（现代期）　从 19 世纪末叶至现代，在此阶段由于细菌的发现、实验研究及现代的治疗方法，使沙眼的研究更科学和合理化。

一、第一阶段（从远古至 18 世纪末叶）

（一）圣经记载时期

研究沙眼的历史不能单靠正式的文献而要从最古的记载及一般传说中去考证此病存在的痕迹。

Charles Nicole 曾说："沙眼是世界上最普遍流行的也是最古老的疾病之一"。Warlomont 也有相同的见解，并以幽默的口吻说："病原体是从诺亚方舟中留传下来的"。

根据圣经及考古学两方面的资料，公元前 50 世纪，美索不达米亚（今伊拉克南部）的苏马连人中间已有沙眼流行。但有很多人对此说法颇有疑问。

（二）古埃及与希腊时期

远在沙眼有正式记载之前，很多文献中已常提及倒睫、角膜血管翳、干眼症、慢性结膜炎等症状，而这类症状就是沙眼的并发症。由此可见当时沙眼已经存在而与现代无异。

埃及亚历山大图书馆的被毁使沙眼的记载遭受严重的损失。虽然如此，仍旧可以找到足够的资料证明埃及人很早就有沙眼流行。

在埃及最初的几个朝代中没有确切的考证，因为当时是由僧侣治病，依靠魔术，对临床观察不予注意。但很多历史学家记载，埃及君王常患失明大概都是沙眼所致。有些学者不认为沙眼起源于埃及，Omodee 曾经指出沙眼从何时开始在埃及流行是无法断定的。

公元前沙眼的流行与当时的战争有关。有些研究沙眼的学者很巧妙地将沙眼传播途径及带菌者的姓名加以描写，据很多推论发源地是埃及。

波斯王冈比西带领军队征服埃及，他的军队回国后，波斯开始有眼炎流行。冈比西死后他的继承人达流斯远征欧洲，被击败于马拉松战役，退回本国。十年后其子蔡斯妄想复仇，又大败于萨拉明。他将精锐的将士遗留在当地，因此将沙眼传播于东欧。在亚历山大帝的领域中，各种欧洲人、亚洲人及非洲人混居杂处，所以沙眼的流行更加猖獗。现在高加索及多瑙河流域的沙眼根据地大概是起源于此时。

还有一点可以证明当时在埃及眼病流行，因为当时埃及眼科医生很出名，在公元前 560 年，波斯王西罗患眼病时曾请求埃及王阿马西斯派一位专家去给他医治。后来这位眼科医生在波斯很有权威，据说冈比西对埃及宣战即是这位眼科医生所建议的。

Rochard 在地方流行病的综合研究中曾说："我们可以设想罗马部队从尼罗河边来眼炎始于恺撒大帝的战役，他的部队回到欧洲将此病广泛传播于整个西欧。

1872 年在底比斯城发现一本最早的医学文献《Papyrus d'Ebers》，这本书于公元前 1553 到 1550 年之间的第十八王朝撰写。这本已知的最早医学著作中描写了一种叫"Hetae"的眼病，根据所描写的情况看来这种眼病即是沙眼。这种眼病流行于非洲及亚洲。著者描写这种眼病的颗粒不很明确，以区别于其他眼病。并且说此病引起倒睫、内翻、角膜浸润及白斑。治疗方法即为拔去倒睫，涂布铜锈。

在公元前 5 世纪时，关于沙眼的记载日趋增多，雅典剧作家阿里斯多芬（Aristophanes）的戏剧曾都提及眼病，剧中讲到一种眼病具有颗粒。其后不久，古代医学大师希波克拉底描写一种眼病大致可以认为是沙眼，为了治疗他说可以用葡萄汁或硫酸铜，并倡议一种称为刮沙眼的手术，即用一片木头上面放一些麦芒，将眼睑翻转而摩擦。但公元前这一段时期文献毕竟不多。

（三）古罗马与基督教时期

古罗马的医学总是受希腊的启发，Celse（公元前 25 年至公元 50 年）在他所著的医书第六和第七卷中，载有世界第一篇眼病病理学。关于颗粒他特别讲道："这种粗糙（aspritudo）通常是眼部或轻或重的炎症所引起，此情况患者经历时间有些较长有些较短，甚至有些永远不能痊愈"。

在 Celse 的沙眼分类中是以结膜的粗糙发展为基础，再分为巩膜眼炎或睑板炎及睑疮（Sycosis），就相当于瘢痕期。他将粗糙分为两种：一种是原发性和亚急性的，有时因很轻微的原因即引起"患者持久的不适"；另一种是眼睑长期发炎的结果，Celse 的药物疗法非常复杂，他特别应用一种叫 Herman 眼药的处方，这个方子包含 21 种成分，很像一剂煎药；其中有各种金属盐如铅、铁、锌、铜与人乳、小便、唾液、胎粪还有各种各样符咒，也正是这个学者首先将倒睫二种并发症辨别清楚。

这个时期的很多眼药单方曾被先后发现，除了"医生"（郎中）的名字之外还写着药的配方，药的性能及用法。常常可以看到这些字样："治疗颗粒"，"鳞片药"、"铜屑药"、"海蓝药水"。

在发掘龙培（Pompei）古城遗迹的时候曾在一个医生的房子里找到很多外科器械，其中有小型搔抓器可能是用来刮平沙眼颗粒的。Severus 就是第一个提出沙眼特异性概念的人。

Gallien 写了一篇很长而又详细的论文，将沙眼分为四期，但他的缺点是忽略了症状出现的次序。

第一期——干眼症：沙眼。

第二期——硬眼症：眼睑坚硬。

第三期——前垂症：眼睑高度炎症与水肿。

第四期——胼胝：结膜瘢痕退行性变。

这位学者毫无变更地使用 Celse 的治疗方法。

在此时期，犹太人到处流亡，Sulzer 曾写道："以移民著称的以色列人，由于他们到处流亡，从他们定居或集聚之处，沙眼向各方传播"。

在 Gaule 地方（意大利北部地区），基督教对于沙眼的传播应当负更主要的责任，当时 Lugdunum 城（即今里昂）为新教最重要的中心，那里集聚着从东方来的传教士及信徒们，那里第一位主教就是小亚西亚麦那城出身的 Pothin。罗马帝国在里昂的驻军中有一些部队是从迦泰基城调来的，在那里曾发现 Lsis 神像，可见罗马部队中有埃及籍的雇佣兵。其后在罗马皇帝 Severe 的朝代，其第八大队在进驻里昂之前曾历经墨西拿，亚历山大，西雷那意克等地。据 Billaut 说里昂的沙眼就是此时传入的，因为当时里昂在商业上及军事上都重要，所以沙眼就愈传愈广。

3 世纪曾经发现许多关于沙眼的文献，其中 Titianos 所写的一封信中正确描写了此颗粒性眼病，称之为 Trachoma ed Severus。在治疗中提出可以刮治，但需在没有角膜溃疡时施行之。

4 世纪时有一名叫 Marcellius Empericus 的人曾在波尔多城中写了一本名叫《验方汇编》的书，其中有很多眼药。有一种眼药称为"Dioxus ad aspritude"是用醋酸铜所配制的。5 世纪时 Alexandre de Tralles 提到刮沙眼的方法，此法自从希伯克拉底提出后长时期无人过问。主要是用乌贼鱼骨或无花果的叶子摩擦颗粒。

一百年后 Aetius d A mide 所著的书，第七卷是一本很好的眼科学，其中曾简略地介绍沙眼，着重于倒睫的四种治疗方法，描述如下：

1. 用缝线法（Celse）或用眼睑夹或眼皮夹在芦苇的缝隙中（Paul d'Egine）以矫正睑缘的位置（此法在某些阿拉伯国家中至今仍旧采用，叫做"Kassab"法）。Paul d'Egine 还用烧碱放在眼睑上引起瘢痕而将眼睑向上拉。

2. 睫毛根部移植法，在 Celse 的方法很简单，后经 Aetiusd'Amide 及 Paul d'Egine 二人改进后，最后 Leonidas 加上睑板截除。

3. 毛囊破坏法，Paul d'Egine 常用，但限于轻度病例。

4. 睫毛正位法，只有二、三根倒睫时可用此法，但 Celse 很不赞成。

7 世纪时，Parl d Egine 著作的第三及第四卷中都提到沙眼，他对沙眼的贡献很大，因为他的描写很仔细，他将沙眼的颗粒分为大小二型，称之为："Sycose""tylose"，他的疗法是用"浮石"或"乌贼骨"刮治，为了这样的用途他自己又发明一种器械叫 ble-pharoxystron。

（四）中世纪

1. 阿拉伯学派　在穆罕默德以前沙眼已开始在阿拉伯流传。由于近东眼病很多，所以阿拉伯医生很注意眼科，一些最先设立的医院中都有专职的眼科医生。7 世纪巴格达城眼科医院竟然发行了名为《巴格达眼科汇刊》的专科杂志，因为眼科的病人很多，所以在开罗有专家督察站以检查眼科医生的工作。

最初在阿拉伯地方行医的几乎全是犹太人的后裔基督教徒。或当地学者们只是将希腊文的医书译成阿拉伯文。

著名的翻译者 Honaim lbn lshaq，于 860 年在巴格达城中编译了一部《眼科十讲》，其中包括了 Galien 的全部眼科著作。同时又加上一些亚里士多德的哲学思想，同时又抄录了很多古人汇集的眼病配方。

10 世纪是阿拉伯眼科医学最发达的时期。据目前所知，最古老的阿拉伯原文眼科书是公元 800 年巴格达城的 Alilbn El Aissa 所著的。他的著作享有盛名，特别是他的"眼医备忘录——Tadkiratel Kahalin"。该书第二卷中提到一种病叫眼疔疮，在此名称下他描写沙眼非常详细，将病程发展分为四期，每期有其特殊治疗方法，并利用了 Pauld'Egine 所发明的刮沙眼的手术。

在他的著作中已经将沙跟与并发的其他眼炎非常清楚的分别开来，他的原文曾说："如果沙眼有并发眼炎，应先治疗该眼炎，但不要忽略了沙眼，等并发的病休止后，再来治疗沙眼本身"。

Mohamed El Razi 认为"Sebel"（即角膜血管翳）是从沙眼而来，并认识到它的严重性及成人较儿童患者为多的现象。他倡议用角膜周围切开术治疗。

在叙利亚，Serapion 亦将沙眼分为四期（痒、粗糙、培植、胼胝），疗法为用糖块摩擦眼睑结膜。

12 世纪，阿拉伯的眼科医学开始衰退。

在同一时代中的 Mohamed El Ghafiqi 在考尔都城中写了一本"眼科指南"（Al Morohid fi'l Khohl），此书包括当时眼科的全部知识，并且加入许多哲学概念。

2. 西方学派　在中世纪时，由于阿拉伯人的西移和十字军的东征，人口大量移动以致眼病广泛传播。

阿拉伯人以征服者的姿态，大批地进入西欧，在他们占领之处将沙眼大量散布，在北非各地，伊比利亚半岛及法国南部等地均被波及。在葡萄牙、西班牙沙眼也成为地方性眼病。

十字军东征对沙眼的传播是很难否认的。Sulzer 着重指出从"曼苏拉"赎回的俘虏中有许多已经成为瞽者,他并说:"毫无疑问,这些都是沙眼的罹难者"。

在十字军东征期间,St Francis of Assisi(1182—1226)患上了沙眼,并因此而失明。在1218—1221 年期间,St Francis 至少访问巴勒斯坦两次。到 1223 年,他患有了严重的沙眼和倒睫。当他在 1226 年逝世时,他已经失明了。十字军远征叙利亚及巴勒斯坦(第一、二、三次),犹地亚(第六次),埃及(第五次及第七次),突尼斯(第八次),从这些沙眼盛行的地区幸还的战士毫无疑问的将沙眼带回本国。在 13 世纪,许多返回的十字军战士和朝圣者返回时带回了沙眼,并将沙眼带到了意大利和欧洲其他地方。

VanI-tassel 经过长期调查后,认为 1328—1329 年在比利时根特(Gand)省发生的眼病大流行应归咎于该国的十字军。此后沙眼即成为该省的地方病达数世纪之久。

在中世纪时代由于缺乏卫生常识,外加连年饥荒,战争频繁更易使沙眼蔓延。从罗马统治时代起,沙眼即在欧洲不断起伏,但每当有大量人口移动时,沙眼流行即益形增剧。

最初,医学只是在修道院中与其他七种文艺同时教授,至 9 世纪始在萨勒诺城中开办第一个医学院,除内外科之外还有眼科课程。

Benvenute Grapheus 来到意大利以后,他所著《眼科学》一书,标志着西方眼科的跃进。该书将眼病分为"六类",内容最为完备。第二类论述由气血而生的眼病,分为:①痒感(睑缘炎);②眼炎;③翳膜(包括颗粒及血管翳)。第三类包括由体液而发生的眼病,如"Leupichiasis"与其他沙眼的并发症;Benvenute 曾在地中海东西两岸行医,所以他的著作中特别强调颗粒性眼病。

在 14 世纪时 Yermann 被称为法兰德斯外科之父,他的最大贡献是强调眼病可以在人与人之间传染。

15 世纪末叶,埃及眼炎又突然盛行,Prospero Albino 医生被威尼斯共和国派至开罗,曾记录此事。

(五)从文艺复兴时期到 18 世纪

16 世纪时 BastidedeDresde 曾记述几个散发性的颗粒性眼炎病案。1556 年 Forestus 在一次流行病中曾描写"桑葚形眼炎"(即眼睑像桑子状)。Mereuriale 曾著"眼耳疾患"一书,他抱怨当时可以行手术的眼科医生太少,且关于沙眼的治疗也仅采用 Celse 及 Pauld'Egine 的方法。

在 17 世纪初为了治疗颗粒性眼炎,曾有眼科医生 Jean Cosiens 赞成"用火烧灼",曾著一书名为"烧灼疗法辩解"。他反对用锐器而主张用烧灼来治疗。多年来,许多访问过埃及的欧洲人对眼炎进行过记述。在 1598 年,男爵 Harant of Poljitz,Bohemia 提出儿童眼上面的大量苍蝇是他们经常眼感染的病因。在 1683 年,开罗的威尼斯领事 Prospero Alpino 注意到在夏天存在结膜炎的季节性流行。法国人 Tourtechot de Grenger 曾将埃及标记为"盲人的土地"。

1699 年在布勒斯罗城(Breslau)暴发一次流行性眼病,这是北欧各国第一次眼病的流行,它的起病既快又极严重,使人想到沙眼的诊断可能不正确。

不久之后,1701 年驻在维斯法力省的英国部队中突然暴发眼炎,但自 1556 年起眼病已在此处成为地方性眼病。

在埃及大流行期以前,除了在 1759 年 Aerel 及 1762 年 Khalborn 曾描写沙眼在卡拉玛及欧克兰,尤其在芬兰流行以外,没有其他记载;但沙眼在地中海沿岸的所有地区常为地方性的流行病。

18 世纪时，Brisseau，Maltre-Jean，Saint-Yves，David，De-mours 和其他许多学者们的科学研究，使法国在眼科方面获得很大的发展，并得以长期保持它的先进地位。

关于结膜炎，Sylbius 提倡物理医学学说，将古希腊学派卡他性学说推翻，但 Sylbius 的学说不久就又被 Boerhaave 和 Beer 所提倡的体液不良学说所代替。一直到 19 世纪，"眼炎"都是按照体质，任意武断的分类，系统非常繁复，在各种疾病中都可能有沙眼的地位，但也可以说都没有沙眼的地位。在这一段时期中，仅有 Ware 将成人的脓漏眼与初生儿的淋病性眼炎分别开来是值得注意的。

在眼炎的药物治疗方面，Goulard 介绍使用醋酸铅，Saint-Yves 介绍用硝酸银，从此这两种药物治疗沙眼的治疗中普遍使用，特别是后者流行至现代还在使用。

在 18 世纪末叶，Pelletier de Queney，Guerin 和 Plenak 等人只是集前辈学者的大成，没有新的贡献。Korum 建议用动物的肠膜来保护眼球以避免在结膜囊部使用腐蚀药物时受到损坏。

二、第二阶段　前近代期（18 世纪末至 19 世纪末）

这个时期前后差不多 100 年，包括所谓埃及大流行期，以及受其影响的 19 世纪的大部分时期。

"埃及大流行病"在欧洲传播大约有一世纪之久，由于情况异常复杂，关于此病各学者所用名称不同：如埃及眼炎，军队眼炎，东方眼炎，地中海眼炎，更常用的为颗粒性眼炎。19 世纪的一大部分欧洲都受到这次眼炎大流行的影响，对这种眼炎的来源、重要性、性质、传染因素等问题有不同的见解，为此曾引起了医学科学、社会及政治方面的无数争执和最激烈的辩论。只有二点是无可争辩的，为众所公认，即埃及或军队眼炎的严重性以及军队在整个欧洲传播的主要责任。

（一）法国

1798 年 5 月 19 日，拿破仑率领 35 000 人的军队，乘了 300 只运输舰及几艘军舰出发，大约两个月以后即于 1798 年 7 月 2 日攻下了亚历山大港。自从此次侵埃战争开始时，拿破仑的军队即同时患着三种流行病：鼠疫，痢疾与眼炎。

在拿破仑战争期间（1798—1815），从尼罗河战役和埃及战役（1798—1802）开始，埃及和眼病进入了欧洲人的意识。在 1931 年，在 Max Meyerhof 给皇家医学会的演讲中，对 19世纪初在埃及的欧洲军队中首次出现的眼部感染的破坏性流行进行了很可能是最佳的回顾。他详细叙述了拿破仑带领着法国士兵在亚历山大港附近登陆，在夏天行军穿过埃及沙漠期间，军队出现了谵妄和口渴（很可能是中暑）、痢疾和夜盲。由于没有适当的保护，怀疑光照性角膜炎"雪盲症"是否与这一"夜盲"有关。司令部在攻入开罗城以前根本未予重视。至开罗后眼炎又呈极度严重，使当时两位军医 Desgenette 和 Larrey 感到非常不安。在两个半月之间有三千人被传染，不久以后法国军队有三分之二的人罹患此病。在 7 月 21 日赢得金字塔战役的胜利并占领开罗后，在吉萨，不得不建立陆军医院，以收容伤员、痢疾病人和眼炎病人。

1798 年 8 月 Aboukir 战役的失败使拿破仑的军队与欧洲大陆隔绝，被封锁在他们所征服的地方。海军几乎全军覆没，只有极少数船只能通过封锁回到欧洲。士兵们（特别是站岗的士兵）被建议在寒冷的潮湿夜晚采取预防措施来保护他们的眼睛，因为当时认为是潮湿引起了"眼睛的炎症，炎症尽管不危险，但很令人讨厌并且痛苦"。眼炎的最初流行很可能是由于 Koch-Weeks 杆菌（埃及嗜血杆菌）感染引起。然而，眼炎的流行迅速扩散，到 9 月末，变得更加严重。在一个营的 350 名士兵中，125 名患有眼炎，伴有明显的眼睑肿胀、结膜水肿、脓性分泌物，这些使得士兵失明。尽管他们失去了视力，但仍然得进入战壕，由视力好的战友将他们的步枪瞄准敌人。尽管许多病例是自限性的，但其他病例仍然持续几个月。

在 1798 年 10 月，对埃及的远征半途终止了，因为当时军队 3000 人中，1400 名患有了眼炎。在撤退时，盲人的数量比健康人还多。每名能够看见或仅有一只眼患病的士兵充当几名失明战友的向导，由这些失明士兵携带武器和行李。尽管最初的大多数感染在没有累及角膜的情况下就缓解，但到年末的时候，许多病例合并了角膜病变，包括"斑点、葡萄肿、前房积脓和其他疾病"（Meyerhof 引用 Assalini 的记载）。强日光被认为是这些变化的主要原因。

在 1798 年 11 月 25 日，拿破仑遣散了 150 名被截肢或失明的士兵，这些士兵被强迫进入西西里岛，在西西里岛上，全部被捕捉或被杀死。在 1799 年 2 月，第二批 200 名失明的士兵被送回法国，他们安全地到达了法国。在法国，一些有致密的角膜混浊的士兵接受了光学虹膜切除术，部分恢复了视力。

法国医生和军医认定眼炎与三角洲地区夜晚潮湿、凉爽的空气（有毒的夜晚蒸汽）有关，与来自南方的热风也有关。法国人不接受眼炎可以传染的观点。与法国人相比，英国人迅速产生了眼炎可以传染的印象。有关沙眼是否传染的争议盛行，直到巴斯德证明了细菌的存在，并为 Koch 假说中的传染物提供了证据。

当部队深入埃及内陆后疾病似乎自行减弱，在 1798 到 1799 年的冬天，眼炎减少，在第二年，眼炎情况减轻，当时它为军队中的瘟疫流行所掩盖。直到 1801 年拿破仑军队所剩下的一万三千人回到法国以后，此次流行才开始消退。

法国军队所剩下一万三千人，差不多都没有感染到眼病，所以 Gange 说："病原体被留在沙漠的沙中"。

然而拿破仑的军队回来时，似乎并未完全与在埃及传染的疾病脱离关系。在 1800 年偶尔有两艘船从亚历山大港到利物那来，船员及旅客都患有眼病，当时虽将他们似犯人样关起来隔离开，但很多学者都证实他们仍不失为一传染的根源。

由此看来，法国军队中这些少数的残废者对眼病传播欧洲所起的作用并不太大，是不能与人员众多的英国强大海军相比拟的。他们自从战争开始时就驻扎在 Aboukir 港的船中传染上了眼病。他们经常在海上航行，运输军队；船员与士兵之间彼此传染，法国部队从开罗及亚历山大港撤退时，也是由英国军舰将他们运回的。

法国居民由埃及回国的军队所传染的眼病并不十分显著。1802 年 Roux 曾说："在埃及的法国部队中很多人感染一种急性眼炎，引起很大损失。但当部队回到欧洲后，急性眼炎已变为慢性，而从未见到士兵将他们的眼病传染给他人。"英国作家 Cooper 到法国旅行后也有相同的意见，他写道："在埃及感染眼炎的法国士兵，虽然自己的病不能治好，但并未在一般居民及军队中传播开来。"

最后 Cange 很肯定地指出："法国部队所带回的眼病既非流行性又非急性，而是在一种潜伏状态下将病原体带回法国"。

此种眼病在法国居民中传播，有很多眼科专家证实。他们在法国很多医院的住院病人及居民中发现此病。

埃及大流行的眼炎既是慢性、潜伏性的，使我们推想至少有一部分就是沙眼。

（二）英国

英国军队似乎在传播眼炎中起着重大的作用，留下来的大量的文献记录证明了下面两个事实：①他们的部队从未完全消灭眼炎；②在其领土上及其部队进驻之地均曾发生过眼炎流行。

在 1801 年 Aber-combry 组织远征军以前，英国部队中并未发现眼炎。第一次传染即在埃及，这种眼炎使士兵非常痛苦（Briggs，Power，Farrcll，Samuel，Cooper 等人）。Farrel 和 V.Adams 二人曾作了详细的研究，证明英国军队到达 Aboukir 半岛之后，结膜炎立即很严重地流行起来。

似乎在英国军队中，埃及眼炎最为严重。在 1801 年 3 月登陆亚历山大港之前，英国军队未受眼炎影响；但"眩目的阳光、沙漠的灰尘和潮湿"导致了眼炎的快速出现。围攻亚历山大港的 1000 个英国士兵全部患此病。尽管人们普遍相信眼炎最初从"myasm"获得，但在确定之后，这些病例很快被英国医生认为是传染性的。

在 1801 年 9 月和 10 月，来自印度的 8000 名士兵（一半是英国人，一半是印度人）中，1600 名出现了眼炎，158 名失明。对合并有角膜溃疡形成和穿孔的急性脓性结膜炎的描述与同一年后半年在埃及更常见的淋菌性结膜炎的季节性流行完全一致。发生率存在差异，军官中感染发生率相对较低，他们需要经常仔细的洗手和眼睛。Edmonston 发表了他对从埃及返回的军队进行诊治的全面记录。Edmonston 特别记录了感染如何从一名士兵传染给另外一名士兵，尤其当士兵集中在军营中或乘船返回英国时。在同一张床上甚至在同一间房间内睡觉的士兵会在 24 小时内感染。常见的情况是 2 名甚至 4 名士兵共用一张床位。然而，同亚里士多德一样，Edmonston 认为只有当看见病人时才会感染。

1803 年英国的海陆军撤离埃及，在他们经过马耳他岛、西西里岛及直布罗陀海峡时随地传播眼炎。在直布罗陀他们早已有军队驻扎，但从未发现眼炎，自从埃及回来的第一艘船到岸后，眼炎就猛烈地暴发。Edmonstone 关于此次眼炎的流行志写道："很多士兵完全失明，好像他们的眼睛被利比亚沙漠的热沙灼伤一样。"英国的医生们不但注意到眼炎的传染性而且也注意到它的特征。他们会说："睑结膜的颜色及颗粒的形态很像小肠内的绒毛膜"。

眼炎传入英国后，由于新兵征人频繁，驻地不断转移，所以极易散布，一般居民也有很多被传染，从此即称之为"埃及眼炎"。

在直布罗陀暴发了急性结膜炎（"Ophthalmia Gibraltariensis"），情况与埃及见到的相同。也是在从埃及返回的军队中暴发，在马耳他，也出现了类似的暴发。在这两个海岛上，眼炎迅速蔓延到平民。在英国，也发生了相同的情况：

"在 1802 年 5 月和平到来后，英国军团解散，士兵们带着感染回到了平民中，其中的下层阶级当时没有清洁的观念。同时，在大不列颠最远的地区，出现了眼炎，称作埃及眼炎。"

埃及眼炎继续在军队中流行。John Vetch（1783—1835）描述了在第 52 步兵军团第 2 营中沙眼的不良后果；在 1805 年 8 月到 1806 年 8 月期间，在 700 名士兵中，606 名发生了眼炎，50 名双眼失明，另外 40 名单眼失明。他再次描述了上睑颗粒形成，以及硝酸银和硫酸铜的使用。他坚信这种疾病的感染性质，他通过用感染分泌物传播感染进行了许多实验来证明他的观点。1807 年 Wetch 强调此病的传染性，曾经指出："凡是注意不与患者接触的人都未发生眼炎"。Vetch 采取了严格的卫生措施来减少传染。特别地，他警告士兵共用毛巾和洗手盆有传染的危险，并提出应当隔离感染的士兵。

在 1804 年，Patrick Macgregor 爵士报告了皇家军人救济所（海外服役的士兵孩子们的

学校)中眼炎的暴发。感染表面上由两名爱尔兰兄弟引入,在 6 个月左右的时间里,差不多
400 名孩子感染了眼炎,6 名双眼失明,12 名单眼失明。救济所的 3 名保育员也被感染,这
再次证实了眼炎的传染性质。

在 1807 年,英国军队返回了埃及以赶走土耳其人;在英国人击败法国人并撤退后,土
耳其人控制了埃及。在这一不幸的、供应不足的远征中,英国军队再次遇到了眼炎暴发,当
军队返回英国时,西西里岛的英国驻军中也暴发了眼炎。Adams 估计英国部队中有五千个
盲人。英国议院通过每年需拨款十万英磅给他们发放抚恤金。

到 1811 年,2317 名英国士兵双眼失明。Macgregor 记载,眼炎"使得我们的许多优秀军
人变成了残废,不能再工作"。英国军队实施了几项变化来控制眼炎。首先,承认眼炎是会
传染的,因此需要对所有军人进行检查,眼炎患者将被隔离。第二,人们认识到了清洁的重
要性,并禁止士兵使用相同的盆或水来洗浴。必须用流水洗脸,每名士兵被分配一条自己
的毛巾。第三,床被认为是传播感染的一个重要途径。开始用枕套,并且定期洗床单和枕
套。这些措施很大程度上控制了眼炎,但沙眼仍然是英国军队中的一个问题,特别是在许
多军队通过的中心地区,例如马耳他、直布罗陀和开普敦。在克里米亚战争(1861—1867)
中,军队中 4% 的残疾由眼炎引起,5% 的退出由失明导致,但这一比率仅为 19 世纪 30 年代
时的大约一半。

在 1882 年到埃及的远征中,英国军队被分配给蓝色的口罩和护目镜。他们的眼睛在干
净的纯水中自由地洗浴。相同的水不可由不同的人重复使用,每个人必须有自己的毛巾,
并且每天都要洗毛巾。这一措施效果很好,直到军队投入战斗。后来,9% 的士兵发生了眼
炎,这由于埃及嗜血菌感染引起。

英国部队与眼炎传染的关系可以用 Cange 的一句话来概括:"由于英国部队占同盟军的
大部分,并在大陆上不断的行军,我们可以想象他们对沙眼的传播起了如何重大的作用"。

(三)意大利

在 1801 年意大利与法国在埃及联合作战时,他们的军队在西西里岛登陆后,意大利军
队也开始被眼炎侵袭,也严重地传染了眼炎。归程首先到了意大利南部,即将此病在居民
中开始传播。

特别是那不勒斯城在 1802 年即发生一次严重的眼炎流行。

自从法国俘虏被囚禁在厄尔巴岛上以后,意大利第六团即传染了眼炎,该团对几次的
眼炎流行看来,都应负完全责任,1808 年出发到西班牙,1810 年回到意大利,将此病传至孟
都亚城,1811 年在离开安科纳城之前又将沙眼传给来换防的第一团。

利物邪及热那亚两地的眼病:大概是从水手们传染得来。

1803 年英国部队将眼炎带至西西里,随后即逐渐传播开来:1804 年传至巴多瓦城,
1806 年传至威尼斯及巴马,1807 年传至米兰,1808 年传至维晋萨,1809 年,在匈牙利驻扎
的意大利军队将感染带到了匈牙利。1810 年传至墨西拿。眼炎在意大利流行许多年,在
1813 年达到顶峰,然后继续间歇发生。

经过几年的静止期后,1822—1826 年在巴勒摩城又发生一次大流行,其后 1849—1851
年在佛罗伦萨城有 2212 个病例,其中有 26 例双目失明,24 例单眼失明。在克里米战争中
(1859—1866),埃纽来城因为经常有部队经过也发生了一次眼炎大流行。在意大利军队中
有一项规定,即经六个月治疗后如果眼炎还没有痊愈,即将患者遣送回家,因此眼炎更容易
在一般居民中传播。

（四）西班牙

感染了眼炎的英国部队经过西班牙，而且与西班牙部队混编，以致将眼炎传染给西班牙士兵，这是不可否认的。

但这不是唯一的来源，在 1808 年有法国的两个军穿过比利牛斯山，这两个军包括着维西伐利亚，那不勒斯及意国的几个团（其中就有那个危险的第六团）。

卡塔隆省是第一个受患者，当时有大批的逃兵使眼炎在民间散播更为广泛。

这样或轻或重地传至整个西班牙，至今仍有少数散在的病例。

（五）葡萄牙

葡萄牙似乎自古就有颗粒性眼炎，至少在阿拉伯统治时期已存在。在 1807 年时英国部队以友好的姿态前来，眼炎立即大为增长。其后英国部队与葡萄牙部队混合编组，两个英国营与一个葡萄牙营组合，这样联合起来的部队，饮食起居相混，又与一般居民不断接触，使他们有很大的一部分被传染。

这个流行病一直存在，时起时伏，直至 1819—1859 年间突然恶化。

（六）比利时

眼炎传至比国较晚，自 1815 年始发生大量的严重的眼炎。据 Sotteau 说："这是英国占领的后果。"Cunier 和 Martens 则认为普鲁士军队也有份。

1815—1825 年间眼炎流行非常普遍，在一般居民中也是如此，其后稍稍敛迹，直至 1835 年又突然转剧，使政府及全体医务人员都为震动，当时在比国部队中有 41 000 人完全失明，有 10 000 人部分失明。

1833 年成立一个"研究委员会"，对眼炎的原因进行分析，一开始医学界即分成两派：① Wlaminck 为首的"压力派"，认为是军帽与硬倾对额和颈部起压迫作用，遂使眼结膜充血；② Fallot 和 Varlet 为首的"传染派"，研究结果认为是由于"外来的有害病毒"所致。

比国政府请了柏林最著名的眼科专家 Jungken 教授来作判断。他在 1831 年 3 月 28 日的一篇书面报告中作出他的结论：①眼炎可由直接接触而感染，但限于某种程度；②在某种情况下，可在空气中传染给易于感染的人。

比政府即根据以上两派学者的意见采取了一系列的措施。

改变士兵的制服式样，然而，在军服完全改变后，流行一点也没有减少。比政府将患病士兵遣送回家而拒绝设立专科医院。

1837 年遣送回家的措施撤销，政府在那慕尔、伊普尔和波缯卢设立了三个专门的中心防治站。不幸眼炎在比国的传播据点已不可胜数，在汉诺、卢森堡、佛朗德和坎品等地已变为地方流行病，三年后病情才逐渐减轻。

据记载，在此时期居民中患颗粒性眼炎的共有 60 万人，占人口总数的六分之一。

（七）荷兰、瑞典、丹麦、葡萄牙和土耳其

在荷兰与比利时分离（1831 年）以前，1815 年荷兰和比利时军队中暴发了大流行，主要是荷兰的部队传染了眼炎，只有林布尔克城曾发生过流行性感染，其他地方都未曾有过引起注意的记录。

1814 年在斯笃克好尔发生眼炎大流行。有人认为是由水兵传来；另一些人则认为完全是俄国军队带来的。Widmark 则均不以为然，他认为沙眼在瑞典和芬兰早已成为地方流行病，这一次不过是一种复发。

到 19 世纪 60 年代，在瑞典、丹麦和葡萄牙军队中，也出现了眼炎的暴发。丹麦的医生

当时分为两派，一派说有传染性另一派说无传染性，最后以 Bends 和 Mdehior 二者为首的"传染派"得胜。和在英国军队中一样，其他欧洲军队不同程度地强调了未感染新兵的选择、旧军营的清洁和消毒、将眼炎患者隔离以及遵循已经确立的疗法。

在埃及，在最初与英国军队并肩作战后来又和英国军队敌对作战的土耳其军队中，也暴发了急性眼炎。

（八）德国

曾有说法："除了埃及的军队以外，没有比普鲁士军队患眼炎更严重的"。

Kluyskens 写了篇"关于某些荷比部队中的传染性眼炎"的论文，控诉从埃及回来的法国部队将眼炎传染到普鲁士，但在此以前眼炎已经无疑问的成为地方病。在但泽、哥尼斯堡等地都曾达到流行病的程度，特别是 1699 年在布雷斯劳城的流行尤为严重。

1816 年普鲁士部队在滑铁卢与其他联盟部队混合之后，1818 年眼炎发生了一次新的流行。最严重的地方是维斯法利亚和西利西亚。按 Morax 说："从 1813 到 1821 年期间，在普鲁士部队中有 25 000 人患沙眼，并有 1100 人成盲。

在 1838 年时 Sotteau 在比国医学会中发表：普鲁士部队中的眼病是在滑铁卢由英国部队中传来，这个意见一般人都认为正确。

（九）奥地利

直至 1816 年奥地利从未发生眼炎实为一件很奇怪的事。因为在 1799—1809 年间曾与法军多次接触以至长期共处（据说有一团奥地利部队驻防意大利，在大流行期间一例眼炎也未发现）。在 1815 年后，奥地利军队中出现了类似的暴发，1816 年在卡林替亚省的克拉根佛尔德城中突然发生了一次眼炎大流行，Boldt 认为起源是一团曾经远征埃及、意大利和西班牙等地的部队引起的。

这次流行为时不久，但此后即在军队中成为地方病，当时有 1300 例"沙眼"患者。

1833 年步兵第七团中发生了一次流行，奥地利沙眼流行持续到 1851 年。

（十）俄罗斯

俄国士兵因为调动频繁及与盟军多次接触，很早就传染了眼炎，但直至 1818 年俄罗斯军队才受到侵袭，当时在华沙驻军中首先出现了眼炎，在华沙第一次发生眼炎流行；其后 1821 年在喀琅斯塔得、欧偷南堡和彼得堡等地也曾发生。1831 年俄波战争使颗粒性眼炎再度猖獗。按照 Fuehs 的估计，至 1839 年为止俄国军队中共有 76 811 人患沙眼。在克里米亚战争期间（1854—1856），流行继续发生，在加里波利地方则大量发病以致当局不得不采取严格的卫生管理措施，但英法军队在意大利北部埃米利亚驻扎训练，其间只发生过几次小流行。1877 年俄土战争又使眼炎再度出现。

（十一）印度

Danut 指出自从英国由埃及调回的第 44 团到达盖滋坡以后，当地居民中就发现了眼炎。

远在这个时期以前，沙眼已经在这个国家中成为地方病了。虽然医学记载中仅仅有一次提到，但 16 到 17 世纪间很多旅行者的叙述足以证明。甚至在第四世纪时 Charaka 和 Suoruta 二人所著的"印度医学"中已经讲起眼炎，这本书显然是受着希腊传说的启发。

由于埃及战役一种严重的眼病在全欧洲普遍流行，人们遂称此病为"埃及眼炎"或"军队眼炎"。

比较合理的说法是埃及眼炎大流行是由英法军队在两种不同的形式下传入欧洲的。

法国军队回国是在他们中间眼炎流行已经减弱下来的时候，他们从埃及传染来的病菌已进入潜伏阶段，在各个军事活动的地点他们引起了一些零散的传播。

英国军队则时常是在疾病流行最严重的时候返回本国。拿破仑战争期间又时常与各盟军接触，所以就将眼炎广泛的传给盟军及群众。

（十二）普鲁士

拿破仑战争使得欧洲发生了巨大的变化，各国匆忙征募了大量的新兵，这些士兵居住在临时军营中，横跨欧洲行军，并和来自许多国家的士兵联盟与另外一些国家的士兵作战。在 1813 年，普鲁士军队被动员起来，并征募了新兵。第一个被疾病侵袭的普鲁士军队和法国士兵一起驻扎在波罗的海地区。当滑铁卢战役（1815）之后这些军队返回他们自己的军营时，眼炎大面积地传播开来，随后起伏不断。从 1813 到 1821 年，25 000 名普鲁士士兵患病，1100 名双眼失明。Julius Boldt 医生是普鲁士步兵团的一名军医，他发表了一本有关沙眼的杰出著作。Herbert Parsons（1868—1957）将这本书翻译成了英文，并于 1904 年发表。他对欧洲有关沙眼的早期经验进行了出色的概括，许多人将 Boldt 的著作作为参考书。Boldt 追踪了眼炎在欧洲的传播。

三、第三阶段　现代期（19 世纪末至现当代）

沙眼历史的第三阶段从巴斯德时代开始，在此时期由于细菌学上的新发现，使眼病有了科学的及按照病原学的分类。在这个科学逐渐发展的时代里，由于战争以及和平时期的交错经济关系都足以造成沙眼的复发及传播。

第一次世界大战以后，Cange 在 1934 年曾写道："四年多的战争以及在战后的长时期内，沙眼在西欧显著的蔓延，除了由大陆之间与海外所传入以外，还有一直在原地的传播，使人不能不恐惧沙眼有逐渐发展的趋势。"

1939—1945 年间的第二次世界大战残酷异常，大量居民的流离、军队的调动以及许多人混居杂处，以致某些地方眼病再度发作。

现在，一些发达国家，致盲性地方性沙眼已经消失。在这些国家，很难说沙眼控制活动是否在沙眼消除中起了重要的作用。似乎患儿在沙眼学校的隔离以及他们卫生条件的改善非常重要，但在环境没有改善的情况下进行卫生教育不太可能有很好或持续的效果。新的抗生素促进了一些地区沙眼的消失。通过改变环境即对居民聚居区及贫民窟的清理在沙眼消除中起重要作用。

（一）英国

在 18 世纪上半期，除了成为了军队的一大问题之外，在平民中也发生过眼炎的流行。在工业革命高峰时，人们蜂拥向城市，在条件很差的城市贫民区拥挤居住和工作，Hogarth 和狄更斯曾经对此进行过很好地描述。在 1848 年，按照济贫法为最穷的人建立了学校。在这些学校的儿童中，眼炎是一个特有的问题，情况常常非常可怕。在 1873 年，400 名患有眼炎的儿童离开了一所济贫法学校，在一所特殊"学校"成功接受了一年的治疗。在 1875 年，Edward Nettleship（1845—1913）报告：在济贫法学校中，活动性沙眼的患病率在 17% 到 66%，9% 的儿童由于角膜瘢痕而视力降低，并且在英国，还成立了其他沙眼学校。在 1888 年，伦敦中心区学校成立了"Hanwell 眼炎学校"。在 1903 年，这所学校被两所新学校（Swanlea 的 White Oak 学校和埃塞克斯郡 Brentwood 的 Kent 和 High Wood 学校）代替。这些学校将学生分成小组，每组有单独的小屋，有护理人员住校，淋浴洗澡，每个孩子的毛巾都有编号。进入学校的孩子数量逐渐减少，到 1938 年，仅有 10 个孩子进入这所学校。High

Wood 学校已经于 1918 年关闭，另外一所学校现在又名伦敦国家理事会医院，最后于 1944 年关闭，当时已经没有新的沙眼报告。磺胺的出现和使用促进了对其余病例的治疗。在沙眼消失之后，其他英国城市中的类似学校也被关闭。

在英国，沙眼集中发生在特定机构的人群中，包括济贫学校中的儿童和生活在拥挤、低于标准的军营中的军队。在这些拥挤的环境中，个人卫生较差。然而，尽管仅有零星的记录，沙眼也逐渐地从英国的其他地区消失。1914 年，在格拉斯哥，沙眼被定为法定传染病，因此与英国的其他城市相比，格拉斯哥的数据更好一些。在格拉斯哥，成立了专门的沙眼诊所，所有患者均接受了治疗，如果需要，还对与患者接触过的人员进行检查和治疗。直到 1933 年，新病例的数量仍然保持恒定，每年大约出现 20 例新病例。在 1937 年，这一数字降低到仅每年 7 个新病例。尽管缺少记录，英国的其余地区也有类似的趋势。

然而，在爱尔兰却情形迥异。在 1903 年，在英国的 7 家主要医院中，沙眼病例仅占眼科门诊患者的不到 1%，而在都柏林，沙眼病例所占比例高达 3%。沙眼曾经在 1841 年建立的教养院中流行，患病率高达 15% 到 33%。在大饥荒之后，在 1849 和 1850 年，出现过严重的眼病流行。Wilde 报告，在 1701 年，爱尔兰曾经发生过眼炎流行，但似乎不大可能由于沙眼引起。在 1937 年，在爱尔兰共和国，每 1000 名学生中就有 2 到 3 名患有沙眼，沙眼致盲病例占全部盲人的 9%。在第二次世界大战之后，沙眼逐渐消失。

（二）美国

尚不清楚什么时候沙眼首次到达北美洲，没有明显证据表明在欧洲人到达之前，在南北美洲就已经有沙眼。据认为，沙眼是在殖民时代由欧洲的候鸟带入的。其他进入途径还包括从 1848 年到 20 世纪早期来自爱尔兰和中欧的移民潮。一些人认为沙眼来自亚洲，在史前时期由印第安人带入。很可能眼衣原体感染已经长期存在，生活条件的改变增加了传播频率，产生了致盲性沙眼。

在 1850 年，仿照 Moorfields 眼科医院，成立了麻省眼耳医院，随后在美国成立了许多其他类似的眼科专科医院或眼耳专科医院。美国军队对军队眼炎的问题有很好的了解。芝加哥美国军队的 Desmarres 眼耳医院的主管医生 J.S. Hildreth 在 1865 年美国眼科学会成立会议上，对近期的淋病性和脓性眼炎病例进行了综述。顺便地说，他建议针对有大量分泌物的脓性角膜溃疡患者使用加压敷料，这一建议遭到了他的一些听众的强烈反对。

从 1825 年开始，在美国观察到了脓性眼炎流行，但尚不清楚这些脓性眼炎是与沙眼有关还是与其他急性结膜炎有关。Boldt 报告，在 19 世纪 90 年代，虽然加利福尼亚州南部沙眼的患病率不到 1%，但在纽约的教养院中，40% 的房间有沙眼。

在 1897 年，美国海军医院的军医处长 Walter Wyman（1848—1911）宣布沙眼是一种"危险的传染病"，命令他的军医官对所有移民进行检查。如果想移民的人或外国人低能、患癫痫、患精神病、属于贫民，患结核或其他令人厌恶的或危险的传染病（包括沙眼、霍乱、斑疹伤寒、癣或其他真菌感染），那么他们将被拒绝接纳。对所有眼发红、有分泌物或疼痛的怀疑人员进行检查。

沙眼是"国家传染病和移民阶段"的中心特点。新来的移民给社区带来了沙眼威胁，沙眼的局部暴发被怪罪到移民儿童和他们的家庭身上。当时对沙眼的病原学和流行病学了解很少。然而，公众、专业人员和政治家都认识到沙眼具有极端传染性，可能通过接触传播，在环境和个人卫生差的地区尤其流行。沙眼的存在被用作责难移民的政治武器，特别是对于东欧犹太人和来自东地中海地区和亚洲的移民。对移民沙眼的监测也成为了美国公共卫生署（USPHS）的主要工作。这个机构旨在防止细菌进入这个国家，其 80% 的资源被用于对移民进行医学检查（图 1-3）。在 1897 到 1924 年期间，对 21 756 875 名移民进行了检查，33 847 名（0.16%）因为沙眼被拒绝。沙眼患者占因传染病被拒绝的案例的 44%，占全部被拒绝案例的 9%（图 1-4）。

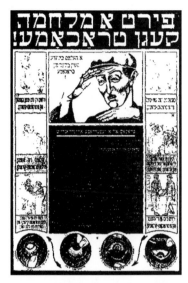

图 1-3　伦敦东欧犹太人战争受害者救济基金会和乌克兰犹太人联合会的沙眼宣传海报（1923，Markel 2000，来自纽约 YIVO 犹太人研究会档案）

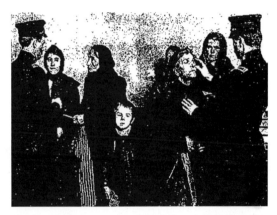

图 1-4　在纽约 Ellis 岛，美国公共卫生官员检查移民是否有沙眼，1911（© Corbis）

通过将上睑痛苦地翻转，对所有移民进行检查，从而可以对上穹隆和眼睑进行检查。检查时常使用钮扣钩或镊子。甚至西奥多·罗斯福总统也担心会交叉感染；在一次对 Ellis 岛的访问之后，他评论说：“医生用脏手检查，也不对他们的器械进行清洁”。用蓝色的粉笔在可疑的移民衣服上做字母 T 标记，并让移民在传染病院停留 5 天，以观察他们是从急性结膜炎恢复，还是患有沙眼。

尽管经常对某人是否患沙眼，或某例沙眼是在传染期还是已治愈有争议，但仍做出最后裁决，超过 95% 的沙眼患者被驱逐出境。被驱逐出境是很大的打击，经常会将家庭拆散，被驱逐者不得不返回他们贫穷的祖国。巴尔的摩的一名 USPHS 官员指出，“被驱逐出境毫无疑问是一场灾难，哪怕患天花也比患严重沙眼要好”。在经过调查委员会的严格检查之后，仅有很低比例的幸运沙眼患者被允许停留在医院中，接受平均 6 个月的治疗。治疗包括在暗室中休息，冷敷，每日用硝酸银或银蛋白溶液灌洗眼 3～4 次。对于更严重的病例，将滤泡压破或划破，然后用硫酸铜治疗。还用浸泡在二氯化汞中的钢丝刷刷睑结膜。在“治愈”之后，移民可以进入美国。

在 1902 年，运输公司每带 1 名沙眼病人到美国，将被罚款 100 美元。这使得运输公司在欧洲设立了自己的筛查中心，以便在乘客上船之前，对沙眼进行检查。在英国、爱尔兰、德国和意大利的边境和重要出航港设立了筛查中心。一些筛查中心（例如在那不勒斯）的工作人员，实际上是 USPHS 官员。在 20 世纪 30 年代，南安普敦 Atlantic Park 的一个筛查中心仍然在运营。因为沙眼患者被运输公司拒绝，在伦敦报告有沙眼的人员数量增加。通常有 2% 到 5% 的移民被拒绝，其中 85% 是由于沙眼。在 1901 年，当美国政府当局开始对所有从加拿大进入美国的人员进行检查之后，在蒙特利尔出现了类似的问题。在 1902 年，加拿大政府立法禁止沙眼患者进入加拿大。

到 1905 年，美国国会要求到美国的每个移民必须接受沙眼检查，美国移民服务地点（例如纽约的 Ellis 岛、巴尔的摩的 Locus Point 以及费城波士顿等）成为了筛查的中心。对于头等舱和二等舱的乘客的检查通常比较简单，但对三等舱和四等舱乘客的检查很严格。在上船之前，对所有乘客进行 1 或 2 次筛查。从 1905 年起，每年有一百万移民进入美国，直到第一次世界大战；在第一次世界大战期间，每年仅有五十万移民进入美国。对在这些沙眼活动方面所花费的时间、金钱和精力进行回顾非常有趣。

在 1911 年，肯塔基州 Lexington 的 J.A. Stucky 医生报告在肯塔基州东部频繁发生沙眼之前，人们对美国国内的地方性沙眼很少注意。美国医学会防盲委员会敦促美国公共卫生部门和海军医院对沙眼患病率、传播方式和预防措施进行评估。随后的许多调查确定了美国的"沙眼地带"。

沙眼分布广泛，从 Allegheny 山区到 Appalachia 的农村再到堪萨斯州和俄克拉荷马州均有分布。在美国（不包括印第安人）报告的沙眼最高患病率为肯塔基州的 13%，印第安人沙眼平均患病率为 23%。沙眼是西南部和中西部特有的问题，在 1912 年，俄克拉荷马州印第安人寄宿学校学生中报告的患病率为 92%。在东海岸和西海岸，也有沙眼发生。这是由于在低于标准的拥挤房子中居住的欧亚移民引起。在美国的 48 个州中，总计有 35 个州报告有沙眼病例。

许多人注意到非洲裔美国人的沙眼患病率比和他们一起生活和工作的欧洲人的低得多。当时，沙眼被认为在非洲撒哈拉以南地区是罕见的，但这一错误观念已被修正。人们发现在西方的非洲人的沙眼患病率较高，但这一难题当时无法解释。

Allen 和 Semba 对美国控制沙眼的措施进行了很好的概括。他们的报告包括由于沙眼导致的"盲人引领盲人"的照片，这让人想起了非洲盘尾丝虫病的照片和 Stncky 的文章中的其他照片。简而言之，控制措施旨在对现有病例进行治疗，并通过卫生教育防止新的病例出现。通过教育向人们讲授疾病传播的知识，并鼓励人们改善个人卫生。在 1913 年，美国国会专门为防治沙眼划拨了 25 000 美元的款项。

人们认识到了家庭传染的重要性和传染与不良的个人卫生之间的联系；共用毛巾是"对疾病的邀请"，"改善经济状况以及卫生和住宿条件"被认为是消除这种疾病的关键。当时的生活条件与今天非洲欠发达地区的很相似。人们居住在粗陋的茅舍中。没有窗户，带烟囱的单坡屋顶，房间中有个小火炉。这样的房间中居住着父母亲和他们的 7～13 个孩子。每个人都共用一条毛巾。俄亥俄州是另外一个沙眼患病率高的地区，大多数房子的厕所为室外厕所，没有自来水，也不进行垃圾收集处理。

残疾儿童学校被尤其认为促进了沙眼的传播。在残疾儿童学校中，常常两个人睡一张床，8～10 名工作人员住在一个房间，有时白班和夜班人员共用一张床。沙眼被发现是纽约的一个特有问题，特别是在学校中和纽约东部的贫民区。这与移民有关，特别是来自爱尔兰和中欧的移民，但很可能房间内惊人的拥挤和不卫生也是很重要的因素。对纽约房屋博物馆的访问证实了这一观点。在 19 世纪晚期，纽约孤儿院中接近一半的儿童患有沙眼。和在伦敦一样，在 1912 年，在纽约成立了专门的沙眼学校，这些学校也强调卫生和每日清洗。

美国公共卫生署在肯塔基州和田纳西州等地建立了沙眼医院。在像伊利诺伊州和阿肯色州这样的其他地区，建立了固定场地诊所和医务室系统。诊所的护士每周出诊三次，提供有关沙眼的卫生教育，并要求人们使用单独的毛巾。护士还在学校演讲并分发宣传册。

使用硫酸铜和硝酸银对沙眼病例进行治疗，直到 20 世纪 30 年代晚期有磺胺药可用。在 1939 年，在非印第安人美国人中，有 35 000 例沙眼，其中三分之二为活动性沙眼，10% 因沙眼致盲。另外有 25 000 名美国印第安人患有沙眼。Siniscal 报告，在 20 世纪 30 年代，在密苏里州沙眼占致盲病因的 25%，但到了 1955 年，这一比例降低到了 10%。

作为 1935 年新政的一部分，美国政府将沙眼控制工作移交给州进行管理。到 20 世纪 50 年代早期，沙眼不再是大问题。在伊利诺斯州，在 1949 年最后一次检测到活动性病例之后，沙眼控制工作仍然继续进行了 5 年；在俄克拉荷马州和阿肯色州，于 1955 年停止了沙眼控制工作。肯塔基州的沙眼计划于 1953 年结束；当时，不能再找到新的病例，并且已经完成了所有手术。在密苏里州，在 1953 年这一计划仍在继续；当时，仅发现了 14 个病例。在 20 世纪 60 年代，与美国的其他地区相比，在圣路易（在旧沙眼地带中间），鼻泪管堵塞和泪囊炎手术的比率要高得多。

在亚利桑那州和新墨西哥州的印第安人群中，沙眼仍然是一大问题；在 1965 年，印第安人卫生服务部门重建了沙眼控制机构。强有力的干预措施（包括社区广泛分发磺胺药、改善社会环境条件等）使得沙眼的发生率有所降低。然而，直到 20 世纪 80 年代，在印第安人社区中，沙眼仍然偶有报告。

当时在美国为根除沙眼花费了那么多时间和精力，但实际上仅有很少的人患沙眼，对这一问题的思考很有趣。在英国，有类似的观察结果。这为我们对当时地方流行区的监测和评估目标进行比较，提供了一个重要标准。毫无争议的是，低于 5% 或 10% 的患病率并不重要，可以停止治疗活动；在这些发达国家，"每一个最后病例"均应当被剔除。

（三）法国

沙眼被认为从罗马时代开始就在法国南部存在，并在中世纪由朝圣者进一步传播。尽管在 19 世纪早期的埃及战争期间，法国军队也受到了沙眼的严重影响，并且沙眼分布非常广泛，但在法国平民中，这种疾病没有成为大问题。在 20 世纪，在巴黎沙眼的患病率为 1.7%，但大多数沙眼沿着地中海海岸传播。在 1929 年，马赛沙眼的发生率在 2% 到 5%，其中大部分发生在来自北非法语国家的移民工人。另外一个疫源地为 Lille 周围的工业区，该处沙眼的患病率在 2% 到 4% 之间。这里的沙眼与来自北非和波兰的移民工人有关。在 1884 年，Lille 的沙眼发生率为 50%。

在法国，制订并广泛传播了有关沙眼治疗的建议。尽管法国眼科医生在国内没有遇到大量的沙眼，但在他们的殖民地进行了出色的工作，特别是在北非和西非。

（四）澳大利亚

还不清楚什么时候沙眼首次到达了澳大利亚。一种看法是：在 19 世纪初，来到澳大利亚的欧洲移民将沙眼从欧洲带到了澳大利亚。当然，在 19 世纪后半期，澳大利亚内陆城市贫民区或茅屋中的情况由于沙眼引起。很可能，随着欧洲人进入内陆地区，他们把沙眼、麻疹、梅毒和天花也带到了内陆地区，并传染给土著人。其他研究人员认为：沙眼被在 19 世纪来到澳大利亚的马来商人以及阿富汗和中国劳工传染给了澳大利亚北部地区的土著人。

最常被引用的欧洲人对土著人的描述由 William Dampier（1651—1715）在 1688 年记录，当时，他来到了西澳大利亚州西海岸。他们的眼睑始终是半闭的，从而避免苍蝇进入他们的眼内；苍蝇很讨厌，没有扇子来把它们赶走，如果不将嘴闭紧，苍蝇还会爬到鼻孔和嘴里；土著人从婴儿期就受这些昆虫的烦扰，因此他们从来不像其他地区的人那样睁开眼；结果，除非他们像在看上方的东西一样抬起头，否则他们看不到远处。

这一记载表明，在澳大利亚，往眼睛上飞的苍蝇很常见，但不一定表示存在沙眼，而且这也与后来发现土著人有显著优于欧洲人的世界上最好的视力矛盾。

如果沙眼在土著社区流行，很可能它已经对没有文化的人群产生了破坏性的影响，对于这些没有文化的人，良好的视力对于航行、打猎以及土著人知识和法律的传承是必不可少的，所有这些对于个体和文化存续都很重要。Hugh R Taylor 认为土著人没有大范围致盲的历史，土著人文化习俗依靠老年人的积极参与，而不是由于视力衰退引起的边缘化。

然而，两项有趣的研究已经表明：在欧洲人进入澳大利亚之前，已经有沙眼存在。对据近 14 000 年前土著人颅骨的研究发现在眼眶泪腺窝内有慢性泪腺炎样异常改变。慢性泪腺炎可能与沙眼有关，这些变化可能表示这些古代的土著人患有沙眼。

在 20 世纪 50 年代和 60 年代，进行了大量的工作来将剩余的游牧土著人家庭群体从西部沙漠清除。西部沙漠已经成为了 Woomera 火箭试射场发射火箭的目标区域。在 1957 年，发现由 42 个人构成的一组人中，频繁发生沙眼。在 1964 年，对另外一组被认为之前没有与欧洲人有过直接接触的 88 名"沙漠土著人"的眼睛进行了检查；其中一半有沙眼表现，4 人有继发性结膜炎，另外 1 人有睑内翻。两名老人完全失明，另外一名老人有眼结核。尽管这些人群可能在与其他和欧洲人直接接触过的土著人接触之后，间接地从欧洲人获得了感染，但这些沙漠人当然没有在肮脏的边缘居住区居住过，也没有采用过欧洲人的生活方式。

在澳大利亚的白人社区，在 19 世纪后半期，沙眼是一个主要问题，为此在 1866 年成立了一个基金会，后来这一基金会成为了皇家维多利亚眼耳医院。在 1888 年，在墨尔本，"沙眼是最常见的眼病，花费了眼科医生大多数时间和精力"。然而，到 1909 年，眼耳医院主任医生 James Barrett 爵士（1862—1945）发现沙眼病例显著减少。他注意到，大多数病例来自 Goulburn Valley 和维多利亚州北部。

在整个澳大利亚，沙眼被称为"sandy blight"（沙疫）。眼炎已经成为了澳大利亚内陆探险史不可分割的一部分。在 1872 年，探险者 John Forrest（1847—1914）曾经在西澳大利亚州西北部暂时地失明，因此他将他宿营的矮山脊命名为"Ophthalmia Range"（眼炎山脉）。一条公路穿过西澳大利亚州的沙漠，它就是 Gunbarrel 高速公路，这条公路只有一个十字路口"Sandy Blight Junction"。然而，到 20 世纪 20 年代，即使在澳大利亚农村，沙眼也逐渐消失，因为大多数澳大利亚人搬进了每个人有单独的床、有自来水以及下水道和垃圾清理系统的住宅。

到 20 世纪 40 年代，在居住在澳大利亚东南部地区的欧洲人中，沙眼几乎完全消失，但沙眼仍然是第四大致盲原因，占登记的盲人病例的 4%～6%。然而，仍然偶尔能见到沙眼致盲病例；在 1976 年，我作为受训人员第一次进行的角膜移植手术病例就是一名来自维多利亚州西北部因沙眼致盲的老年人。

有关 20 世纪 40 年代之前土著人中沙眼的资料很少。一名德国传教士医生 Erhardt Eylmann 发现在中澳大利亚地区，在土著人中存在沙眼和盲；在 1911 年，沙眼被认为在西澳大利亚州和昆士兰州"流行"。在 1934 年进行的一项小型调查报告：在昆士兰州东海岸的土著人中，沙眼的患病率为 20%。在 20 世纪 20 年代和 30 年代，澳大利亚内陆的许多土著人被带进居民点或传教团，并在非常家长式作风的制度下接受监督。其他人继续从事畜牧业，

20

有时从事饲养员或家庭服务工作。尽管许多人仍然过着半传统的生活，但他们的饮食已改为白面和白糖。据报告，在第二次世界大战开始前，在中澳大利亚地区的许多传教团中居住的土著人患有沙眼。一份报告给出的沙眼总患病率为91%。盲的发生率为7.9%，这引起了人们对不良卫生、灰尘和苍蝇的注意。

Frank Flynn 神父（1906—1996）是一名在澳大利亚出生、在伦敦接受培训的眼科医生，后来当了天主教神父，在1941年，他在达尔文当陆军随军牧师。他最先对北领地州本地人中沙眼的频繁发生进行了系统评价，这些人的幸福成为了他终生的事业。他从1942年开始，调查了中澳大利亚地区的许多社区，调查持续到战争之后，结果发现沙眼很常见："在两三岁时，很高百分比的儿童就已经有非常明显的体征"。在老年人中，倒睫、角膜混浊和失明很常见。在北领地州进行了进一步的研究。Flynn 结合使用了 MacCallan 分类和 Ida Mann 的严重程度"指标"。遗憾的是，没有提供各年龄段的沙眼患病率，但总人口的约20%到30%患有活动性沙眼，并已通过 Giemsa 细胞学检查证实了衣原体的存在。

Flynn 注意到在中部沙漠地区，沙眼往往更严重，并引起更多的失明，而在北方沿海地区，沙眼较不严重。他开始系统地分发磺胺和四环素眼膏，并进行非针对性的健康教育。

在第二次世界大战后，曾经在战前和 Frank Flynn 在伦敦共事过的非凡的英国眼科医生 Ida Mann 夫人来到了 Perth。随后，她在内陆地区旅行行医，对许多患沙眼的土著人进行了检查和治疗。她发现：45%的小于1岁的儿童和80%的1到9岁土著儿童患有活动性沙眼。20%的年龄超过60岁的老年人患有倒睫，三分之二的年龄超过60岁的老年人患有角膜瘢痕。她组织在西澳大利亚州内陆地区使用口服磺胺药进行治疗。

在南澳大利亚州进行了进一步的研究，结果证实活动性沙眼和瘢痕性沙眼的患病率均较高。这一研究小组还通过 Giemsa 染色证实了衣原体的存在，并第一次在澳大利亚分离了衣原体。从"苍蝇乳液"培养衣原体的尝试没有成功。在澳大利亚的几个州，沙眼是一种法定传染病。1954年到1984年的数据显示：在维多利亚州报告了9个病例，在西澳大利亚州每年报告几百个病例（直到1964年停止作为法定传染病报告），北领地州和南澳大利亚州报告的数字变化很大。在新南威尔士州、昆士兰州或塔斯马尼亚州，沙眼不是法定传染病。报告的数据变化很大，因此提供的有用信息很少，对于一些法定传染病，这是常见的问题。

在20世纪60年代，Fred Hollows 担任了新南威尔士州大学的眼科学教授，并认识到了沙眼在澳大利亚的重要性。他首先和北领地州 Wave Hill 的 Gurindji 人一同协作，然后和居住在新南威尔士州西部 Bourke 附近的土著人协作，促使联邦政府和澳大利亚皇家眼科医生学会建立了国家沙眼和眼卫生计划（"沙眼计划"）。

在1967年，举行了宪法公民投票，赋予了土著人完全的公民权。关闭了教堂运营的传教团，用政府基金和控制计划代替。土著人拥有了表决权、养老金和失业津贴，并可以无限制地得到酒精。

在1976到1978年间，澳大利亚政府资助、澳大利亚皇家眼科学会实施的国家沙眼和眼卫生计划（NTEHP），NTEHP 访问了澳大利亚的每个土著居民社区，对超过62 000个土著人和接近40 000个的其他人进行了检查。它确定了沙眼患者数量及其分布。NTEHP 证明：在澳大利亚农村和内陆地区的澳大利亚土著居民中，沙眼广泛存在。这表明在中部沙漠地区沙眼的患病率较高，而在市区以及东南部和沿海地区更安定的农村地区，沙眼患病率较低。NTEHP 还对接近25 000人的沙眼进行了治疗，并建立了消除沙眼的明确指导原则和建议。

在 NTEHP 报告后,成立了州沙眼委员会来监督沙眼控制活动的进行情况。最初,这些委员会由联邦管理,但随后转为由州和土著居民领导人管理。增加了土著居民和社区控制,并建立了许多土著居民组织,包括社区控制的土著居民医疗卫生服务机构。南澳大利亚、西澳大利亚、北领地和昆士兰州的一些委员会继续工作到 20 世纪 90 年代,它们更多地参与提供专业眼护理人员和眼镜,沙眼活动变得更有限。对北领地州 40 年期间收集到的数据进行的 meta 分析显示:与沙眼患病率的一致变化相比,调查变化更多一些。

NTEHP 表明在中部沙漠地区沙眼的患病率较高,而在市区以及东南部和沿海地区更安定的农村地区,沙眼患病率较低。

(五)日本

尚不清楚什么时候在日本首次发现沙眼,但在 14 世纪,沙眼被称作"borome"(可怜的眼)。一些人认为,在 19 世纪中期日本重新开始与西方进行贸易之前,没有沙眼的记载。在 1897 年,在中日战争之后(1894—1895),由于感染的士兵从朝鲜和满洲回国,在东京报告的沙眼患病率为 14%,25%~75% 的眼病患者患有沙眼(图 1-5)。

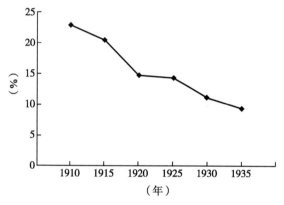

图 1-5　在日本军队应征士兵中沙眼的患病率(Konyama 2004—2005,经法国 Wolters Kluwer 许可后翻印)

在 1919 年,沙眼控制法要求定期对所有这些人进行检查,每年对 7 百万到 1 千万人进行检查。成立了日本沙眼协会来协调这些工作,并提供培训和指导原则。在 19 岁时,对所有男人进行检查,并在 20 岁应召服兵役时再次进行检查。每年对所有学生、教师以及与他人有密切接触的行业从业人员(例如护士和理发师)进行定期检查。对所有被诊断有沙眼的患者进行治疗(对穷人不收费),并向患者及其亲属提供适当的卫生指导。在 1929 年,人群患病率为 13%。随后在教育片和讲座中,提出了沙眼预防日,后来沙眼预防日变成了日本世界视觉日,现在仍然在每年的 10 月 10 日("10/10")庆祝这个日子。

随着日本社会的快速变化和经济发展,虽然第二次世界大战期间沙眼防治工作遭到了破坏,但在 20 世纪 50 年代,沙眼患者数量大幅度降低(1939—1945)(图 1-6)。沙眼致盲患者占所有盲人的比例已经由 20 世纪 30 年代的大约 15% 降低到了 1974 年的 0.1%。在 1983 年,沙眼控制法被废除,日本沙眼协会变成了日本防盲协会。

日本在停战以前,小学生的沙眼发病率是 11% 左右,停战以后,在美帝侵略军占领下,横征暴敛,再度扩军备战,使人民的生活水平普遍低落,沙眼的发病率因而上升到明治末年未推行沙眼防治时的 28.1%。

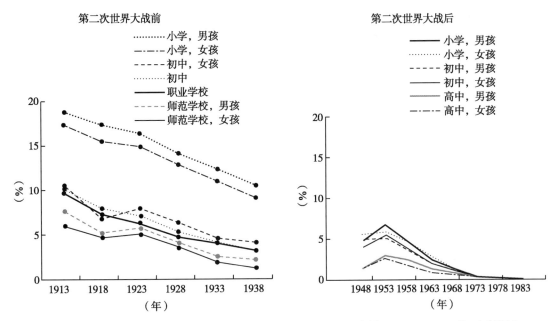

图 1-6　在日本学生中沙眼的患病率（Konyama 2004—2005，经法国 Wolters Kluwer 许可后翻印）

（六）前苏联

在 20 世纪初，在欧洲国家中，俄罗斯的沙眼发病率最高，据统计 1913—1922 年间，俄国平均的沙眼发病率为 39.63%，在克里米亚半岛，沙眼被认为从古代就存在。在 20 世纪早期，沙眼被认为在整个苏联都存在。在 20 世纪 20 年代，俄罗斯的沙眼患病率在 6%，中亚共和国的沙眼患病率在 15%～20%，一些地区高达 86%。第一届苏联眼科大会（1926）为成立新的医务室和"流动医疗队"来控制沙眼制定了指导原则。在 1927 年，立法批准卫生部门有权对任何可能有患沙眼危险的人进行检查，并强制对感染者进行治疗。在 1938 年，将沙眼定为法定传染病，加强了专门的沙眼干预计划。在第二次世界大战期间和之后，这一计划仍然继续。在 1946 年斯大林的第四个五年计划中，再次包括了沙眼控制计划。

前苏联的防治活动以 MacCallan 及其同事在埃及建立的模型为基础设计。它包括建立固定和流动的眼科医院以及许多地区学校医务室。眼科协调中心不仅负责提供眼科治疗服务，还负责地区村庄防治计划工作人员的培训、联络和协调。地区眼科医生负责协调主要由村庄医生和经过培训的辅助人员进行的现场沙眼防治活动。进行了地区卫生教育活动，强调将沙眼作为社会疾病来消除。全面实施扑灭沙眼运动，不久患沙眼患者即显著地减少。至 1925 年时，沙眼的发病率就降低到 0.5592%。

通过一般卫生教育活动、病例识别、使用硫酸铜和硝酸银（后来使用磺胺类药物）对患者进行治疗，以及随着社会经济发展，沙眼的防治工作取得了良好的进展。在 20 世纪 50 年代，四环素的出现促进了大多数地区的沙眼消除。在南斯拉夫、匈牙利、波兰和罗马尼亚，开始了类似的计划。

（七）泰国

沙眼已经成为了泰国的一大问题，特别是在中部和东北部地区。这些地区干燥多尘，缺少水源供应，与缅甸和柬埔寨的毗邻地区非常相似。沙眼被称作"Ta Nam"（流水的眼）。在 1959 年，在世界卫生组织支持下，开始实施垂直沙眼控制计划。首先在一个省（Korat 省）

开始试验计划，然后在 1967 年扩大到覆盖东北部地区的 9 个省。通过门到门登记和对所有家庭成员进行检查，开始了家庭调查。通过社区和学校会议，进行了卫生教育，并为医务人员和非医务支持人员提供专门的培训。由社区志愿者给予个体局部四环素治疗，并由流动医疗队在分中心进行倒睫手术。

这样的垂直计划持续到 1976 年；到 1976 年，沙眼的发生率不断降低，泰国开始建立初级卫生保健模式。沙眼计划被认为是初级卫生保健的原型，它直接导致了初级眼护理体系的建立。继续对所有学生进行沙眼筛查，并进行个体治疗。

当计划开始时，活动性沙眼的比率在 20%，66% 的人群有一些沙眼体征。存在明显的性别差异，9% 的盲由沙眼引起。在此期间，社会有了很大的发展。到 1984 年，儿童中沙眼的患病率降低到了 0.6%，倒睫的患病率降低到了 0.2%。

根据这些数据，卫生部停止了小学和中学的沙眼防治工作，并开始在学生中进行屈光不正的防治工作。直到那时候，所有学生仍然常规接受沙眼检查。在泰国进行的工作是成功设计的防沙眼垂直干预的极好范例，在巩固阶段，这项工作被整合到正在建立的初级卫生保健体系中。

（八）中国

1930 年中华医学杂志报道了周诚浒在北平协和医院眼科自 1928 年—1929 年共诊治的 4190 人中患沙眼的病人有 1393 人（33.6%）。

1944 年中华医学杂志纪秀香等报道的沙眼致盲之检讨中，记载了成都联合医院眼耳鼻喉科自 1940 年 1 月—1942 年 12 月三年间 2124 名住院病历中，患沙眼病人数为 913 人，患病率为 42.9%。

新中国成立前后我国大概患沙眼的平均百分率超过了 50%。综合全国各地的统计数字，沙眼患病因职业而不同，工人患沙眼者约为 40%～70%，农民约为 40%～80%，学生约为 30%～70%。沙眼患病又因地域而不同，在长江以南和沿海一带，患沙眼者较少，约有 30%～50%，长江以北，长城以南等地区约有 40%～70%；东北地区约有 50%～80%。兰州、新疆等地方，沙眼发病率较我国其他地区为大，约有 60%～90% 之多。沙眼使视力减退者约占 55.8%，致盲者 7%，这样失明和视力减退者共有 62.8%，也就是说，沙眼使我国大部分的人都受到了损害。沙眼在许多盲目原因中，约占总数的 25% 以上。各地沙眼患病的统计报告如下：

上海，根据 1950 年上海市沙眼中心防治所钟润先报告，以上海市七个公私立医院，自 1944—1949 年的六年间，共诊眼科病人 68 139 人，其中沙眼患者为 35 740 人，占 52.4%，其他眼病占 47.6%；上海福州路沙眼中心防治所自 1950—1952 年上半年初诊了 71 539 人，沙眼占 76%，其他眼疾占 24%；上海第四人民医院及同济医院等在 1949 年调查结果，产业工人占 63.8%，医院体格检查占 54.5%，学生占 46.3%，托儿所儿童占 21%。

华南地区，陈耀真等广州博济医院眼科门诊部 1951 年 4 月 10 日至 1953 年 3 月 31 日间沙眼病人统计报告，初诊患者共 5685 人，发现患沙眼者共 1277 人，占初诊病人总数的 22.46%。张峨等广州省人民医院沙眼病人统计，该院自 1947 年 1 月 1 日至 1952 年 12 月 31 日止，七年内门诊眼科患者共为 93 399 人，患沙眼者 20 591 人，占眼病总数的 22.09%。刘伟云广州柔济医院沙眼病人统计，自 1951 年 7 月 1 日至 1953 年 11 月 1 日，两年四个月眼科门诊病人共 4837 人，沙眼百分率为 21.23%。

东北地区，哈尔滨医科大学 1949 年沙眼调查统计，中小学生 16 684 名中，患沙眼者占

38.08%；工人（煤矿）1106名中，占49.91%；农民529名中，占了75.05%。宋振华1950年在东北北部各市县沙眼及盲人检诊统计报告中称，该地区健康检查百分率，学生患沙眼者占46.05%，工人占42.86%，农民占78.16%。

华中地区，马肇嵘郑州第二人民医院1952年该院眼科门诊病人共为3901人，患沙眼者2314人，占59.476%；1953年眼科门诊病人共为12 700人，患沙眼者6584人，占51.463%。丁淑静河南省博爱县沙眼调查，受检查者绝大多数为农民4473人，患沙眼者有2858人，占总数63.6%。

西南地区，中国红十字会昆明分会沙眼防治所崇学报告，1949年门诊总数1325人，患沙眼者642人，占总数的48.5%；1950年门诊总数1351人，患沙眼者697人，占51.6%；1951年门诊总数2647人，患沙眼者1554人，占58.6%；1952年门诊总数3501人，患沙眼者1909人，占54.5%。

西北地区，甘肃省兰州眼病防治站1952年集体检查沙眼，共检查10 930人，其中包括学生、工人、部队及民工，发现患沙眼者10 893人，占总数99.7%，其中30%为Ⅱ+++以上的重症沙眼。

我国少数民族地区，冯葆华蒙民盲人统计及沙眼调查一文中报告，检查人数男的457人，其中患沙眼者115人，占23.7%；女的424人，患沙眼者147人，占32.3%；男女共检查人数为881人，患沙眼者共为262人，占29.7%。

沙眼在许多盲目原因中，虽报告颇不一致，但沙眼均为我国解放初期致盲的主要原因之一，并居首位。解放后各地区报告沙眼百分率和沙眼致盲率见表1-1。

20世纪50年代沙眼是我国主要致盲病因。沙眼在我国广泛流行，"十人九沙"是新中国成立初期沙眼在我国广泛流行的真实写照，眼科界人士与政府一道在全国范围内开展了对沙眼的群防群治工作，眼科界前辈身先士卒深入农村，石增荣教授走遍铁路沿线，毕华德、罗宗贤和张晓楼教授普查普治首都百万人（图1-7），陈耀真、毛文书教授设立免费诊所，深入少数民族地区。沙眼的传播得到了控制。

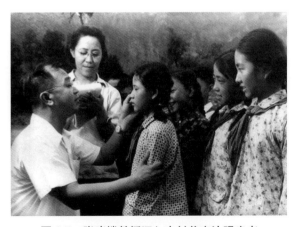

图1-7　张晓楼教授深入农村普查沙眼患者

1955年汤飞凡，张晓楼教授在世界上首次成功分离出沙眼衣原体；1956年"防治沙眼是国家发展纲要的60项之一"，1957—1959年"国家防治沙眼与改厕运动"，1981年四川南部调查3216人，沙眼患病率35.08%，倒睫0.18%；1982年四川北部调查21 869人，沙眼患

表 1-1 解放后各地区报告沙眼百分率和沙眼致盲率统计一览表

地区	时间	著者	漳疹百分率	健康检查百分率	沙眼盲目与总盲目比较率	全国沙眼人数和盲目数之估计	附注及著者之题目
东北北部	1950年8月哈医大眼科学校刊1卷1期	禚振华等		学生46.05%；工人42.86%；农民78.16%	占总盲目58.62%		东北部各市县沙眼及盲人检诊统计报告
天津	1951年1月中眼1卷1期	袁佳琴等			占总盲目23%		盲目原因之统计
上海	1951年1月4日中眼1卷3期	陈任			约占总盲目1/5 约占双盲目17.9%	双盲目约60~70万人，单盲目约150200人	上海中美医院盲目原因之研究
全国	1951年4月1日中眼1卷4期	杜文箫					论沙眼临床现象
成都	1951年10月1日中眼2卷1期	陈耀真等	1938—1939年占32.2%；1940—1943年占44.9%；1944—1948年占49.4%				华西医学院沙眼住院病人统计
汉口	1952年1月1日中眼2卷2期	孙浩清			传染性疾患占总盲目64.3%，其中沙眼性盲目则占25.5%		汉口协和医院盲目原因之研究
成都	1952年7月1日中眼2卷4期	徐志章			占总盲目36.3%，双盲目占双盲目总数45.6%		华西医学院门诊盲目原因之研究
闽南	1952年7月1日中眼2卷4期	魏桂庭			占总盲目28.7%		闽南盲目原因之初步统计
成都	1952年10月1日中眼2卷5期	陈耀真等			占总盲目37.2%		华西盲目原因之统计

续表

地区	时间	著者	漳疹百分率	健康检查百分率	沙眼盲目与总盲目比较率	全国沙眼人数和盲目数之估计	附注及著者之题目
内蒙呼纳盟西新巴旗	1952年10月1日	冯保华		29.7%	占总盲目6%		蒙民盲目统计及沙眼调查
兰州	1953年1月1日中眼第一号	潘锦荣		85%～99%			兰州第一陆军医院盲目原因之初步统计
广州	1953年5月5日中眼第三号	许尚贤			占总盲目13.2%		广州第六十三军医院三年来盲目之统计
全国	1953年5月5日中眼第四号	集体作	占75.5%	占99.7%	约占总盲目25%沙眼致盲率1.1%	占全国人口50%，其盲目数约266万人	上海眼科分会沙眼问题研究小组沙眼预防方案
兰州	1953年7月5日中眼第四号	集体作					甘肃兰州眼病防治站1952年眼病防治工作统计报告
全国	1953年7月5日中眼第四号	石增荣			约占总盲目50%	占全国总人口30%	第一个五年防盲工作计划的实施及远景
上海	1953年9月5日中眼第五号	钟润先	1944—1949年平均52.4%；1950—1952年平均76%	产业工人占63.8% 医院体检54.5% 学生托儿所21% 学校占40%～50% 新裕纱厂工人占92.3%			总结解放三年来防治沙眼点滴的经验，上海第四人民医院，及同济医院调查，上海各区卫生事务所
成都	1953年9月5日中眼第五号	陈耀真 毛文书	37.55%		占沙眼患眼5.02%，占所有患眼1.28%		花西医学院门诊部沙眼病人之统计
广东佛山	1953年9月5日中眼第五号	张文山	占54.5%		占总盲目人数单眼7.1%；双眼3.6%		佛山市之沙眼
郑州	1953年9月5日中眼第五号	马肇嵘			占26.4%		盲目原因初步统计

续表

地区	时间	著者	漳疹百分率	健康检查百分率	沙眼盲目与总盲目比较率	全国沙眼人数和盲目数之估计	附注及著者之题目
河南博爱县	1954年3月5日 中眼第二号	丁淑静		63.6%			河南省博爱县沙眼调查
广州	1954年5月5日 中眼第二号	陈耀真等		15.36%			广州市体格检查沙眼统计
保定	同上	集体		86%	盲目人数占调查总人数的1.6%		保定近郊农村中沙眼调查报告
广州	同上	杜念祖 黎鲁丰		52.99%, 疑似者28.82%			广州水上居民子弟沙眼之调查统计
兰州	同上	张峨		幼儿园68.2%, 小学生62.4%, 中学生67.5%, 大学生52%, 平均62.6%			兰州市学生沙眼调查统计
西安	同上	赵学腾 靳连仲		78.2%			西安市小学生之沙眼
北京	同上	李凤鸣					北京沙眼病人统计
山东昌潍	同上	于岩竹			占沙眼性盲10.14%		山东昌潍专区附近之沙眼
苏北	同上	茅祖裕			占沙眼发性盲单眼1.65%; 双眼1.2%		苏北医学院 1952 年度眼科门诊部沙眼统计
西北	同上	张锡华等	男80%, 女79.2%	男77.8%, 女73%			西北沙眼的统计报告
天津	1954年5月5日 中眼第三号	魏景文		工厂65%; 中学25~65%; 小学50%, 保育机关2%~35%			天津市立眼科医院沙眼防治工作的经验介绍
北京	同上	李凤鸣		22.89%, 疑似沙眼2%			北京小学校沙眼的统计

续表

地区	时间	著者	漳疹百分率	健康检查百分率	沙眼盲目与总盲目比较率	全国沙眼人数和盲目数之估计	附注及著者之题目
广州	1954 年 5 月 5 日中眼第三号	陈耀真等	22.46%		占总盲目 13.29%		广州博济医院沙眼病统计
山东	同上	孙桂毓等	63.8%				山东医学院教学医院沙眼病人统计
广州	同上	张峨等	22.09%				广州省立人民医院沙眼病人统计及治疗
广州	同上	刘伟云	21.23%				广州柔济医院沙眼病人统计
上海	同上	丁希庆	43%		因沙眼而致盲者5.8%		上海诊所沙眼病人统计
昆明	同上	尚崇学	53.3%		因沙眼而致盲者6.01%		昆明市沙眼防治所四年来沙眼病人统计
抚顺	同上	蔡怀诚		56.72%			沙眼轻重分类意见与抚顺沙眼病人统计
开封	同上	孙凯元尹伊韦	50.7%				开封沙眼病人统计
阜新	同上	赵惠民		47%，疑似者 37%			眼病集体治疗的初步总结，阜新矿务局医院眼科
郑州	同上	马肇嵘	1952 年 59.476%；1953 年 51.463%				郑州市立医院沙眼之统计

29

病率 58.88%，倒睫 1.00%；1983 年四川西部调查 4048 人，沙眼患病率 35.05%，倒睫 0.16%；1983 年四川西部调查 5413 人，沙眼患病率 69.61%，倒睫 2.86%；1984 年四川东部调查 4690 人，沙眼患病率 28.83%，倒睫 0.19%；1984 年四川东部调查 4378 人，沙眼患病率 18.57%，倒睫 0.09%。安徽省沙眼患病率最高为 19.5%，最低为 4.5%，平均为 12.5%。1984 年国家防盲规划包括了对沙眼长期控制的措施。1986 年辽宁本溪地区沙眼的患病率约为 12%，宁夏地区沙眼患病率为 10%，倒睫约为 0.1%。山西 1986 年及 1987 年进行过两次包括 100 000 名城市及农村居民眼病的流行病学调查，在 3000 万人口中，盲率为 0.318%，即有 95 000 名盲人，其中 5.8% 为沙眼盲。四川在 1986 年盲率为 0.4%，沙眼占 18.97%。陕西 1987 年的流调显示沙眼的患病率估计高达 20%，特别在贫困地区如榆林，尚罗、汉州及延安地区。在贫困缺水地区估计 TF 及 TI 的患病率为 10%，TT 为 5%，CO 为 2%。在大及中等城市较发达地区，沙眼患病率估计接近 5%，其中约 1% 为 TT 病例。山东 1987 年进行了全省盲的流调，沙眼患病率为 15.3%；其中 10.69% 为活动性沙眼，4.62% 为活动性沙眼合并有瘢痕形成。1987 年第一次全国残疾人抽样调查 1 579 316 人，其中男 797 290 人，女 782 026 人，城市 459 473 人，农村 1 119 843 人，视力残疾人数 11 300 人，占总残疾人数的 14.61%。1987 年调查沙眼致视力残疾人数 1611 人，沙眼致视力残疾率为 102.01 人 /10 万，占各种视力残疾的 14.25%（1611/11 300）；其中沙眼致盲人数为 742 人，沙眼致盲率为 46.98/10 万，沙眼致低视力人数为 869 人，沙眼致低视力率为 55.02/10 万。1987 年全国残疾人调查表明盲的病因依次为白内障（41.06%），角膜病（15.38%），第三位为沙眼，占 10.87%。安徽 1990 年在富阳进行 12～15 岁年龄组沙眼流行病学调查，患病率为 10.78%。在朗西 6～10 岁年龄组为 17.38%。在 1992 年山东省平原县进行了沙眼的流行病学调查活动性沙眼患病率为 9.6%。10 岁以下儿童的患病率为 3.7%，沙眼引起的角膜混浊而导致低视力 / 盲的患病率仅为 0.29%，而倒睫手术率为 0.55%。山西省眼科医院 1998 年在全部 145 000 例门诊患者的统计中，沙眼患者占 1.56%。云南在 1998 年沙眼 TF 3%，TI 3%，TS 4.4%，TT 9.5%，CO 0.1%。1999 年 8 月海南省医院与中山眼科中心及 Helen Keller 合作，在 Dongfang 及 Changjing 县进行了沙眼快速评估，东方县 1292 人，活动性沙眼 1.4%，TT 1.3%，TS 7.5%；昌江县 1135 人，活动性沙眼 2.3%，TT 0.54%，TS 7.4%（图 1-8）。

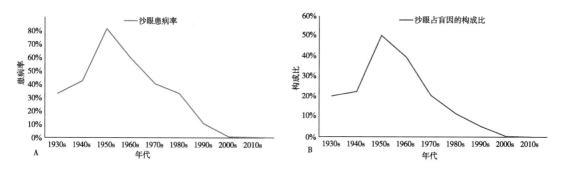

图 1-8　中国沙眼流行状况

A. 沙眼患病率　B. 沙眼占盲因的构成比

第三节 沙眼世界流行分布地图

尽管许多人已经列出了有沙眼的国家，但似乎是国际眼科理事会的 F. Wibaut 在阿姆斯特丹首先绘制了全面的全球沙眼分布图。他花了两年时间进行全面调查工作，在此期间，他向所有眼科学会的代表分发了调查问卷。这项卓越的工作在 1929 年阿姆斯特丹国际会议上进行（图 1-9）。Wibaut 概括了当时对沙眼的认识，并指出没有种族对沙眼有抵抗力，并且沙眼对妇女的影响比对男人的影响更大。沙眼是一种穷人的疾病；它具有传染性，二次感染很常见，潜伏期为 4～10 天，常常在家庭中传染，年龄小于 7 岁的患儿的患病率最高，年幼的儿童被年长的兄弟姐妹们感染。建议的控制措施包括控制国家边界、强制通报以及对学生和军队征募的新兵进行检查。在流行国家需要更多的经过培训的工作人员，并且提倡对穷人进行免费治疗。为了消除沙眼，需要采取一般卫生措施，改善福利，并加强科学研究和国际协作。

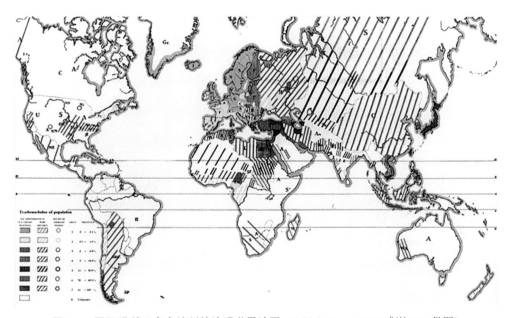

图 1-9 国际眼科理事会绘制的沙眼世界地图，1929（Wibaut 1929 感谢 ICO 供图）

在 1949 年，世界卫生组织开始了最初的沙眼地图绘制工作（图 1-10）。沙眼的"地理分布图"随统计的逐渐完善而不断修正。国际公共卫生局及世界保健协会的沙眼专家联合组，根据世界各国沙眼专家所贡献的资料得出以下的总结："沙眼事实上存在于全世界每一个地区，而在亚洲及北非的某些地区成为发生率相当高的地方病。在东欧及美洲几个共和国中也算是地方病。在澳洲几乎没有。"

1949 年 11 月至 12 月 Sidky 和 M.J.Freyehe 在世界保健协会所作关于沙眼的流行和人口统计的报告中将沙眼的分布很详尽的介绍。根据世界沙眼统计的研究，Sidky 和 Freyehe 得到以下的总结：

1. 学校中的沙眼发病率是估计全体居民沙眼发病率的最准确的方法之一。

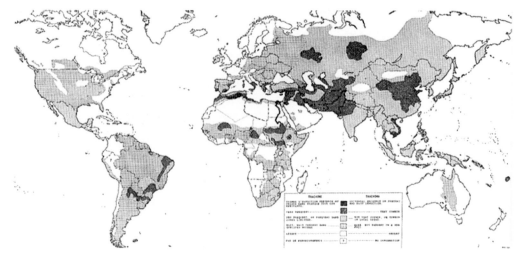

图 1-10　世界卫生组织沙眼地图 1949（WHO 1949。© 1949 WHO，经许可后翻印）

2. 在有些面积广大的国家中，虽然沙眼是很严重的地方病，但其中仍有不大感染或完全不感染的地区。

最近几年中，经过各处有系统的调查，常常发现从前认为沙眼不存在的地区却是感染得很严重。例如阿尔巴尼亚的中部及阿根廷的某几省（如哥连得省，查科地方等），如果我们以最近在回归线内的非洲所作的调查为准，可能这个大陆将有类似的意想不到的情况发现，而亚洲就更不必提了。

凭我们目前的知识来估计全世界沙眼患者的数目是徒劳无益的；有人说有几千万，有人说有几亿。可能那些最悲观者的估计更接近实际情况。

3. 然而沙眼不再是世界性了，当一般群众的卫生标准逐步提高，医疗机构的数量与质量逐渐充足的情况下，沙眼即能消灭。例如上述的比利时、丹麦、英国、卢森堡、摩纳哥、荷兰、瑞士等国。

在同样情况下，新的感染因素（政治性避难，移民等），可以暂时地阻碍沙眼减少，但减少的趋势不久即又恢复（德国、澳大利亚、法国等）。

沙眼虽然已成为相当程度的地方病，如采取有系统的防治措施，则将来仍可以消灭（例如爱尔兰、美国等）。

有些国家的条件较差，地方病比较严重，或经济比较困难，财政比较拮据，医务人员比较稀少等，以及其他各种原因，则这些国家的防治措施是非常艰苦的，但他们以不断地、积极地努力得到使人鼓舞的结果。总之沙眼的防治措施是有一定成效的。

在 1961 年，出版了第一张地方流行病世界地图。在这些流行病中包括沙眼。绘制了世界地图和几大洲的详细地图，并对沙眼和相关疾病的存在情况和严重程度进行了叙述性描述（图 1-11）。

在欧洲，仅丹麦、挪威、瑞典和瑞士没有沙眼，但很可能当时沙眼已经从格拉斯哥消失，因而英国也没有沙眼。格拉斯哥皇家医院在格拉斯哥港口开设的沙眼诊所一直运营到 20世纪 60 年代。在北非和撒哈拉沙漠以南的非洲地区以及亚太地区，沙眼广泛流行。在巴西和拉丁美洲南部国家，沙眼也是一个问题，南美洲的其他国家偶尔也有报告；焦点地区在加拿大、墨西哥和美国。

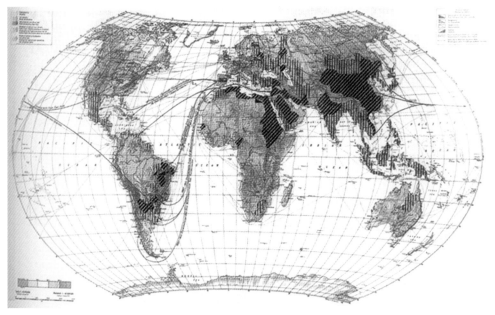

图 1-11　沙眼的全球性分布 1930—1955（Siebeck 1961，经海德堡学会许可后翻印）

世界卫生组织最近绘制的沙眼全球分布图显示：现在沙眼已经从西欧、北美洲和亚太的许多之前患病率较低的、容易消除沙眼的国家消失。总的来说，在 50 多年前沙眼是一大问题的、难以消除沙眼的国家中，沙眼仍持续存在（参见图 1-12，1-13）。波兰人还绘制了倒睫分布地图。

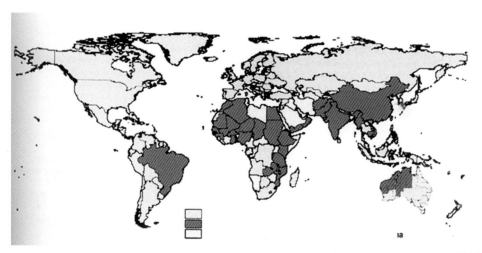

图 1-12　按照 WHO 地区分类的儿童活动性沙眼数据（Polack 等 2005，© 2005 WHO，经过许可后翻印）

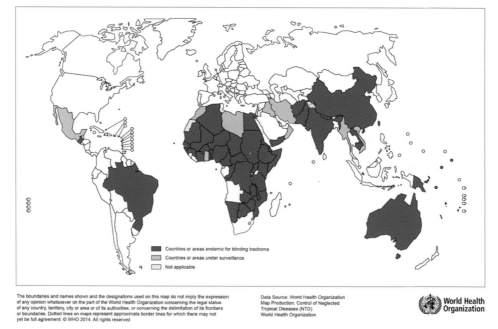

图 1-13　按照 WHO 地区分类的儿童活动性沙眼数据（Polack 等 2012，© 2012 WHO，经过许可后翻印）

第四节　沙眼的防治机构与全球联合行动

在过去，"沙眼"几乎和眼病和盲同义。在过去两个世纪，沙眼是一种导致上千所医院成立、甚至产生了许多职业的疾病。它使得在 20 世纪，在全球建立了许多著名的眼科医院。这些医院包括伦敦的 Moorfields 眼科医院、波士顿的麻省眼耳医院，以及墨尔本的皇家维多利亚眼耳医院。

一、眼科医院

在 18 世纪晚期的英国，在医学各专业中，眼科学名声最差，被人们认为是骗人的江湖医术，但后来它却成为第一个独立的、并且可能是最成功的医学专业。在 1800 年之前，大多数眼科治疗由游医提供，这些游医自称眼科医生，他们在集市、市场等公共场所的高台上行医，有些类似于今天的巡回马戏团，他们吹喇叭告知城镇或村庄的居民他们的到来。其中，最著名的是 Chevalier John Taylor（1703—1772），他是一名英国白内障医生。他在欧洲大陆旅行行医，使用四匹马拉的马车作为交通工具，马车车厢上都用眼睛图案装饰，表明了他的到来。

埃及眼炎的暴发使得医学界不得不对眼病的重要性重新考虑。埃及眼炎是那么的出乎意外、分布广泛、不能理解和可怕，因而每个开业医生不得不对它有点了解。军队的即刻反应是成立了单独的眼科医院，以便对患眼炎的士兵进行治疗。很快在民间也成立了眼科医院，例如 1805 年，在伦敦成立了皇家眼病医院（Royal Infirmary for the Diseases of the Eye）和伦敦眼耳疾病医院（London Dispensary for Curing Diseases of the Eye and Ear）。伦敦眼耳疾病医院后来成为伦敦眼科医院（London Eye Infirmary、London Ophthalmic Hospital），最后成为 Moorfields 眼科医院（Moorfields Eye Hospital）。在军事和政治上，迫切需要对沙眼采取一些措施，这有助于筹措资金来建立这些医院。

眼炎出现的时间正是社会和政界对工业革命的不良影响和功利主义哲学的担心日益增长时。其中，功利主义主张社会有责任让有视力障碍的人和盲人承担生产性工作。同样，启蒙运动哲学认为人的不断发展优于存在。被剥夺了视觉的人也被剥夺了完全理解从而被启蒙的能力。这为阐明眼炎及其后果提供了道德和哲学上的推动力。

尽管在 John Saunders（1773—1810）成立伦敦眼科医院前 3 个月，皇家眼病医院就由 Jonathan Wathen（后来由 Wathen Waller 爵士，1769—1853）建立，但 Saunders 仍然将自己看作英国眼科学之父和创始人。Saunders 是一个有争议的人物，在 1810 年他早夭之后，他的支持者和反对者还争论了好多年。新的眼科医院被特别重视，且管理良好。效仿伦敦的医院，在英国、欧洲和新大陆很快出现了类似的医院。在英国，成立了 52 家眼科医院或眼耳医院。在大多数情况下，最初成立这些医院是为治疗眼炎或沙眼。

随着新眼科医院的出现，对眼科医生的需求增加，这引起了更多的争议。在 19 世纪早期之前，医生不愿意从事眼科，仅江湖医生和游医才肯从事眼科。随着对眼炎治疗需求的增长，医生不能再忽视眼病，因此，突然眼科学成为了主流医学。在五十多年中，有关眼科医生应当是单独的专科医生还是应当是对眼科感兴趣的全科医生，仍然有争议。两个观点都得到了有力的支持。William Wilde（1815—1876）是都柏林的一名眼科医生，具有良好的口才。他更出名的儿子 Oscar 因热烈支持成立单独的眼科医院和专业而闻名。在 1850 年 Hermann von Helmholtz（1821—1894）发明了检眼镜之后，医生开始更详细地对眼睛进行检查，检眼镜成为了和听诊器一样重要的医学工具。

除了建立眼科医院和创建眼科之外，因眼炎致盲的患者数量还促进了专门为盲人设立的盲人之家和护理机构的发展。当然，另外一个推动因素是因新生儿眼炎致盲的儿童的存在。孤儿院和其他机构的儿童中沙眼的高发病率导致在 19 世纪 70 年代在伦敦及其周围成立了专门的沙眼学校，随后在其他地区也成立了沙眼学校。在学校中，将患儿分成小组，经常清洗浴室，并使用硫酸铜或硝酸银对患儿进行定期治疗。

我国解放初期在中国政府的主导下，全国形成了全面性的防控沙眼局面，大力宣传防治沙眼和卫生教育以及改善环境卫生，还大量训练沙眼防治专业人员，普设沙眼防治所和诊疗队，免费治疗沙眼，实行沙眼重点防治，严格管理接近行业，成立防沙统一领导机构，最好由中央卫生行政人员及全国眼科专家共同组织拟定统一的防沙规划。

二、国际联合行动

1857 年在布鲁塞尔举行的国际眼科会议是首届国际医学会议之一。这次会议有两个目的：讨论军队眼炎和讨论检眼镜。在 1857 年布鲁塞尔举行的第一次国际眼科会议的通知中写到：我们不想停止任何其他程序，但我们可以说，军队眼炎问题将在我们的讨论中占据重要位置，多年来，军队眼炎已经影响了欧洲大陆的许多军队，并且正在平民中扩散，每天都在不断出现新的患者。讨论的内容包括这种疾病在各国的精确统计分析；对这种疾病引入方式的研究；对阻止疾病进展的适当措施的考查；以及在应用这些措施之后可以获得或预期获得的结果。尽管我们对这种疾病的了解仍然不全面，但有关治疗适应证、最令人满意的治疗方法及其应用方式的讨论将有助于澄清这种疾病的性质，并有利于这种疾病的预防和治疗。

自从 1850 年以来，检眼镜彻底改变了眼科学的范围和前景。在会议末，Albrecht von Graefe（1828—1870）第一次介绍了他对（闭角型）青光眼的革命性治疗 - 周边虹膜切除术。

如之前所讨论，在欧洲，军队眼炎是一大政治问题，威胁了国家安全。在比利时，它在平民中的扩散尤其令人担心。在拿破仑战争之后，比利时军队有 4000 名士兵致盲，10 000 名士兵视力下降，当局清空了患病和眼盲士兵灾害军营，这种传染病以空前的速度在平民中传播，从而将政治和军队问题变成了最大的社会灾难，使他们陷入绝望之中。

尽管在第一次国际会议上讨论了许多内容，但有关沙眼的却很少。4 年后，在巴黎再次举行了国际会议；国际会议在世界大战期间中断，但此后仍定期举行。国际眼科会议是最早的国际医学会议，在 1929 年成立的国际眼科理事会是国际眼科会议的正式的组织机构。在这一年，国际眼科理事会参与创建了另外两个机构：国际防盲联合会和国际沙眼防治组织。

在 1928 年诺贝尔医学奖获得者 Charles Nicolle（1860—1936）和 Victor Morax（1866—1935）的领导下，于 1923 年在巴黎成立了 Le Ligue Contre le Trachome。在联盟和国际眼科理事会的共同帮助下，成立了国际沙眼防治组织（IOAT），1930 年在日内瓦召开了首次会议。IOAT 继续每年和国际眼科学会或欧洲眼科学会聚会一次，目前，在 Gabriel Coscas 的领导下，IOAT 提供了一个重要的论坛。联盟继续出版《Le Revue Internationale du Trachome》，这是一份由 Morax 在 1923 年创立的杂志。

在 1930 年，国际防盲联合会召开了首次会议，此后除了第二次世界大战期间中断之外，每年举行一次会议直到 20 世纪 50 年代。联合会于 1948 年和新成立的世界卫生组织（WHO）建立了官方关系。在 1975 年，在皇家英联邦盲人辅导会的 John Wilson 爵士领导下，联合会被改组为国际防盲协会（IAPB），国际眼科理事会和世界盲人联盟为创始会员。国际防盲协会已经成长为协调全球防盲活动的主要国际组织。

虽然在第一次世界大战后成立了国际联盟，但当时没有与世界卫生组织相似的独立组织。与卫生相关的国际活动主要由联盟通过自己的卫生机构或国际红十字会组织和协调。在 1929 年，国际联盟卫生委员会签署并翻印了 ICO 撰写的沙眼报告，并建议"国家会员应当提供完全的精神支持"。

在 1931 年，人们担心沙眼是"某些地中海地区和热带国家盲的主要原因。"因为它在全世界的分布以及对迁移的限制措施，从国际观点来看，这具有重要的意义。对各国防治沙眼的法律、公共卫生和医学措施进行了调查。国际眼科理事会、国际防盲联合会和国际沙眼防治组织就视力问题和沙眼向国际联盟和国际红十字会提出建议。在 1935 年，国际联盟发表了有关沙眼的报告。在 1947 年，成立了世界卫生组织；联合会也于 1948 年和世界卫生组织建立了官方关系。

当时，世界卫生组织和联合国儿童基金会建立了许多垂直计划，包括沙眼防治计划。在 1948 年，建立了沙眼研究组。在 1952 年，召集了第一届专家咨询委员会会议，由第三届世界卫生大会提案提供资助，以"研究沙眼问题，提出有关利用现代控制方法成功消除沙眼可能性的实用建议"，因为"在许多国家中，沙眼和许多其他相关眼炎成为了迫切需要解决的卫生问题"。这一委员会和后续团队在 1956、1962 和 1966 年召开了会议，包括许多沙眼研究人员。其中一些人员非常重要；当被要求提交"实用建议"时，他们的报告包含将来研究的 28 个问题。

世界卫生组织和联合国儿童基金会在 11 个国家和地区合作开展了沙眼控制计划，这些国家和地区包括摩洛哥、突尼斯、阿尔及利亚、中国台湾省、缅甸、印度、阿曼、越南、巴西、利比亚和苏丹，截止到 1962 年，已经对 750 万人进行了治疗。在阿根廷、乌拉圭、波兰、匈牙利、南斯拉夫、前苏联、土耳其、巴勒斯坦、日本、中国、埃及和南非，实施了其他计划。基本策略为使用四环素眼膏、提供倒睫手术、针对个体和社区卫生进行宣传教育。其中一些计划非常成功，但其他计划遇到了一些常引起挫折和失望的问题。在 1957 年能够培养衣原体之后，疫苗似乎是一种快速解决问题的途径。在 20 世纪 60 年代和 70 年代，世界卫生组织从垂直干预计划转为使用更多水平的初级卫生保健方法，因而针对特定疾病的计划（例如沙眼计划）逐渐减少。在一些国家（例如泰国），沙眼活动性降低与初级卫生保健能力发展和沙眼减少有关。

1978 年的阿拉木图会议明确提出了初级卫生保健的原则，并将原则概括为"人人享有健康（Health For All）"。同时，在 1978 年，世界卫生组织的视觉相关活动从沙眼计划变为防盲计划。这发生在 1975 年世界卫生大会提案［WHA 28.54（56）］之前，并选择防盲作为1976 年 4 月 7 日世界卫生日的主题。除了沙眼之外，新的世界卫生组织防盲计划（PBL）集中于白内障、干眼症和盘尾丝虫病。后来，它扩展为包括聋（PBD）。

1996 年世界卫生组织提出"千年发展目标（MDG）"发起全球消灭沙眼行动；1997 年召开了第一届世界卫生组织消灭致盲性沙眼全球联盟会议（GET），从此每年召开一次。

1999 年世界卫生组织及和国际防盲协会（IAPB）联合非政府组织发起了"视觉 2020- 享有看得见的权力"（Vision 2020：The Right to Sight Initiative）的全球防盲行动"视觉 2020"的优先领域的确定是基于这样的事实，75% 的盲及视力残疾人士居住在贫困乃至极度贫困的社区；而 75% 的盲及视力残疾是由 5 种可防治的眼病（白内障，屈光不正及低视力，沙眼，河盲，儿童盲）造成。对于每种疾病，都可以采取成本低廉的有效干预。一旦确定了优先领域，并在全球范围内提高贫困社区眼病防治的能力，那么，到 2020 年，预计失明人数将从干预前的 7500 万下降到 2500 万。因此，"视觉 2020"的战略目标是到 2020 年在全世界范围内消灭可避免盲，即到 2020 年在全球以下五个内容或疾病 90% 得以消灭，它们是：①白内障；②沙眼；③盘尾丝虫病（即河盲，在非洲 30 个国家流行，我国尚无盘尾丝虫病的报告）；④儿童盲：主要是维生素 A 缺乏症，新生儿结膜炎，先天性白内障及早产儿视网膜病变等；⑤低视力与屈光不正。由上可见，消灭致盲性沙眼是消灭可避免盲的五个目标之一。

三、"视觉 2020"在中国

1999 年 9 月中国政府签署了世界卫生组织（WHO）联合非政府组织发起了"视觉 2020"宣言，庄严承诺：到 2020 年消灭可避免盲的战略目标，其中消灭致盲性沙眼是目标之一。尤其是按 WHO 的估算中国有全世界最多的人口和沙眼患者，约占全世界沙眼患者的 1/4～1/3，中国的行动对全球消灭致盲性沙眼有重要的意义。

1999 年 11 月世界卫生组织与中国卫生部合作在云南省昆明市召开沙眼评估与处理研讨会，该会指出中国可能约有 600 万倒睫患者需要手术并认为是我国防治沙眼的首要问题。

2003 年王宁利教授作为眼科专家和防盲专家代表中国防盲组织出席了在日内瓦 WHO总部召开的 2003 世界卫生组织消灭致盲性沙眼全球联盟会议（第 7 届 GET）（图 1-14）。本次会议 WHO 对中国的沙眼流行情况的估算结果为：活动性沙眼患者（TF + TI）2600 万例，倒睫患者（TT）300 万例。

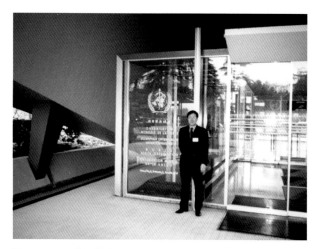

图 1-14　王宁利教授出席 WHO2003 世界卫生组织消灭致盲性沙眼全球联盟会议

（一）中国消灭致盲性沙眼评估的预实验

　　面对中国的现状，中国要实现"视觉 2020"，积极推动在中国最终消灭致盲性沙眼的战略目标，中国面临的挑战是要摸清沙眼流行现状，需要对中国沙眼患病状况进行评估。

　　为了摸清我国沙眼的流行病学现状，王宁利教授带领他的团队 2003 年 10 月 25 日邀请国际防盲官员 Dr.Konyama，Dr Resnikoff 及 Dr Para Pro.Taylor 等人来华短期访问，研讨中国的沙眼防治战略。其次，积极向政府、残联、国际非政府组织多方倡导，使得在 2004 年北京同仁医院全国防盲办公室即中国 WHO 防盲合作中心，获得由世界卫生组织 WHO 资助的《在中国彻底消灭致盲性沙眼》的项目与技术支持。在 2005 年与国际防治沙眼专家 Dr.K.Konyama 和国内专家讨论并形成了对中国消灭致盲性沙眼评估的预实验的具体方案。

　　1. 沙眼的诊断标准　根据 1987 年世界卫生组织沙眼简化分级系统，沙眼共有 5 个主要体征，即沙眼性炎症—滤泡（Trachomatous Inflammation-Follicular，TF）、沙眼性炎症—重度（Trachomatous Inflammation-Intense，TI）、沙眼性疤痕（Trachomatous Scarring，TS）、沙眼性倒睫（TrachomatousTrichiasis，TT）及角膜混浊（Corneal Opacity，CO）。沙眼患者可以同时具有一个或多个以上体征。

　　具体的诊断标准如下：（1）沙眼性炎症—滤泡（TF）：在上睑结膜上有 5 个或以上的滤泡，滤泡直径不小于 0.5mm。（2）沙眼性炎症—重度（TI）：上睑结膜明显的炎症性增厚遮掩住深层血管，范围占睑板结膜的一半以上。（3）沙眼性疤痕（TS）：上睑结膜面出现白色条纹状疤痕。（4）沙眼性倒睫（TT）：当疤痕引起眼睑内层增厚和眼睑形态改变时，它向下牵拉睫毛指向眼球形成倒睫，至少有一根睫毛磨擦到眼球，包括近期被拔掉的倒睫。（5）角膜混浊（CO）：浑浊的角膜至少使部分瞳孔缘变得模糊不清并引起明显的视力下降，视力小于 0.3。

　　2. 调查对象及方法　首先，通过收集已发表的有关沙眼患病情况的文献（包括在 WHO 在 1999 年昆明召开的第一届全国沙眼评估与控制研讨会上的报告）以及其他有沙眼数据报告资料，收集中小学生健康调查资料中有关沙眼的资料，对疑似沙眼流行区（尤其是经济条件差、人均收入低和缺乏清洁水源的地区）的县医院眼科医生或乡镇卫生院全科医生咨询，是否诊治过活动性沙眼患者或施行过沙眼倒睫手术。通过复习文献、分析收集的资料和咨询的信息，对可疑沙眼流行省份或地区四川、云南、青海、重庆、山西、北京、广东、内蒙古、海南、黑龙江、河北、江西、新疆、吉林、西藏 15 个省市作为此次调查的省份和评估地点。筛查目标人群为 10 岁以下儿童和 50 岁及以上人群。

其次，我们组织参与调查和评估省份的省防盲办和防盲委员召开了在我国"最终消灭致盲性沙眼专家研讨会"(图 1-15)，并对 WHO 沙眼简化分级标准、SAFE 战略和沙眼调查与评估方案集中培训。所有专业的工作人员经统一培训后组成各省调查队伍，在采用统一标准世界卫生组织沙眼分级标准和沙眼筛查手段(2.5 倍放大镜、手电、医用酒精棉球、调查表)，对每个调查点进行沙眼筛查。

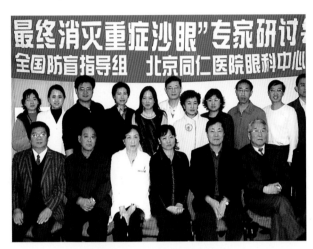

图 1-15　2004 年研讨会

筛查步骤：首先对每个沙眼高发流行疑似区的 2～3 所小学的 10 岁以下儿童全部进行沙眼筛查。调查队工作人员完成学校学生的检查后，访问学校邻近的村或社区，通过咨询村里相关人员乡村医生等确定可能的沙眼引起内翻倒睫(TT)和角膜混浊(CO)的患者，调查队对阐述有病例的追踪到具体的乡镇与村，对这些患者内翻倒睫和角膜混浊的患病情况进一步确认。调查员详细记录收集两组人群的沙眼患病情况相关数据，对同时具有一个或多个以上体征的沙眼患者分别以 TF、TI、TS、TT 及 CO 记录。调查现场对 TF/TI 阳性病例及时给予药物干预。倒睫患者转诊到当地医院手术矫正治疗。

3. 结果　自 2004 年至 2007 年针对 15 个省市 10 岁以下儿童沙眼患病情况筛查结果显示，2004 年至 2007 年共对 59 630 人进行检查，发现 TF 阳性病例为 559 例，其阳性率为 0.94%。其中，2004 年检查儿童的 TF 阳性率最高，总共检查 6090 人，TF 阳性病例为 237 例，阳性率为 3.89%(表 1-2)。2005、2006、2007 年 TF 阳性率分别为 0.39%、0.33% 和 1.22%；TI 阳性病例数为 97 例，阳性率为 0.41%；TS 阳性病例为 17 例，阳性率为 0.41%。没有发现 TT 和 CO 阳性病例。

50 岁以上成年人的沙眼筛查结果显示，在 2004 年至 2007 年，共检查 82 434 人，其中 TT 的阳性病例为 284 例，阳性率为 0.34%；2007 年共检查 36 987 人，TT 阳性病例数为 177 例，阳性率为 0.48%，为各年 TT 阳性病例数最高(表 1-3)。在成人组的筛查中均有 TF、TI、TS 和 CO 阳性病例的报道。2004 年和 2005 年共检查 50 岁及以上成人 26 857 人，其中 TF 阳性病例为 9 人，阳性率为 0.03%；TI 阳性病例为 22 例，阳性率为 0.08%；TS 阳性病例为 235 例，阳性率为 0.88%；CO 阳性病例为 14 例，阳性率为 0.05%。

表 1-2 10岁以下儿童 TF、TI、TS、TT、CO 阳性检出率（%）及 95% 可信区间

年份	检查人数	TF		TI		TS		TT		CO	
		阳性数	阳性率及95%可信区间	阳性数	阳性率及95%可信区间	阳性数	阳性率及95%可信区间	阳性数	阳性率及95%可信区间	阳性数	阳性率及95%可信区间
2004	6090	237	3.89 (3.43~4.42)	40	0.66 (0.48~0.9)	0	0	0	0	0	0
2005	17 421	68	0.39 (0.31~0.5)	57	0.33 (0.25~0.42)	17	0.33 (0.25~0.42)	0	0	0	0
2006	20 847	68	0.33 (0.26~0.41)	0	0	0	0	0	0	0	0
2007	15 272	186	1.22 (1.05~1.41)	0	0	0	0	0	0	0	0
合计	59 630	559	0.94 (0.86~1.02)	97	0.41 (0.34~0.5)	17	0.41 (0.34~0.5)	0	0	0	0

表 1-3 50岁以上成人沙眼筛查 TF、TI、TS、TT、CO 阳性检出率（%）及 95% 可信区间

年份	检查人数	TF		TI		TS		TT		CO	
		阳性数	阳性率及95%可信区间	阳性数	阳性率及95%可信区间	阳性数	阳性率及95%可信区间	阳性数	阳性率及95%可信区间	阳性数	阳性率及95%可信区间
2004	7351	0	0	0	0	162	2.2 (1.89~2.57)	12	0.16 (0.09~0.29)	8	0.11 (0.05~0.22)
2005	19 506	9	0.05 (0.02~0.09)	22	0.11 (0.07~0.17)	73	0.37 (0.3~0.47)	68	0.35 (0.27~0.44)	6	0.03 (0.01~0.07)
2006	18 590	0	0	0	0	0	0	27	0.15 (0.1~0.21)	0	0
2007	36 987	0	0	0	0	0	0	177	0.48 (0.41~0.55)	0	0
合计	82 434	9	0.03 (0.02~0.06)	22	0.08 (0.05~0.12)	235	0.88 (0.77~0.99)	284	0.34 (0.31~0.39)	14	0.05 (0.03~0.09)

表1-4、图1-16结果显示：西藏儿童TF阳性检出率（%）为0，北京、广东、海南、河北、黑龙江、内蒙古、青海、四川、云南等地区均小于1%。山西地区调查1540人中，TF阳性人数为81，阳性检出率为5.26%，重庆地区3271人中TF阳性人数为271，阳性检出率为8.28%，仅有这两地区TF阳性检出率较高。

表1-4　各省10岁以下儿童TF阳性检出率（%）及95%可信区间

省份（市、区）	调查人数	TF阳性人数	阳性率及95%精确区间（%）
北京	17 686	58	0.33（0.25～0.42）
广东	10 982	67	0.61（0.47～0.77）
海南	672	3	0.45（0.09～1.30）
河北	1393	6	0.43（0.16～0.94）
黑龙	1363	4	0.29（0.08～0.75）
内蒙古	5400	22	0.41（0.26～0.62）
青海	5851	27	0.46（0.30～0.67）
山西	1540	81	5.26（4.20～6.50）
四川	7668	16	0.21（0.12～0.34）
西藏	346	0	0.00（0.00～1.06）
云南	3458	4	0.12（0.03～0.30）
重庆	3271	271	8.28（7.36～9.28）
合计	59 630	559	0.94（0.86～1.02）

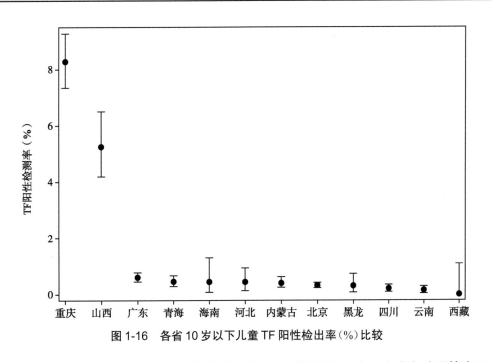

图1-16　各省10岁以下儿童TF阳性检出率（%）比较

从表1-5和图1-17可以看出西藏、新疆、重庆、吉林地区50岁以上成人沙眼筛查TT阳性检出率均为0，四川、云南、北京、河北地区均小于0.5%，江西为0.51%，海南为0.78%，内蒙古为0.87%，青海为0.90%，广东为1.05%，平均TT阳性检出率为0.34%。

表1-5　各省50岁以上成人沙眼筛查TT阳性检出率(%)及95%可信区间

省份(市、区)	调查人数	TT阳性人数	阳性率及95%精确区间(%)
北京	35 726	41	0.11(0.08~0.16)
广东	9956	105	1.05(0.86~1.28)
海南	2052	16	0.78(0.45~1.26)
河北	10 300	31	0.30(0.20~0.43)
吉林	400	0	0.00(0.00~0.92)
江西	3700	19	0.51(0.31~0.80)
内蒙古	5300	46	0.87(0.64~1.16)
青海	2446	22	0.90(0.56~1.36)
四川	9827	3	0.03(0.01~0.09)
西藏	600	0	0.00(0.00~0.61)
新疆	800	0	0.00(0.00~0.46)
云南	645	1	0.16(0.00~0.86)
重庆	682	0	0.00(0.00~0.54)
合计	82 434	284	0.34(0.31~0.39)

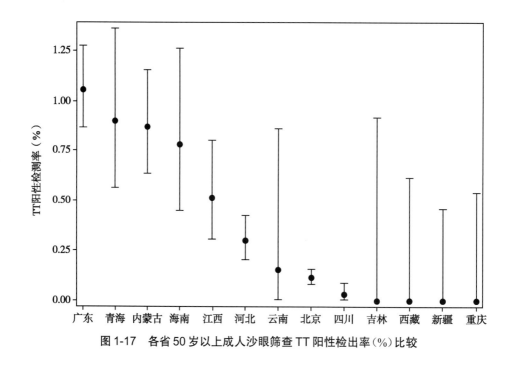

图1-17　各省50岁以上成人沙眼筛查TT阳性检出率(%)比较

　　由于我国政府对改善公共卫生环境和医疗条件的不断努力,我国沙眼的患病率从20世纪50年代的城市地区为30%,农村地区为80%的高患病率下降到近些年报道的不同地区沙眼患病率为2%~29%。

　　我们对沙眼可疑高发地区的人群筛查结果表明,我国10岁以下儿童仍有活动性沙眼即TI和TF的发生,但是,沙眼患病存在地域分布不均衡,山西、重庆两地阳性检出率高5%,其余13省儿童TF阳性检出率(%)均小于1%。

第八届全球消灭沙眼国际联盟会议"8TH MEETING OF THE WHO ALLIANCE FOR THE GLOBAL ELIMINATION OF TRACHOMA, *Geneva, 29-31, March, 2004*"提出了在全球沙眼流行地区进行沙眼流行情况的快速评估（Rapid Assessment），用于评估消灭沙眼盲行动的终极干预目标（Ultimate Intervention Goal, UIG）。UIG 将用来估算消除沙眼盲的负荷量，会议拟定的 UIG 为：人群患病率（Prevalence）TF < 5%，TT < 0.1%。本研究结果除山西、重庆两地外其他省儿童 TF 阳性检出率（%）均小于 1%，已达到沙眼控制的目标。到目前为止即使落后贫困缺水的不发达地区也没有发现沙眼局部流行及高发流行的"口袋"地区。

在 50 岁及以上成年人 TT 阳性率为 0.34%，高于 TT 控制在 0.1% 以下（全人群）的目标。这部分患者患沙眼的年龄处于我国 20 世纪沙眼流行高发时期，属于陈旧的老沙眼，政府应加强对这部分患者给予有效的手术治疗和干预，以使成人沙眼内翻倒睫阳性率进一步下降，从而到达世界卫生组织制定的防沙控沙的目标。

（二）2006 年第二次全国残疾人抽样调查

1. 抽样调查基本情况　2006 年第二次全国残疾人抽样调查 2 526 145 人，其中男 1 280 011 人，女 1 246 134 人，城市 846 777 人，农村 1 679 368 人，视力残疾人数 23 840 人，占总残疾人数的 14.76%。

2. 沙眼致残率　2006 年沙眼致视力残疾人数为 445 人，沙眼致视力残疾率为 17.62/10 万，占各种视力残疾的 1.87%（445/23 840）。其中沙眼致盲人数为 198 人，沙眼致盲率为 7.84/10 万，沙眼致低视力人数为 257 人，沙眼致低视力病率为 10.17/10 万。

将 2006 年与 1987 年两次调查情况采用卡方检验，结果显示 F 值为 1382.6363，P<0.0001，说明两次调查结果有显著性差异（表 1-6）。

表 1-6　1987 年 /2006 年全国沙眼致残率比较

年份	调查人口	沙眼致视力残疾		沙眼致盲		沙眼致低视力	
		人数	率(/10 万)	人数	率(/10 万)	人数	率(/10 万)
1987	1 579 316	1611	102.01	742	46.98	869	55.02
2006	2 526 145	445	17.62	198	7.84	257	10.17
合计	4 105 461	2056	50.08	940	22.90	1126	27.42

3. 沙眼致残地区分布情况　从地区分布来看，2006 年沙眼致残高发的省份包括湖北省、四川省、安徽省、陕西省、贵州省、湖南省等，致残率（/10 万）分别为 60.98、58.10、40.87、40.86、39.66 和 37.24。北京市、上海市、海南省、青海省、新疆维吾尔自治区等没有发现沙眼致残病例图（图 1-18）。采用全局 Moran'I 指数对空间聚集性进行检验，结果显示全局 Moran'I 指数值为 0.4610，P 值 <0.01，说明沙眼致残具有空间聚集性。局部 Moran'I 指数显示沙眼致残空间聚集性仅存在"高 - 高"聚集类型，"高 - 高"聚集地区为湖北省、四川省、安徽省、陕西省、贵州省、湖南省和重庆市（图 1-19）。

从地区分布来看，2006 年沙眼调查表明北京市、上海市、海南省、青海省、新疆维吾尔自治区等没有发现沙眼致残病例。沙眼致残具有空间聚集性且仅存在"高 - 高"聚集类型，"高 - 高"聚集地区为湖北省、四川省、安徽省、陕西省、贵州省、湖南省和重庆市，表现出沙眼作为传染性疾病流行的特征，也表现出沙眼在我国不同地区分布的巨大差异，这种差异与我国地理环境差异巨大、经济发展不平衡、医疗卫生分布不平衡、居民居住环境卫生状况以及个人卫生习惯等明显相关。提示我们在落后贫困缺水的不发达地区,可能存在或发现沙眼局部流行及高发流行的"口袋"地区。

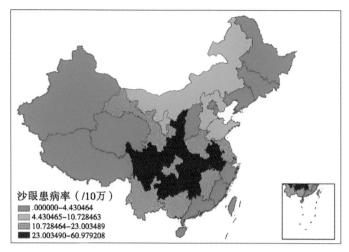

图 1-18　2006 年第二次残疾调查沙眼致残率(/10 万)地区分布情况

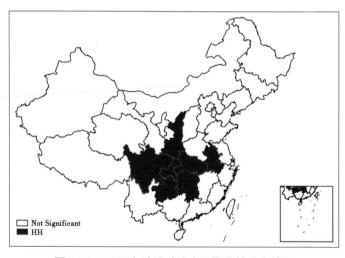

图 1-19　2006 年沙眼致残空间聚集性分布情况

4. 沙眼致残不同年龄组分布情况

(1) 沙眼致残病例在不同年龄组的分布变化情况

1987 年和 2006 年所调查的沙眼致残病例中年龄构成发生显著性变化(见表 1-7),卡方检验 F 值为 482.0164,p 值 <0.0001。

1987 年沙眼致残病例分布在全年龄组,在 40～75 岁数年龄组高发。2006 年调查结果显示年龄低于 35 岁无一例沙眼致残病例,在 65～84 岁年龄段高发。

两次调查不同年龄组沙眼致残构成比曲线显示(见图 1-20),1987 年沙眼致残涉及年龄组宽泛,2006 年沙眼致残涉及年龄组较窄。

表 1-7　1987 年 /2006 年沙眼致残病例不同年龄组分布

年龄分组（岁）	1987 年	2006 年
0～4	4（0.25）	0（0.00）
5～9	5（0.31）	0（0.00）
10～14	14（0.87）	0（0.00）
15～19	28（1.74）	0（0.00）
20～24	35（2.17）	0（0.00）
25～29	40（2.48）	0（0.00）
30～34	90（5.59）	0（0.00）
35～39	87（5.4）	1（0.22）
40～44	162（10.06）	6（1.35）
45～49	156（9.68）	8（1.80）
50～54	183（11.36）	18（4.04）
55～59	180（11.17）	34（7.64）
60～64	193（11.98）	44（9.89）
65～69	163（10.12）	66（14.83）
70～74	140（8.69）	89（20.00）
75～79	82（5.09）	85（19.10）
80～84	46（2.86）	59（13.26）
85＋	3（0.19）	35（7.87）
合计	1611（100.0）	445（100.0）

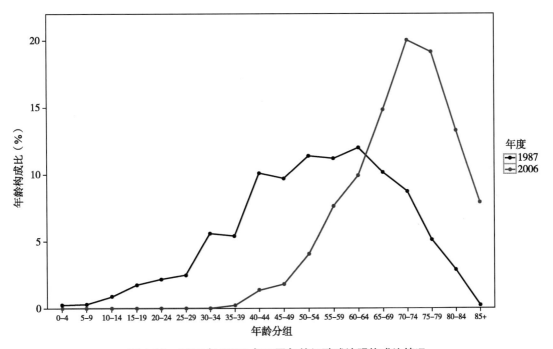

图 1-20　1987 年 /2006 年不同年龄组致残沙眼构成比情况

（2）各年龄组1987年和2006年沙眼致残风险比较

从图1-21中可以看出，1987年沙眼致残率随年龄增加而不断增加，在80～84岁年龄组达到峰值，之后显著下降。2006年调查结果显示0～34岁沙眼致残率为0，之后随年龄增加而增加。

除85+岁以上年龄组外，1987年各年龄组沙眼致残率均明显高于2006年。2006年沙眼致残率高峰较1987年后移。

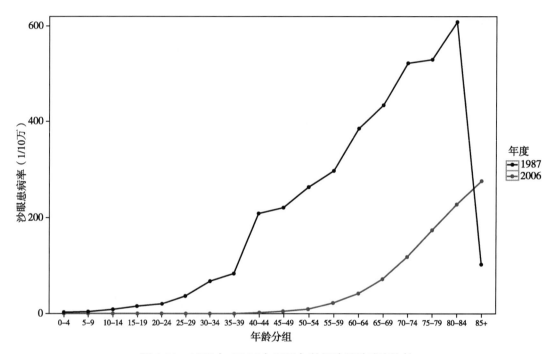

图 1-21　1987年/2006年不同年龄组沙眼致残率比较

总体来看，1987年与2006年两次调查数据充分显示，沙眼各年龄组患病情况存在显著差异。

从沙眼致残病例分布看，1987年沙眼致残病例分布在全年龄组，40～75岁年龄组高发。这些年龄段的人都经历解放前战乱以及解放初期沙眼广泛普遍流行期。2006年35岁以下无一例沙眼致残病例，65～84岁年龄段高发，这正与1987年的高发年龄段相对应。2006年各年龄组沙眼致残率均明显低于1987年，2006年沙眼致残率高峰年龄组较1987年后移。说明从1987年至2006年各年龄组沙眼致残呈负增长，目前的沙眼致残病例多是前期的"老沙眼"，他们是既往感染的沙眼患者携带并发症长期生存。

从沙眼致残率分布看，1987年沙眼致残率随年龄增加而不断增加，在80～84岁年龄组达到峰值，之后显著下降。2006年调查结果显示0～34岁沙眼致残率为0，沙眼35岁以下没有新发病例因沙眼而致残，说明活动性沙眼大幅度减少或即使有新发病例也得到了及时有效的治疗，未遗留引发致的后遗症。这个时期沙眼或许呈散发状态或局部流行，而不再是广泛流行反复感染。

对1987年和2006年随年龄变化沙眼致残患病累积风险变化进行估计结果显示，随年龄变化，1987年沙眼致残患病风险增加的年龄明显比2006年小，而且风险程度在各年年龄比 2006 年高。2006 年无沙眼致残生存时间明显比 1987 年长。综合上述结果表明,从 1987 年以来,沙眼在全人群广泛肆虐的流行状况已经消失,近 20 多年我国沙眼流行已经得到有效遏制,经过 20 年时间变迁我国人民遭受沙眼致盲的风险显著降低。这是我国 1958 年以来全国举国上下普防普治沙眼的长期成果,尤其是自 20 世纪 90 年代在全国范围内推广世界卫生组织的简化沙眼分级标准,推广世界卫生组织的全方位防治沙眼战略,即提供沙眼倒睫矫正手术(Surgery for Trichiasis,S)、使用适当的抗生素(Antibiotic Treatment,A)、促进个人卫生尤其强调儿童面部清洁(Face Washing,F)、实施环境改善(Environmental Improvements,E);这四部分的英文字头合起来即 SAFE,由这四部分形成联合干预以降低沙眼传播的战略即 SAFE 战略。总之,目前我国沙眼致残率和沙眼致残风险度显著下降,沙眼防治工作取得重大进展,沙眼已不再是我国主要致盲眼病。我国正在逐步实现"视觉 2020"消灭致盲性沙眼的目标。

5. 性别构成比较

1987 年沙眼致盲病例中男性占 31.84%,女性占 68.16%;2006 年沙眼致盲病例中男性占 34.38%,女性占 65.62%(表 1-8)。卡方检验结果显示 1987 年和 2006 年沙眼致盲病例性别构成比在统计学上没有显著性差别(卡方值为 1.03,P 值为 0.311)。

表 1-8 不同年度、不同性别沙眼致盲病例数与构成比较(N(%))

年度	男性	女性	合计
1987	513(31.84)	1098(68.16)	1611(100.0)
2006	153(34.38)	292(65.62)	445(100.0)
合计	666(32.39)	1390(67.61)	2056(100.0)

国际上有与我国相似的报道,与男性相比,南非妇女中盲的患病率高 4 倍,坦桑尼亚妇女角膜混浊和视力丧失的发生率高两倍。在冈比亚,女性比男性沙眼致盲的比率要高 3.5 倍。与男性相比,女性活动性沙眼的患病率更高。这可能由于女性通常与婴幼儿有长期持续的密切接触,她们之间存在感染相互强化,增加了再感染反复发作的危险,形成恶性循环,使女性再感染的比率较高,沙眼持续更长的时间,并且沙眼往往更严重。

沙眼致残率变化分析:回顾我国以往沙眼流行病学调查文献,20 世纪 50 年代沙眼广泛流行,患病率高达 90%,有"十人九沙"之说,全国各地区沙眼呈全人群广泛流行,且沙眼致盲是第一位致盲眼病,约占各种病因的 50%。防治沙眼成为当时防盲的重要任务。因此,1958 年原卫生部发布《全国沙眼防治规划》,指出防治沙眼必须与爱国卫生运动相结合,提倡一人一巾,推广流水洗脸,不用手揉眼睛,保持用水清洁。指出防治沙眼必须防与治结合。经过几十年的防与治,沙眼患病率明显下降,1987 沙眼致盲率为 46.98/10 万,沙眼致低视力率为 55.02/10 万;2006 年沙眼致盲率降为 7.84/10 万,沙眼致低视力病率为 10.17/10 万。1987 年全国沙眼致残率占各种视力残疾的 14.25%,居第三位;2006 年沙眼致残率减为 1.87%。沙眼致盲率显著降低,沙眼已不再是主要致盲眼病。

(三)北京市人民政府《卫生与人群健康状况报告》

北京同仁医院作为 WHO 防盲合作中心全国防盲技术指导组组长单位及办公室所在地,推动了将世界卫生组织沙眼简化分级系统纳入到北京市学生沙眼防治方案技术规范中,并将此规范写入了《北京市学校卫生防病工作规划(2006 年—2010 年)》《北京市学校卫生防病工作规划（2011 年—2015 年）》中，此规范标准化了沙眼的检查方法、消毒方法、沙眼的记录方法、沙眼的治疗原则与措施、沙眼的上报与监控，沙眼的筛查诊断标准采用了世界卫生组织沙眼简化分级系统即沙眼有 5 个主要体征，即 TF、TI、TS、TT、CO。一个沙眼患者可以同时有一个以上的体征。根据受检人数及沙眼患病人数计算沙眼检出率＝（沙眼 TF 患病人数／受检人数）×100%。北京市中小学生沙眼检出率成为北京市人民政府一年一度的《卫生与人群健康状况报告》中的内容。2008～2009 学年度，北京市中小学生沙眼检出率为 0.73%。其中，女生沙眼检出率为 0.77%，男生沙眼检出率为 0.69%；2009～2010 学年度，北京市中小学生沙眼检出率为 0.46%，较 2008～2009 学年度下降了 37.0%，男生沙眼检出率为 0.44%，女生为 0.47%。女生高于男生。2010～2011 学年度，北京市中小学生沙眼检出率为 0.32%，男生沙眼检出率为 0.30%，女生为 0.34%。2011～2012 学年度，北京市中小学生沙眼检出率为 0.24%，与 2010～2011 学年度基本持平。男生沙眼检出率为 0.23%，女生为 0.26%。2013～2014 学年度，北京市中小学生沙眼检出率为 0.16%，与 2012～2013 学年度基本持平。男生沙眼检出率为 0.15%，女生为 0.17%，城区为 0.12%，郊区为 0.21%，郊区高于城区。各年级学生沙眼检出率有所波动，女生高于男生，但总体上北京市中小学生沙眼检出率是下降趋势。这些报告说明北京作为中国的首善之区，早在 2008 年活动性沙眼患病率已经达到 WHO 要求消灭致盲性沙眼的标准。

总之，调查结果表明沙眼已不再是我国重大的致盲性公共卫生问题。沙眼已不再是一项公共卫生问题，为我国提出提前在 2016 年达到消灭致盲性沙眼的目标提供了决策依据。

（四）"视觉第一中国行动" 项目三期—— "2016 年前在中国根治致盲性沙眼" 评估项目

北京同仁医院在向原卫生部提交中国实现消灭致盲性沙眼项目评估书，同时，倡导原卫生部、中残联和国际狮子会谭荣根一起共同研讨中国消灭致盲性沙眼计划（图 1-22），促成了 "2016 年前在中国消灭致盲性沙眼" 的评估立项（图 1-23）。考虑到世界卫生组织致力于在 2020 年前全球范围内消灭可避免性盲，十分重视中国的防盲治盲工作。协调世界卫生组织专家在本项目起始阶段方案制定和实施过程中参与和指导，并同时对我国沙眼流行情况给予评估验收。

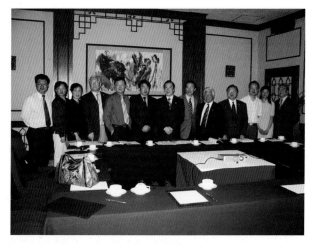

图 1-22 2004 年 5 月 14 日，原卫生部、中残联和国际狮子会谭荣根一起共同研讨中国消灭致盲性沙眼计划

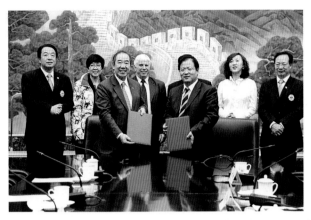

图 1-23 "2016 年前在中国消灭致盲性沙眼"的评估的立项研讨会

2012 年 9 月,中国卫生计划生育委员会同国际狮子会,在京启动了"视觉第一中国行动"项目三期——"2016 年前在中国根治致盲性沙眼"项目,这是在国家主导下,狮子会的资金支持下,WHO 防盲人员的参与下启动的。这个项目由 31 个省市自治区所有的政府,医政管理部门,管理人员,当地的眼科医务人员还有一些残联参与的活动。"2016 年前在中国根治致盲性沙眼"项目是筛查、防控、评价同时进行的,而且要连续监测 3 年,到 2016 年的时候才能完成整个的项目。在此项目中,王宁利教授任组长之一。

该项目在沙眼高发流行疑似区实施沙眼快速评估(Trachoma Rapid Assessment,TRA)。具体做法如下:

对每个沙眼高发流行疑似区选择社会经济状况最差、清洁水源最缺乏的 1 所小学实施 TRA。由调查队的工作人员访问该学校,选择最低年级学生 50 人(年龄 10 岁以下)作为检查对象。

调查队工作人员完成学校 50 名学生的检查后,可访问邻近的村或社区,通过咨询村里相关人员乡村医生等确定可能的沙眼引起倒睫(TT)和角膜混浊(CO)的 15 岁以上人员。村医生确定可能的沙眼引起倒睫(TT)和角膜混浊(CO)的 15 岁以上人员。调查队最好要直接接触可能有沙眼性倒睫(TT)的人员,并加以证实。将已有或怀疑有 TT 或 CO 的总人数除以村里的总人口数得到这一村中 TT 或 CO 患病率的粗略估计。

项目工作在全国 31 省和兵团开展,但沙眼基线评估和患者干预只在 16 省实施,包括河北、内蒙古、辽宁、安徽、山东、河南、广西、海南、四川、贵州、云南、西藏、陕西、甘肃、青海、宁夏。对这 16 个省(市、区)130 所小学和 55 679 个村庄开展流行情况调查,发现 1～9 岁儿童活动性沙眼患病率和 15 岁以上人群中活动性沙眼、沙眼性倒睫患病率分别为 0.196%、0.002%,结果显示所有进行沙眼快速评估的省份活动性沙眼患病率都低于 5%、沙眼性倒睫低于 0.1%。

至今在中国不管是发达地区还是不发达地区,活动性沙眼患病率都低于 5%,沙眼性倒睫低于 0.1%。到目前为止即使落后贫困缺水的不发达地区也没有发现沙眼局部流行及高发流行的"口袋"地区。这归功于中国政府长期改水改厕,全社会爱国卫生,环境改善,防沙教育从小抓起(写入小学课本),经济增长,医学水平提高,全民健康意识的提高。

几乎所有倒睫患者都得到手术矫正的治疗,沙眼已不再是我国重大的致盲性公共卫生问题。

我国在 2020 年之前提前达到了消灭致盲性沙眼的目标。

2015 年 5 月 18 日，第 68 届世界卫生大会在瑞士日内瓦召开。中国国家卫生和计划生育委员会主任李斌在一般性辩论发言中正式宣布：2014 年中国达到了 WHO 根治致盲性沙眼的要求（图 1-24）。

这归功于中国政府长期改水改厕，全社会爱国卫生，环境改善，防沙教育从小抓起（写入小学课本），全民健康意识的提高和三级医疗网络建设的不断完善，农村经济水平的提高以及国家对农村医疗建设和医疗保险的投入，原有沙眼高发的落后贫困缺水的不发达地区公共卫生条件和医疗条件有了较为明显的改善，沙眼患者抗生素药水的可及性大大提高，活动性沙眼的患病率得到了大幅度降低。但需要强调的是：并不是今后完全不再有沙眼病例，我们仍应重视并坚持沙眼的全面防控，防止复燃。

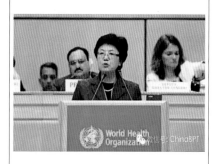

图 1-24　中国防盲治盲网对中国宣布达到世界卫生组织根治致盲性沙眼的要求的报道

参 考 文 献

1. Edmonston A. An Account of an Ophthalmia which appeared in the Second Regiment of Argyleshire Fencibles in the months of February，March and April. London，1802

2. Vetch J. An Account of the Ophthalmia which appeared in England since the Return of the British Army from Egypt. London：Longman，Hurst，Rees & Orme，1807

3. Mackenzie W. A Practical Treatise on the Diseases of the Eye. London：Longman，Rees，Orme，Brown & Green，1830

4. Wilde RW. The Organs of Sight and Hearing. Lancet，1845：431-435

5. Hildreth JS. Statement of Cases of Gonorrhoeal and Purulent Ophthalmia treated in Desmarres（U.S.Army）Eye and Ear Hospital，Chicago，Special Report of Treatment Employed. Tran Am Ophth Soc，1865，1：12-28

6. Treacher Collins E. Introductory Chapter. In：Trachoma by J. Boldt. London：Hodder and Stoughton，1904：xi-lii

7. Boldt J. Trachoma. London：Hodder and Stoughton，1904

8. Dampier W. Dampier's Voyages. London：E. GrantRichards，1906

9. Barrett JW，Orr WF. Trachoma in the State of Victoria. Intercolonial Medical Journal，1909，September 20：450-455

10. Stucky JA. Ophthalmia and trachoma in the mountains of Kentucky. Trans Am Ophthalmol Soc，1911：321-328

11. Stucky JA. Trachoma among the natives of the mountains of Eastern Kentucky. JAMA，1913，61：1116-1124

12. Schereschewsky J. Trachoma among the Indians. JAMA，1913，61：1113-1116

13. McMullen J. Trachoma，its prevalence and control among immigrants. JAMA，1913，61：1110-1113

14. MacCallan AF. Trachoma and its complications in Egypt. Cambridge：Cambridge University Press，1913

15. Wibaut F. Mappa Mundi Trachomae. XIII Concilium Ophthalmologicum Amsterdam：ICO，1929

16. League of Nations Health Committee. Proceedings of 16th Session. Geneva，1929

17. Talbot D. Trachoma Importe D'Egypte En Italie Des Le XIII Siecle. Rev Int du Trach，1930，7: 112-114

18. Cuenod A，Nataf R. Le Trachome. 120，Boulevard Saint-Germain，Paris（Ⅵ）: Masson et Cie，Editeurs，Libraires de l'Academie de Medecine，1930.Chalmers AK. XXIII - Trachoma. In: Health of Glasgow: Glasgow Corporation，1930: 415-428

19. 周诚浒，邓一题. 我国北部的沙眼. 中华医学杂志，1930，16（6）: 555-565

20. League of Nations Health Organization Report. Geneva，1931

21. MacCallan AF. The epidemiology of trachoma. Br J Ophthalmol，1931，15: 369-411

22. Meyerhof M. A Short History of Ophthalmia during the Egyptian Campaigns of 1798-1807.Br J Ophthalmol，1932: 129-152

23. 周诚浒，张文山. 论上海之沙眼—中国红十字会第一医院眼科近四年来四千五百二十五病例之统计报告，1934，20（6）: 775-793

24. 汤飞凡，周诚浒. 沙眼杆菌与沙眼之研究，1934，22（10）: 867-878

25. Mackenzie MD. A study of some of the research work carried out during the past five years on the distriburtion，etiology，treatment and prophylaxis of trachoma. Epidemiological Report，1935，14: 41-78

26. MacCallan AF. Trachoma. London: Butterworth &Co.（Publishers）Ltd，1936

27. Wibaut F. Rev Int Trach，1939，16: 155

28. Sorsby MA. Trachoma in Great Britain. Rev Int Trach，1939，16: 148-155

29. Anderson JR. Blindness in private practice. Med J Aust，1939: 680-688

30. Gradle HS. Trachoma in the United States of America. Rev Int Trach，1939，16: 143-148

31. Barrett J. The Decline of Trachoma in Southern Australia. Trans Ophthalmol Soc Aust，1941，111: 1-7

32. 张文山. 西北之沙眼（西安卫生署西北医院眼科三年间八千五百九十九病例之统计）中华医学杂志，1943，29（4）: 347-369

33. 纪秀香（成都华西齐鲁联合医院眼耳鼻喉科）. 沙眼致盲之检讨. 中华医学杂志，1944，30（2）: 66-75

34. Sorsby A. The Treatment of Trachoma. With special reference to local sulphonamide therapy. Br J Ophthalmol，1945，29: 98-102

35. Schneider M. A sociological study of the Aboriginesin the Northern Territory and their eye disease. Med J Aust，1946: 99-104

36. World Health Organization. Summary Report on the 1st Session of the Joint OIHP-WHO Study Group on Trachoma. Geneva: WHO，1948

37. Sorsby A，Sorsby M. A Short History of Ophthalmology. London，New York: Staples Press，1948

38. Sidky MM，Freyce MS. World distribution and prevalence of trachoma in recent years. Epidem Vital Stat Rep，1949，II: 230-277

39. World Health Organization. Resolution WHA3.22. Trachoma. In: Third World Health Assembly，25 May 1950，Geneva，WHO，1950

40. Nataf R. Organization of Control of Trachoma and Associated Infections in Underdeveloped Countries. Geneva: WHO，1951

41. World Health Organization. Expert Committee on Trachoma. First Report. Geneva: WHO，1952

42. летнева HA，梁少儒，译. 眼科，北京: 人民卫生出版社，1955: 127-128

43. Siniscal AA. The trachoma story. Public Health Rep，1955，70: 497-507

44. World Health Organization. Expert Committee on Trachoma. Second Report. Geneva：WHO，1956

45. Mann I. Probable origins of trachoma in Australia. Bull：World Health Organ，1956，16：1165

46. 董世范，等. 农村盲目调查研究报告. 中华眼科杂志，1957，7：574

47. 党群. 乡村检盲工作初步报告. 中华眼科杂志，1957，7：181

48. Nakajima A，Otake T. Smear cytology of the conjunctival epithelium in trachoma and some other diseases. Rev Int Trach，1957，4：398-438

49. Webb RC. Medical practice in Central NorthernTerritory. Med J Aust.，1957：460-463

50. FlynnF. Trachoma among natives of the Northern Territory of Australia. Med J Aust.，1957，11：269-277

51. Duke-Elder S. A Century of International Ophthalmology（1857-1957）. London：Henry Kimpton，1958

52. 卫生部医疗预防司. 全国防治沙眼现场会议资料汇编. 北京：人民卫生出版社，1958：1-214

53. 贺彪. 在全国防治沙眼现场会议上的讲话. 黑龙江医刊，1958（01）：1-8

54. 那塔夫，郭毓环. 沙眼. 上海科学技术出版社，1959：3-188

55. 甘肃省防治所. 甘肃省武都地区农村眼病调查统计. 中华眼科杂志，1959，9：148

56. 梁载谦，刘中峯. 新疆维吾尔自治区阿克苏维族中小学生沙眼调查统计. 中华眼科杂志，1959，第 3 号：140-141

57. 党群. 乡村检盲工作第二次报告. 中华眼科杂志，1959，9：153

58. 聂传贤. 五年来上海市的致盲原因. 中华眼科杂志，1960，10：18

59. 李永年，尉守德. 沙眼防治工作初步总结报告. 人民军医，1960（01）：35-39

60. Siebeck R. The Global Distribution of Trachoma 1930-1955.In：Rodenwaldt E，Jusatz HJ，editors. World Atlas of Epidemic Diseases Part III. Hamburg：Falk-Verlag，1961

61. Rodenwaldt E，Jusatz HJ，editors World Atlas of Epidemic Diseases Part III. Hamburg：Falk-Verlag，1961

62. Keeney AH. Lessons in trachoma control. Sight Sav Rev，1962，32：136-141

63. World Health Organization. Expert Committee on Trachoma. Third Report. Geneva：WHO，1962

64. Thygeson P. Epidemiologic observations on trachoma in the United States. Invest Ophthalmol，1963，2：482-489

65. 杨敬文，柳蕙，周文英，等. 农村眼病与盲目调查统计分析初步报告. 中华眼科杂志，1964，11：222-224

66. 云南省文山州卫生防疫站. 云南省文山僮族苗族自治州农村沙眼调查报告. 中华眼科杂志，1965，12（4）：303-304

67. 石增荣，魏志学. 开展防治沙眼、防治盲人工作的几点体会. 中华眼科杂志，1965，12（2）：102-104

68. 董学礼，张家正，苏浣中. 沙眼在宁夏地区的发病情况. 中华眼科杂志，1965，12：305-306

69. 张效房，陆道平. 河南省常见眼病及盲目原因的初步调查分析. 内部资料，1965

70. 马镇西，等，河南省南阳地区近十万人口地区盲目情况与防治前景的调查分析. 内部资料，1965

71. Moore MC，Howarth WH，Wilson KJ，Clinical and labor，et al. Atoryassessment of trachoma in South Australia. Med J Aust.，1965：441-446

72. 党群. 农村防盲工作十年观察报告. 中华眼科杂志，1965，12：472

73. Mann I. Culture，Race，Climate and Eye Disease. Springfield；Illinois，USA：Charles C Thomas，1966

74. World Health Organization. Fourth WHO Scientific Group on Trachoma Research. Report. Geneva：WHO，1966

75. 中华医学会第一届全国眼科学术会议总结—沙眼专题组总结. 中华眼科杂志，1966，13（1）：13-16

76. 何玉兰，吉民生. 湖北省部分农村盲目调查及原因分析. 中华眼科杂志，1966，13：133

77. 陈新谦，中华医学会第一届全国眼科学术会议总结. 中华眼科杂志，1966，13：7-16

78. AphiMann I，Rountree P. Geogrc ophthalmology. Areport on a recent survey of Australian Aborigines with an addendum on bacteriology. Am J Ophthalmol，1968，66：1020-1034

79. Ryan H. Trachoma in Australia. XXI Concilium Ophthalmologicum Mexico，1970：1944-1947

80. Hoshiwara I，Powers DK，Krutz G. Comprehensive trachoma control program among the southwestern American Indians. XXI Concilium Ophthalmologicum Mexico 1970 Acta，1970：1935-1947

81. Elphinstone JJ. The health of Australian Aborigines with no previous association with Europeans. Med J Aust.，1971：293-301

82. Nataf R. Ophtalmologie et microbiologie la prevention de la cecite a l'echelle mondiale. L'ophtalmologie des origines a nos jours，1973：183-184

83. Bietti G. Trachoma as a cause of visual impairment and blindness. Rev Int Trach，1974，51：59-76

84. Portney GL，Portney SB. Five-Year Perspective on Trachoma in the San Xavier Papago Indian. Arch Ophthalmol，1974，92：211-212

85. World Health Organization. Resolution WHA28.54. Prevention of blindness. Geneva：WHO，28 MAY 1975

86. Hollows FC. The National Trachoma and Eye Healrh Program. Aust J Ophthalmol，1977，5：151-154

87. 孙葆忱，李平余. 北京市农村盲人发生率和致盲原因的调查分析. 中华眼科杂志，1978，2：116-119

88. World Health Organization. Alma-Ata 1978 Primary Health Care. Report of the International Conference on Primary Health Care，Alma-Ata，USSR，6-12 September 1978. Geneva：WHO，1978

89. Taylor HR. Racial variation in visual acuity and refractive error. Invest Ophthalmol Vis Sci，1978，17（suppl）：113

90. 吉民生. 湖北省农村沙眼流行病学调查. 武汉医学院学报，1978，（03）：1-5

91. 林华国等. 湖南省沙眼和盲目调查报告（摘要）. 第二届全国眼科学术会议论文汇编. 北京：中华医学会，1979：401

92. 魏志学，等. 1958 年防治沙眼试点乡——兰西县太阳升公社眼病情况的调查. 第二届全国眼科学术会议论文汇编. 北京：中华医学会，1979：402

93. 山东泰安县第一人民医院眼科. 农村盲人与眼病普查统计报告 [J]. 中华眼科杂志，1980，16（4）：345-348

94. Royal Australian College of Ophthalmologists. The National Trachoma and Eye Health Program of the Royal Australian College of Ophthalmologists. Sydney：Royal Australian College of Ophthalmologists，1980

95. Jones BR. Changing concepts of trachoma and its control. Trans Ophthalmol Soc UK，1980，100：25-29

96. 农村盲人与眼病普查统计报告. 中华眼科杂志，1980，16：345-348

97. 党群. 北方农村防盲工作三十年. 中华眼科杂志，1980，16：349-350

98. 武汉医学院附属一院眼科教研组. 湖北省农村沙眼流行病学调查. 中华眼科杂志，1980，16：131

99. 陆柄新，等. 20 年广东部分农村防盲治盲工作体会. 中华眼科杂志，1980，16：212

100. 中华医学会. 中华医学会第二届全国眼科学术会议专题总结. 中华眼科杂志，1980，16：101

101. Chen YZ. Ramble in Chinese ophthalmology，past and present. Chin Med J，1981，94：1-4

102. 张晓楼. 各国盲人调查及国际防盲工作近况. 国外医学眼科学分册，1981，（1）：1

103. Friederich R. Eye disease in the Navajo Indians. Ann Ophthalmol，1982，14：38-40

104. Feibel RM. John Vetch and the Egyptian ophthalmia. Surv Ophthalmol，1983，28：128-134

105. 烟台地区沙眼防治协作组. 山东省烟台地区 15 万人沙眼调查报告. 中华眼科杂志，1983，19：99

106. 张晓楼，眼科流行病学，国外医学眼科学分册，1983，7（4）：196

107. 张晓楼，李荣德，孙葆忱，等. 北京远郊区农村盲人及眼病的患病率. 中华眼科杂志，1984，20（2）：99-102

108. 粟惜兰、刘素容、邝昆炎. 广东省101803人盲目及沙眼调查分析. 中华眼科杂志，1984，20（2）：103-105

109. 魏志学. 黑龙江24万人沙眼及盲目流行病学调查. 实用眼科杂志，1984，2（4）：244

110. 杨敬文，施人瑞，崔燕芳，等. 上海市664万人基本消灭沙眼. 眼科新进展，1984（04）：257-260

111. 邹留河，李莉，严肃，等. 北京市农村盲目及低视力的流行病学调查. 北京医学，1985，7（5）：292-294.

112. 胡铮，赵家良，刘小力，等. 北京市顺义县盲和低视力流行病学调查. 中华眼科杂志，1985，25：175

113. 马庆恂. 天津市盲目和低视力患病率的调查. 中华眼科杂志，1986，22：227

114. 黄平等. 湖南省盲目调查报告. 中华眼科杂志，1986，22：301

115. 张晓楼. 我国的防盲工作. 实用眼科杂志，1986，4（8）：450

116. 魏志学. 防盲工作手册. 哈尔滨：黑龙江省眼病防治所，1987：2

117. 罗文彬，方谦逊，周俊华，等. 四川省盲目和低视力流行病学调查. 眼科学报，1987，3（4）：223

118. 胡铮，赵家良，刘小力，等. 北京市顺义县盲和低视力流行病学调查. 中华眼科杂志，1988，74：322

119. 张国权，汪凯林，吴厚章，等. 上海市盲和低视力流行病学调查. 中华眼科杂志，1988，74：327

120. 尚崇学，张学明，潘兴，等. 云南省盲目与低视力流行病学调查. 中华眼科杂志，1988，74：331

121. 全国残疾人抽样调查办公室. 中国1987年残疾人抽样调查资料. 北京：中国统计出版社，1989

122. 胡铮，等. 北京市顺义县沙眼流行病学调查. 中华眼科杂志，1989，25：175

123. Meredith SJ，Peach DG，Devanesen D. Trachoma in the Northern Territory of Australia, 1940-1986. Med J Aust，1989，151：190-196

124. 胡铮，赵家良，董方田，等. 北京市顺义县沙眼流行病学调查，中华眼科杂志，1989，25：175-178

125. 魏志学，韩昉昉. 盲的流行病学探讨与防盲工作的重点及方法. 中华眼科杂志，1989，25（6）：365

126. 胡铮. 防盲的战略. 中华眼科杂志，1990，26（3）：174-177

127. 粟惜兰，等. 广东省30年盲目情况变化. 中华眼科杂志，1990，26（2）：103

128. 张敬先. 陕西省盲及低视力流行病学调查. 中华眼科杂志，1990，26：39

129. Taylor HR. Trachoma. Int Ophthalmol，1990，14：201-204

130. Webb SG. Prehistoric eye disease（trachoma?）in Australian Aborigines. Am J Physical Anthropol，1990，81：91-100

131. 张帼蓉，张士元. 沙眼研究进展. 国外医学. 眼科学分册，1991（02）：65-67

132. Hollows F，Corris P. Fred Hollows. AnAutobiography. Balmain，NSW：Kerr Publishing PtyLtd，1992

133. 王利华，隗开旭. Who新的沙眼分级标准应用探讨. 中华眼科杂志，1992，28（5）：273-275

134. 张士元，狄亚. 全国盲及低视力的流行病学调查. 中华眼科杂志，1992，（5）：260-264

135. 卫晶仙. WHO新的沙眼分级标准在中国可行性探讨. 中华眼科杂志，1992，28（5）：270-272

136. 胡铮. 我国防盲的回顾与展望. 中华眼科杂志，1992，28（1）：23-24

137. 胡铮. 将防盲治盲工作推向新阶段. 中华眼科杂志，1992，28：259

138. 张金沼，齐玉良，钟启明，等. 内蒙古正蓝旗沙眼流行病学调查. 中华眼科杂志，1992，28（3）：173-175

139. 宋秀君，张希兰，刘英奇，等. 河北省盲和低视力流行病学调查. 中华眼科杂志，1992，28（2）：105-107

140. 张士元，邹留河，高永庆，等. 全国盲及低视力的流行病学调查. 中华眼科杂志，1992，28（5）：260-264

141. 许京京，于强. 广东省开平县盲人调查和治疗. 中华眼科杂志，1992，28（5）：265-266

142. 党群，党立新，魏学礼，等. 黑龙江省方正县盲情监测四十年. 中华眼科杂志，1992，28（5）：279-281

143. 于秀敏，张普云，龚鹏基. 山东省盲与低视力流行病学调查. 中华眼科杂志，1992，28（6）：363-366

144. Taylor HR. Trachoma - the future for a disease of the past. Br J Ophthalmol，1993，77：66-7

145. 于政和，魏志学. 黑龙江省依安县依龙乡盲人五年动态监测. 中华眼科杂志，1993，29（1）：49-51

146. 苏小铎，郑远远，孙葆忱，等. 北京市密云县沙眼流行病学调查. 中国实用眼科杂志，1994，（4）：251-252

147. 胡铮，付德利. 北京市顺义县中小学生沙眼的普查与防治. 眼科研究，1994，（1）：63-65

148. Davidson L. 'Identities Ascertained'：British Ophthalmology in the First Half of the Nineteenth Century：Oxford University Press，1996

149. 朱华碧，李军. WHO 新的沙眼分级标准在安徽省应用探讨. 临床眼科杂志，1996，（3）：178-179

150. World Health Organization. Global Initiative for the Elimination of Avoidable Blindness. Geneva：WHO，1997

151. Thylor HR. Eye Health in Aboriginal and Torres Strait Islander Communities. Canberra：Commonwealth of Australia，1997

152. Negrel AD. The Winning Hand to Defeat Trachoma. Rev Int Trach，1999，76e Annee nouvelle serie：71-125

153. Markel H. "The Eyes Have It"：Trachoma，the Perception of Disease，the United States Public Health Service，and the American Jewish Immigration Experience，1897-1924. Bull Hist Med，2000，74：525-560

154. 鹿庆，崔彤彤，孙葆忱，译. 控制沙眼的未来途径，2000-01. http://www.eyecarechina.com/index.asp

155. 李毅斌，降丽娟，孙葆忱，译. 获得社区对控制沙眼的支持. 2000-01. http://www.eyecarechina.com/index.asp

156. 孙葆忱，译. 在初级眼保健水平中沙眼的处理. 2000-01. http://www.eyecarechina.com/index.asp

157. 胡爱莲，郑远远，孙葆忱，译. 双层睑板旋转式沙眼倒睫手术. 2000-01. http://www.eyecarechina.com/index.asp

158. Webb RC. Personal Communication，2001

159. RS. Chlamydial Evolution：A Billion Years and Counting. In：Schachter J，Christiansen G，Clarke IN，et al.，editors. Chlamydial Infections. Proceedings of the Tenth International Symposium on Human Chlamydial Infections，June 16-21 2002

160. Antalya - Turkey. San Francisco：International Chlamydia Symposium，2002，3-12（3）：178-179

161. World Health Organization. Report of the 2nd Global Scientific Meeting on Trachoma. Geneva：WHO，25-27 August，2003

162. Konyama K. History of Trachoma Control in Asia. Rev Int Trach，2004-2005，82 Annee nouvelle serie：107-168

163. Polack S，Brooker S，Kuper H，et al. Mapping the global distribution of trachoma. Bull：World Health Organ，2005，83：913-919

164. 第二次全国残疾人抽样调查办公室. 第二次全国残疾人抽样调查资料. 中国统计出版社，2006

165. 季成叶，张琳. 2000 年我国中小学生沙眼防治状况分析. 疾病控制杂志，2006，（1）：60-61

166. 潘志强，金秀英，张文华. 沙眼衣原体——发现与贡献. 中华眼科杂志，2006，42（06）：567-569

167. <http://www.iapb.org>，viewed September 2006

168. <http://www.v2020.org>，viewed September 2006

169. Selingsen R. Personal Communication，2007

170. 孙戈利. 沙眼患病因素的调查. 中国误诊学杂志，2007，7（24）：235

171. 周玉梅，孙旭光. 沙眼流行情况的研究进展. 中华眼科杂志，2009，45（9）：851-854

172. 李建东，周玉梅，李建玲，等. 武强县小学生沙眼流行病学调查. 眼科研究，2009，27（1）：1035-1038

173. 北京市卫生局，北京市 2009 年度卫生与人群健康状况报告．北京：人民卫生出版社，2010：51-52

174. 马润清，李慧萍，刘青霞，等．宁夏地区沙眼患病率流行病学调查．国际眼科杂志，2011，11（12）：2119-2121

175. 陈辉，吴晓云，魏敏，等．四川省沙眼 20 年变迁．中国实用眼科杂志，2011，29（2）：184-187

176. 北京市卫生局，北京市 2010 年度卫生与人群健康状况报告．北京：人民卫生出版社，2011：45-46

177. 胡爱莲，杨晓慧，崔彤彤，译．第一届中国沙眼评估与管理全国研讨会．世界卫生组织，2012.6. http://www.eyecarechina.com/index.asp

178. 北京市卫生局，北京市 2011 年度卫生与人群健康状况报告．北京：人民卫生出版社，2012：52

179. 北京市卫生局，北京市 2012 年度卫生与人群健康状况报告．北京：人民卫生出版社，2013：57

180. 王宁利，胡爱莲．防盲手册．北京：人民卫生出版社，2014，8：52-71

181. 郑海生，钟兴武，邢健强．沙眼防治研究进展．中国实用眼科杂志，2014，32（3）：268-271

182. 王雅东，张文芳，夏多胜，等．沙眼的流行现状及防治的研究进展．国际眼科杂志，2014，14（10）：1815-1817

183. 王雅东，张文芳，夏多胜，等．甘肃省农村小学生沙眼快速评估的初步调查报告．国际眼科杂志，2014，14（08）：1504-1505

184. 全国防盲技术指导组．我国沙眼快速评估规范．中华眼科杂志，2015，DOI: 10.3760/cma.j.issn.0412-4081.2015.05.003

185. 胡爱莲，蔡啸谷，等．建国以来我国沙眼流行情况变化规律分析研究．中国实用眼科杂志，2015，9（9）：33

186. 王宁利，胡爱莲．我国沙眼防治的启迪与思考．中华眼科杂志，2015，7（7）：51

187. 胡爱莲，孙葆忱，等．中国沙眼可疑高发区患病情况评估．中华眼科杂志，2015，9

188. 胡爱莲，蔡啸谷，乔利亚，等．1987 与 2006 年我国沙眼致视力残疾的对比分析．中华眼科杂志，2015，51（10）：768-772

第二章 沙眼病原学

从发现沙眼之时，人们就一直在努力寻找其病原。各种学说相继被人们提出，各种不同学说之间也一直争论不断。19世纪末，哈普包涵体的发现，是发现沙眼病原的第一个证据。但直到1955年，"沙眼病毒"才由我国汤飞凡、张晓楼等用鸡胚培养的方法真正的被分离出来，并很快被世界各地的科学家所证实，1973年被正式命名为沙眼衣原体，为沙眼的致病原，填补了医学微生物学史上的一个空白。

第一节 19世纪流行眼炎的性质

19世纪所流行的眼炎称为"埃及眼炎"或"军队眼炎"，对其大流行的原因，认为可能是淋病性、卡他性及沙眼性三种不同性质的眼病，在很长时间内不能确定其具体病因，各种不同的"学说"之间曾发生激烈的争论。

一、淋菌性学说

1839年布拉格医生Fischer认为军队眼炎与初生儿眼炎是由同一病原体所引起的。Piringer认为淋病为眼炎的局部并发性疾病。Arli认为淋菌性眼炎，初生儿眼炎与军队眼炎乃实质相同而名称不同的病。

1857年，Anagnostakis与上述诸人有完全不同的见解，他说这次的眼炎流行与淋菌毫无关系。

1865年，Deconde在研究埃及眼炎的性质时，曾作以下的结论："严重的化脓性眼炎是由男女淋病性分泌物传染而来。军队生活不能减少此病的散播。"

19世纪70年代，微生物学创始人之一Robert Koch（1843—1910）在柏林进行的工作建立了疾病的病菌学说，此后不久，对细菌的了解迅速增加，发现了大量的微生物。

Albert Neisser（1855—1916）于1879年发现了淋病奈瑟氏球菌，这是被发现的第四种细菌。在1884年，Koch与Neisser以及一个法国研究小组来到了埃及，对霍乱进行研究。在埃及，Koch对沙眼患者的采样物培养时，发现了一种小杆菌即Koch-Weeks杆菌，曾提出沙眼细菌病原说，后来认为Koch-Weeks杆菌为流行性细菌性结膜炎的病原体，可与沙眼混合感染，实非沙眼病原，Koch-Weeks杆菌后来又被命名为埃及嗜血杆菌。1896年，在埃及Victor Morax首先发现了Morax-Axenfeld杆菌，后来被重新命名为黏膜奈瑟菌（neiserria catarrhalis），后来又被命名为黏膜莫拉杆菌（moraxella catarrhalis）。

1879年，Neisser发现了淋菌以后，有人开始从细菌学方面研究沙眼及其他眼病，并作实验研究。1881 年，Sattler 曾进行了一系列的细菌学方面的观察实验，他认为沙眼是由一种比淋菌小而与葡萄球菌相似的小球菌所引起。

赞成淋菌学说的人曾举出下列的事实：此病很快侵及两眼，潜伏期很短，结膜水肿严重，分泌物脓液的性质与淋病一样。早期常有严重的溃疡。

二、卡他性学说

从前人们认为卡他性结膜炎无传染性，但后来所有的眼科医生都认为有传染性，且认为居处拥挤、环境污浊、光线刺激、生活贫困、温湿度等都是卡他性眼炎发展的有利因素，同时也曾注意到它的季节性。De Weeker 及 Carrondu Villars 等人认为当时的情况化是一次特别严重的卡他性眼炎流行。Deeond 与 Wlaminek 二人也同意这种看法，Falloi 也认为："这不过是卡他性眼炎的最高峰"。

各种卡他性结膜炎中，最常见的是急性季节性结膜炎，它的传染性强，病程进展快，严重性较淋菌性眼炎轻，有季节性复发倾向，常为地方性病，这些当时都被认为是眼炎属于卡他性的重要根据。

希波格拉底曾写过一个名言："秋雨下坠，眼睛流泪。"

Larrey 将一年分为四季：①繁殖季：十二月至翌年三月；②发病季：三月至六月，病例多而严重；③休止季：最健康；④潮湿季：从八月底至十二月中，此时眼炎多复发。一年中有两季为发病期，及病程循环至今仍是如此。发病率的曲线在埃及以五月和十二月为最高。

1847 年，Desmarres 编著《眼病的理论与实用》一书。其中写道："颗粒性或卡他性眼炎是一种结膜炎，在睑结膜上出现颗粒，同时有脓性分泌物。"在另一段中他将初生儿眼炎，淋菌性眼炎及成人的埃及眼炎分为三种不同的眼病。同时他又提到卡他性，化脓性和颗粒性三种结膜炎的性质各不相同，但三种病都具有传染性。

三、沙眼学说

Cange 曾引用维也纳 Gulz 医生所说的话："我尽量避免用'埃及眼炎'这个名词，仅用于地方性或流行性的三种眼病：卡他，淋病及沙眼"。

埃及眼炎大流行中有一大部分是沙眼，但其重要程度却很难确定。Sulzer 将不同时代的沙眼图画进行比较，认为自己已找到颗粒性结膜炎的特征。因此断定埃及大流行的眼炎即是沙眼。他说："幸而有这些按照自然形状而作的精细图画，非常准确地显现出这种眼炎所引起的各种眼的病变。因此可以证明这次眼炎大流行就是沙眼。从这些图画看来，无论眼炎流行的情况如何，其所引起的组织变化都是一样的。沙眼的体征决定于其并发症，如沙眼单独发生时是慢性与长期性的，并发症则能使其变为急性或地方性的。"

1887 年，亚历山大城的 Kartulis 根据细菌学的最初发现，证实了 Koch-Weeks 的发现，将 19 世纪的埃及眼炎大流行病原学初步分类，可分为三种：①由 Neisser 杆菌所引起的淋菌性眼炎或脓性眼炎；②由类似败血症细菌的 Week 氏杆菌所引起的卡他性眼炎；③具有慢性特征的沙眼。

虽然此分类法不完善，但 Cange 认为："上述论证非常重要，因为可以说明真正的慢性颗粒性沙眼是远征军由埃及传染带回欧洲的。其后蔓延之时仍旧保持其原有特点，可称之为纯型沙眼。"

对于上述描述，仍有 3 个争论，一小部分人认为病原体的活力逐渐衰退，另有人认为同时有几种眼病混合成为一种新的眼病，第三派人则认为由于外来的干扰使此病变质。从这些争论中，一般的结论是：有人对沙眼有免疫性，外来的物理或生物因素可使结膜发生免疫。但大多数医生还是接受重叠感染数病并发的说法。

1901 年，Morax 在埃及调查，他将纯型沙眼及其并发症进行了鉴别。他对颗粒性眼炎作了重大的贡献。Morax 认为当时的流行性眼病是一种黏液性、脓性眼炎的混合表现，除了沙眼本身以外，还有 Weeks 杆菌性、双杆菌性、淋菌性及包涵体性结膜炎。

1902 年在开罗举行的会议中，Baurey 说：从前所谓埃及眼炎及军队眼炎不仅指沙眼，同时亦指由急性结膜炎所引起的结膜绒毛状增生。

Jacovides 指出在埃及和在其他各地一样，沙眼井非化脓性结膜炎的后果，化脓性结膜炎也从来不是沙眼的急性发作，但可能与沙眼并发，"嫁接"在沙眼之上。

Hairioh 谈到沙眼的病程时说："本病原为慢性，但由于偶然的因素，有时以急性的方式出现。"

第二节　哈普包涵体

19 世纪末 20 世纪初是微生物学发展的黄金时代，相继明确了许多传染病的病原，从而出现了有效的防治措施。有关沙眼的病原问题在微生物界有深层次的广泛研究。

一、Halberstaedter & Prowazek 包涵体的发现

早在 1907 年，Bernhard Nocht 热带病医学会（位于 Hamburg）的 Gustav Giemsa（1867—1948）对德国开发的几种胺类染料进行了研究。奥地利科学家 Stanislaus von Prowazek（1875—1915）、Ludwig Halberstaedter（1876—1949）和 Neisser 一起到了巴达维亚（雅加达），对猴子的实验性梅毒感染进行研究。他们发现沙眼很常见，因此同时进行了沙眼病原学的进一步实验研究。首先用结膜分泌物感染猩猩[142]。猩猩出现了急性结膜炎，有明显的组织肿胀，但没有滤泡和沙眼瘢痕。然而，感染蔓延到对侧眼，分泌物可用于感染其他猩猩。

Halberstadter 和 Von Prcwazek 使用姬姆萨（Giemsa）染色剂对猩猩结膜刮除物进行染色，发现了特征性蓝色包涵体。在 Giemsa 染色下，上皮细胞的细胞质呈青蓝色，可见与核相毗连的、不规则、非均质的、内嵌圆形或椭圆形深蓝色颗粒的 inclusions（包涵体），典型的聚集成堆，像帽子似的覆盖在细胞核的一端。他们认为这种包涵体就是沙眼的病原体。Halberstaedter 和 von Prowazek 还发现，在病变的过程中，这些蓝色颗粒逐渐消失，而为红色的较小颗粒所代替。他们将这种红色的小体称作 elementary bodies（原生小体或原体）"（图 2-1）。Halberstaedter 和 von Prowazek 相信小的红色颗粒是具传染性的活"病毒"，此颗粒以二分裂法迅速倍增，占据细胞质的更大部分。该颗粒最终从宿主细胞排出，并进入邻近细胞，从而造成感染扩散。蓝色的包涵体被认为是一种"网素样的"斗篷，将细小的红色原生小体隐藏起来。因此，Prowazek 称之为"chlamydozoa"（衣原虫）或"mantle animalcule"（包藏小体）。

这一发现很快被世界各地的许多科学家所证实，包涵体的发现无疑使得人们脑子里将此作为沙眼病原的第一个证据，并命名这种包涵体为 Halberstaedter & Prowazek 包涵体（哈普包涵体）。Halberstaedter 和 von Prowazek 对衣原体包涵体的描述如下：在 Giemsa 染色标本中，在上皮细胞核附近淡蓝色原生质内的非均质不规则包涵体非常明显（由 von Prowazek

首次观察到)。这些最初小的、圆形或椭圆形的沉积物逐渐增大,形成桑树一样的结构,同时进行性扩大,并在中心开始不断崩解。最后,它们大多数在核上方形成帽状的结构。在这些包涵体内,出现了红染的、分散的、很细小的颗粒,这些颗粒快速增生,代替了蓝染的团块,最后蓝色团块消失。最终,它们占据了原生质的大部分,而蓝染物质仅成为它们之间的明显小岛。在涂片上,还可以观察到细胞外的游离颗粒。在一些动物中,大约一周后,这些包涵体消失,几天后又再次出现。

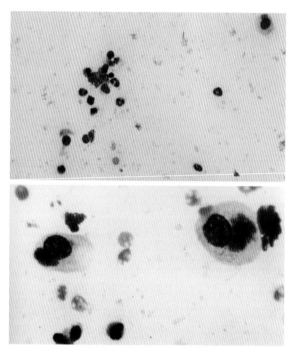

图2-1 姬姆萨(Giemsa)细胞学检查
上图:低倍视图,显示含包涵体的上皮细胞和含淋巴细胞和多形细胞的混合炎症细胞渗出液。下图:高倍视图,显示上皮细胞的胞浆内包涵体,以及混合炎症渗出液

后来,随着科研的进展,不仅证实 Halberstaedter & Prowazek 包涵体的发现对研究沙眼病因学和寻找沙眼病原体很重要,而且证实了 Halberstaedter & Prowazek 包涵体的发现引出新术语"chlamydozoa(衣原虫)","chlamydozoa"在当时用来表达包括天花病毒,牛痘,鹦鹉热、猩红热,传染性软疣,狂犬病毒等一组新的细胞内原生生物。总之,1907 年 Hal-berstadter 和 Von Prowazek 首先发现了包涵体,他们认为这种包涵体就是沙眼的病原体。这个重要发现已超越了眼科的范围,至今仍不失为沙眼病原学的基础认识。

Halberstaedter 和 Prowazek 对多数活动性沙眼患者的结膜刮除物做涂片检查,在结膜上皮细胞内中发现了有所谓类似的包涵体(the inclusion bodies)和游离的原生小体(elementary bodies)的存在,但在经过治疗的沙眼病例或陈旧性沙眼病例中未见到。

同年,Hal-berstadter 和 Von Prowazek 又研究发现:结膜上皮是沙眼包涵体的主要所在地,而沙眼的特点就是上皮增生,因包涵体逐渐增多,所以上皮细胞长大,在不能容纳时则破裂,包涵体就进入分泌物内;滤泡的形成,乃因血管被阻塞而上皮增生。

1910 年,维也纳的眼科医生 Karl Lindner(1883—1961)用纯火酒固定涂片,使在空气内自干,并用每 10 滴姬姆萨染液加入 10ml 蒸馏水,再加一滴浓亚甲蓝乙醇溶液和一滴 1% 的醋酸的对比染法,在沙眼患者刮下的物质内,发现一种较大的两极染深蓝色小体,有的是游离在细胞外边,有的在细胞内,最大的可到 1μm,命名为 initial body(始体,也称初体)。细胞内包涵体少时,则多半为少数的始体;细胞内充满包涵体时,则大部为原体(elementary body)。

在 1910 到 1913 年之间,Lindner 对沙眼病原包涵体的生活周期有了进一步的认识,他证明:包涵体由许多蓝染的网状小体构成,网状小体能够浓缩成原生小体。他还在狒狒中进行了实验性感染。Lindner 认为始体阶段也是具有传染性的。

Thygeson 这样描述了沙眼病原包涵体的生活周期状态:一个自由的原体穿透到上皮细胞内,索取足够的营养,发展成为始体,始体以二分裂法迅速倍增,分裂变小后再成长直到达到原体的状态,细胞自发破裂,或因眼睑运动发生的压力使细胞破裂,原体随之逐出细胞而分散到分泌物中。Thygeson 还观察到了在接种后的 6 天,包涵体完成了从原体到始体 3 个完整的周期,他提出该"病毒"的生活周期约 48 小时。

二、沙眼包涵体的非特异性

Halberstaeder 和 Prowazek 的发现被许多国家的学者证实后不久,在非沙眼标本中也检查到了哈普包涵体的报告引起了对 Halberstaeder 和 Prowazek 发现的争议,许多人对哈普包涵体的特异性提出质疑。在 1909—1912 年期间,Stargardt、Heymann、Schmeichler、Fleming、McKee、Herzog 等的研究证明在新生儿眼炎和淋球菌眼炎中,可以见到 Halberstaedter & Prowazek 包涵体(哈普包涵体),在新生儿眼炎、包涵体结膜炎和不能分离出淋球菌的尿道黏膜,以及宫颈黏膜中,也存在哈普包涵体。

1910—1911 年,Lindner 又在初生儿脓漏眼的非淋球菌所致的结膜上皮细胞内,及成人由游泳池所传染的滤泡性结膜炎的上皮内,找到同样的包涵体。Lindner 给初生儿的非淋球菌性眼炎命名为包涵体脓漏眼(inclusion blennorrhea)。这病乃由其母的生殖道而来,而其母子宫的传染乃得自父亲的尿道,所以 Lindner 又名之为生殖道(尿道)(genital trachoma)沙眼,因为他观察这些包涵体基本上都是一种,故首先把这些眼疾命名为副沙眼(Paratrachoma)。

1911 年,S.B.Wolbach 分别改良了曙红亚甲基蓝和姬姆萨染色法,发现曙红亚甲基蓝染色颗粒呈明亮蓝色,用 Giemsa 染色颗粒呈紫蓝色,该团簇颗粒的外观大小、染色反应和折射边界非常的相似,两者对染色哈普包涵体颗粒都是非常有效的手段。他们用多种染色法,在正常人阑尾的黏液细胞、正常大鼠小肠的黏液细胞、正常的结膜细胞和沙眼结膜上皮细胞内均发现了哈普包涵体的存在(图 2-2~图 2-7)。

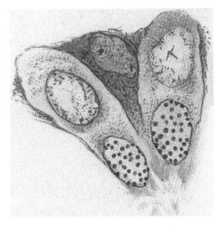

图 2-2 显示来自一个正常人阑尾的两个黏液细胞中有蓝染的哈普包涵体颗粒。曙红亚甲基蓝染色法

同期 Halberstaeder 与 Prowazek 关于小儿眼炎作出了类似的调查,他们根据得出的结果提出猜想,认为非淋病眼炎是以含有 chlamydozoa(衣原虫)为特点的一种特殊的传染性疾

病，它在生产时发生感染。他们相信在非淋病眼炎的 chlamydozoa 与沙眼患者在形态上这两者是完全相同的，但是它们的生物学属性可能是不同的。Heymann，Lindner 等人同意这种观点。

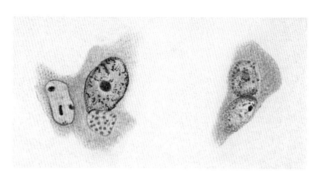

图 2-3　显示来自一个沙眼患者的结膜上皮细胞中有蓝染的哈普包涵体颗粒。曙红亚甲基蓝染色法

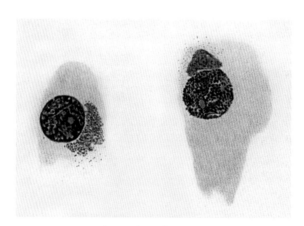

图 2-4　沙眼患者结膜涂片姬姆萨染色

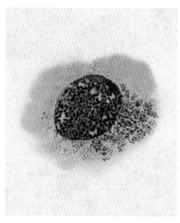

图 2-5　非沙眼婴儿的结膜涂片姬姆萨染色

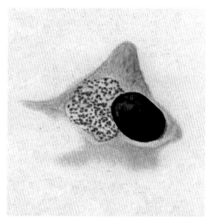

图 2-6　显示一个炎性结膜上皮细胞以姬姆萨染色可见鲜艳的红色颗粒

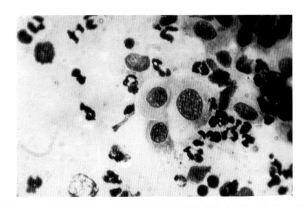

图 2-7　急性沙眼。上皮细胞浆内原体型包涵体，其中一个
上皮细胞的一侧胞界已消失，原体散落细胞外

1914 年，Axenfeld 经过认真回顾所有实验数据，指出 Halberstaedter 与 Prowazek 包涵体很可能是活的寄生虫，它们可寄生在不同的宿主。Lindner 的后续实验得出同样结论。关于 Halberstaedter & Prowazek 包涵体的沙眼非特异性的观点逐渐被大多数学者所接受。

三、沙眼病原体是滤过性病毒的提出

1. Nicolle 等的实验　1912 年，在突尼斯，Nicolle 及其合作者 Cuenod 和 Blaizot 共同研究，已经在猴子中证实了这一病原体的传染性，他们在猴子和人中进行了多次研究。他们用改良的 Berkefeld V 滤器，其优点是可以滤过少量物质而使过滤的物质不在滤器内黏附吸收。他们的尝试是先把沙眼物质过滤。再将滤液接种在猴眼内，得了沙眼后，又接种在一位已盲而自愿的人眼内，结果这位被接种者也得了沙眼。因此，他们认为沙眼的病原乃是一种滤过性病毒（Virus）。

他们的实验证明了沙眼病原体很小，沙眼的病原体能够通过滤孔很细的 Berkefeld V 过滤器过滤。可通过加热到 50℃或在 32℃下干燥 1 个小时，将病原体破坏。

2. Thygeson 等的实验　关于 Nicolle 等的实验，有 20 多年时间，没有人能够予以证实。直至 1935 年，Thygeson 和 Proctor 两者又用另外的方法重作了过滤实验，才证明了 Nicolle 等三人的实验是正确的。Thygeson 认为沙眼的传染无非为滤器所阻隔，滤过实验必须用特别设计的滤器，以减少因滤器吸附作用的损失。Thygeson 和 Proctor 两者的步骤是先把沙眼刮下物质研碎，用直的火棉胶膜过滤，过滤面积小，仅 0.641μm，滤孔直径（A.P.D）平均为 0.75μm，滤过时间为 5 分钟，用 30cm 水银柱的负压力，将滤液接种在猴子眼内，结果被接种的猴子得了沙眼，与用沙眼材料直接接种的相同。

Thygeson、Proctor 和 Richards 又将患严重沙眼的印第安小孩眼内刮下的上皮浮游在五毫升的肉羹（pH＝7.3）中，在乳钵内混合 5 分钟后研碎（目的是把细胞膜破坏），通过滤纸以除去细胞的残片，再经过滤，将滤液分为三部分。先用普通的粗滤纸过滤，除去其细胞碎屑，以后再用平均 0.6μm 小孔的火棉胶膜过滤，将滤液分成三份。

（1）第一部分接种在血平皿等培养基中，结果阴性，没有生长。

（2）第二部分用电离心器摇后，以姬姆萨染色法涂片检查，可找到很多沙眼原体。

（3）第三部分接种于一个 50 岁女性志愿者的正常结膜，先将结膜刮擦，再加入约 1.6ml 的滤液，再轻轻摩擦结膜，过了 5 天潜伏期后，该妇女发生了急性结膜炎。姬姆萨染色法涂

片检查有大量的特征性包涵体及游离始体存在，能进一步明确沙眼诊断，6 个星期后，角膜有典型血管翳浸润及血管变化，结膜的变化和临床经过均为典型的沙眼，并没有其他传染，后来这个患者治疗了 1 年多才痊愈。

此外，在 20 世纪 30 年代，Thygeson 进行了一些实验，他制备了沙眼患儿以及被感染的人志愿者和狒狒的纯化原生小体的无菌过滤制剂。Thygeson 曾以过滤后的沙眼（内含包涵体）乳状液接种在猴的眼上，引起了典型的沙眼症状，而从猴的结膜刮出物内，也找到同样的包涵体。这些研究证明：来自沙眼的包涵体和原生小体可以被传播引起感染。

3. 其他学者的实验　1937 年，Julianelle、Morris 及 Harrison 用 Berkefeld V 滤器做实验，也得到与 Nicolle 等同样的阳性结果。

1938 年，Thygeson 和 Richards 提出"沙眼病毒"和鹦鹉热病毒为一组位于立克次体及病毒中间的微生物。

1951 年，日本学者伊藤报道用电子显微镜检查沙眼组织中取得的滤过液，可见很多小体，大小约 60～250nm，5 人接种该滤液，其中 4 人感染沙眼。

因此有关沙眼的病原体被认为是滤过性病毒，但是也有实验得出了阴性结果。

四、包涵体的检出率与临床分期的关系

Thygeson 实验接种的猴眼引起沙眼，结膜刮片也找到同样包涵体，猴眼结膜症状虽和典型的沙眼一样，但其症状大多数在几星期后消失，且始终无血管翳。至于是否猴和人对沙眼的易感性不同，抑或有其他问题，很难确定。另一事实，即并非每一个沙眼患者都能找到包涵体。

1938 年，Thygeson 共检查了 320 个沙眼患者，分 10 组（详见表 2-1），发现沙眼在开始时 100% 可以找到包涵体，在急性期所找到的多为原体，并且原体的多少和病的轻重成正比，即病情愈严重，原体就愈多；反之，病情较轻，原体也较少。第二项的 9 个患者，都找到了很多游离的和细胞内的原体。第三项是沙眼 II 期甲，仍有 95.6% 可以找到原体，其余全在 II 至 III 期之间，所以其包涵体的发现率比急性期少。到第 IV 期，包涵体就完全找不到。

表 2-1　Thygeson 检查沙眼包涵体的发现率

沙眼情况	人数	找到包涵体例数	发现率(%)
沙眼开始阶段	12	12	100
急性及亚急性沙眼症状，无细菌感染	9	9	100
沙眼 II 期甲	32	31	95.6
沙眼 II 期乙	10	3	30
沙眼 I～II 期甲	28	11	39.3
沙眼 I、II 及 III 期	69	24	34.8
沙眼 I、II 及 III 期（印第安小孩每人只查一片）	107	59	54.8
沙眼 I、II 及 III 期（印第安小孩每人只查一片）	18	4	22.2
沙眼 I、II 及 III 期（印第安小孩每人只查一片）	25	11	44.0
沙眼 IV 期	10	0	0
总计	320	164	51.2

第三节　颗粒性野口杆菌

自姬姆萨（Giemsa）细胞学检查出沙眼包涵体之后，全世界许多国家的科学人员继续努力培养并检测姬姆萨 Giemsa 染色包涵体中见到的衣原体。随着时间的过去，已经对各种不同的细菌进行了描述，但直到 20 世纪 50 年代还没有得到证实。其中著名的是野口发现的颗粒杆菌。

Hideyo Noguchi（野口，1876—1928）是日本眼科学家，也是洛克菲勒研究所的一名出色的病毒学家。加纳阿克拉的野口纪念医学研究所就是以他的名字命名的。1927 年，野口作为一家领先实验室的一名细心而值得尊敬的研究人员，他到了很远的地方，在美国新墨西哥州，从 Francis Proctor 医生（1864—1936）和印第安人医疗服务部门获得了帮助。他在 Albuquerque 从患有Ⅱ期（活动性）沙眼的五个未经治疗的美国印第安人儿童眼内采集标本，分离出一种多形态性的杆菌，这菌微小而不产芽胞，有荚膜，能运动，有鞭毛，革兰阴性，长约 0.8～1.2μm，宽 0.25～0.3μm，一端具有一根鞭毛，为需氧性亦为兼行厌氧性。他分离的病原体难以生长，在用于培养钩端螺旋体的半固体培养基（PH＝7.8，15～30℃）内生长最好。其纯培养可引致猴体和猿的颗粒性眼结膜炎。此外，在猴体和家兔的自发性眼结膜滤泡性病（Conjunctival Folliculosis）分离到与此菌相似的细菌，如猴体野口菌（Noguchia simiae）和家兔野口菌（Noguchia cuniculi）。由于这些细菌可以引起人体和动物发生类似沙眼的滤泡性眼结膜炎，所以野口氏深信其所发现的颗粒性杆菌是沙眼的直接病原，因此当时就命名为颗粒性野口菌（Noguchia granulosis）。

野口在各种灵长类动物中进行了广泛的研究。他还和其他实验室分享了他的分离物，为了证实颗粒杆菌的致病性，他使用了猴子模型。通过结膜下注射颗粒杆菌到上穹隆内，然后划破结膜，来感染猴子。在 25 只猴子中，21 只出现了至少"轻度的亚急性"结膜炎，这被野口认为是沙眼，但是在接种后 1 到 5 个月，仅有时可以重新分离到这种难以捉摸的病原体。几次尝试接种 2 只黑猩猩和 1 只猩猩，但结果难以解释。

野口绘制的上睑示意图显示了上穹隆内的滤泡，但睑板上没有滤泡。后来，将睑板切除进行组织学检查，因此后来的观察结果仅限于穹隆部结膜。猴子的上穹隆滤泡很常见，它们是结膜炎的非特异体征，一旦出现，可能在没有其他炎症表现的眼内持续几个月或几年。野口面临的另一个问题是猴群中的结核。在不同的研究中，他发现 10% 到 15% 的猴子死于结核，无法确定这可能对他的发现产生了什么样的影响。

自野口将其发现经过公布后，曾轰动一时。但遗憾的是，他于次年在加纳研究黄热病时不幸去世。他的工作由他的同事继续了一段时间，在别处，其他人也试图重复他的工作。对于这种微小的病原体是革兰阳性还是革兰阴性杆菌，大家仍然不确定，其他人尽各种努力在猩猩、黑猩猩和恒河猴中诱发沙眼，但其他人的工作大多数是不成功的或不可重复的。例如，发现送到埃及的病原体标本无效，其他研究人员不能在沙眼患者找到颗粒杆菌。后来经过各国专家近百次的反复试验，他们将这菌接种在猴的结膜上，虽引起与滤泡性结膜炎同样的症状，但无结疤变化；同时这种细菌并不能从每一个沙眼病例中寻得；于是先后一些学者都认为这菌和沙眼无关，否定了颗粒性野口菌为沙眼的病原体。

Robbins 对 1927 年到 1935 年之间发表的超过 100 篇有关颗粒杆菌的论文进行了概括。16 个实验室证实野口从沙眼分离了颗粒杆菌，但在许多论文中，没有对这一工作进行很好地说明或证实。另外 15 个实验室无法重复这一工作。有 8 份在猴子中成功感染的报告，2 份感染失败的报告，1 份是 Wilson 在埃及的感染报告，另外 1 份是 Proctor、Finnoff 和 Thygeson 的感染报告。Robbins 列出了 23 项感染人志愿者的尝试报告；仅 1 名志愿者被 Proctor 分级为沙眼Ⅲ期。Thygeson 报告另外 1 名男孩在接种后出现了沙眼。

Robbins 得出结论：野口从沙眼病例中分离了一种之前未知的病原体。这种病原体能够在猴子中引起与沙眼不一样的"颗粒性结膜炎"，并且人体实验已经失败。因此，颗粒杆菌不能被认为是沙眼的病因。到 1935 年，研究人员已经放弃了颗粒杆菌是沙眼病因的看法。

围绕颗粒杆菌的这一争论反响很大；最后，人们公认最初的观察是有问题的。用于质疑动物研究的关键是发现为没有角膜改变。由于沙眼中角膜改变的重要性，在后来的沙眼临床分期中，以及在 20 世纪 50 年代、60 年代和 70 年代世界卫生组织的分期体系中，均包括角膜改变。最后，在 20 世纪 80 年代，不再包括角膜改变。即使当 1957 年培养了衣原体时，猴子实验仍然不被接受，因为单次接种没有引起明显的血管翳或慢性病变。最后，沙眼单次感染会致盲的观念被证明是错误的，因为人们认识到了反复感染发作的重要性。

回顾这段经过，显示了沙眼工作中的一些困难，给感染与疾病间的关系带来了一些启示。

第四节 立 克 次 体

立克次体（rickettsia）是美国的 Ricketts（立克次氏）首先发现，此后相继有许多人进行了立克次体病的研究。1932 年 Tunis（突尼斯）Pasteur（巴斯德）研究所的斑疹伤寒工作者，发现凡是斑疹伤寒普遍流行的地区，沙眼也往往广为流行，并且这两种疾患都发生在穷苦而集居的居民之间，因此考虑到沙眼的传染可能和虱子有关，而虱为沙眼病原体的中间宿主。1933 年间，一方面是 Busacca，另一方面是 Cuenod 和 Nataf 二者所作的实验研究，开始了所谓沙眼的立克次体及类立克次体研究的新纪元。

在 1934 年，Busacca 在沙眼涂片上查见革兰阴性小体，小体可在鼠脑内增生，由此首先提出沙眼的病原体为立克次体学说，定名为沙眼立克次体（Rickettsia trachomatosa），以后 Busacca、Cuenod 和 Nataf 等作更进一步的研究。1934 年，Thygeson 曾证明沙眼包涵体和立克次体有相同的性质。

多数立克次体常通过虱来传染，立克次体能在虱的肠胃内繁殖，Busacca 从形态方面认为沙眼的病原体为立克次体，Cuenod 和 Nataf 两者即作虱的接种实验，两人用第二期沙眼的颗粒内容，移植于在冰箱内保存两天的无菌状态下孵化的虱，以 Carrels（卡里尔斯）穿刺试验接种法。立克次体则在其肠管的下段增生，和纯粹培养相同。4 天后将该虱磨碎，在生理食盐水中作乳剂，注射在一个盲者的结膜下，5 天后该盲者即发生黏膜肥厚及细小的颗粒，其表皮刮片和泪液中有点状及小帽状的包涵体和游离的立克次体，6 星期后结膜呈现典型的第一期沙眼症状（至于以后是否发生瘢痕及角膜有无变化，文献上并未见提及），由此可知在虱体内，纯培养的沙眼立克次体在人的结膜上可造成典型的沙眼，并同时能证明有包涵体的存在。再接种第二期沙眼的颗粒内容于豚鼠的睾丸，八天后该豚鼠的睾丸内也有纯粹培养的立克次体，用此传染于虱，也在八天后在其肠管内发现大量的小体。同时又在缺乏管理的患第二期沙眼的小儿身上，常常找到衣虱，其肠管中有大量的立克次体，取其指甲下的污物，浮游在水中，在冰箱内保持两天，再注射在一只猴的结膜下，而该猴即发生沙眼病变,所以沙眼的立克次体不仅在衣虱中存在,即指甲下的污物中也有,这对于沙眼的传染有很大的意义;反之,用结膜滤泡症的材料,作虱的接种,结果则为阴性。Nicolle 以 Cuenod 和 Nataf 两者的方法,用被传染虱磨碎浮游液接种于猴,也发生沙眼的病变。此外,他们又发现沙眼患者的威斐(Weil-Felix)反应都有阳性,因此他们更深信沙眼的病原体是一种立克次体。

但很多数学者作同样时实验,结果则为阴性,从而反对立克次体为沙眼病原体之说。如 Ruala 于 1938 年试种于虱,不论用"沙眼病毒"的培养,或卡里尔期氏法,结果都不正确。Weigl 及 Rorh 用卡里尔斯法,也都得阴性结果。Brafey 用印第安人的沙眼材料接种人虱,只有 1% 在肠管中有立克次体,在这少数的虱中,立克次体的形态及染色构造方面,虽勉强附合,形态却没有与包涵体相似之处;印第安人的沙眼材料接种于地虱,不能传染拂拂眼发生结膜炎;"沙眼病毒"在虱的肠胃中,于 24 小时后即消减。Frapezontzewa 则认为虱经沙眼材料接种后,其肠管内的立克次体出现乃偶然的现象,在细致的技术下可以避免,这是一种虱的非病理性的寄生虫,并非沙眼的病原体。另经 Bengtson 和 Smith 的试验证明,非沙眼的健康人的威斐(Weil-Felix)氏反应比沙眼患者的阳性反应更多。而且据一般所知,立克次体无碳水化合物的母组织,沙眼包涵体则有此母组织。再凡是因立克次体所致的疾患,都是起病很急,并有急性期,病愈后全有永久的免疫性,但沙眼则不能产生永久的免疫性。

其他学者也质疑,如果沙眼病原为立克次体,那么沙眼应与各种立克次体病原疾患(如斑疹伤寒)相似,即虱子为传染的媒介,而遵循"人—虱—人"的传染链,假想沙眼病原由此而生的说法被反驳,依照实验室的证据,已明确说明虱子并没有传播沙眼病原的可能性。此外,终因虱接种不完全成功,以及沙眼患者的威斐(Weil-Felix)氏反应与其他已知的立克次体疾患相差太远等,立克次体之说故也被人放弃。

第五节　沙眼衣原体的分离与命名

从 20 世纪早期,数十载各国学者不遗余力,许多著名眼科学家、细菌学家及病理学家倾心对沙眼的病原体进行了研究,以包涵体、颗粒杆菌和立克次体为主要发现,但颗粒杆菌和立克次体终因实验结果不确实不可重复等被放弃,包涵体学说仍被学者们认可。加以近代基础医学的发展积极推动了这项研究的进展,对包涵体的研究发现了不少新的奇迹,但经无数的实验和探讨,包涵体究竟是何种物体,是否为一种特别的生物?抑或为滤过性病毒?这些问题始终不能确定,未能完全获得解决。在过去很长一段时间内沙眼被认为是一种病毒性的,而其病原体还没有被发现的一种传染病。

一、沙眼衣原体的分离研究

研究技术虽已进步,但沙眼病原体尚不得知,其影响因素很多。"沙眼病毒"本身较其他病毒格外不易研究,其性质复杂多样,主要原因在于大部分病毒已可用合适的活的组织培养基来培养,而"沙眼病毒"不能在人工培养基培养,其生存需要人或猴子上皮细胞的繁殖(thygeson),然而该病毒在其"宿主细胞"上亦不易于繁殖,可见研究"沙眼病毒"较为困难。

1937 年,在秘鲁利马与泛美卫生署合作的智利流行病学家 Atilis Macchiavello 建立了一种新的染色方法(macchiavello 染色法),这种方法能够检测出立克次体和衣原体。1944

年，Macchiavello 从一名患有典型Ⅱ期沙眼的 17 岁厄瓜多尔学生获得了结膜刮除物，并将沙眼材料接种到 7 个鸡胚的卵黄囊中。尽管许多鸡胚有污染，其余鸡胚出现了特征性的胞内包涵体、网状小体和游离的原生小体。在细菌培养中，这种材料保持无菌，并且可连续传代。1 名 6 岁的儿童被实验性感染，并在 6 天内出现了急性结膜炎，到 3 周，开始出现角膜血管形成。这名儿童接受了磺胺药治疗，在 4 天内症状减轻，2 个月时基本正常，1 年时痊愈。在第 10 天，对结膜刮除物中的包涵体进行了检测，并通过鸡胚培养，再次分离了病原体。在第二次世界大战中，来自相对周边的研究中心的、在这一领域不知名的一些作者以西班牙语发表了这些研究。1948 年，在战争之后，用英语发表了这些发现的摘要。两个研究小组进行了这项工作，并证实了他们的发现。为了减少鸡胚的污染，埃及研究小组首先用沙眼刮除物在狒狒和灰长尾猴眼内接种。然后，他们从感染猴子获得了更多的刮除物，用于感染鸡胚。通过从猴子到鸡胚再到猴子的连续传代，他们能够连续将病原体传代几次。在没有使用抗生素的情况下，重复鸡胚传代会很快被感染。当感染培养的病原体时，在大约第 14 天，猴子出现了典型的滤泡性结膜炎。Macchiavello 的工作由于实验次数相对较少未能重复，其报告被认为不全面。此后 Stewart、Bietti 也有卵黄囊膜见到原体样颗粒报道。1951 年荒川报道用包涵体结膜炎材料接种鼠脑分离出"沙眼病毒"。这些研究有的未保留菌种、毒种，未被他人重复证实，均不能肯定。因此长期以来，沙眼曾被称为不明病因的"眼科的黑暗区域"。

20 世纪 30 年代，我国微生物学家汤飞凡即已开始了沙眼病因的研究。他和眼科周诚浒教授合作，从 227 例沙眼患者取材，做了数百次细菌培养，均未能分离出颗粒杆菌。采用野口原颗粒杆菌菌株接种 12 名志愿者（包括汤飞凡自体眼），但人体感染试验无沙眼病变，猴眼感染实验也为阴性结果，以颗粒杆菌为抗原做凝集试验、补体结合试验，沙眼患者与非沙眼患者无差别；因此汤飞凡教授否定了沙眼病原的细菌学说。此后，由于日本侵华战争的影响，汤飞凡中断了沙眼病因的研究。

中华人民共和国成立以后，当时我国沙眼流行猖獗，防治问题未能解决。汤飞凡教授计划重新继续开展沙眼病因的研究，1954 年他与时任北京同仁医院眼科主任的张晓楼教授协商，决定北京生物制品研究所和同仁医院合作，基础与临床结合，开始了共同探讨沙眼病因的研究，他们的研究循序分为沙眼包涵体研究、动物感染试验和病原体分离试验三个阶段。

1. 沙眼包涵体的研究　由张晓楼教授负责临床检查、提供临床标本，汤飞凡教授主持实验研究。他们接受前人失败的经验，首先从包涵体研究入手，因为包涵体形成是病毒等细胞内寄生的微生物感染的特征，制定了科学的采集活动期沙眼标本的方法。北京同仁医院眼科门诊集中沙眼病例，每例经张晓楼仔细检查，严格选择活动性的、无并发症且未经治疗的典型沙眼病例 201 例做结膜刮片，汤飞凡携结膜标本回生物制品研究所实验室，经染色后于光学显微镜下检查，张晓楼定期去生物制品研究所共同研究讨论。结果证实沙眼结膜刮片可查见包涵体，检出率 23.8%，并对沙眼包涵体形态做了详细报道。

2. 动物感染试验　张晓楼与金秀英就沙眼对动物感染范围做了如下一系列的研究。

（1）家兔、豚鼠、狗、羊眼部接种：由于这些动物用沙眼患者结膜刮取物接种皆不敏感，他们尝试将鸡胚内培养出的沙眼病毒制成浓厚的悬液接种，即将 50% 卵黄囊病毒悬液二滴滴入试验动物家兔、豚鼠、狗、羊的左眼结膜囊内，闭睑轻揉。观察 40～129 日，结果均为阴性。

（2）小白鼠、家兔、豚鼠的其他途径接种：TJ16 株病毒悬液注射接种小白鼠脑内，皮下，腹腔，接种家兔，豚鼠皮下，腹腔均未发症。

（3）猴眼接种：TJ16 株病毒悬液各滴眼接种恒河猴的结膜下，潜伏期 3～5 日后皆致滤泡，12 日最多，33 日开始减退，75 日仍可见少许残余滤泡，眼睑结膜刮片检查均发现包涵体。

除人类外，仅猴眼对沙眼病毒敏感，早为研究者所共知。但猴眼可有自然滤泡症及滤泡性结膜炎。张晓楼、金秀英在猴眼实验中，亦遇有这类情况。这类病变与实验性猴沙眼的鉴别，最近 Thygeson 已有精细的观察，并确认猴眼为实验沙眼的良好动物。用猴眼不仅能作病毒定性的鉴别，Dawson 等曾作不同沙眼病毒株的感染力的测定。但因猴性格不驯，价昂贵，饲养较难，不如实验室一般小动物易于繁殖，并且检查方便，如能寻出其他敏感性动物，当有利于研究。然而，他们试验了家兔、豚鼠、狗、山羊等的眼部接种，结果均为阴性，家兔、豚鼠、小白鼠等其他途径的接种亦未发生病变。Grayston 1960 年报告小白鼠（成年，乳鼠或 400γ 照射后）、豚鼠、白沟鼠、田鼠、家兔、猴（除眼部接种外）及小鹦鹉等，用多种途径接种，皆未能引起病变。

用检出包涵体阳性的沙眼材料接种正常恒河猴眼，37.5% 猴眼发生滤泡性结膜炎，猴眼结膜上皮细胞内也检出包涵体，再次证明了包涵体的传染性。在猴体感染实验中，共接种了 6 只猴子，其中 3 只获得阳性结果。在这 3 只感染阳性的猴子中，2 只找到了包涵体。

3. 沙眼病原体分离试验

（1）鼠脑分离试验：在前期实验的基础上，他们开展沙眼病毒的分离实验。他们利用结膜上皮组织培养进行了初步研究，但没有成功。他们开始通过将衣原体注射到小鼠静脉内或脑内进行研究。根据日本学者荒川、北村等（1951，1953）用沙眼材料接种鼠脑分出病毒的报道，他们从 68 例沙眼患者中采集材料，通过单独或混合接种的不同方式，并经不同降低小白鼠抵抗力以增加病毒适应性的方法接种小白鼠幼鼠脑内，盲目传 3 代，共用小白鼠 2500 多只，观察发病过程和病理改变，结果全部为阴性，未能分离出病毒。实验似乎进入了绝境。但是，汤飞凡教授认为鹦鹉热病毒是可以在鸡胚卵黄囊中生长的微生物，沙眼病毒与其形态相似，也可能在鸡胚卵黄囊中生长繁殖，因此决定接种鸡胚卵黄囊分离病毒（图 2-8）。

（2）鸡胚分离试验：Macchia vello（1944）、Poleff（1949）、Stewart（1950）等曾有过以鸡胚分离沙眼病原体的报道，但未保留病原体未被证实。汤飞凡等分析了影响病毒分离的因素，认为除了选择敏感动物、适宜的感染途径、慎重选择无其他并发感染或继发感染的沙眼病例外，还需抑制杂菌生长。他们分析沙眼包涵体内颗粒小体形似鹦鹉热、淋巴肉芽肿大型病毒。鹦鹉热等病毒能在鸡胚生长繁殖，沙眼病原体可能有此特性。因此决定采用研究立克次体、病毒的研究技术，以鸡胚为实验动物，卵黄囊内接种方法分离沙眼病原体。鸡胚培养分离病原微生物成功与否的关键是有效地控制标本中污染的杂菌，但不影响沙眼病原体存活。众所周知，人结膜囊内存在正常菌群，如果在不除杂菌的情况下将结膜标本直接接种鸡胚卵黄囊内，细菌将大量繁殖，在"沙眼病毒"生长之前鸡胚就已经全部染菌死亡。因此他们决定在标本中加入抗生素作为抑菌剂，而当时病毒分离常采用青霉素和链霉素作为细菌抑制剂。汤飞凡、张晓楼等一方面审慎选择适宜病例取材，另外在未知病原体对抗生素敏感性不明的情况下，借鉴病毒研究中抑制细菌生长的方法，用不同剂量的青霉素和链霉素处理标本后再接种鸡胚卵黄囊（图 2-9）。

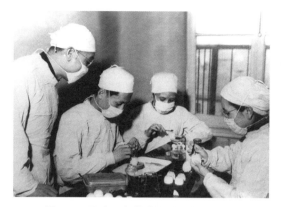

图 2-8　用鸡胚卵黄囊接种"沙眼病毒"

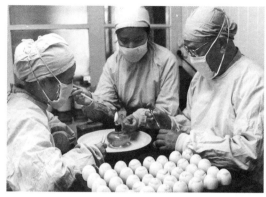

图 2-9　北京同仁眼科研究所微生物室用不同剂量的青霉素和链霉素处理标本后再行鸡胚卵黄囊接种"沙眼病毒"

随着鸡胚分离实验的多次重复,在 1955 年 8 月 18 日终于自第 8 次分离试验中分离出了 1 株沙眼"病毒"(图 2-10)这是世界上第一株沙眼"病毒",被命名为 TE8,T 代表沙眼,E 代表病因,8 是第 8 次试验。病毒在卵黄囊内繁殖后,鸡胚规律性死亡,细菌培养阴性。由于卵黄囊膜涂片常用染色方法不易区分病原体形态,改用染立克次体的 Macchiavello 染色法,光镜下可清晰地见到红色细沙粒样病毒体。卵黄囊膜组织切片也见大量沙眼包涵体。分离培养的病毒能在鸡胚连续传代并可低温保存。用分离的病毒进行药物敏感试验,结果提示青霉素对病毒有明显抑制作用,因此,他们改进了方法:取消青霉素,加大链霉素的剂量,延长了链霉素在标本中的作用时间,明显提高了成功率。他们还发现除链霉素外,新霉素对沙眼病毒也无影响。为了控制标本的细菌污染,故在进行分离病毒时采用链霉素和新霉素(各含 1%)混合溶液处理,效果更为满意,提高了病毒分离的阳性率。采用改进的方法,使"病毒"分离率达到了 50%,不到两个半月内又相继分出 14 株"沙眼病毒"。后来,许多国家的实验室将其称为"汤氏病毒"。1956 年分离出的 TE55 株称为沙眼病毒的标准株,在全世界范围使用。

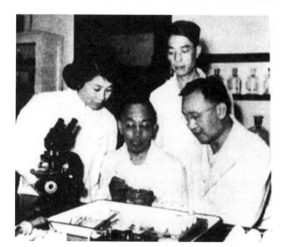

图 2-10　1956 年汤飞凡、张晓楼教授在进行沙眼衣原体分离试验

1956 年由汤飞凡、张晓楼等署名的"沙眼病毒"分离成功论文在我国《微生物学报》发表,1957 年在中华医学杂志英文版发表,他们报告了在鸡胚中成功分离了"沙眼病毒",从沙眼患者成功分离了衣原体。

二、沙眼衣原体的确认

分离出沙眼"病毒"后,要确认这种微生物是沙眼的病原体,应遵循 Koch 定律,即确认一种微生物是某种疾病的病原体,须达到以下要求:①要能从相应的病例中分离出这种微生物;②要能在体外传代纯培养出这种微生物;③用所分离出的微生物接种健康宿主后,要能在健康宿主中产生典型病变和症状;④能从接种者再分离出这种微生物。根据这个原则,在分离衣原体之后,汤飞凡及其合作者即进行了一系列实验,以确定这种新病原体的特点。汤飞凡等研究了所分离病毒的生物学性质、理化因素对病毒影响,进行了血清学试验、毒性试验及病毒对一般实验动物的致病性试验。他们对衣原体的物理性质进行了评估,并检验了衣原体对热、pH 变化、干燥、冷冻、冻融和各种化学灭活方法(包括甘油、乙醇和甲醛溶液)的敏感性。他们还检验了衣原体对可用抗生素的敏感性,并确定了对磺胺药和四环素的敏感性。他们证明"病毒"能在鸡胚中继续传代;他们进行了动物试验,感染小鼠、兔、豚鼠、鸽子和母鸡,但没有成功。用 TE8、TE55 两株病毒接种 7 只恒河猴眼中,均引起急性、包涵体阳性的滤泡性结膜炎。这些动物

在 7~10 天内出现了自限性急性结膜炎,持续2~3 个月。在 7 只猴子中,2 只猴眼结膜刮片Giemsa 染色查见包涵体并自猴眼分离出"病毒"(图 2-11)。他们的试验证明了采用临床未经治疗的 II 期沙眼,从鸡胚培养中获得的沙眼"病毒"与沙眼患者的材料一样能感染猴眼,用其感染猴能造成典型的沙眼特异性病变,并能在感染的猴眼中找到包涵体,能将其从猴眼里重新再分离出来,得到"纯培养"。他们还用分级滤膜证明"病毒"是可过滤的,并测出"病毒"颗粒直径为 120~200nm。沙眼"病毒"在补体结合反应上与性病淋巴肉芽肿病毒有相互交叉反应,并且沙眼"病毒"抗原与沙眼患者血清起阳性反应。

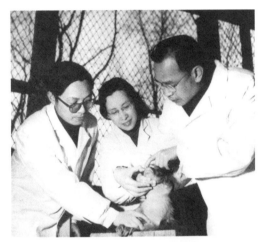

图 2-11 张晓楼、金秀英等在进行沙眼衣原体猴眼接种感染试验

1956 年,第二届世界卫生组织 WHO 沙眼专家委员会为澄清众说纷纭的文献报道,制订了下列标准,用于确认衣原体的分离:需要在连续培养物中证实有典型的包涵体,病原体需要能够在猴子中引起实验性沙眼,需要建立培养病毒和沙眼之间的血清学关系,最后还需要进行人感染实验。即在人眼接种,发生了实验性沙眼,才能被认为是沙眼病原体。

为了进一步验证分离培养的沙眼"病毒"是沙眼病原体,汤飞凡和张晓楼教授志愿做自体实验,以证明分离的"病毒"对人眼的致病性。汤飞凡、张晓楼用自身眼接种病毒,进行临床观察和实验室检测。1958 年 1 月和 2 月课题组分别将 TJ16 株病毒(1957 年 10 月北京同仁医院沙眼小组分离出的病毒,经鸡胚传 9 代后低温冷冻保存 10 周)接种于汤飞凡的左眼结膜内,将 TE106 株病毒(1956 年 9 月生物研究所实验室分离出的病毒,经鸡胚培养传16 代后低温冷冻保存 18 个月)接种于张晓楼的左眼结膜内。均以右眼作为对照眼,接种正常卵黄囊膜悬液。接种后,逐日行眼部检查,记录眼部发病情况并在病程中从患眼重复取材检验。结果汤飞凡、张晓楼接种病毒悬液的眼均急性发病,表现急性滤泡性结膜炎,皆于24 小时出现粘液性、粘液脓性分泌物,继而睑、球结膜充血、水肿、点状结膜出血。第 4~6 日睑结膜、穹隆部结膜见滤泡,表现急性滤泡性结膜炎。第 5 日患眼侧耳前淋巴结肿大、疼痛,相继结膜乳头增生,上方角膜缘毛细血管充盈扩张,微伸入透明角膜,角膜上皮细胞点状剥脱、角膜浅层基质点状浸润,伴患侧耳前淋巴结肿大。两人的对照眼皆无炎症反应。

两位科学家在患眼高度红肿、充血、流泪的病况下坚持从自己病眼重复取材检验，先后自汤飞凡病眼结膜刮片取材查包涵体5次，4次阳性。取材鸡胚分离"病毒"10次，2次阳性。自张晓楼病眼结膜刮片取材查包涵体13次，8次阳性。取材鸡胚分离"病毒"8次，4次阳性。两人的眼部病症于2周后开始逐渐缓解，接种后分别于23d、41d，他们才分别开始用0.5%金霉素滴眼剂治疗，历时2个月临床治愈，张晓楼教授的左眼结膜上穹隆部从此留下了沙眼瘢痕。该实验用鸡胚分离培养的2株"病毒"经体外传代后制备卵黄囊膜病毒悬液，接种两个志愿者正常眼，皆引发急性滤泡性结膜炎。金秀英进行沙眼防治研究同时她本人作为志愿者也接种了"沙眼病毒"（图2-12）。实验室多次查见病眼有典型沙眼包涵体，多次分离培养出相同"沙眼病毒"。总之，临床发病和实验室检查结果确凿地验证了鸡胚分离的"沙眼病毒"是沙眼的病因。

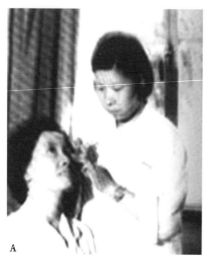
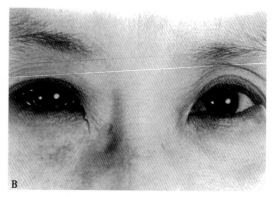
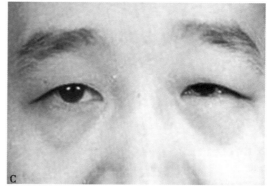

图2-12　A.金秀英教授作为志愿者接种"沙眼病毒"　B.金秀英教授接种"沙眼病毒"的眼部表现　C.张晓楼教授接种"沙眼病毒"的眼部表现

　　自沙眼病原体包涵体的发现，历经近半个世纪的曲折研究探索，终于成功分离"沙眼病毒"，这项成果的公布引起了学术界巨大反应。成功分离"沙眼病毒"的报道，震动了国际微生物学界和眼科学界。衣原体培养是一项令人震惊的突破，1957年美国、英国医学代表团来华访问索取分离的毒株，富有国际协作精神的中国人与其他国家的研究人员分享了他们的病原分离物，课题组送给Spooner冻干保存的TE8和TE55两株毒种，两株病毒带回伦敦的Lister研究所。沙眼研究组主任Collier博士及其研究小组将其接种鸡胚复苏了病毒，很快能够培养衣原体，验证并确认了汤飞凡等的实验。从此中国首次分离出的TE8和TE55两株毒种被送到世界各国，成为研究沙眼病原体的标准株。1958年Collier、Sowa按照汤飞凡等方法在西非冈比亚分出分离出1株命名为G1沙眼毒株，并经猴眼及志愿者眼接种皆获阳性结果。1959 年及其后沙特阿拉伯、美国、以色列、埃及、澳大利亚、越南、前苏联、南斯拉夫、葡萄牙、日本、突尼斯等国相继分离出多株"沙眼病毒"，得到了国际公认。1960、1961 国际沙眼会议主席 Lepine 对我国分离沙眼工作给予很高评价，我国的 TE55 株被称为汤氏株，成为沙眼衣原体研究的标准株。从此，世界各地不断有采用中国的实验方法成功分离出沙眼衣原体的文献报道。此后每 5 年世界科学界召开 1 次国际性会议，深入开展沙眼衣原体的研究。现已认识到沙眼衣原体还可引起人体其他多种部位的感染，造成多种多样的疾病，如男性尿道炎、附睾炎，妇女宫颈炎、子宫内膜炎，婴幼儿肺炎，母婴衣原体传播等。沙眼衣原体感染已成为一种重要的性传播疾病，引起医学界的极大关注。国内李子华、马镇西、许吉生、吉民生及台湾省 Woolridge 等也相继分离出多株病毒。

三、"沙眼病毒"毒素的研究

（一）"沙眼病毒"毒素

1966 年王克乾，张晓楼将 TE81 株，TE55 株，TE106 株"沙眼病毒"的鸡胚卵黄囊膜悬液注射小白鼠尾静脉后，小白鼠耸毛，战栗，呼吸促迫，于 24 小时内死亡，正常卵黄囊膜悬液注射无异常，表明"沙眼病毒"有毒素致小白鼠死亡。

1. 稳定性实验　"沙眼病毒"毒素对热及冻融的作用很不稳定，56℃ 30 分钟毒素即失去活力，37℃ 2 小时，室温 4 小时以及反复冻融均使效价明显降低。唯 4℃ 及 -40℃ 下较为稳定，可保存一周以上。

2. 提高效价的试验　将感染"沙眼病毒"死亡的鸡胚不及时收获，故意置 37℃ 4 小时后收获，测定其毒素效价，与及时收获者相比较，下降一倍以上。测试结果表明：不经冻存者效价高，最高者可达 1∶48；而经冻存者后效价下降一倍。腹腔内注射法所测毒素效价不如静脉者高。

3. 毒素剂量反应试验　在观察不同剂量的毒素与小白鼠死亡时间的关系，以便在实验工作中，能较准确地从死亡时间估计攻毒剂量。3MLD 毒素致小鼠大多于 6 小时以内死亡，2MLD 死亡高峰在 6 小时以后，而 1MLD 大多于 10 小时以后死亡。Ⅰ型"沙眼病毒"似较Ⅱ型者死亡稍早。

4. 毒素与"沙眼病毒"颗粒伴随，两者活性可因青霉素作用而分开，青霉素处理可使"沙眼病毒"失去感染性而保持毒素活性。"沙眼病毒"卵黄囊膜悬液中加入 10 000U/ml 青霉素，在 4℃ 处理 4 小时后衣原体失去感染性，但毒素活性不受影响。

（二）"沙眼病毒"毒素的抗原型

曾有报道世界各地区分离的"沙眼病毒"至少可分为 5 型，两株包涵体性结膜炎病毒的抗原型亦各异，这些不同抗原型的"沙眼病毒"在猴体免疫试验中不能交互保护。

1. Ⅰ、Ⅱ型"沙眼病毒"代表株间及几个不同实验室分离的"沙眼病毒"间交叉保护试验：表明 TE55 及 TE106 两株"沙眼病毒"间没有交叉保护作用。

2. Ⅰ、Ⅱ型"沙眼病毒"间交叉保护试验：同型"沙眼病毒"间的保护率为 62.3%～95%（平均 78.3%），异型"沙眼病毒"间的保护率为 0～44.4%（平均 26.9%），本株保护率为 60%～100%（平均 82.3%）。

3. 新毒株定型试验　同型保护率达 90.6%～95.6%，异型保护率仅为 3.1%～5.3%。

毒素可被免疫血清中和，以毒素保护实验检测我国北京、上海、河南等地分离的 46 株"沙眼病毒"可分为Ⅰ、Ⅱ两型，Ⅰ型以 TE55 株为代表株，Ⅱ型以 TE106 株为代表株。

沙眼在我国，特别是广大农村比较普遍，考虑使用疫苗进行沙眼的防治，不但具有现实意义，也有可能性。在沙眼免疫学研究中，必先对"沙眼病毒"抗原型有所了解，才能有的放矢，收到好的效果。这种分型方法简便易行，准确性高，无需特殊设备。

四、沙眼衣原体的正式命名

由于沙眼和鹦鹉热及鼠蹊淋巴肉芽肿的病原体同属介于细菌与病毒之间的一组微生物，在命名、有关沙眼和包涵体结膜炎以及鹦鹉热和性病淋巴肉芽肿之间相似性和差异性等方面，曾经有过许多混淆。在通用术语 chlamydia（衣原体）被最后广泛接受之前，相继使用过 paratrachoma（类沙眼）、TRIC（沙眼和包涵体结膜炎）病原体和 Bedsonia（衣原体属）等术语。1973 年国际微生物学分类将鹦鹉热沙眼性病淋巴肉芽肿这组长期被命名为病毒的微生物从病毒中移出，改称衣原体目，"沙眼病毒"正式改名为沙眼衣原体（Chlamydia trachomatis）。

沙眼病原体的发现明确了沙眼病因，这是微生物学史上一个重大发现，是微生物学家和眼科学家密切合作与共同努力而创造的医学史上的重要成就之一，是中国科学家为医学发展做出的卓越贡献，他们解决了医学、微生物学史上一个长期悬而未决的病原问题，填补了医学、微生物学史上一个空白，令人遗憾的是汤飞凡教授在刚刚验证了沙眼病原不久辞世。这是中国及世界医学史上的损失和憾事。由于当时的政治气氛，汤飞凡和张晓楼在自己眼中做感染试验的学术论文只能以张晓楼领衔发表。

沙眼病原体分离培养成功启动了一个前所未有的研究衣原体的高潮，为开拓、推动人类防治沙眼和衣原体病奠定了基础，他们能够为这一领域的其他研究人员和伦敦的研究团队提供他们的病原分离物，在此基础上伦敦的研究团队能够快速扩展这一工作，并进一步分离了病原株。汤飞凡及其合作者的工作，实际上更新了这一领域的观念，分离培养的衣原体使得研究工作出现了爆发性发展。研究工作进展迅速，以建立血清学检验方法，开发疫苗，改进培养方法，研究衣原体的生活周期（包括使用新出现的电子显微镜进行研究），评价衣原体的生长特点，并进行进一步的抗生素敏感性研究。从而，开始了一个全新的研究领域，受到世界学者的崇敬和赞扬。1981 年国际沙眼防治组织授予"沙眼金质奖章"（图 2-13A，图 2-13B）予以表彰，为我国赢得了荣誉。

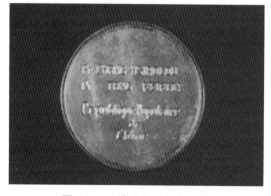

图 2-13A　沙眼金质奖章正面

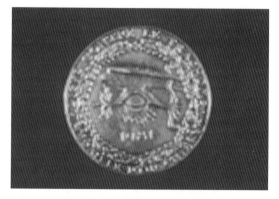

图 2-13B　沙眼金质奖章背面

第六节　沙眼衣原体的生物学

一、衣原体的分类

自 1907 年 Hal-berstadter 与 Von Prowazek 使用姬姆萨染色,光学显微镜下在沙眼结膜上皮细胞内发现包涵体,即上皮细胞内有红色原体及深蓝色始体颗粒聚集,此包涵体具有基质,颇似外衣包围,被称为"chlamydozoa"(衣原虫)。名称 *chlamydozoa*[来自三个词:"cloak"或"mantle"(斗篷)和"animal"(动物)]首先由 Halberstaedter 和 von Prowazek 提出,它反映了这种生物包含在细胞内就像披着斗篷一样。然而,多年来,相继有不少研究,但一直未分离出病原,因此对沙眼病原体的认识具有多样性,使用过不同的名字。沙眼病原体与鹦鹉热和性病淋巴肉芽肿病原体之间的相似性导致曾经短暂使用过 bedsonia(衣原体)、miyagawanella(宫川体)、TRIC(沙眼包涵体结膜炎)病原体以及 PLT(鹦鹉热 - 淋巴肉芽肿 - 沙眼)病原体等名词。衣原体分类有过多次重大变动,有一段时间,衣原体曾经被认为是立克次体。鹦鹉热 - 淋巴肉芽肿 - 沙眼(PLT)曾被列入立克次体目,以后移为大型病毒。

1956 年我国汤飞凡和张晓楼教授首次分离培养成功沙眼病原体,从此在世界上掀起研究沙眼的新高潮。微生物学家对 PLT 做了全面分析,由于沙眼病原体能通过细菌滤器,寄生在细胞内,并形成包涵体,很久一直认为是一种病毒。又因其大小、形态与一般病毒不同,称之为非典型病毒。之后分子生物学及代谢功能的进一步的研究,证明它具有 RNA 和 DNA 及一定的酶,并以二分裂的方式繁殖,具有细胞膜及细胞壁,对抗生素敏感等,这些不符合病毒应有的基本性质;发现它们和革兰阴性细菌有很多相似之处,而和病毒有本质区别,将 PLT 重新分类,从病毒移出,改称衣原体,隶属细菌范畴。1971 年 Storz 和 Page 提出将这类微生物另立一目,称衣原体。1974 年出版的《Bergey 细菌鉴定手册》接受了这一分类,将其归入原核细胞界 - 薄壁菌门 - 立克次体与衣原体纲 - 衣原体目 - 衣原体科 - 衣原体属 - 衣原体种,包括沙眼包涵体性结膜炎衣原体种及鹦鹉热衣原体种。1989 年出版的第十版此手册又新加入肺炎衣原体种。沙眼包涵体性结膜炎衣原体种再分为沙眼,淋巴肉芽肿及鼠肺炎三个生物变种。

近年来的研究进展已经对衣原体有了很多的了解;分子克隆、PCR 技术、质谱分析以及其他细胞和分子生物学技术的发展极大地扩展了我们对这种独特的细胞内寄生物的了解。

衣原体具有独特的、由细胞外感染型(原生小体)和细胞内复制型(网状小体)组成的发育周期。它们是革兰阴性菌,但是比许多细菌小,由于它们的尺寸较小,最初被分类为病毒。它们能够通过 Berkefeld V 过滤器,但当能够在培养物中研究它们的生长时,它们被重新分类为细菌。原生小体(elementary bodies,EB)的直径一般为 0.2~0.6μm,网状小体(reticular bodies,RB)的直径为 1.5μm。RB 以二分裂方式分裂,在形成新的 EB 后,包涵物破裂或被排出,释放出有感染性但代谢不活跃的 EB。衣原体科的微生物共有一个科或属特异的脂多糖表位,90% 的 RNA 序列都是相同的。两个属 *Chlamydia* 和 *Chlamydophila* 的不同之处在于前者能产生糖原,具有两个核糖体操纵子,而后者不能产生糖原,仅有一个核糖体操纵子。

在 1999 年,美国农业部国家动物疾病中心的 Karin Everett 及其同事提出了最新的分类。这一分类没有被普遍采用,实际上引起了很多争论。这一领域的许多研究者继续使用名词 chlamydia(衣原体)表示 *Chlamydia* 和 *Chlamydophila* 两个属(表 2-2)。

表 2-2 衣原体的科学分类

界：	细菌
门：	衣原体
目：	衣原体
科：	衣原体
	Simkaniaceae Parachiamydiaceae Waddliaceae Rhabodochlamydiaceae
属：	衣原体
	Chlamydophila'
种：	沙眼衣原体
	眼血清型 A、B、Ba、C
	生殖血清型 D 到 K
	性病性淋巴肉芽肿血清型 1，2，3
	鼠衣原体
	猪衣原体
变种：	肺炎衣原体
	鹦鹉热衣原体
	兽类衣原体
	流产衣原体
	猫衣原体
	豚鼠衣原体

　　沙眼衣原体种内有 3 个生物变种（或亚种）：沙眼生物变种眼型有 A、B、Ba、C 四个血清型；眼生殖泌尿型有 D、Da、E、F、G、H、I、Ia、J、K 十个血清型。淋巴肉芽肿生物变种有 L1、L2、L2a、L3 四个血清型。

　　沙眼衣原体对外界抵抗力不强，对热敏感，56℃/5 分钟或 70℃/1 分钟则失去感染性。在 37℃之下可能活存数小时，在室温内存活 24 小时，在 4℃标本可活存至 1 星期，低温冷冻可存活数年以上。病毒不能抵抗干燥，干燥 1 小时失活。75% 乙醇半分钟或 2% 来苏 5 分钟可灭活沙眼衣原体。

二、衣原体致病谱

　　衣原体是一群严格在真核细胞内寄生和繁殖的原核微生物。也是人、禽、畜共患的微生物。沙眼衣原体、肺炎衣原体、鹦鹉热衣原体皆可致人类疾病，引起多部位感染。致病范围涉及眼、生殖泌尿、妇、内、儿、耳等多学科。

　　衣原体属包括三个种。在自然条件下，沙眼衣原体仅感染人，地方性致盲沙眼通常由 4 个眼血清型 A、B、Ba 和 C 引起。在我国，主要引起沙眼的是沙眼衣原体 A～C 型，而 D～K 型主要引起泌尿生殖道感染。李子华等应用微量免疫荧光法（HIF）检测出 1 例沙眼患者血清属于 B 型沙眼衣原体，检测出 8 例生殖泌尿系统感染患者血清属于 D～K 型沙眼衣原体。鼠衣原体（*C.muridarum*）最初称作鼠肺炎病原体（MoPn），仅感染小鼠。最初，它被认为与沙眼衣原体相似。最近，在仓鼠中，已经发现了另外一种鼠衣原体。猪衣原体在猪中流行，它能引起结膜炎、肠炎和肺炎。它有许多不同的型。

　　通常沙眼衣原体血清型 A、B、Ba 和 C 与沙眼有关，但在特定地方流行地区以及在特定家庭中，通常仅以一两个血清型为主。仅有时能分离到其他血清型，它们的意义尚不清楚（表 2-3）。

表2-3 高度地方流行沙眼中沙眼衣原体血清型的分布

地区	血清型
冈比亚	A，B[D]
突尼斯	A，B[C]
埃及	A
埃塞俄比亚	A，Ba
南非	A，B，[D，E]
沙特阿拉伯	A，B，C
伊朗	A，B，C，[D]
阿富汗	B，C
印度	B，C
中国台湾	B，C[D]
澳大利亚	B，C
危地马拉	C
美国	Ba，C

[ ]较少见到

　　研究发现：沙眼衣原体 A、B、Ba、C 血清型主要致沙眼，也可致泌尿生殖道感染。D～K 血清型主要引起泌尿生殖道感染及多种并发症，如尿道炎、前列腺炎、膀胱炎、睾丸炎、副睾炎、宫颈炎、子宫内膜炎、盆腔炎、输卵管炎、输卵管闭锁、异位妊娠及肝周炎等，并成为男、女性不孕症的重要病因，此外也可致沙眼、游泳池结膜炎、新生儿围产期感染（如包涵体结膜炎、肺炎、中耳炎等）。沙眼衣原体性病现已跃居性病首位，全球每年新感染约 1 千万例。近年我国衣原体性病也居性病首位。有报道宫颈炎、盆腔炎患者宫颈拭子取材沙眼衣原体培养阳性率 52%，2 周～3 个月婴儿肺炎咽拭子培养沙眼衣原体阳性率 20.9%。近年研究发现沙眼衣原体和 Reiter 综合征（尿道炎、结膜炎、关节炎、前列腺炎）间有关联。

　　肺炎衣原体是新被认识的一种衣原体。1965 年，中国台湾省从一名儿童眼部取材，用鸡胚分离出来 TW-183 株衣原体。1983 年美国在西雅图从患咽炎学生的咽部分离出 AR-39 株衣原体。此二株衣原体的抗原性完全相同，组合为 TWAR 组衣原体。TWAR 组衣原体有些特性和沙眼衣原体、鹦鹉热衣原体相似，但原体形态、组织嗜性、致病谱等有很多不同之处，基因分型 DNA 同源性只有 10%。1989 年确认是 1 个新种，定名肺炎衣原体。现知它寄居人咽部、呼吸道，是人类肺炎的一个重要病因，遍及人群，全世界分布。成年人抗体阳性率达 40%～50%，隐性感染广泛，常致咽炎、肺炎、支气管炎、哮喘、鼻窦炎及中耳炎。从结膜炎患者中分离出肺炎衣原体提示肺炎衣原体也可引起结膜炎。值得重视的是近年研究肺炎衣原体致病谱又有很重要的延伸。体外实验显示，肺炎衣原体可在人的巨噬细胞、血管内皮细胞、动脉平滑肌细胞内生长。巨噬细胞受染后产生炎前细胞因子 TNF-α、IL-1β、IL-6、IL-8 等激发炎症反应。动脉粥样硬化灶处泡沫细胞（巨噬细胞）内电镜查见衣原体，免疫组化、聚合酶链反应（PCR）检出肺炎衣原体抗原和特异核酸。肺炎衣原体感染和动脉硬化、冠心病、心肌炎、多发性硬化症间的因果关联，仅过客停留或加速疾病发展，正受到广泛重视和探讨中。此外，近期研究肺炎衣原体感染和年龄相关性黄斑变性（AMD）间的关联也受到关注，患者脉络膜新生血管膜组织检出肺炎衣原体 DNA。AMD 进行发展常伴有高滴度的抗肺炎衣原体抗体。在许多动物和爬行动物（包括考拉、蛇、鬣蜥、变色龙、蛙和海龟）中，肺炎衣原体也能引起感染。肺炎衣原体的 DNA 比沙眼衣原体的大 20%。

鹦鹉热衣原体（*C.psittaci*）主要引起鸟类感染。尽管持续的隐性感染很常见，鹦鹉热衣原体与鸟类中的流行有关，并且可致鸡、鸭、鸽、鹦鹉等禽类肺炎、气管炎、肠道感染。禽偶感染人，在人体引起呼吸道感染（鹦鹉热）致肺炎以及滤泡性结膜炎。它包含至少 5 个血清型。家畜衣原体（*C.pecorum*）主要影响哺乳动物，可引起绵羊、山羊、牛、猪以及考拉等流产、肺炎、肠炎、关节炎、结膜炎、角膜炎等多种疾病，已受到畜牧业极大重视。

流产衣原体（*C.abortus*）在反刍动物中很常见，但是也见于马、兔、豚鼠、小鼠、猪和人。感染常伴有流产。猫衣原体（*C.felis*）在猫中流行，可引起猫的结膜炎、鼻炎和呼吸道感染。最后，豚鼠衣原体（*C.caviae*）见于豚鼠，之前因豚鼠包涵体结膜炎而为人所知。

衣原体感染在动物中非常流行，超过 70% 的家养牛和猪以及几乎 60% 的野生猪 PCR 检查阳性。大多数小牛在出生后 2 周内感染，并且感染患病率和严重程度随着拥挤程度增加而呈指数增加。12% 的猫携带有猫衣原体。在很多情况下，动物感染是地方性、无症状的，但如果动物处于应激状态或很拥挤，常发生感染流行，特别是在鸟类中。更典型的是，无症状感染常常使得动物对其他感染更敏感，并对其他病原体缺乏抵抗力。在用于食物生产的动物中，慢性隐匿性或者持续感染可能也有重要的意义，因为会降低生长速度、生育力和产奶量。

澳大利亚有袋类动物是一类独特的动物，在地理上已经与世界的其余地区隔绝了几千年。有趣的是，在这些动物中，不仅有肺炎衣原体和兽类衣原体，而且还有多个新种类有待分类。一项研究发现：在 70% 的考拉中存在鹦鹉热衣原体，但仅 9% 有症状。

对 16S rRNA 序列变化的分析提供了可用于监测细菌早期进化的分子钟。在三亿五千万到八亿三千万年之前，衣原体从棘阿米巴分离。在五千万年到两亿年前的白垩纪和侏罗纪之间，衣原体从 Chlamydophila 分离。猪衣原体在三千一百万到七千四百万年前哺乳动物开始分化时从其他衣原体分离，鼠衣原体在一千九百万到四千六百万年前分离出来。在两千万到三千万年前，灵长类动物首次出现；在大约五十万年前，智人出现。在四百万到一千三百万年前，性病性淋巴肉芽肿衣原体从其他沙眼衣原体分离出来；在两百万到五百万年前，分化出了生殖和眼衣原体。在大约八十万到一百八十万年前，开始了沙眼变种的分化。旧金山 Proctor 基金会的 Richard Stephens 指出：这表明眼部感染发生在人类进化的早期。

三、衣原体生活周期

沙眼衣原体可感染人的结膜、角膜上皮细胞。在 1913 年，Lindner 记录了衣原体的独特生活周期。当 Bedson 在 20 世纪 30 年代分离了鹦鹉热病原体时，更详细地对这一生活周期进行研究。能够培养衣原体，特别是组织培养极大地促进了这些研究。

不同种的衣原体和宿主细胞的生活周期长度显著不同。一般在实验室中，沙眼衣原体需 24~48 小时来完成生活周期，而在体内研究中，沙眼衣原体可能需要花费超过这个时间两倍的时间（图 2-14）。宿主反应或体外 γ 干扰素的存在可能阻止发育，并引起"持续的"感染。已经对衣原体生活周期的详细机制有了许多了解，Hackstadt、Hatch 和 Clarke 对此进行了回顾和概括。

在沙眼衣原体的生活周期中有两个生物相：原体（EB: Elementary Body）是感染相，原体的特点为个体较小，大小约 0.3μm，具有细胞壁，可存活于细胞外。始体（RB: initial body，也

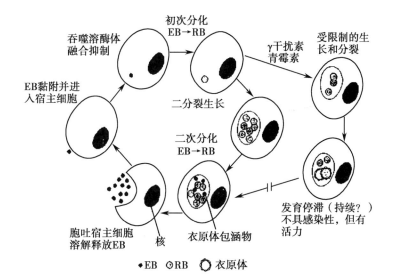

图 2-14　体外沙眼衣原体生活周期的简图。原体为沙眼衣原体的感染单位,细小颗粒状。原体进入上皮细胞在胞浆内增大为始体(网状体)。始体分裂呈斑点状簇集为始体型包涵体,周围常见空泡环绕。随始体分裂增多,包涵体增大,自细胞浆周边部移近胞核的一侧如帽状(帽型包涵体)。包涵体中央部开始出现细小颗粒状原体(始、原体混合型包涵体)。包涵体继续增大,原体增多,充满全包涵体(原体型包涵体、填塞到包涵体),胞核受压,移位到细胞一侧。最后细胞膜破裂,原体释放到细胞外从 EB 黏附到 RB 形成可能需要 8 个小时,从 RB 到 EB 需大约 24 个小时,到释放出来需 48 个小时。正常的周期可能需要 48 到 72 个小时

称网状小体 Reticulate Body)是繁殖相,个体较大,无感染性,大约约 0.8μm(图 2-15、2-16)。原体侵入宿主细胞后,在胞浆内发育转变始体,以二分裂方式形成子代原体。在胞浆内充满后则细胞破裂释放出原体,游离的原体在侵入正常的上皮细胞,开始新的周期。每一周期约 48 小时。衣原体利用寄生虫特有的吞噬开始它的活跃的吞噬过程。

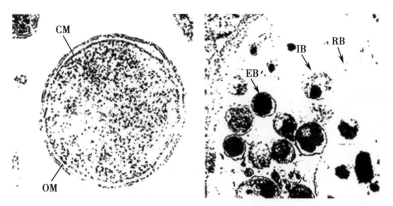

图 2-15　包涵体的透射电子显微镜照片,左侧为网状小体,右侧为原生小体
(感谢 Michael Ward 提供照片)

虽然对生活周期全部过程的机制尚不了解,但在衣原体和宿主信号途径之间存在多方面的相互作用。已经发现了多种黏附机制,这些机制可能被不同种类的衣原体,在不同的条件下,对不同的细胞系使用。最初,发现有可逆的静电黏附。可能由氨基多糖介导,但尚

不清楚氨基多糖是来自衣原体还是来自宿主细胞。出现不可逆的黏附。虽然Ⅲ型分泌（TTS）和Tarp酪氨酸磷酸化被激活，但尚不清楚这些机制的作用。此外，胞膜蛋白（PMP）可能也很重要。发现细胞内肌动蛋白丝有变化，许多GTP酶被激活，并伴有其他酶的级联反应。

当衣原体进入细胞内后，在细胞内的液泡内复制：有关含衣原体的液泡能够避免或延迟溶酶体融合并继续与宿主细胞微管和代谢过程发生相互作用的机制有多种，但尚未完全阐明。衣原体依赖宿主细胞的ATP酶、能量产生和脂类，例如鞘磷脂和胆固醇。最近发现，衣原体能够释放包涵物修饰蛋白（Incs），这种蛋白能够以未知的方式调节宿主细胞。

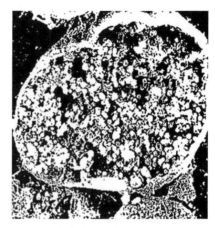

图2-16　包涵体的扫描电子显微镜照片，网状小体和原生小体（感谢 Michael Ward 提供照片）

原体（EB）有许多表面暴露的蛋白。主要外膜蛋白（MOMP）是主要的蛋白，还在免疫中起到主要作用。它具有4个可变域，域变异为沙眼衣原体的血清型分类提供了基础。主要外膜蛋白是一种分子量为39kDa的孔蛋白。其他表面蛋白包括胞膜蛋白（PMP），PMP有9～20种。它们是自动载体，粘着在表面上，最终分子量为大约70kDa。PMP也被认为在黏附过程中发挥了重要的作用，可能是将来疫苗开发的目标。表面还含有衣原体脂多糖。在电子显微镜下，在EB表面上，还可见到不能解释的半球形屋顶样结构。

原体（EB）的紧凑形状似乎由二硫键保持，这些二硫键与表面蛋白紧密交联，并压迫EB，就像一张紧紧的网一样。衣原体DNA也被紧紧包住，并且组蛋白样的蛋白能够防止转录，并将DNA紧紧地保持在一起。在EB进入细胞内的液泡后，二硫键断裂，EB再次扩大形成始体（RB）。组蛋白样蛋白被除去，停止产生。衣原体变得代谢活跃，并在进入细胞后30分钟内开始转录。

已经使用微阵列进行了一些研究，以找出在生活周期"上调"的衣原体基因（图2-17）。在第1个小时内，29个基因上调，这些基因被称作"即时早基因"。到周期中期（8～16个小

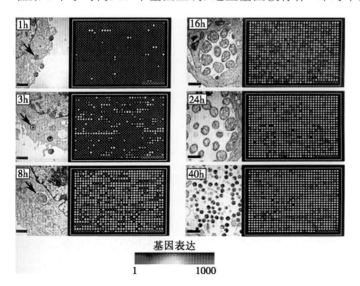

基因表达

1　　　　1000

图2-17　Hela 229 细胞中沙眼衣原体血清型 D 生活周期的转录情况以及在 1、3、8、16、24 和 48 小时 PI 细菌包涵物的透射电子显微镜照片（Belland 等，2003. 感谢美国国家科学院 Belland 提供照片）

时），几乎所有的基因都表达；在发育晚期（24～40 个小时），26 个基因表达。Nicholson 将这些基因分成了 7 个在时间上内聚的群。仍然有许多有待了解，以便对这些机制进行精确控制。

四、沙眼衣原体基因组与抗原结构

基因组为双链封闭环状 DNA，属最小基因组的原核生物。基因组的全部序列已被测序。衣原体被膜组分中外膜蛋白结构在感染过程和免疫反应中起重要作用。主要外膜蛋白（MOMP）是研究重点，其基因编码和分子序列已经清楚。MOMP 一级结构的变异区和吸附宿主细胞有关。MOMP 二硫键的氧化还原在衣原体生长代谢及原体、网状体（始体）相互转化中起重要作用。MOMP 有复杂的抗原系统，包括种、亚种、血清型的抗原决定簇，是衣原体免疫分型和鉴定的基础，已制成各血清型的单克隆抗体。MOMP 还是研制亚单位疫苗和基因工程疫苗的主要目标蛋白。外膜蛋白中热休克蛋白（HSP）作为致敏原能致豚鼠、猴发生迟发型变态反应性眼病。其中 HSP60 参与衣原体慢性感染的免疫病理反应，揭示沙眼、输卵管炎等免疫病理损伤和纤维化、瘢痕形成以及自身免疫性炎症有关。脂多糖（LPS）是衣原体外膜另一主要成分，衣原体能修饰宿主细胞的细胞膜，受染细胞膜表面可检出 LPS。LPS 有衣原体属特异抗原决定簇，是诊断衣原体属时常用的属抗原。

Rick Stephens 对沙眼衣原体血清型 D 的序列测定是一大进展。从那时起，知道了沙眼衣原体血清型 A、鼠衣原体、两种肺炎衣原体、豚鼠衣原体、流产衣原体和猫衣原体的全部序列。

衣原体基因组较小，大约为 1.04Mbp，编码 894 种蛋白。其中 28% 的蛋白是衣原体独有的。所有衣原体共有保守基因组成的"核心基因组"，但在标记为"可塑性区"的复制终点附近，有一个变异较大的区域。基因组的这一特殊部分编码色氨酸合成酶、衣原体毒素和 Tarp 基因。变异还见于 incA 位点以及编码主要外膜蛋白的 ompA 基因，但 ompA 有克隆稳定性。

对 ompA 基因的详细研究已经显示了给定血清型内的多样性。在埃及进行的一项研究表明：血清型 A 有 5 个基因型，血清型 Ba 有 6 个基因型，但血清型 C 仅有一个基因型（表 2-4）。大多数衣原体具有共有基因序列，但少数衣原体在 ompA 基因的可变节段 1 或 2 有 1 或 2 个点突变。这些小的基因型变异可用于追踪家庭聚集性，并还可用于监测治疗后感染的再次出现。在尼泊尔进行的另外一项研究有类似的发现，但发现了血清型 Ba 的 3 个基因型和血清型 C 的 6 个基因型。此外，大多数共有一个基因型，一小部分有单个点突变。

另一项研究考查了染色体上分散的多个位点，以确定衣原体 19 个实验室参考株和 10 个最近的分离株之间的重组。他们发现：重组广泛存在，但点置换相对罕见。在 ompA 基因的下游，找到了重组的热点部位。这些发现表明：与之前仅对 ompA 基因进行的研究中的发现相比，衣原体可能有更多不同的克隆。这些发现的意义仍然有待确定。一些衣原体（鼠衣原体、豚鼠衣原体和兽类衣原体）表达的毒素与阻断 γ 干扰素引起的 GTP 酶活化的大梭菌细胞毒素相似。

除了它们自己的 DNA 之外，所有衣原体含有功能不明的高度保守质粒的 4 到 8 个拷贝。称作衣原体噬菌体的质粒为 7.5Kbp，具有 8 个主要的开放性阅读框架（图 2-18）。许多衣原体也被噬菌体感染。这些微病毒构成了最小的已知 DNA 病毒（22nm）。已经发现了 6 种不同的相关噬菌体。它们含有 4.5Kbp 的单链环状 DNA 和 8 个开放阅读框架。噬菌体的功能也还不清楚。

表 2-4 血清型 A、Ba 和 C 不同基因型点突变位置和编码结果

Genovar A	56（VS1）	93	125	256（VS2）
A1（138）				
A2（7）		C→A 无		
A3（3）	C→T			G→A Gly→Ser
A4（4）	Ala→Val			
A5（1）			C'T Ala→Val	

Genovar Ba	18（VS1）	35（VS1）	262（VS2）	328	413
Ba1（45）			A→G Ser'Gly	G→T Ala→Ser	
Ba2（9）			A→G Ser'Gly		
Ba3（2）			A→G Ser'Gly	G→T Ala→Ser	C→A Pro→His
Ba4（1）		A→G Thr→Ala	A→G Ser→Gly	G→T Ala→Ser	
Ba5（2）			A→G Ser→Gly		C→T Pro→Leu
Ba6（1）	C→T Ala→Val		A→G Ser→Gly	G→T Ala→Ser	

Genovar C	56（VS1）	165			
C1（25）	T→C Ile→Thr	C→T 无			

注：括号内的数字表示基因变异的发生率，VS 表示可变的序列

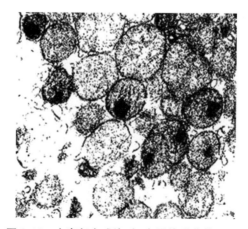

图 2-18 在高复合感染时，衣原体噬菌体 Chp2 感染的流产衣原体 A22 RB 的薄切片电子显微镜照片（Clarke 2006；感谢 Ian Clarke 提供照片）

第七节　从预防措施方面对沙眼衣原体的实验研究

沙眼通过密切接触传播，家庭、学校等集体生活是直接、间接感染的主要场所。采取有效的预防措施来切断沙眼的传播是消灭沙眼的关键。张晓楼、金秀英从预防措施方面对沙眼衣原体进行了一系列的实验研究。

一、温度与沙眼

用含有同仁16号（TJ）沙眼衣原体的鸡胚卵黄囊膜，制成20%肉汤盐水悬液，分置于10×1.2厘米的灭菌小试管内，每管一毫升。将试管置于一定温度的水浴中作用一定时间后取出，迅速放置4℃冰箱中，待热退冷却后，接种鸡胚，观察沙眼衣原体是否已被杀灭。每组注射4～5个鸡胚，每胚注射0.2毫升，同时有对照观察。

置不同温度的水浴中作用一定时间，分别是①45℃条件下30分钟，②50℃条件下10分钟，③56℃条件下5分钟，④70℃或100℃条件下1分钟。实验结果表明以上条件下沙眼衣原体均可被灭活。

在低温条件下，沙眼衣原体所受影响很小，在−50℃低温冰箱内可保存1年以上，反复冻化三次，无明显影响。冷冻干燥可以保存1年以上，是保存毒种的良好方法。

可看出加热消毒是家庭和公共场所中简便易行的最好方法。张晓楼等曾在冬季室温18℃的情况下，将沸水900毫升倒入普通洗脸盆内，倒入后温度立即降至84℃，1分钟后为81℃，5分钟后为64℃，10分钟后为51℃。这样的温度也足够杀死沙眼衣原体。所以将毛巾或洗脸盆用沸水烧烫，就能灭毒，在此种条件下，"沙眼病毒"是安全可靠的。

二、干燥度与沙眼

极薄而均匀地涂抹40%沙眼衣原体悬液0.8毫升于六个无菌的小塘瓷盆内，然后放置无菌室内约1小时许，使之凉干。自凉干时起计算时间，分别于5、15、30分钟、1小时和3小时后检测，盆上沙眼衣原体干燥30分钟仍存活，干燥1小时的则沙眼衣原体失活。

另用40%沙眼衣原体悬液0.8毫升，浸湿无菌小毛巾（2厘米×3厘米大小）数块，分别放在室内通风处凉干，然后在不同的时间取回，可得出相似的结果。小毛巾在通风处吹凉半小时，毛巾达到半干的程度，仍有沙眼衣原体存在，仅能减弱沙眼衣原体的活力；1小时后毛巾全部干燥，沙眼衣原体则全部灭活。

干燥灭毒仅需一小时，这是最经济的灭毒方法，故擦脸毛巾用后凉干或晒干，就能杀死沙眼衣原体。

三、紫外线与沙眼

在无菌玻璃平皿内滴入1毫升20%沙眼衣原体悬液，用36时紫外线灯管在1米处照射15分钟和30分钟，均未能杀死沙眼衣原体。

四、肥皂液与沙眼

将浸有沙眼衣原体悬液的小毛巾，置于5%或10%肥皂液中，用镊子揉洗三分钟，然后将浸透的小毛巾取出，尽量拧干小毛巾，检测得知5%的肥皂水或10%的肥皂粉液与浸在毛巾上的沙眼衣原体接触三分钟，不能杀死沙眼衣原体。另外将 10% 肥皂粉悬液及 5% 去污粉悬液与等量的 40% 沙眼衣原体悬液混合，置 4℃冰箱 4 小时，与以同样肥皂粉液揉洗小毛巾时不同，可以杀死沙眼衣原体。原因一方面是浓度大，另一方面是与沙眼衣原体直接接触时间为 4 小时，而揉洗实验仅为 3 分钟。

肥皂水杀毒效力不大，10% 肥皂粉溶液 4 小时虽能杀死沙眼衣原体，但日常生活中很少浸泡这样长的时间。虽然如此，肥皂去污洗净的效力很大，将手上毛巾上污物洗去仍然有助于减少传染的机会。洗手时直接在手上涂搓肥皂，其浓度当更大。

五、常用消毒药物与沙眼

常用消毒药物中，与等量 75% 乙醇作用半分钟，与 2% 来苏作用作用 5 分钟，与 1∶1000 升汞作用 3 分钟等情况下沙眼衣原体均可灭活。

其中以 75% 乙醇杀毒力最强，半分钟即可杀毒。1∶1000 升汞液较弱，3 分钟始杀死沙眼衣原体。故眼科医生检查沙眼患者后，最好用酒精棉球或酒精纱布擦手。

在日常的沙眼患者自然接触传染中，不可能有如试验中这样大的感染量。所以在实验中能减弱沙眼衣原体的条件可能就足以杀灭日常生活中传染的小量沙眼衣原体。但若能根据结果进行消毒，对沙眼的传播当更能制止。

第八节　各类药物对沙眼衣原体的作用及药敏实验

为了提供临床上选用有效的药物，张晓楼，金秀英等以常用的眼药、抗菌素、磺胺剂、中药等对沙眼衣原体的敏感性做了试验。

1972 年，张晓楼，金秀英为寻找有效治疗沙眼药物，用鸡胚实验筛查了 220 多种中草药以及 19 种中药滴眼剂对"沙眼病毒"的作用并进行了一些临床治疗观察。以 TE106 株、TE55 株衣原体卵黄囊制成 20% 悬液。中草药采用水煎蒸馏和乙醇提取后蒸发除醇两种方法制成水溶液。药物浓度以 1 克生药制成 1 毫升溶液为 100%，调整 pH 后实验浓度为 10%～50%。筛查方法采用体外试验和体内试验，鸡胚育传 3 代，以鸡胚特异性死亡及卵黄囊膜涂片光学显微镜镜检衣原体阳性为指标判定效果。实验结果显示：水煎剂中诃子、蚤休、石榴皮、五倍子、五味子；醇提液中诃子、大黄、马齿苋、射干、儿茶、紫草、大青叶；原液体药中淡竹沥、化铁丹体外试验有抑制衣原体作用，但体内试验皆不显效果。曾使用诃子、蚤休、菊花制成滴眼液治疗数例沙眼患者有些疗效但未系统观察。1960 年北京市眼科用华铁丹治疗 540 例，4 周临床治愈率为 40%。

关于沙眼衣原体对药物敏感性试验，1956 年曾对抗菌素及磺胺剂作过试验。同时为了配合临床上选择有效的治疗药物并对临床治疗提供更多的参考，将常用的一些眼药如抗菌素，磺胺剂、中药等作了一系列的药物敏感性试验。所有药物均经鸡胚耐受试验，选其对鸡胚发育无影响的浓度进行试验，方法分为体外混合和体内注射两种。体外混合试验的药物较多，除华铁丹、七针丹及 50% 蒜液体外混合有效而体内注射无效外，其余药物两种试验的结果皆是一致的。将沙眼衣原体滴于海螵蛸棒上，或与海螵蛸粉末混合，皆证明对沙眼衣原体无影响。海螵蛸的主要成分为磷酸钙及碳酸钙，以此二种粉末分别与沙眼衣原体混合，未见有任何影响。对于抗菌素和磺胺剂，除从定性角度观察有无杀毒效力外，还作了不同浓度效力大小的比较研究。

　　基于 Becker 等文献报道沙眼衣原体有赖 DNA 的 RNA 多聚酶，衣原体生活周期中依赖此酶利用宿主细胞的 ATP、GTP 等合成 RNA 转为始体增生。新的半合成抗结核分枝杆菌药利福平是此酶的强力抑制剂。张晓楼等寻得四川抗菌素工业研究所赠予的利福平样品制成系列浓度与 TE55 株衣原体悬液做鸡胚体外和体内试验。体外试验利福平 20μg/ 胚，体内试验 100μg/ 胚不可逆地完全灭活衣原体。研制 0.1% 利福平滴眼剂治疗中学生沙眼患者 59 人，4 次 / 日滴眼。4 周临床治愈率 47.5%，6 周复查治愈率 88.1%。

　　最终，张晓楼等认为金霉素、土霉素、红霉素、四环素、青霉素，磺胺醋酸钠、磺胺噻唑，硫酸铜及灭沙灵等均有显著的杀毒作用。0.25% 氯霉素仅能延长鸡胚死亡日期，不能杀死沙眼衣原体。1% 的始能保护鸡胚不死，故其杀毒作用不大，远不及金霉素、土霉素等。链霉素、新霉素、紫霉素、多粘菌素、呋喃西林及中药黄连素。紫草素等对沙眼衣原体没有影响。利福平对葡萄球菌、链球菌、肺炎链球菌等也有良好抑菌作用，已普及用于临床。

参 考 文 献

1. Boldt J. Trachoma. London: Hodder and Stoughton, 1904

2. Halberstaedter L, von Prowazek S. Ubet zelleinschusse parasitarer natur beim trachoma.（On cell inclusions of a parasitic nature in trachoma）. Arb. K. Gesundh. Amt, 1907, 26: 44-47

3. Lindner K. Zur Trachomforschung. Zeitschrift fuer Augenheilkunde, 1909, 22: 547-550

4. Lindner. Zur Atiologie der gonokokkenfreien Urethritis. Wein. Klin. Wchnschr, 1910, 23: 283

5. Fritsch H, Hofstatter A, Lindner K. Experimentelle Studien sur Trachomfrage. Arch. f. Ophth, 1910, 76: 547

6. Nicolle C, Cuenod A, Baizot L. Etude experimentale du trachoma. Arch Instit Pasteur de Tunis, 1913, 4: 157-182

7. Lindner K. Zur Biologie des Einschluss blennorrhoe-（Trachom）Virus. Arch f. Ophth, 1913, 84: 1

8. Noguchi H. The Etiology of Trachoma. J Exp Med, 1928, 48: 1-53

9. Talbot D. Trachoma Importe D'Egypte En Italie Des Le XIII Siecle. Rev Int du Trach, 1930, 7: 112-114

10. Bedson SP, Bland JOW. A morphological study of psittacosis virus, with a description of a developmental cycle. Br J Exp Pathol, 1932, 13: 461-466

11. Thygeson P. Inoculation of the human conjunctiva with trachomatous materials. Am J Ophthalmol, 1933, 16: 409-411

12. 汤飞凡，周诚浒. 沙眼杆菌与沙眼之研究. 1934, 22（10）: 867-878

13. Robbins AR. Ophthalmologic Review. Role of Bacterium granulosa in trachoma. Arch Ophthalmol, 1935, 14: 629-640

14. Thygeson P, Proctor FI, Richards P. Etiologic significance of the elementary body in trachoma. Am J Ophthalmol, 1935, 18: 811-813

15. MacCallan AF. Trachoma. London: Butterworth &Co.（Publishers）Ltd, 1936

16. Julianelle LA, Harrison RW, Morris MC. The Probable Nature of the Infectious Agent of Trachoma. Journal of Experimental Medicine, 1937, 65（5）: 735-755

17. Macchiavello A. Estudios sobre Tifus Examtematico; III. Un neuvo metodo para tenier Rickettsia. Rev Chil Hyg Med, 1937, 1: 101-106

18. Macchiavello A. El virus del tracoma y su cultivo en el saco vitelino del huevo de gallino. Rev Ecuatoriana de Higy Med Trop Guayaquil, 1944, 1: 33

19. Macchiavello A. The virus of trachoma and its cultivation in the yolk sac of the hen's egg. Trop Dis Bull，1948，4：1112-1114

20. Poleff L. Culture des corps du trachoma a la lumiere des acquisition nouvelles. Rev Int Trach，1948，26：175-176

21. Stewart FH，Badir G. Experiments on the cultivation of trachoma virus in the chick embryo. J Pathol Bacteriol，1950，62：457-460

22. Freyche M-J. Some Gaps in the Present Knowledge of the Epidemiology of Trachoma. Geneva：WHO，1951. Report No.：WHO/Trachoma/6

23. World Health Organization. Expert Committee on Trachoma. First Report. Geneva：WHO，1952

24. 邹子度. 沙眼的病原. 中华眼科杂志，1953，3：90-103

25. Siniscal AA. The trachoma story. Public Health Rep，1955，70：497-507

26. 长谷川信六. 眼と细菌，日本眼科全书，第四卷，第一分册. 东京：金原出版株式会社，1955：25-129

27. World Health Organization. Expert Committee on Trachoma. Second Report. Geneva：WHO，1956

28. 汤飞凡，张晓楼，李一飞，等. 沙眼病原研究：Ⅰ沙眼包涵体的研究. 微生物学报，1956，4（1）：25-32

29. 汤飞凡，张晓楼，李一飞，等. 沙眼病原研究：Ⅱ猴体传染试验. 微生物学报，1956，4（1）：15-24

30. 李一飞，庐宝兰，张晓楼，等. 沙眼病原研究：Ⅲ病毒分离试验. 微生物学报，1956，4（1）：25-32

31. 汤飞凡，张晓楼，黄元桐，等. 沙眼病原研究：Ⅳ接种鸡胚，分离病毒. 微生物学报，1956，4（1）：189-210

32. Tang FF，Chang HL，Huang YT，et al. Studies on the etiology of trachoma with special reference to isolation of the virus in chick embryo. Chin Med J，1957，75：429-447

33. 张晓楼. 正常结膜囊的细菌培养. 中华眼科杂志，1957，7：111

34. 汤飞凡，张晓楼，黄元桐，等. 沙眼病原研究：Ⅴ. 沙眼病毒分离技术的改进. 中华医学杂志，1957，43：81-86

35. 黄元桐，王克乾，汤飞凡. 沙眼病原研究：Ⅵ. 几种新抗生素及胆汁、胆盐对沙眼病毒的影响. 中华医学杂志，1957，43：765-767

36. Tang FF，Chang HL，Huang YT，et al. Studies on the etiology of trachoma with special reference to isolation of the virus in chick embryos. Chin Med J（Engl），1957，75：429-447

37. TANG，FF，et al. Isolation of trachoma virus in chick embryo. Hyg Epidemiol Microbiol Immunol，1957，1（2）：109-120

38. TANG，FF，et al. Further studies on the isolation of the trachoma virus. Acta Virol，1958，2（3）：164-170

39. 叶宗藩，汤飞凡. 金霉素、氯霉素和链霉素对沙眼病毒包涵体形态的影响. 微生物学报，1958（02）：203-210

40. Collier LH，Duke-Elder S，Jones BR. Experimental trachoma producedby cultured virus. Br J Ophthalmol，1958，42：705-720

41. Г.Я. Синая，О.Г.Биргера. 各种传染病微生物学检查法，景冠华等，译. 北京：人民卫生出版社，1958

42. 汤飞凡，张晓楼，黄元桐，等. 关于沙眼病毒的形态学、分离培养和生物学性质的研究. 中华眼科杂志，1958，8：7-10

43. 那塔夫，著. 沙眼. 郭毓环，译. 上海：上海科学技术出版社，1959

44. 李子华，黎勉琴，陈凤英. 沙眼病毒鸡胚分离的初步报告. 上医学报，1959，（6）：507

45. 李永年. 眼内手术前结膜囊细菌培养的分析. 中华眼科杂志，1959，9：231

46. 邹本宝. 结膜囊涂片检查分析. 中华眼科杂志，1959，9：235

47. 张晓楼，金秀英，王克乾. 分离培养的沙眼病毒人体感染观察. 中华医学杂志，1960，46：25-28

48. Duke-Elder S，Wybar KC. System of Ophthalmology Vol II The Anatomy of the Visual System. St Louis：The C.V. Mosby Company，1961

49. Siebeck R. The Global Distribution of Trachoma 1930-1955. In：Rodenwaldt E，Jusatz HJ，editors. World Atlas of Epidemic Diseases Part III. Hamburg：Falk-Verlag，1961

50. 张晓楼，金秀英. 预防措施方面对沙眼病毒的实验研究. 中华医学杂志，1962，12：775-777

51. 张晓楼，金秀英. 沙眼病毒动物感染范围及药物敏感性的实验研究. 中华医学杂志，1962，7：418-423

52. Thygeson P，Hanna L，Dawson C，Zichosch J，Jawetz E. Inoculation of human volunteer with egg-grown inclusion conjunctivitis virus. Am J Ophthalmol，1962，53：786-795

53. 马镇西，詹世炜，马升阳. 抗沙眼病毒药物筛选的实验研究. 郑州眼科学术会议论文，1962

54. CHANG，H.L. and H.Y. CHIN，Studies on trachoma virus with various physical and chemical agents for prophylaxis. Chin Med J，1962，81：779-783

55. 李子华，沈美珺，周忆萍，等. 沙眼病毒的体外培养——用鸡胚内胚层细胞分离和传代. 中华医学杂志，1963，49（2）：697

56. 王克乾. 沙眼研究：Ⅱ. 萤光抗体染色，姬姆萨染色与鸡胚分离病毒三种方法检查人结膜刮片中沙眼病毒的比较. 医学文摘（眼科学），1964.（3）69

57. Chang HL，Chang E. Achievements in research on trachoma virus and prevention and treatment of trachoma in China.（Contributions at the 301-317）. In：GEN：142，Peking Symposium，1964：30l-317

58. 张晓楼. 在细胞培养中沙眼病毒的构造及繁殖的电子显微镜观察. 医学文摘（眼科学）1964，1（1）

59. CHANG HL，H.Y. CHIN，K.C. WANG. Experimental studies on trachoma vaccine in monkeys. Chin Med J（Engl），1964，83：755-762

60. 李子华，等. 沙眼病原学的研究Ⅰ. 上海地区沙眼病毒的分离和鉴定. 上海第一医学院学报，1964，（01）：121-125

61. 李子华，等. 沙眼病毒的体外培养——用鸡胚内胚层细胞分离和传代. 上海第一医学院学报，1964，（02）：264

62. 崔正言，邬树敏，孙桂毓，等. 山东地区沙眼病毒的分享和鉴定. 中华眼科杂志，1965，12（1）：307-309

63. 黄文桐，李凤阁. 沙眼包涵体的形态学与发育循环. 中华眼科杂志，1965，12（1）：310-313

64. 施文连. 沙眼患者血液用组织培养的原体初步报告. 中华眼科杂志，1965，12：314

65. 诸葛培信，李仲兴. 正常人及沙眼患者结膜囊的细菌培养. 中华眼科杂志，1965，12：315-317

66. 张晓楼，张峨. 我国沙眼病毒的研究和防治工作的近况. 科学通报，1965，（1）：47-55

67. 张晓楼. 沙眼病毒在卵黄囊细胞内发育形态的电子显微镜观察. 医学文摘（眼科学），1965，1（1）

68. 王克乾，张晓楼. 沙眼病毒毒素及毒素分型实验研究. 中华眼科杂志，1966，13（2）：146-149

69. Collier LH，Sowa J，Sowa S. The serum and conjunctival antibody response to trachoma in Gambian children. J Hyg Cambridge.，1972，70：727-740

70. 洪涛，金秀英，王思智，等. 沙眼病毒形态的电子显微镜研究. 微生物学报，1973，13：91-94

71. Byrne GI，Moulder JW. Parasite-specified phagocytosis of Chlamydia trachomatis by L and HeLa cells. Infect Immun，1978，19：598-606

72. 吉民生，张淑娟. 沙眼包涵小体及假性包涵小体. 中华眼科杂志，1979，15（3）：94-95

73. Jin X Y，Zhang X L，Zhang W H，et al. Pathogenesis of trachoma. Chinese Medical Journal，1980，93（12）：827-834

74. 张晓楼. 衣原体感染研究进展. 国外医学：眼科学分册，1981，(3)

75. Chen YZ. Ramble in Chinese ophthalmology，past and present. Chin Med J，1981，94：1-4

76. Hirschberg J. The History of Ophthalmology，in Eleven Volumes 1：Antiquity. Bonn：JP Wayenborgh Verlag，1982

77. Hirschberg J. The History of Ophthalmology，in Eleven Volumes. Bonn：JP Wayenborgh Verlag，1982-1994

78. 张晓楼. 沙眼衣原体. 生物学通报，1983(02)：31

79. Patton DL，Chan KY，CKuo CC，et al. In vitro growth of Chlamydia trachomatis in conjunctiva and corneal epithelium. Invest Ophthalmol Vis Sci，1988，29：1087-1095

80. Byrne GI，Merkert TP. Persistence of Chlamydia in gamma interferon treated T24 cells. Abstracts of the Annual Meeting for the American Society of Microbiology，1988：13

81. Al-Rifai KMJ. Trachoma through history. Int Ophthalmol，1988，12：9-14

82. Millar MI，Lane SD. Ethno-ophthalmology in the Egyptian Delta：an historical systems approach to ethnomedicine in the Middle East. Soc Sci Med，1988，26：651-657

83. Taylor HR. Trachoma. Int Ophthalmol，1990，14：201-204

84. Isaacs HD. Medieval Judaeo-Arabic medicine as described in the Cairo Geniza. J R Soc Med，1990，83：734-737

85. 张力，张晓楼，金秀英. 我国华北沙眼流行区患者抗沙眼衣原体抗体的检测及其分型. 中华眼科杂志，1991，27：67-70

86. 张文华，青木功喜，武宇影，等. 中日沙眼衣原体结膜炎病原学流行病学研究. 眼科，1992，1：22-24

87. 杨洪. 沙眼衣原体感染及其诊断和治疗现状. 国外医学·流行病学·传染病学分册，1993，3：116

88. Weigler BJ，Girjes AA，White NA，et al. Aspects ot the epidemiology of Chlamydia psittaci infection in a population of koalas(Phascolarctos cinereus)in southeastern Queensland，Austrlia. J Wildl Dis，1998，24：282-291

89. Stephens RS，Kalman S，Lammel C，et al. Genome sequence of an obligate intracellular pathogen of human：Chlamydia trachomatis. Science，1998，282：754-759

90. Everett KDE，Bush RM，Andersen AA. Emended description of the order Chlamydiales，proposal of Parachlamydiaceae fam. nov. and Simkaniaceae fam. nov. each containing one monotypic genus. Revised taxonomy of the family chlamydiaceae，including a new genus and five new species，and standards for the identification of organisms. Int J Syst Bacteriol，1999，49：415-440

91. 杨军. 沙眼衣原体诊断研究进展. 国外医学(儿科学分册)，1999(05)：229-231

92. Bain DL，Lietman T，Rasmussen S，et al. Chlamydial Genovar Distribution after Communitywide Antibiotic Treatment. J Infect Dis，2001，184：1581-1588

93. Stephens RS. Chlamydial Evolution：A Billion Years and Counting. In：Schachter J，Christiansen G，Clarke IN，et al. Chlamydial Infections. Proceedings of the Tenth International Symposium on Human Chlamydial Infections. June 16-21，2002. Antalya - Turkey. San Francisco：International Chlamydia Symposium，2002：3-12

94. Belland RJ，Zhong G，Crane DD，et al. Genomic transcriptional prlfiling of the developmental cycle of Chlamydia trachomatis. Proc Nat Acad Sci USA.，2003，100：8478-8483，

95. Nicholson TL，Olinger L，Chong K，et al. Global stage-specific gene regulation during the developmental cycle of Chlamydia trachomatis. J Bacteriol，2003，185：3179-3189

96. Bodetti TJ，Viggers K，Warren K，et al. Wide range of Chlamydiales types detected in native Australian

mammals. Vet Microbiol，2003，96：177-187

97. World Health Organization. Report of the 2nd Global Scientific Meeting on Trachoma. Geneva，Switzerland：WHO 25-27 August，2003

98. 陆金春，卫红英，尹兴昌. 沙眼衣原体与沙眼的研究进展. 临床眼科杂志，2003，11（6）：569-571

99. 皇甫月明，陆金春，黄宇峰. 沙眼衣原体的流行病学研究进展. 国外医学：流行病学传染病学分册. 2003，30（4）：239-241

100. Zhang J，Lietman TM，Olinger L，et al. Genetic diversity of chlamydia trachomatis and the prevalence of trachoma. Pediatr Infect Dis J，2004，23：2057-2060

101. 宋和平. 三种方法在沙眼衣原体检测中的对比分析. 实用诊断治疗杂志，2005，19（11）：821-822

102. 赵普宁. 连接酶链反应检测结膜沙眼衣原体. 中国热带医学. 2005，1，（5）：41-42

103. Hackstadt T. The Cell Biology of Chlamydia-Host Interactions. IN，Kaltenboeck B，Knirsch C，et al. Chlamydial Infections. Proceedings of the Eleventh International. Symposium on Human Chlamydial Infections，Niagara-on-the-Lake，Ontario，Canada，June 18-23，2006. San Francisco，CA 94110，USA：International Chlamydia Symposium，2006：135-144

104. Caldwell HD. Chlamydial Genomics. In：Chemesky M，Caldwell H，Christiansen G，et al. Chlamydial Infections. Proceedings of the E1eventh International Symposium on Human Chlamydial Infections，Niagara-on-the-Lake，Ontario，Canada，June 18-23，2006. San Francisco，CA 94110，USA：International Chlamydial Symposium，2006：3-12

105. Hatch TP，Structures of Chlamydia In：Chernesky M，Caldwell H，Christiansen G，et al. Chlamydial Infections. Proceedings of the Eleventh International Symposium on Human Chlamydial Infections，Niagara-on-the-Lake，Ontario，Canada，June 18-23，2006. San Francisco，CA 94110，USA：International Chlamydia Symposium，2006：123-131

106. C1arke IN. The Molecular Biology of Chlamydiae. In：Chernesky M，Caldwell H，Christiansen G，et al. Chlamydial Infections. Proceedings of the Eleventh International Symposium on Human Chlamydial Infections，Niagara-on-the-Lake，Ontario，Canada，June 18-23，2006. San Francisco，CA 94110，USA：International Chlamydia Symposium，2006：271-280

107. Whitcher JP，Cevallos V. Moraxella，down but not out-the eye bug that won't go away. Br J Ophthalmol，2006，90：1215-1216

108. Kaltenboeck B. Recent Advances in the Knowledge of Animal Chlamydial Infections. In：Chernesky M，Caldwell H，Christiansen G，et al. Chlamydial Infections. Proceedings of the Eleventh International Symposium on Human Chlamydial International Symposium on Human Chlamydial Infections，Niagara-on-the-Lake，Ontario，Canada，June 18-23，2006. San Francisco，CA 94110，USA：International Chlamydia Symposium，2006：399-408

109. 金秀英. 沙眼衣原体研究历程及进展. 眼科，200，15（3）：145-150

110. <http://en.wikipedia.org/wiki/Book of Tobit>，viewed August 2006

111. 江萍，周宜兰. 聚合酶链反应检测泪液中沙眼衣原体的临床研究. 眼科新进展，2006（26）4：301-302

112. 潘志强，金秀英，张文华. 沙眼衣原体——发现与贡献. 中华眼科杂志，2006（42）16：567-569

113. 周玉梅，王智群，孙旭光. 我国北方两地区小学生沙眼衣原体检测及基因分型研究. 眼科研究，2007，6（25）：465-468

114. Gomes JP，Bruno WJ，Nunes A，et al. Evolution of Chlamydia trachomatis diversity occurs by widespread

interstrain recombination involving hotspots. Genome Res，2007，17：50-60

115. 熊礼宽，周华，程锦全，等. 沙眼衣原体检测及分型的方法学比较研究. 中华微生物学和免疫学杂志，2007，27（1）：79

116. 汤备，董晨. PCR 技术对检测可疑沙眼患者眼分泌物中沙眼衣原体病原的作用. 黑龙江医学，2007，31（1）：7-8

117. 周玉梅，王智群，等. 沙眼患者病原体基因型的鉴定分析. 中华实验眼科杂志，2013，9，31（9）：855-858

第三章 病理与免疫

为什么在一些人中沙眼衣原体会持续存在,而在另外一些人中却不会?在某种程度上,这一变异似乎和致盲性沙眼一样是符合生态学的,发生在某些环境中,但会随着生活水平的改善而消失。变异可能是由宿主(或病原体)的遗传因素引起的。有哪些证据可以证明宿主遗传因素在决定沙眼严重程度方面起到了重要作用?沙眼并不真的是一种"贫穷的疾病",而是一种以感染持续存在引起的迟发型超敏反应为特征的免疫疾病。因此,沙眼被比作"慢性毒葛"。

大多数研究表明:反复再次感染在保持衣原体抗原的存在方面非常重要。然而,持续感染的概念可以被视为没有被识别的再次感染而不予考虑。有一些个体中的衣原体会长期持续存在,但难以对这些发现进行解释,需要将一般和特殊平衡对待。

这与烟草行业类似。如果每个人都吸烟,肺癌将被认为是一种遗传疾病。在这种情况下,尽管每个人都吸烟,但仅有一定比例的人会出现肺癌。因此,不能错误地得出结论:遗传起主要作用,而忽略了暴露于香烟烟雾的重要性。在沙眼高度流行的地区,并非每个人都会失明;尽管"每个人"在儿童时都会暴露或感染,但最后通常"仅"10%~20%会出现倒睫,并可能在没有进一步治疗的情况下导致失明。

这是遗传引起的还是环境引起的?如果是环境引起的,这是由持续的单次感染引起,还是由再次感染引起?在发达国家,尽管在半个世纪前,沙眼可能还是一大问题,但现在已不再能见到由衣原体性结膜炎(沙眼)引起的失明。衣原体感染仍然流行,15%或20%的年轻成人可能有衣原体生殖道感染,因此,包涵体结膜炎的发作并不罕见(图3-1)。为什么在经常发生再次感染的地区,人们会因沙眼致盲,而在再次感染罕见的地区,不会因衣原体感染致盲?人口的遗传没有改变。在各种条件下,可能出现了持续感染,但再次感染的发生似乎是关键。

临床上,可以见到沙眼最初表现为有滤泡、乳头和炎性增厚的结膜炎(活动性或急性炎症性沙眼)。随后出现瘢痕性改变,结膜瘢痕形成,眼睑变形(瘢痕性沙眼)。

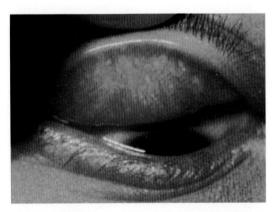

图 3-1 在墨尔本的一名年轻成人的急性包涵体结膜炎眼睑变化

沙眼的病理学改变反映了临床情况。在活动性沙眼中,结膜各层组织均有炎症,可见大量淋巴细胞浸润，出现特征性的生发中心或淋巴滤泡结构，并伴有乳头增生。随后，在瘢痕性沙眼中，上皮下结缔组织增生，导致瘢痕形成，眼睑形变。

本章将首先对组织病理学变化进行综述，然后探讨有关疾病机制和病理过程的动物和人体研究获得的信息。一般来说，对整个动物的研究（无论是人体研究还是实验研究）着眼于"黑箱之外"，而细胞和分子的研究着眼于"黑箱之内"。

第一节　组织病理学

从病理学方面来讲，沙眼是一种慢性传染性结膜炎，其病变过程，初期是结膜和角膜上皮下组织的炎性细胞浸润，或滤泡形成；继而是随着炎性细胞的浸润和滤泡的消失，而逐渐出现瘢痕结缔组织；最后在瘢痕组织收缩作用下形成睑部畸形，角膜混浊以及严重的视力障碍。故沙眼为致盲的重要原因之一。

沙眼的感染发生在结膜上皮，沙眼的病变发生在上皮下组织。在细胞涂片中，可以容易地发现在上皮中生长的衣原体。然而，尽管存在有上皮内包涵体，但很难在通过上皮的垂直组织切片中发现它们（图3-2）。原因是组织切片中有许多细胞核的断面，将这些细胞核与包涵体的断面加以区分存在着困难。在上皮下组织中，很少发现有衣原体。很可能的原因是，它们被深部组织中的巨噬细胞吞噬了。或者，它们可能是在深部组织切片中见到的上皮细胞团和瘢痕组织及组织变形所造成的假象。然而，普遍认为沙眼的衣原体感染仅仅局限于上皮。

在沙眼衣原体感染后，开始会出现轻度的急性炎症反应，最初不能与其他感染性结膜炎相区分。然而，在几天内，淋巴细胞逐渐聚集，这些细胞将形成特征性淋巴滤泡，这些淋巴细胞是由Raehlmann首次描述。在淋巴滤泡之间存在由淋巴细胞构成的致密外套和严重的炎性细胞浸润（图3-3）。随着时间的推移，这些炎性浸润被纤维结缔组织和瘢痕组织代替。

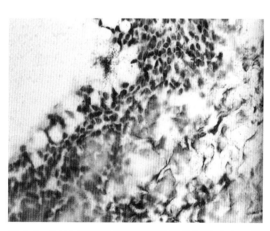

图3-2　DNA探针显示的猴眼沙眼模型沙眼衣原体上皮内感染

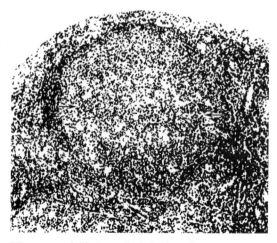

图3-3　一名沙眼2a期患者的结膜。次级淋巴中滤泡含有大的、淡染的滤泡中心（箭头），周围包绕着薄的淋巴细胞外套（箭头）（Abu El-Asrar 1989© 经BMJ出版集团有限公司许可后翻印）

一、结膜细胞学

金秀英、张晓楼等对人眼致病的沙眼结膜细胞学进行了研究,从沙眼患者睑结膜刮片姬氏染色镜检中,发现除包涵体外常伴有特异细胞学改变。

1. 结膜上皮细胞　急性、亚急性炎症期可见细胞炎性变性,黏附松散,胞界不清;胞浆淡染,常见空泡;核染色质疏松,有空隙成筛网状,偏伊红淡染;屡见细胞溶解,胞浆外溢、消失,性淋巴细胞变轻微或比较正常。慢性炎症期可见细胞呈多形态性,柱状上皮细胞减少。

2. 沙眼包涵体　衣原体在上皮细胞浆内发育繁殖成集落。急、亚急性期或慢性病程急性发作时较易查到,检出率约15%,但慢性病程中则难查见。不同发育阶段,包涵体形态不同,由300~1000毫微米颗粒组成,小颗粒紫红色,大小一致,零散沙粒状,为原体;大颗粒蓝紫色斑点,大小不一,为始体或网状体。原体侵入细胞后在包涵体泡内转变成簇集斑点,为始体原体混合型包涵体,继续增大成熟,原体增多而始体减少,充满原体,成为原体型或成熟包涵体。最后细胞膜破裂,原体散溢细胞外。包涵体大小和侵入细胞内原体数目有关,1个上皮细胞内可见1个以上始体型包涵体,增大融合为巨大填塞型,每个细胞内可见2个不同发育阶段的包涵体同时存在。

3. 嗜中性粒细胞　是沙眼细胞象中多见的渗出细胞,尤多见于急性期。慢性病程中可随急性炎症发作而大量出现。

4. 淋巴细胞系统　大量免疫活性淋巴细胞的出现是沙眼细胞象中的特异表现。急性期很少见,病程中随嗜中性粒细胞减少淋巴细胞增多。慢性炎症期,在胶样滤泡刮片或滤泡挤压物涂片中可查见大量以下几种形态的细胞:①小及中淋巴细胞,为血液中常见的形态。②淋巴母细胞,胞体大,圆或不规则形,胞浆窄少、位于核的周围或偏一侧,呈盔帽状。核大且圆,常染色质多,可见核仁。③转化过渡性淋巴细胞,为中淋巴细胞与淋巴母细胞间的过度形态。④染色体形成型淋巴,为进入有丝分裂各期的淋巴细胞。⑤浆细胞。⑥浆母细胞。此外,刮片上屡见直径1.6~6.4微米蓝色不规则斑点状的淋巴细胞浆碎片。

5. 单核吞噬细胞系统　①吞噬细胞,见于急性炎症期,单个游走于嗜中性粒细胞间,圆或不正圆形,胞界不整,常见伪足或舌状突起,胞浆灰蓝色,有小空泡。核肾形或椭圆形,可见刻凹,染色质呈网状。②巨噬细胞,又称Leber细胞,见于慢性炎症期,多见于重沙眼有胶样坏死滤泡者。胞体大,胞界不清,浆宽广,常含有吞噬的胞浆和核质碎片,巨噬细胞周围时见转化过渡型淋巴细胞、淋巴母细胞及小淋巴细胞紧密环绕。③网织细胞,胞界不清楚,核染色质疏松,粗网状,常染色质明显,核膜清晰,核仁清楚。

二、结膜病理

金秀英、张晓楼等对沙眼的研究发现:沙眼衣原体仅在结膜上皮内生长繁殖,但引起结膜下组织广泛的深在的炎性浸润,细胞坏死,最后瘢痕形成。

结膜上皮层:急性炎症期,表层上皮细胞脱落变薄,继而增生,层次增加,形成乳头与假腺体。细胞间屡见炎性细胞浸润。滤泡表面上皮细胞减少为1~2层,甚或全层脱失。

固有层及结膜下组织:原疏松网状的固有层见弥漫淋巴细胞浸润,并可见浆细胞。腺样层增厚,淋巴细胞限局聚集形成滤泡。胶样滤泡由淋巴母细胞、网织细胞及巨噬细胞组成中心区,转化过渡型淋巴细胞组成周边区,外围是浓密的小淋巴细胞。中心区细胞变性、坏死、核碎，屡见核丝分裂现象，在上皮细胞下、滤泡之间纤维层可见充盈扩张的新生毛细血管及淋巴管。慢性病程中可见纤维母细胞增生。滤泡间及结膜下均可见纤维细胞及结缔组织形成。睑板腺淋巴细胞浸润，腺体萎缩，待以结缔组织。

　　发生滤泡病变的上皮处细胞变薄，其内可见大量中性多形核白细胞和单核细胞浸润。上皮细胞被活化，在它们的细胞膜表面表达Ⅰ类主要组织相容性复合体（MHC）抗原和Ⅱ类HLA-DR抗原。这一活化可以被γ干扰素诱导，使得上皮细胞能够呈递衣原体表面抗原，并与Th-1 T细胞发生反应。在活动性沙眼中，上皮细胞也可表达血管内皮生长因子（VEGF）。在上皮内，可见到前炎性细胞因子IL-1。此外，在上皮浅层，上皮细胞被巨噬细胞浸润，在上皮深层，上皮细胞可被树突状细胞浸润。在上皮中，存在有许多淋巴细胞（主要是T细胞），CD_8^+T细胞的数量比CD_4^+T辅助细胞的数量多，还有一些B细胞。

　　对培养中感染的上皮细胞的研究表明：当感染细胞溶解并释放含有新的EB的包涵体时，它们同时还释放IL-1α。然后，IL-1α刺激其他上皮细胞释放前炎性趋化因子以及细胞因子IL-8、GROα、GMCSF和IL-6，但不会释放TGFβ1或β肌动蛋白。这些细胞因子吸引炎症细胞，特别是巨噬细胞，并启动炎性级联反应。

　　在猴眼中的发现与人类中的发现惊人地相似（图3-4）。透射电子显微镜（TEM）显示：出现明显的细胞间水肿和细胞内变性，微绒毛减少，形成空泡，内质网破裂。

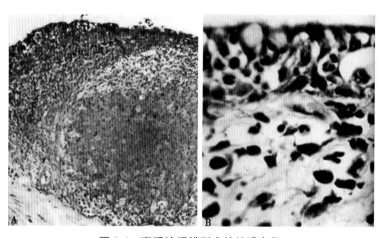

图3-4　猴眼沙眼模型中的结膜变化

A. 显示一个典型的滤泡，滤泡周围可见炎性细胞浸润，在覆盖的异常、变薄的上皮组织中，有明显的炎性浸润；B. 严重的上皮内炎性细胞浸润

　　扫描电子显微镜（SEM）显示有许多斑片样的病变，微绒毛减少，在表面上可见到被排出的淋巴细胞（图3-5）。这些区域覆盖在淋巴滤泡上，上皮变薄，可见浆细胞、嗜酸性粒细胞和脱颗粒的肥大细胞浸润。在远离淋巴滤泡处，上皮细胞过度生长，上皮下可见有大量的浆细胞、T细胞和一些巨噬细胞。在实验动物中，也见到了类似的变化。进一步的研究证实：在淋巴滤泡内和周围，有能够产生衣原体特异性的IgM、IgG和IgA的B细胞存在。在上皮组织下，存在有明显数量的浆细胞，它们主要产生IgA，少量表达IgG，较少的表达IgM或IgE。在人体组织中，T细胞主要为CD4⁺细胞，但在患有沙眼的眼组织中，以CD8⁺细胞为主。有趣的是，在PCR检查阳性的儿童中，球结膜杯状细胞减少，但这与临床疾病无显著关联。

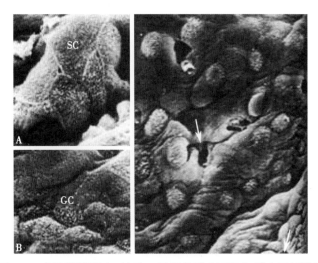

图 3-5　在猴眼模型中，接种 5 周后结膜表面的扫描电子显微镜
照片。请注意结膜上皮细胞表面典型皱纹样皱襞。在吸收性分泌
细胞（SC）之间，散在分布有杯状细胞（GC）。在小的病变（箭头）
中也很明显（×520）
A. 显示分泌细胞呈多边形的形状和分泌细胞表面正常的微绒毛；
B. 显示杯状细胞的正常形态。请注意，微绒毛较大，数量较少
（Patton & Taylor 1986，经芝加哥大学出版社许可后翻印）

三、沙眼滤泡

　　形成大量特征性的淋巴滤泡或生发中心是沙眼的特点。在人体中，这些滤泡具有淡染
的中心，其中含有淋巴细胞、浆细胞和巨噬细胞，属于典型的淋巴细胞生发中心。有时，在
生发中心内还可以见到巨细胞。生发中心没有包膜，与肠内的派伊尔集合淋巴结相似。它
们被小淋巴细胞外套围绕，这些小淋巴细胞主要是 T 淋巴细胞，但也包括有一些浆细胞、
巨噬细胞和多形核白细胞。还会见到一些散在分布的肥大细胞和嗜酸性粒细胞。此外，
在猴子中的变化也惊人地相似，大多数 T 细胞为 T 抑制细胞毒细胞（CD_8^+），而不是 T 辅助
（CD_4^+）淋巴细胞（图 3-6）。

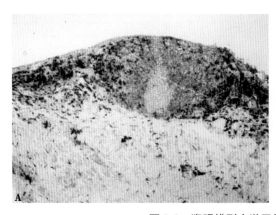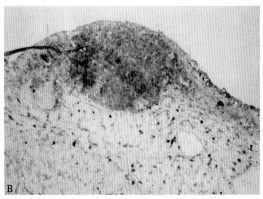

图 3-6　猴眼模型中淋巴细胞的免疫组织化学染色
A. 在猴眼结膜中，以 CD_8^+T 淋巴细胞为主；B. CD_4^+T 淋巴细胞

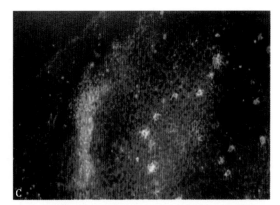

图 3-6　猴眼模型中淋巴细胞的免疫组织化学染色（续）
C. 在滤泡中，可见到抗原特异性的 IgA 细胞

由于上皮下组织浸润得更为严重，增厚的结膜表现出乳头样外观，表面上的乳头突出，并存在下凹的上皮隐窝。乳头中含有许多扩张的小血管和突出的血管内皮细胞，周围围绕着炎性细胞。杯状细胞的数量显著增多，副泪腺周围有浆细胞密集浸润。有时，乳头之间的隐窝会被碎屑堵塞，形成假性囊肿。最终，这些假囊肿可形成钙质沉积物，看起来像小的结石。

四、瘢痕

尽管在沙眼早期可见到成纤维细胞样变化，但在严重的炎症消退时，更容易看到这些变化。这一炎性过程发生在密集增生的结缔组织中，最后形成致密的瘢痕组织，上面覆盖一层薄层扁平上皮细胞（图 3-7）。

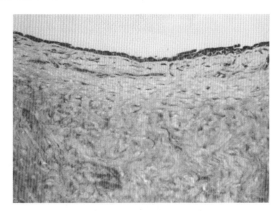

图 3-7　示睑结膜瘢痕形成，上皮变薄，结膜下可见瘢痕组织形成，向下伸展到前部睑板组织内（苏木素伊红染色）

增厚的、致密的上皮下纤维组织膜附着到睑板上。睑板增厚，形成潴留囊肿，出现玻璃样变性，可见被灶性脂肪组织替代。变形的睑板腺组织萎缩，腺泡基底膜增厚，杯状细胞丢失。在猴眼模型中，也见到了类似的瘢痕性改变。在一些具有大量 CD_4^+T 辅助淋巴细胞的患者中，明显的炎症持续存在。在无炎症的活检组织中，以 CD_8^+ 细胞为主。尽管仍有 B 细胞存在，未见有生发中心，并且罕见有多形核白细胞。

在正常结膜中，在固有层中可见到Ⅰ型和Ⅲ型胶原，Ⅳ型胶原形成上皮细胞、内皮细胞和泪腺的基底膜。正常情况下，看不到Ⅴ型胶原。在活动性沙眼中，可见到Ⅰ型、Ⅲ型和Ⅳ型胶原沉积增加。Ⅳ型胶原沉淀的增加和新的Ⅴ型胶原的形成会导致结膜瘢痕形成。在固有层上部以及血管和副泪腺组织周围，可见出现斑片样Ⅴ型胶原。在成纤维细胞的细胞浆质中，也可以见到Ⅴ型胶原。在睑板瘢痕形成显著的结膜组织中，Ⅴ型胶原更多（表3-1）。

表3-1　胶原染色摘要

胶原	对照（$n=9$）				VKC（$n=6$）				活动性沙眼（$n=9$）				瘢痕性沙眼（$n=9$）			
	US	SV	SLG	BM	US	SV	SLG	BM	US	SV	SLG	BM	US	SV	SLG	BM
Ⅰ	+	+	+		+++	+++	+		+++	+	+		+	+	+	
Ⅲ	+	+	+		+++	+++	+		+++	+	+		+	+		
Ⅳ																
E				+				++				++				+++
VE				+				+++				++				++
LG				+				+++				+				+++
Ⅴ	−	−	−		+++	+++	++		+	+	+		+++	++	+++	

VKC	春季角膜结膜炎	VE	血管内皮
US	上基质	LG	副泪腺
SV	基质血管周围	−	无染色
SLG	副泪腺周围的基质	+	薄的和（或）斑片状间断的染色
BM	基底膜	++	厚的均匀连续染色
E	上皮	+++	非常密集的染色

巨噬细胞似乎在炎症和瘢痕形成的病理改变中起着重要作用。在活动性沙眼中，巨噬细胞释放各种炎性细胞因子。在结膜固有层中，可见到IL-1、TNF-α和血小板源性生长因子（PDGF）。巨噬细胞还释放明胶酶B或基质金属蛋白酶9（MMP-9），它们能消化Ⅳ型和Ⅴ型胶原、弹力蛋白以及纤粘蛋白。此外，巨噬细胞释放结缔组织生长因子（CTGF）和碱性成纤维细胞生长因子（bFGF），在活动性沙眼的上皮下组织中，可见到高水平的这两种生长因子。CTGF能够促进纤维化，促进成纤维细胞、胶原和细胞外基质的产生以及新血管的生长。此外，bFGF能够促进成纤维细胞和内皮细胞增生。内皮细胞表达VEGF和血管内皮细胞增生标记物CD_{105}（endoglin）。最终，在上皮下和血管周围，腱生蛋白增多。在胚胎发生和伤口愈合期间，它可控制细胞的迁移和黏附（表3-2）。

表3-2　染色结果摘要

	沙眼标本（$n=6$）			
	上皮	血管内皮	巨噬细胞	基质
CTGF	−	−	++	−
bFGF	−	−	++	−
VEGF	+++	++	−	−
CD_{105}	−	++	−	−
腱生蛋白	−	−	−	++

CTGF，结缔组织生长因子；bFGF，碱性成纤维细胞生长因子；VEGF，血管内皮生长因子。

（−）染色阴性；（+）染色弱阳性；（++），染色阳性；（+++），染色强阳性这些研究表明,沙眼伴有严重的炎症和大量巨噬细胞的聚集和活化。这些巨噬细胞释放大量细胞因子,并导致新的胶原形成(特别是 V 型胶原),从而引起瘢痕形成和新血管生长。后者有助于解释沙眼乳头的形成和角膜血管翳的形成。

角膜变化包括上皮下组织的水肿、多形核白细胞浸润以及随后的血管形成和血管翳形成。还会形成角膜缘滤泡。随后,倒睫或微生物感染引起的角膜炎可导致角膜浑浊和瘢痕形成。

请记住,鼻泪管也可能发生变化,并伴有瘢痕形成和泪囊炎,这一点很重要。已经在泪囊手术标本中发现了包涵体。倒睫可伴有泪点堵塞。有时还有泪腺受累(泪腺炎)的报告。

在过去的 120 多年中,已经对沙眼的组织病理学改变进行了很好地描述(参见 Duke-Elder 的概括,1965)。早期的作者认识到了滤泡中心发生坏死的重要性。

可以从发炎的眼睑挤出"坏死的"物质,这样的挤压从古希腊开始就是沙眼基本治疗的一部分。在组织病理学检查中,见不到这样的中心坏死。据认为:"滤泡自发破裂或逐渐被吸收,形成或不形成瘢痕组织。通常,坏死组织被从外面侵入滤泡的瘢痕组织代替"。这有助于瘢痕形成并可减少或消除有害的炎症,因而可能为有益的观点提供了支持。这一有趣的想法与当前的理解正好相反;现在认为,瘢痕组织是炎症持续存在的结果。现代治疗的目的旨在减少(或避免)炎症,从而减少瘢痕,减轻瘢痕的严重程度。

五、疾病进展的病理变化

在所有早期介绍中,均认为沙眼是一种慢性疾病,一旦患病,会无情地经过 4 个阶段。实际上,MacCallan 假设滤泡有三个结局:"逐渐变为坚韧的结缔组织,同时内容物被吸收","滤泡上皮表面破裂,内容物被排出,瘢痕形成",或"囊膜进一步发育,血液供应切断,滤泡内容物坏死"。最后的过程会导致沙眼发生后的组织变性。然而,一些人注意到了感染具有周期性、复发倾向以及再次感染的发生。再次感染的概念导致可能涉及的发病机制出现了显著变化。确定的或持续感染会使滤泡性沙眼不可避免地发展为严重的瘢痕和倒睫。再次感染的反复发生决定了日益严重的瘢痕性改变的累积发展,它取决于感染暴露和所引起的炎症的严重程度和持续时间。在任何一种情况下,反应还受遗传变异性的影响。

沙眼病程进展的途径仍不断地被披露,对此将详细地进行讨论。在对感染存在(NAAT 试验 +)和临床疾病相互作用的讨论中,也将谈到这一点。提出的模型将沙眼分类为"潜伏期"沙眼(感染 +,临床疾病 −)、活动性沙眼或"显露的"沙眼(感染 +,疾病 +),以及恢复期(感染 − 但疾病 +)。这一简化的线性模型不仅忽视了再次感染的发生和感染的周期性发生,而且忽视了偶有的衣原体抗原暴露的慢性、迟发型超敏反应持续存在的可能性。普遍认为:在"感染"已消除后,活动性沙眼(特别是滤泡)的临床体征可持续几个月甚至几年。

第二节 免 疫 机 制

对沙眼发病机制的了解已经从沙眼的病理过程由免疫应答引起发展到衣原体感染。Art Silverstein 注意到长期存在的免疫病理反应为沙眼发病机制提供了一致的解释:"上皮下的免疫应答不能清除病原体,因此疾病继续存在很长时间,并且严重程度不断增加"。那么,是什么原因与原理导致上皮内衣原体持续存在?Silverstein 的五点发现支持了免疫发病机制的观点:

1．仅在结膜上皮中发现了衣原体。

2．感染为慢性，衣原体长期存在。

3．宿主免疫应答不能有效地清除衣原体。

4．病理过程不"主要表现为病原体引起的上皮细胞病变，而主要表现为淋巴细胞和浆细胞的上皮下结膜浸润和大范围的淋巴生发中心形成"。

5．疾病发展，形成角膜和结膜瘢痕。"考虑到无其他毒性的沙眼病原体引起的结膜上皮慢性感染，可以设想病原体会持续释放抗原到上皮下组织内，引起长期的免疫病理反应"。

Chan Dawson 也谈到了有关沙眼发病机制的问题，并提出了两个关键问题："衣原体如何在结膜内持续那么长时间，导致炎性疾病长期反复发生？"；"为什么衣原体感染仅局限于上皮内，而结膜下结缔组织仍然有炎症反应？"。

现在，大多数研究人员接受了免疫发病机制的观念："同其他胞内病原菌一样，衣原体仅有很小的内在毒性，疾病表现由对衣原体抗原的免疫反应引起"。即使在 20 世纪 50 年代分离到衣原体之前，上皮下组织内的滤泡反应也被看作是"病毒"释放的毒素引起的感染间接结果。

为了更好地了解胞内寄生物沙眼衣原体如何引起疾病，研究者将转到动物模型和人体中的实验性感染。

一、动物模型

1807 年，Vetch 对最早的沙眼动物模型进行了记录。在从一名患有埃及眼炎的士兵眼中采集了分泌物后，他将分泌物"加到狗眼内，从而引起了相当大的刺激，刺激持续了几个小时。后来由于实验狗丢失，没有能够进行进一步的检查"。在猩猩实验性感染期间，首次证实了衣原体的存在。前不久，突尼斯的 Nicolle、Cuénod 和其他研究人员在黑猩猩、地中海猕猴和许多猴子中进行了大量研究。其他动物似乎对感染有抵抗力，但对猴子进行了广泛地研究。MacCallan 还介绍了一些特殊的动物研究，其中，不同的作者将沙眼衣原体植入到兔和鸡的玻璃体腔内，获得了不同的结果。

从动物模型已经获得了大量有价值的信息。MacCallan 认为"猴子中的实验性疾病是真正的沙眼"。然而，Thygeson 认为："目前，从猴子研究得出的有关沙眼的结论必须得到人类志愿者中接种试验的证实"。Thygeson 认为：在猴子中单次接种衣原体"几乎与人沙眼没有相似之处"，因为感染为轻度，不涉及睑板或角膜，不会引起瘢痕，并且总是会自发地痊愈。Thygeson 进行了许多人类志愿者研究，这反映当时研究的伦理观差异。在 1935 年进行的一项研究包括了一名 50 岁的独眼男性，在他仅有的 1 只能看东西的眼中，接种了衣原体。在致谢中，提到了这名志愿者，据说他的健康状况不佳。

已经撰写了几篇有关最近用于研究衣原体感染的动物模型的类型和作用的综述，包括小鼠、猫、豚鼠和猴子。

在选择动物模型时，动物和感染物的特点必须与所阐明的特定问题有关。各宿主和感染物有一些与所研究的人类疾病相似的特点，但其他特点或反应可能很不相同。找出并解释关键的现象。随着对不同宿主免疫应答的差异以及衣原体各种各株之间的细微差异有更多了解，这一差别变得越来越重要。例如，在小鼠中静脉注射衣原体会引起全身免疫反应，这与局限于眼或生殖道黏膜表面的感染引起的黏膜免疫反应差别很大。使用能够在巨噬细胞内生长的侵袭性性病淋巴肉芽肿株进行的研究很可能与其他局限于上皮细胞内的沙眼衣原体株研究不同。最近的研究已经表明：在沙眼鼠肺炎衣原体（现在被分类为鼠衣原体）和沙眼衣原体的人眼株和生植株之间，对γ干扰素的敏感性存在显著差异。进一步的工作已经表明：在沙眼衣原体的眼株和生植株之间，色氨酸代谢的酶存在差异。在不同的动物中，一些宿主反应差异很大。研究者认为，"人体中对沙眼衣原体的免疫反应比小鼠中的更加复杂"，这给研究者带来了障碍。考虑到这些大的变异，在对各种动物模型的结果进行解释并外推到人的沙眼时，应当谨慎。理想情况下，研究应使用沙眼衣原体眼株，仅人和非人灵长类动物可以作为它们的眼宿主。尽管不是对所有的实验工作都可行，但最后应当在猴子模型中，证实关键的发现。

二、猴子沙眼模型：单次感染

最适合的非人灵长类动物模型似乎是短尾猴（macaca fasicularis）。它是比恒河猴（M.mulatta）更好的模型。其他被深入研究的猴子包括台湾猴（M cyclopsis）和猪尾猴（M nemestrina）。通常，在猴子实验中使用的接种物与人体实验中使用的相似，使用的剂量大约为人感染剂量的 10^1 或 10^2 倍。相比之下，在其他动物模型中，经常需要使用 10^6 或更高的感染剂量。

三、猴子对单次衣原体感染的反应

从 19 世纪中期到 20 世纪 70 年代，为了阐明包涵体结膜炎和沙眼之间的差异，曾经争论过很长时间，撰写过很多论文，使用过很多猴子。在培养了衣原体后，随着从沙眼确定性模型发展到反复再次感染模型，这一差异被阐明。

在可以培养衣原体之前，实验感染的结果变异很大，难以解释。在确定衣原体接种剂量方面，仍然有问题。仅依赖于 Giemsa 细胞学检查和临床反应，严重妨碍了追踪感染的能力。一些研究者认为临床反应的必要条件为出现瘢痕性改变，特别是角膜血管翳。然而，能够培养衣原体给动物研究带来了一场革命。

首次接种的动物对沙眼衣原体单次接种的反应非常一致，出现了自限性的"包涵体结膜炎"。在接种 1 周内，可以培养衣原体，迅速出现了急性滤泡性结膜炎，并在 3～4 个月期间消失。在大约 1 个月后，培养结果变为阴性。

如果在从初次感染恢复之后再次激发动物感染，它们表现出部分的自我保护反应。在二次激发之后，动物出现了短时间的感染，但感染程度更轻，消失得更快。这一部分免疫为更多接种提供了一些保护（图 3-8）。

在眼感染时，血清中会出现血清型特异的 IgM 和 IgG 抗体，泪液中会出现 IgM、IgG 和 IgA 抗体（图 3-9）。后来的研究表明：泪液抗体针对种特异的主要外膜蛋白，而在结膜中，有血清型特异的 T 细胞和 B 细胞。

在单次接种了下述眼和生殖血清型的猴子中，反应是相似的：A（HA 13）、B（TW3 和 HA 36）、C（TW3）和 E（BOUR）。当使用相同的血清型再次激发时，见到了部分保护作用，但对不同血清型激发的反应与初次感染相似。

根据实验室检查的灵敏度，衣原体接种后可再次分离到衣原体的时间存在很大变异。Giemsa 细胞学检查可保持阳性 3 周，碘染色培养为 4 周，单克隆免疫荧光培养为 6 周，DFA 细胞学检查为 10 周（图 3-10）。后来的研究表明：DNA 聚合酶链反应可保持阳性 14 周，而在几只动物中，在 20 周时，RNA 探针检查仍然为阳性。

定量组织培养和 DFA 细胞学检查显示：在二次感染后，病原体脱落显著减少。组织培

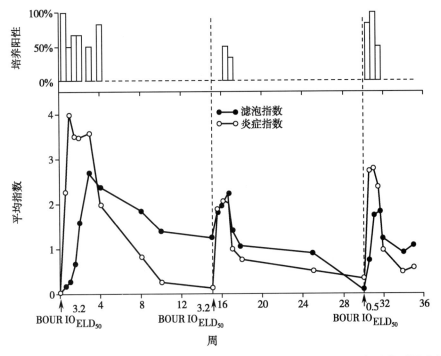

图 3-8　首次接种沙眼衣原体后短尾猴的临床反应，以及在 15 和 30 周时，它们对再次激发的平均反应（Taylor 等，1982。经视觉和眼科研究联合会许可后翻印，© 1982）

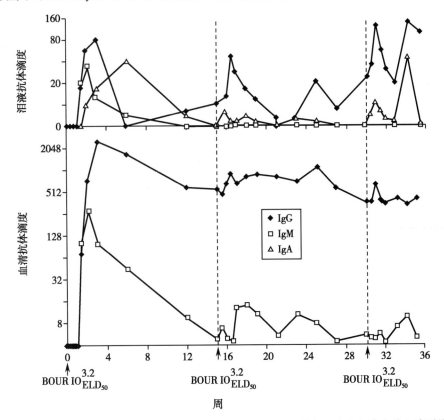

图 3-9　间隔 15 周三次接种沙眼衣原体 BOUR 株的 6 只短尾猴泪液和血清中的血清型特异性抗体水平平均值（Taylor 等，1982。经视觉和眼科研究联合会许可后翻印，© 1982）

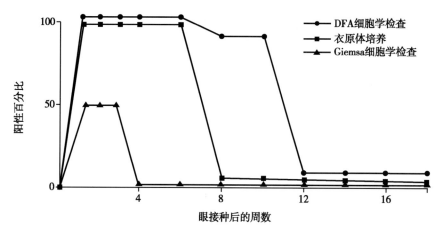

图 3-10　使用三种不同类型的实验室检查，在实验性感染的短尾猴中，病原体检查阳性的发生率（Taylor 等，1988.经斯普林格科学和商业媒体许可后翻印）

养再次分离的时间被推迟（首次培养阳性出现在初次感染后 2～3 周而不是 1 周）并缩短（培养阳性的动物仅保持阳性 1～3 周）。包涵体形成单位的数量降低了 1～2 个对数单位。使用 DFA 细胞学、DNA 聚合酶链反应和 RNA blot 检查，见到了类似的变化。这与由于年龄增加对衣原体的免疫力发生变化时观察到的现象相同。

为了研究感染清除机制，向一组动物给予环孢素 A，以阻断 IL-2 功能。

这抑制了 T 辅助细胞和主要的 B 细胞反应。经过治疗的动物初次感染的时间延长，但病原体最后被清除。在恢复后，它们对随后的二次激发反应正常。环孢素 A 没有改变眼免疫动物对二次激发的反应。

当感染沙眼衣原体血清型 B 或 C 后，猪尾猴幼猴出现了急性自限性包涵体结膜炎。当在 3 或 4 个月后再次激发时，它们表现出更明显的反应，出现了滤泡。还不清楚反应增加是与动物进一步成熟有关，还是与对再次感染的高度反应有关。通常，由于免疫系统不成熟，在 3～4 个月之前，儿童不会出现滤泡。

西雅图华盛顿大学的 Dorothy Patton 也通过在猪尾猴中进行结膜皮下植入，建立了结膜袋模型。这些植入物形成了小的囊肿，从而可以用衣原体接种或感染。这些"眼袋"对感染有类似的反应，并且再次感染时，疾病更严重。实际上，成年猴子表现出对颈部再次感染的部分保护，这与眼模型中见到的相似。

四、人类志愿者研究

自从 19 世纪早期以来，已经使用眼脓性分泌物，感染了"志愿者"。一些研究受试者表现出非常英勇的奉献精神。例如，在 1956 年，Tsutsui 感染了他自己、3 名合作研究者、3 名护士和他的妻子。经过一段时间以后，他们接受了抗生素治疗，而且 Tsutsui 反复接种了自己 11 次。尽管作者得出结论，初次感染诱发的免疫不足以对后来的接种提供保护，并且增加再次接种之间间隔的时间增加了更严重反应的可能性，但这些研究有点难以解释。Tsutsui 还注意到：尽管一只眼被感染，但感染经常会蔓延到另外一只眼。

在可以培养衣原体之后，开始了人类志愿者研究的新纪元。在单次接种后，大多数研究者报告，在 2～14 天内，眼衣原体检查结果变为阳性，并且培养持续阳性 5～6 周。在患者接受抗生素治疗后，需要 2～4 个月，临床疾病才会痊愈。许多研究者（特别是旧金山研究小组）对浅层点状角膜炎的频繁发生作了描述；尽管血清学检查没有发现对腺病毒的反应，但其表现与腺病毒性角膜炎相似。症状出现的时间随着接种物大小而变化，但症状严重程度不是。在单次感染后，41 名志愿者均没有出现瘢痕。

发现对再次感染有一些血清型特异的抵抗力。对血清型特异的再次激发的反应变化更大，引起了程度更轻、时间更短的疾病。然而，有时再次激发可见到超敏反应，角膜改变更加明显。在感染志愿者中，淋巴结病很常见，14% 的感染志愿者出现了中耳炎。在 1 名志愿者，在从耳内吸出的液体中，发现了包涵体。这一发现一定与沙眼地方流行地区（例如澳大利亚内陆地区）中耳炎的频繁发生有关。

早期研究显示：一些衣原体产生了游离的毒素。Mitsui 对两名十几岁的男孩进行了一系列研究，这两名男孩被每 24 小时接种 36 次，分别接种了 18 和 28 天。没有明显的疾病进展，Mitsui 得出结论：游离的毒素在沙眼中可能不太重要。现在，已知鼠衣原体、豚鼠衣原体和兽类衣原体均能产生这一毒素，但沙眼衣原体不能。

1980 年金秀英、张晓楼等通过沙眼衣原体对人眼致病性试验研究探讨沙眼发病机理。将 TE55 株衣原体卵黄囊膜悬液经青霉素 10 000 单位 / 毫升处理后接种 2 名志愿者患者右眼，两侧试验眼皆在接种后 6 小时出现急性炎症，12～24 小时中毒结膜充血、水肿及斑点状出血，2～3 日达高峰，第 5 日出现结膜滤泡及角膜上皮下点状浸润。12 日角膜缘、半月皱襞也见滤泡。急性炎症持续 20 日后渐缓解，慢性炎症 1 例持续 5 周，1 例持续 6 个月后恢复正常，皆无角膜血管翳，实验眼接种毒素后 10 小时分泌物涂先见大量是中性粒细胞及单核吞噬细胞。1～14 日内结膜刮片未见包涵体，嗜中性粒细胞核融，另见小、中型淋巴细胞。14 日取结膜组织病理检查，上皮下密集小淋巴细胞浸润，无细胞坏死。

研究得出发现衣原体侵入门户及其发病部位，经青霉素按处理后高活性的衣原体毒素液滴入眼结膜后 6 小时，即致急性结膜炎症，从发病时间分析，毒素为引发急性炎症的主要因素。慢性炎症病程中的急性炎症发作是一次再度感染，初次感染抗原衣原体致敏了上皮下淋巴样组织，重复感染时致敏的 T、B 淋巴被激活，释放多种淋巴因子引发免疫病理性炎症。细胞免疫在感染中起重要作用，沙眼病情轻重和机体局部体衣原体的免疫状态相关，初发感染可恢复正常，重复感染引起迟发型超敏反应。随年龄增加，重复感染次数越多，免疫病理损伤越重，导致并发症，后遗症从而致盲。由此提出沙眼防治重点应认真治疗急性沙眼，切断传染途径，严防重复感染。建议重度沙眼急性炎症发作时，除原沙眼衣原体药物外，加用局部皮质激素治疗。

一些研究有一些特殊的发现。Hanna 详细介绍了一名失明的志愿者，这名志愿者在 5 年期间被重复感染了 11 次。使用三种不同的血清型（F、Ba 和 D）对他进行了接种，接种剂量高达 10^6 鸡胚感染剂量。每次感染后，使用磺胺类药对他进行全身治疗，使用四环素进行局部治疗，治疗 8 周。尽管不能培养衣原体，但志愿者细胞学检查长期为阳性，他存在持续感染。这与已经被不同程度感染和免疫的两只猴子的报告相似。在使用血清型 E 激发后，它们出现了慢性沙眼。在 10 年期间，可以培养衣原体，猴子出现了血管翳、倒睫和角膜混浊。

第三节　反复再次感染与慢性病程的机制

活动性沙眼呈现体液免疫和细胞介导免疫反应，衣原体载量大，是感染源的重要宿主。原发感染愈后结膜可恢复正常，不损害视力，但抗体保护效应短暂，不能防止再感染。迄今为止，已经对感染单次发作的后果进行了回顾。需要弄明白在动物研究中可以通过几种方式控制再次感染的发生？动物研究的观察结果与实地观察结果有多少符合？它们是否有助于比较并阐明沙眼持续感染和再次感染的相对重要性和发生情况？

我国张晓楼、金秀英和王克乾教授为了观察猴沙眼痊愈后间隔若干日期再行攻毒时的局部免疫情况，进行了再感染实验。他们以 TE106 株沙眼病毒鸡胚卵黄囊悬液接种 5 只恒河猴眼，接种剂量为 $1500ELD_{50}$/眼，皆感染发病。愈后 8 个月内，间隔 1~4 个月，以同株病毒 $512ELD_{50}$、$1/ELD_{50}$、$500 ELD_{50}$ 剂量 3 次重复接种攻击，除 1 只猴眼轻发病外均未发病，愈后 16 个月再次攻击仍有局部免疫力但较前减弱。另以 TE55 株及 TE106 株病毒分别接种猴眼各 3 只，感染发病愈后以及两株病毒交叉接种攻击的结果，也表明两株病毒可交叉保护，以上历次对照组对各次病毒攻击剂量皆受染发病，从本实验结果证明，沙眼痊愈后，在一定时期内眼局部产生组织免疫，对再感染具有抵抗力，临床上表现为完全保护（不发病，亦无病毒繁殖）、隐性感染和顿挫型轻病。明显发病后的局部免疫力较隐性感染者为强，虽然机体抵抗力的增强，是周身免疫和局部免疫的共同作用，但本文实验证明局部免疫较周身免疫的效果为强，虽然机体抵抗力的增强，是周身免疫的效果为强。局部免疫维持的时间，按本实验观察，最短为 98 天至 168 天，其保护与否，与攻毒剂量有关，若以自然感染量攻击，免疫时间当更为长久。局部免疫不仅在显然发病后可以获得，即隐性感染后也能导致，这就为将来无毒株局部免疫提供了线索。

Hugh Taylor 曾在 Wilmer 研究所用短尾猴进行试验。将动物装在笼子中，每周使用血清型 E（BOUR）接种一次。只要继续再次接种，这些动物有明显的、持续的滤泡性疾病，在上睑结膜上有大的滤泡，并且有乳头反应，出现炎症性增厚（图 3-11）。还出现了角膜缘滤泡，但角膜血管翳不明显。到 9 个月时，出现了临床和组织学上明确的睑结膜瘢痕。在前 6 周，可以培养分离到衣原体；在前 8 周，可以通过 Giemsa 细胞学检查检测到衣原体。动物血清和泪液血清型特异的 IgM 和 IgG 抗体反应阳性。活检证实有上皮改变，断裂的上皮浸润，结膜内出现滤泡、生发中心和严重的细胞浸润，随后瘢痕形成（图 3-12）。

进行了许多后续研究，进一步确定了这一猴沙眼模型的特点（反复再次接种引起的慢性滤泡性结膜炎和睑板瘢痕）。使用血清型 A（HAR-1）进行接种，获得了类似的结果。已经在鸡胚中培养了引起感染的衣原体，但在蛋黄中重复接种没有引起类似的疾病，接种甲醛溶液灭活的原生小体也没有引起类似的疾病。

当每周一次再次感染时，从初次感染恢复、对高剂量单次激发有部分免疫力的眼免疫动物仍然出现了慢性沙眼。部分眼免疫力的存在不足以防止出现慢性沙眼和反复再次感染，这模拟了沙眼的所有重要特点。

尽管需要使用活的衣原体反复再次接种来维持慢性疾病，但在前 8 周后，不能证实衣原体的存在。现在，更灵敏的检查方法（例如 DFA 细胞学检查和使用免疫荧光抗体用于培养）能够更长时间地检测到低水平的有效感染，但在 10 周后，即使 DFA 细胞学检查结果也变为阴性。遗憾的是，当时没有 NAAT 检查方法来检测长期再接种的动物。

在 20 世纪 50 年代，局部用皮质类固醇激素被认为是沙眼的"激发试验"。原理为：类固醇会"引起"持续的或检测不到的衣原体感染。患有慢性沙眼的动物被每隔一天结膜下给予大剂量的地塞米松（2mg）。这显著减轻了炎症；到 2 周时，在临床上和组织学上，动物基本上正常。培养和细胞学检查仍然为阴性。这至少证明了临床疾病的免疫性质。在 5 个月前已停止反复再次感染的第二组动物中，注射了类固醇激素。它们的培养和细胞学检查仍

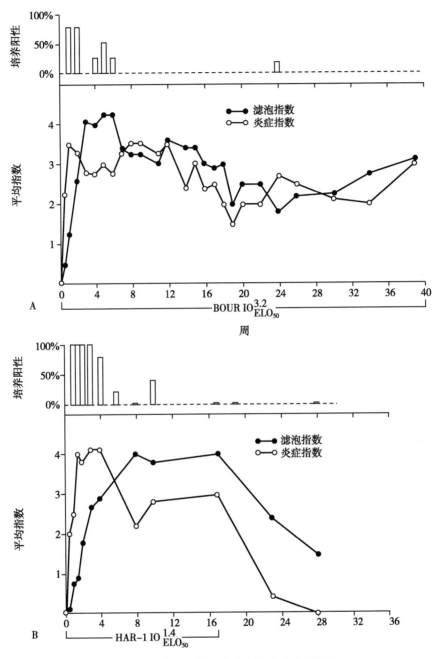

图 3-11 在猴子模型中反复再次感染的影响

A. 使用沙眼衣原体 BOUR 株（血清型 E）每周一次再次接种的临床反应：6 只短尾猴的平均
滤泡和炎症指数以及衣原体再次分离培养阳性的发生率。再次感染持续超过 40 周；B. 使
用沙眼衣原体 HAR-1 株（血清型 A）每周一次再次接种的临床反应：5 只短尾猴的平均滤泡
和炎症指数以及衣原体再次分离培养阳性的发生率。在 17 周后停止了再次感染。（Taylor
等，1982。经视觉和眼科研究联合会许可后翻印，© 1982）

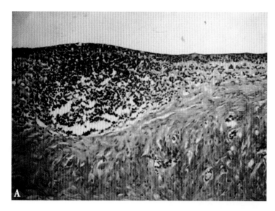
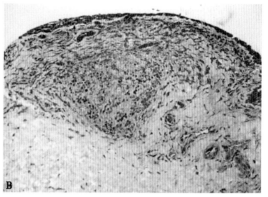
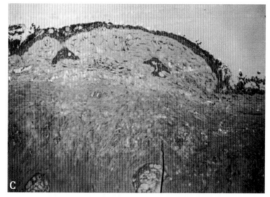

图 3-12　短尾猴上睑结膜内的变化

A. 开始每周一次接种感染后 17 周时的滤泡,覆盖的上皮被浸润(×250);B. 35 周时的滤泡,有中心坏死,滤泡周围有伸长的纺锤细胞和密集的细胞外物质(×180);C. 在 35 周时,在临床上有明显瘢痕的区域,类似成纤维细胞的长纺锤细胞增生,上皮下组织厚度增加(×185)(Taylor 等,1981。经视觉和眼科研究联合会许可后翻印,© 1981)

然阴性。尚不清楚类固醇激素再激活试验临床上是否有效,但在这一模型中,它没有表现出持续感染。

　　已经从患有慢性沙眼的动物获得了细菌培养物,细菌罕见,没有分离到常见的病原菌。向患有慢性沙眼的动物接种了三种常见病原菌的一种:埃及嗜血杆菌、B 型流感嗜血杆菌和 3 型肺炎链球菌。这没有导致疾病恶化。这些结果强烈表明:细菌感染不是为产生猴子中观察到的活动性疾病所必需的,这可以用衣原体的持续存在解释。然而,在猫模型中,通过同时接种从猫角膜结膜炎分离到的猫衣原体和链球菌,而不是仅接种一种病原体,引起了更严重的疾病。

　　进行了一系列研究来确定猴子模型中免疫反应的特点。反复接种引起了更严重的疾病和更严重的细胞浸润,只要继续再接种,细胞浸润就会持续。当停止再感染时,炎症在几个月内消散,但在重新开始再接种时再次出现。和单次接种一样,沙眼模型中的滤泡含有 B 细胞和能够产生血清型特异的 IgA 和 IgG 的 B 细胞,可以从结膜分离到这些细胞。还可以见到大量的 T 细胞,特别是在滤泡之间和上皮下。这些细胞主要是 CD_8^+ 细胞。在体外,结膜淋巴细胞表现出对原生小体血清型特异的增生反应。T 细胞对纯化的主要外膜蛋白或 HSP60 无反应。使用 Triton 洗涤剂对后者进行提取,残留的痕量洗涤剂可能对增生分析有影响。

这些研究表明：可以通过每周一次重复接种活的衣原体诱发沙眼，但在一段时间后，不能从眼中获得活的衣原体。如果使用死亡的衣原体或停止再接种，疾病将在 2～4 个月内逐渐缓解消失。如果再次激发动物，动物将再次变为培养阳性，并出现临床疾病。下一次激发用于确定活衣原体的什么成分会引起这一免疫病理反应。

一、纯化抗原制剂

衣原体基因组编码 894 种蛋白。然而，免疫印迹研究显示：仅其中少量的蛋白能够引起免疫反应。主要抗体反应针对主要外膜蛋白（MOMP）。这一 39kDa 蛋白是主要表面抗原，被用作血清分型的基础。MOMP 占衣原体外膜总蛋白质量的三分之二。MOMP 抗体在体外是中和抗体。研究还表明：在猴子体内，抗体能够部分中和。

另外一种免疫优势分子是衣原体脂多糖（LPS）。抗 LPS 抗体既不是中和抗体，也不是保护抗体。可以见到代表 60kDa 和 68kDa 分子量蛋白的弱条带。这些蛋白代表热休克蛋白 HSP60 和 HSP70（图 3-13）。在血清中，还可以见到对 32kDa 蛋白的弱反应，32kDa 蛋白已经被证明是 EB 特异的 DNA 结合蛋白（HctB）。还有另外一种 57kDa 衣原体抗原：富含半胱氨酸的外膜蛋白（OMP-2）。这种蛋白没有暴露，不会引起抗体反应。

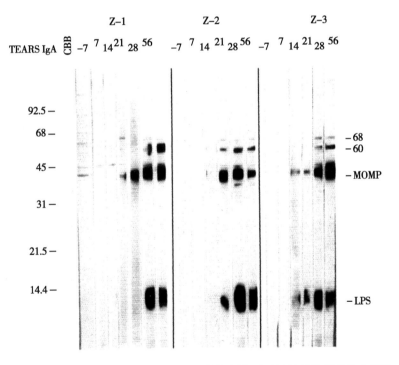

图 3-13　患有实验性沙眼衣原体结膜炎的短尾猴瞬时泪液抗体反应的免疫印迹分析。3 只猴子泪液 IgA 和 IgG 抗体的免疫印迹。在感染前 7 天（-7 天），收集了动物的泪液，在感染后每隔 1 周（第 7、14、21 天等）收集 1 次动物的泪液。引起感染沙眼衣原体血清型 B 的考马斯亮蓝（CBB）染色的十二烷基硫酸钠-聚丙烯酰胺凝胶电泳多肽图。在图的右侧，发现了免疫活性多肽（Caldwell 等，1987. 经美国微生物学会许可后翻印）

Nancy Watkins 和 Harlan Caldwell 使用了一种弱洗涤剂 Triton X-100，从活的衣原体中提取了抗原。在滴入到之前感染过的豚鼠的眼内时，这一提取物会引起明显的炎症反应。当在眼内使用 Triton 提取物激发时,之前在远距离部位(例如阴道或肠道)已经被感染的动物也将表现为迟发型过敏反应。在猴子中重复了这些实验,结果令人兴奋。

通过将不同的抗原每周一次接种到眼内,然后每天对各种抗原制剂在免疫动物引起眼炎症反应的能力进行了检验。使用甲醛溶液或紫外线照射灭活的原生小体没有引起反应,紫外线照射过的感染组织培养材料也没有引起反应。死亡的原生小体没有引起反应。在没有感染的动物中,对活衣原体的效应进行了研究。使用甲氧苄啶对动物进行了预处理,在接受抗生素治疗的同时,动物单次接种了活 EB,仅引起了很小的反应。向眼内滴入 MOMP 或纯化的衣原体 LPS 没有引起炎症,结膜下注射 LPS 也没有引起炎症。

然而,单次接种 Triton 提取物引起了明显的反应,而对 Triton 缓冲液没有反应。当每天使用提取物对猴子进行接种时,它们出现了明显的反应(图 3-14)。然而,对每天一次的 Triton 缓冲液接种也有明显反应但反应小得多。很可能在这一最初的制剂中有足够的洗涤剂,从而每日接种就像将稀释的肥皂液滴入猴子眼内,单次对照接种没有明显的作用。尽管如此,处理眼和对照眼之间的差异仍然显著。在猴子的眼稳定后,再次单次接种提取物引起了明显的反应,对缓冲液还是没有反应。在首次接种的动物中,眼接种 Triton 提取物没有作用。随后的实验表明:在免疫动物中,对 HSP70 抗原没有眼部反应。Triton 提取物引起的结膜免疫反应的特点与衣原体感染引起的免疫反应特点相同。随后,发现 Triton 提取物抗原为热休克蛋白 60(HSP60),对其进行了克隆。它是衣原体中含量第二丰富的蛋白。

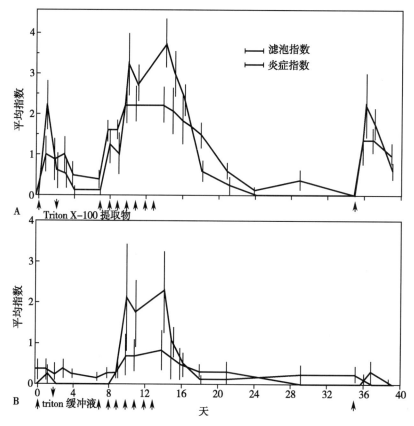

图 3-14 眼接种 20 微升 Triton X-100 提取的衣原体血清型 B 抗原(1mg/ml)(A)和 triton 缓冲液(B)的 4 只猴子的眼反应情况。显示了平均滤泡和炎症指数。误差线代表标准误(Taylor 等,1987© 美国免疫学家协会有限公司)

皮肤试验显示免疫猴子对 MOMP 和衣原体 LPS 呈明显的阳性反应，对 Triton 提取物的反应更强；在 3 只使用 Triton 提取物进行试验的猴子中，2 只出现了坏死。正常动物使用活 EB 或灭活 EB、对照 Triton 缓冲液或其他抗原进行的皮肤试验没有阳性反应。

这些猴子实验使用提取的抗原制剂，它们有可能被残留的洗涤剂污染。使用重组 HSP60 抗原在豚鼠中进行的研究，产生了与使用 Triton 提取抗原获得的相同的结果。最近在使用输卵管制作的猴结膜袋模型中，用重组 HSP60 进行了研究，研究证实了这些结果。他们主要重复了眼激发反应，仅 HSP60 诱发了迟发型超敏反应。没有使用重组抗原重复猴子试验，在人体，没有进行这一性质的研究。

衣原体 HSP60 与大肠杆菌中的 GroEL 蛋白和人热休克蛋白具有高度同源性。几名作者已经研究了在人体的同源性和出现自身免疫病的可能性，但随后的沙眼免疫反应人体研究没有发现自身免疫病的证据。HSP60 还可引起速发型或先天性炎症反应。

从这些实验，得出结论：泪液或血清中的 HSP60 抗体不是保护性的，但免疫动物暴露于 HSP60 会引起不能与沙眼区分的组织反应。对衣原体抗原的强迟发型超敏反应完全符合沙眼是一种免疫疾病的观点。局部类固醇激素治疗能够使得炎症消散，进一步支持了这一观点。在衣原体复制期间产生了大量的 HSP60，但残留的 HSP60 容易从纯化制剂中的原生小体表面除去。超敏反应是再次暴露于特定抗原时预先致敏的免疫系统的不希望有的或有害的反应。这些超敏反应可以分成 4 类（表 3-3）。

表 3-3　超敏反应的分类

超敏反应	分类
Ⅰ型	速发型超敏反应，由 IgE 介导，伴有肥大细胞脱颗粒（例如哮喘、变态反应性结膜炎、过敏反应）
Ⅱ型	抗体依赖型超敏反应，IgG 或 IgM 与表面抗原结合，激活经典补体途径来溶解细胞（例如天疱疮输血反应）
Ⅲ型	免疫复合物型超敏反应，在组织中沉淀有含 IgG 或 IgM 的可溶性抗原抗体复合物（例如血清病、肾小球肾炎）
Ⅳ型	迟发型超敏反应或细胞介导免疫，T 细胞对细胞（通常为巨噬细胞）呈递的抗原作出反应，引起细胞因子释放，募集更多的细胞（例如接触性皮炎、颞动脉炎、结核）

沙眼是一种迟发型超敏反应，这一观点完全改变了人们有关感染和疾病之间相互作用的想法。在美国和其他地方的医学院中教授的迟发型超敏反应的典型例子是毒葛。几乎每个美国人都有有关毒葛、美国毒漆树或毒栎的经验，它与沙眼很相似。植物或其他变应原引起的接触变态反应也是如此。一片叶子与之前被致敏的人接触也会导致在一天内出现需要 1~3 周才会缓解的痛苦的皮肤反应。在没有抗原的情况下，存在明显的皮肤改变。抗原接触是一过性的，在炎症反应最终消失之前几天或几周发生。

如果要将这一概念应用于沙眼，仅需假设一些上皮细胞的偶尔的、一过性的衣原体感染能够提供足够的时间来让衣原体产生并释放一些 HSP60。很清楚部分免疫动物（无论是猴子还是人）仍然对再感染敏感，仅短时间的感染就能够产生足量的 HSP60 来维持活动性炎症。照我的看法，与毒葛十分相似。另外一个合适的比喻，它就像用一根棍子偶尔、位置适当地对准并在合适的时间敲打来让一个圆箍无限期地滚动，或直到敲打的人感到厌烦。一个重要推论为：此病的病理过程与细胞介导的免疫反应有关。就所关心的发病机制而言,是否有体液反应存在似乎不大重要。

豚鼠包涵体结膜炎(豚鼠衣原体)已经成为研究生殖道感染的有用模型。在有或没有眼都加强剂量的情况下,使用重组 HSP60 对豚鼠进行反复皮下免疫。当对动物进行激发时,这会产生显著的血清和眼 IgG 滴度。在眼激发后,被免疫的动物出现严重程度较轻的疾病,而不是更严重的疾病(严重程度根据结膜发红、水肿和分泌物衡量)。结膜刮除物中包涵体的数量以及他们对进一步再次激发的反应没有改变。本研究表明:使用 HSP60 进行免疫既不会产生一致的或有意义的保护,在有感染存在的情况下,也不会引起更严重的疾病。然而,它没有对免疫动物对 HSP60 的暴露是否会引起疾病进行评价。

二、人体 HSP60 研究

许多血清学研究来探讨 HSP60 在女性生殖道感染中的作用(参见 Brunham 的综述)。在女性中,随着衣原体病变更加严重,HSP60 抗体的发生率及其滴度也逐渐增高;也就是说,当将衣原体血清学检查阳性的育龄妇女与患有衣原体宫颈炎的妇女、患有衣原体盆腔炎的妇女以及患有衣原体输卵管阻塞的妇女相比时,最后一种情况的滴度最高。Brunham 还注意到:尽管许多妇女可能已经出现了衣原体感染,但仅一部分出现严重的疾病,他想知道对 HSP60 的抗体反应是否由遗传决定。Brunham 认为自身免疫炎症有可能是分子模拟的结果。

有关人对 HSP60 的细胞介导免疫的研究很少。患有输卵管炎的妇女对 HSP60 的淋巴组织增生反应较高。妇女感染衣原体的时间越长,她们的疾病越严重,对 HSP60 的细胞反应越大。在患有性传播疾病的妇女中,血清抗体的存在与对 EB 或 HSP60 的 CMI 反应无关,但具有对 HSP60 的细胞介导免疫的妇女能够防止偶然的感染发生。另外一项研究报告:在因输卵管因素不育的妇女中,对 HSP60 的反应增加,这表明,这一反应受 HLA-D2 和 IL-10 基因调节。在体外,HSP60 能刺激 CD4$^+$T 辅助细胞,Th-1 细胞释放的细胞因子(例如 γ 干扰素)起到了重要的保护作用。肺炎衣原体的 HSP60 也被认为在动脉硬化发病机制中起到了重要作用。

对 HSP60 在引起人沙眼损害中的作用有哪些了解? 使用亲和纯化的 HSP60 进行的一项研究显示:在患有活动性沙眼的冈比亚儿童中,增生反应没有增加,但在从活动性疾病恢复的患者中,反应显著增加。对 MOMP 的反应表现出类似的情况。进一步的研究还显示:当暴露于 HSP60 时,有瘢痕(TS)的人的外周血细胞会作出反应,产生 Th-1 细胞因子 γ 干扰素和 Th-2 细胞因子白介素 IL-4 和 IL-10。Th-2 细胞及其细胞因子与纤维化有关,这一发现进一步证实了 HSP60 引起的纤维化的作用。

已经发现,沙眼性瘢痕(TS)的存在与 HSP60 抗体水平升高有关。有抗体的患者出现沙眼性瘢痕的危险加倍,但仅 32% 的有沙眼性瘢痕的患者有 HSP60 抗体。然而,在血清学反应和对 HSP60 的细胞介导免疫之间有弱相关性。在沙眼患者中,对 HSP60 的迟发型超敏反应的意义有待进一步检验,但目前的数据要么是支持的,要么未做明显反驳。

在分子水平,衣原体 HSP60 的情况更加复杂,已经发现了 HSP60 的三种同系物。衣原体 HSP、细菌和哺乳动物的热休克蛋白(例如大肠杆菌的 GroEL)很相似。它们属于一组伴侣蛋白,与其他伴侣蛋白形成七聚体的环。这些蛋白负责折叠和再折叠蛋白以及将蛋白正确地递送到组装的细胞膜中。似乎 HSP60 的第二种同系物对第一种的功能有相对抑制作用,因此在持续或非生产性生长(包括由 γ 干扰素引起的)期间,产生的量明显增加。

三、细胞和细胞因子

迄今为止，已经从相对广泛的角度考查了沙眼的发病机制，但现在将往"黑箱"内部看，并对迄今为止已经描述的一些细胞和分子研究进行考查。这是一个飞速发展的领域，新技术的发展可能导致知识的迅速进步。在最新的教科书中，对此进行了详细的介绍。

如上所述，在将一种感染/宿主模型系统的变化关联到另外一种时，由于不同的衣原体（例如它们对干扰素的敏感性）、接种部位（黏膜表面或全身）和动物寄主（人、非人灵长类动物、小鼠或豚鼠）之间的差异，对动物模型数据的解释存在困难。在动物研究中，会控制眼激发的时间和频率，但在人体研究中，由于再感染，无法控制。后者还存在疾病定义的困难；患有轻度但明确的活动性沙眼的人可能被分类为没有"活动性沙眼"（TF/TI 或 F_2/P_3），并被认为是"正常的"。感染的检测随着检查类型（聚合酶链反应法 PCR、连接酶链反应法 LCR 或酶免疫分析法 EIA）和标本处理而变化。尽管有这些困难，在过去 10 年中，仍获得了一些重要进步。

人沙眼差不多总是由血清型 A、B、Ba 或 C 引起。尽管在主要血清型方面存在地区差异，但这些"眼株"与沙眼有关。Harlan Caldwell 及其研究小组已经证明：在沙眼衣原体眼株和生植株之间，存在特定的生化差异。对衣原体感染的一个关键反应是 γ 干扰素的产生。γ 干扰素能引起吲哚胺 -2，3- 加双氧酶（IDO）表达。反过来，IDO 又会消耗衣原体代谢所必需的细胞内色氨酸。眼株和生植株的基因组有 99.6% 相同，不相同的区域被称作塑性带，该区域负责色氨酸生物合成、毒素产生和嘌呤代谢。生植株能够编码色氨酸合成酶，但在眼株，这一基因为突变型。具有这一功能酶使得生植株能够利用外源性吲哚，从而不受 γ 干扰素抑制作用的影响。据认为，生殖道内的菌群能够产生足够水平的吲哚来提供外源性吲哚。

尽管即使在正常结膜中也有细菌存在，但与细菌大量定殖的生殖道相比，结膜上的细菌数量较少。眼的菌群似乎不足以产生足够的吲哚。没有这一机制，无法弄清楚眼株如何应对色氨酸的相对耗竭，或这一过程如何影响眼感染的持续性。泪液不能提供色氨酸的来源，因为在人泪液中没有发现色氨酸。

活动性沙眼的炎症反应有多个成分：一个促进炎症，另外一个减轻炎症，第三个促进纤维化和瘢痕（图 3-15、3-16）。

包括使用遗传上改变的"基因敲除小鼠"的研究在内的一系列研究已经证实了 1 型 T 辅助细胞（Th-1）或前炎症反应在感染消除中的重要性。Th-1 细胞能够特征性地释放 γ 干扰素、TNFβ 和其他细胞因子。它们均参与迟发型超敏反应。相反，2 型 T 辅助细胞（Th-2）被认为有助于疾病的缓解，具有抗炎作用，但瘢痕和"修复"是炎症缓解过程的一部分。Th-2 细胞能释放 IL-4、IL-5、IL-13 和其他细胞因子。它们还能刺激 B 细胞，促进抗体产生。在坦桑尼亚和冈比亚进行的研究已经表明：Th-1 和 Th-2 细胞释放的介质是活动性沙眼患儿结膜内炎症前迟发型超敏反应的一部分。Burton 得出结论：活动性疾病与前炎症细胞因子（IL-1/TNF-β）的表达有关。他还检测到了一种抗炎因子（IL-10），并发现了调节细胞外基质调节变化和 MMP-9 增加的证据。在活动性衣原体感染中，活化细胞介导的免疫反应会产生 IL-12、IFN-β 和穿孔素。这表明发生了细胞介导反应的下调和感染清除。在重度沙眼（TI）患儿和感染负荷最高的患儿中，细胞因子的水平最高。在有沙眼性瘢痕的成人中，细胞因子水平也升高。Bobo 推测：不能控制的高水平的感染出现在更严重疾病的患者中，细胞因子水平可能也是高的。例如，从感染恢复的冈比亚儿童的对衣原体抗原的细胞介导免疫水平也较高。

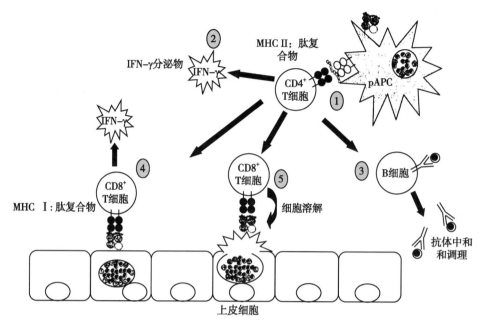

图 3-15 所有适应的免疫系统有助于控制衣原体感染

（1）专门的抗原呈递细胞（pAPC）对衣原体抗原进行处理，并将它们呈递到它们的细胞表面，与 MHC Ⅰ类和Ⅱ类分子形成复合物。当抗原特异的 CD_4^+T 细胞发现 MHC Ⅱ类分子（pAPC 表面上的外来肽复合物）时，这些 T 细胞被活化。（2）效应 CD_4^+ 细胞产生细胞因子，特别是 γ 干扰素，这有助于控制衣原体感染。γ 干扰素不仅能促进巨噬细胞的杀菌活性，而且有助于减少衣原体复制，其机制很可能是通过剥夺衣原体的色氨酸和铁。（3）活化的 CD_4^+T 细胞还能够调节 B 细胞和 CD_8^+T 细胞的活性。一部分循环 B 细胞表达能够识别衣原体原生小体（EB）表面成分的抗原受体分子。这些 B 细胞被效应 CD_4^+T 细胞活化增生分化为分泌抗体的浆细胞。分泌的抗体与 EB 结合，防止它们感染宿主上皮细胞，这一过程称作"中和"。此外，通过一种称作"调理"的机制，EB 的抗体结合促进了 pAPC 对衣原体的摄取和破坏。（4）通过它们的 T 细胞受体，CD_8^+T 细胞能够识别与 MHC Ⅰ类分子结合的衣原体肽。然而，要被完全活化，抗原特异的 CD_8^+T 细胞常常需要来自 CD_4^+T 细胞的"帮助"。在活化后，能够识别被衣原体感染的细胞的效应 CD_8^+T 细胞分泌炎症细胞因子 γ 干扰素，进而帮助控制衣原体感染。（5）在识别被衣原体感染的细胞后，效应 CD_8^+T 细胞可能直接溶解宿主细胞，并将衣原体从细胞内部位分离出来。（Balsara ZR, Starnbach MN. 和 Bavoil PM, Wyrick PB 经地平线科学出版社和迈克尔斯塔恩巴赫许可后翻印）

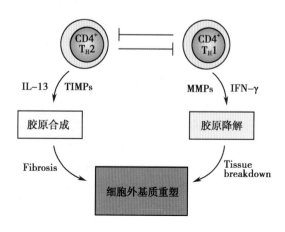

图 3-16 在纤维化中，Th-1 和 Th-2 细胞因子的相反作用。Th-1 细胞的 γ 干扰素（IFN-γ）直接抑制成纤维细胞的胶原合成。它能够通过调节基质金属蛋白酶（MMP）和基质金属蛋白酶组织抑制剂（TIMP）表达的平衡，从而控制细胞外基质中胶原降解和合成的速度，来实现这一点。γ 干扰素和（或）白介素 -12（IL-12）还能通过减少 Th-2 细胞的促纤维化表达，间接地抑制纤维化。主要的 TH2 细胞因子（IL-4、IL-5 和 IL-13）能够通过各种机制促进胶原沉淀；然而，IL-13 似乎是决定性的细胞因子（Wynn 2004。经麦克米伦出版公司许可后翻印 © 2004）

如上所述，这些前炎症细胞因子可引起上皮活化和基质金属蛋白酶（MMP）表达释放来消化胶原蛋白和其他蛋白以及形成结缔组织的基质。尤其 MMP-9 会被活化，它能够降解细胞外基质[特别是基底膜（IV 型胶原）]，促进包括多形核白细胞和成纤维细胞在内的细胞迁移。MMP-9 还可以活化 TGF-β，从而促进瘢痕组织形成，在患有重度炎症性沙眼（P₃）的儿童中，它的水平升高 10 倍。

还会释放具有免疫调节和（或）抗炎作用的 Th-2 细胞因子，特别是 IL-10。在小鼠中，IL-10 被认为主要是由调节 T 细胞（或抑制 T 细胞）释放的。IL-10 不仅能限制 γ 干扰素产生和 Th-1 细胞因子引起的组织损伤，而且还会妨碍感染的有效清除。正常情况下，IL-10 能抑制胶原合成和瘢痕形成。在一些人中，IL-10 单倍型的特殊遗传变化与瘢痕和倒睫危险增加有关。从生殖道感染获得了类似的发现。在感染期间，表面上活性较低的 IL-10 单倍型的人表达了更高水平的 IL-10，这可能改变他们以后出现瘢痕的危险。尚不清楚为什么他们的危险会增加。在基因敲除小鼠中，IL-10 的缺乏不仅促进了衣原体的清除，而且增加了炎症的严重程度。需要更多的有关这一复杂相互作用的记载。

随着活动性沙眼的发展，不同细胞因子表达发生变化。IL-1β、IL-10、TNFα 和 MMP-9 与临床活动性沙眼的存在有关；而在有明显感染的患儿中，γ 干扰素、IL-4、IL-12p40 和穿孔素水平会升高。Th-2 细胞、其他 T 辅助细胞、自然杀伤细胞（NK）和肥大细胞均能表达 IL-4。IL-4 可能是损伤性炎症的指示。在小鼠模型中，Th-2 细胞还释放 IL-13，它可能在纤维化中起到了比 IL-4 更大的作用。树状细胞和巨噬细胞能释放 IL-12。它能够加强 Th-1 细胞增生，增加 γ 干扰素产生。穿孔素表示 CD₈⁺ 细胞毒 T 细胞的存在。

γ 干扰素是衣原体炎症反应中的关键分子，具有通过限制色氨酸供应来阻碍衣原体发育的直接作用。在体外试验中，这会引起实验室定义的"持续感染"或非生产性感染。培养衣原体可保持在生存暂停的量，直到色氨酸水平恢复。在实验室中，这一状态可保持大约 30 天。这一时间和感染细胞培养物存活的时间相同。在此期间，核糖体组装被中断，停止产生衣原体抗原（例如 MOMP），但 HSP60 的产生增加。在粥样斑块中发现的持续的肺炎衣原体中，可检测到 HSP60。在沙眼地区，无论感染者是否有临床疾病，在感染者结膜刮除物中，均有高水平的 γ 干扰素和 IDO。在同时有临床疾病和感染的患者中，IL-10 水平也升高。这些数据表明：抗原负荷增加产生了高水平的 γ 干扰素，γ 干扰素最后又导致感染被控制，产生平衡的 IL-10 反应来减轻炎症。或者，尽管细胞因子的水平很高，但衣原体可避开 γ 干扰素/IDO 途径并继续生长。尚不清楚眼血清型使用哪些机制来应对 γ 干扰素和 IDO 引起的色氨酸缺乏。当感染被清除而临床疾病继续（疾病缓解）时，调节 T 细胞（T_R）标记物 FOXP3 的水平会升高。T_R 细胞被认为能够限制和促进修复。

Holland 使用了一些巧妙的新技术来检测外周血中的抗原特异的 CD₈⁺T 淋巴细胞。使用衣原体 MOMP 表位的 HLA 肽四聚体识别外周血中数量较少的 HLA I 限制 CD₈⁺ 细胞。它们与感染存在有关，但与感染负荷或消散、新感染的出现或临床活动性沙眼的存在无关。这些发现的意义仍然有待确定。人 T 细胞克隆能够识别表面暴露的衣原体抗原。

如前所述，Th-2 细胞与瘢痕形成有关。在正常对照受试者和沙眼患者中，MOMP 和重组 HSP60 均能刺激细胞产生 γ 干扰素。然而，在沙眼性瘢痕（TS）患者中，HSP60 也能刺激细胞产生 IL-4，并增加 IL-10 和 γ 干扰素的量。Holland 或 Conway 没有发现沙眼性瘢痕与 HLA DR（II类）组织相容性抗原有关，但 Conway 发现瘢痕增加与 I 类 HLA*6802 有关。随后对冈比亚成人进行的一项研究表明：有 HLA DRB1*0701 的患者对 HSP60 的反应会增加，而同时有 DQB1*0301 和 DQB1*0501 的患者反应会降低。在 Omanis 进行的一项致盲性沙眼研究证实了感染的敏感性，它与 HLA-DR16（DR2 的一个亚型）的存在有关。其他 HLA Ⅱ 抗原（HLA-DQAlx0102 和 DQBlx0602）以及 IL-10-1082AA 基因型与引起输卵管不育症的生殖道瘢痕形成有关。这些研究表明：这些发现有可能是偶然的，相关性仍需要证实。然而，就像 IL-10 单倍型研究一样，它们引起了对遗传敏感性差异的进一步研究。

Holland 证明：低水平的循环 CD_8^+ 细胞也能识别 MOMP 和 HSP60。他没有发现自身免疫的证据。抗原特异的 CD_8^+ 细胞似乎在局部感染抑制中的作用很小。他的研究小组推测：调节 T 细胞和效应性 T 细胞（细胞毒 CD_8^+ 细胞以及 Th-1 和 Th-2 细胞）之间的平衡变化可能引起了慢性感染。

最后，这些来自细胞介导免疫反应的复杂的炎症 T 细胞细胞因子控制了巨噬细胞和成纤维细胞的募集和活化。如前所述，有强有力的证据表明巨噬细胞活性增加，成纤维细胞引起新胶原沉积，从而形成在临床上见到的引起眼睑变形进而导致倒睫和失明的瘢痕。

四、感染和再感染

（一）从瘢痕到倒睫的改变

正如前面提到的那样，严重炎症是瘢痕形成的明确危险因素。Dawson 观察到："中重度沙眼患儿在 15 岁前产生了大量的瘢痕，从而使得至少对于他们中的一些人，失明是不可避免的结果"。Negrel 描述的更简洁："今天瘢痕，明天倒睫"。

从瘢痕（TS）到倒睫（TT）的发展比率存在变异，估计范围在每年 2%～7% 之间。沙眼地方流行水平可能对这一比率有影响。在冈比亚进行的两项研究显示：大约三分之一的轻度倒睫患者在 4～10 年内发展为重度倒睫。在坦桑尼亚，倒睫的 5 年发病率随着年龄和性别而变化，范围在 3.2%（在年龄 15～19 岁的患有沙眼性瘢痕的妇女中）到 15.1%（在年龄 55～59 岁的患有沙眼性瘢痕的妇女中）之间。PCR 检测到衣原体的存在会使发生倒睫的危险加倍。在倒睫出现后，多达 40% 的老年妇女在 10 年内出现了角膜混浊（CO）。在冈比亚，在轻度倒睫和重度倒睫患者中，角膜混浊的 4 年发病率分别为 5% 和 10%。很明显，如果有沙眼性倒睫存在，角膜混浊的危险增加了 8 倍。在埃塞俄比亚进行的一项重要研究表明：患有倒睫两年或更长时间使得角膜混浊危险增加超过两倍，完全角膜混浊的危险增加超过六倍。

许多研究人员已强调了进行性的炎症作为倒睫发生危险因素的重要性，倒睫常常伴有细菌感染。在倒睫患者，更常可以分离到病原菌。对倒睫患者进行检查的人常常可以见到分泌物。此外，大约一半的倒睫患者有明显的睑板炎。最近，Burton 已证明炎症细胞因子的表达会增加（在有细菌感染的倒睫患者中，TNF-α、IL-1β、MMP-9 和 TIMP-2 表达会增加）。

（二）持续的意义：感染和再感染的比较

如何加强了解对沙眼发病机制和再感染相比持续感染的相对意义或影响？

很明显，从衣原体感染恢复的动物（人和实验动物）仍然对二次激发感染敏感，但与没有感染过的受试者相比，它们可能表现出部分抵抗力或免疫力。在二次激发时，临床疾病的持续时间缩短，衣原体脱落（感染负荷）减少。Nicolle 在差不多 100 多年前以及 Grayston 在 30 多年前，对此进行了描述，在详细的纵向研究中，也观察到了这种情况。Grayston 首先注意到了再感染的重要性。Bailey 将老年人感染持续时间缩短归因于随着年龄免疫力的变化，而不是对再感染暴露的年龄相关变化。在年龄最小的孩子中，感染负荷最高；他们的面部卫生也最差。他们再感染的危险最高，并且似乎在儿童中，感染的持续时间明显更长，这可能反映了再暴露/再感染多次发作的效应，而不是真正的免疫差异。

由于大多数现场研究的检查不够频繁（一般间隔2、6或12个月进行检查），不能很好地对感染动力学进行观察。Hugh R Taylor 一组研究人员进行了一项每个月检查三次的研究；Bailey 每两周检查一次；Bobo 在坦桑尼亚进行了令人印象深刻的工作，她每周收集一次标本。然而，即使这样也不够频繁。立即重复的 PCR 拭子检查可能有 5% 的变异，假阳性率为 1%，每两天采集一次的 DFA 涂片的不一致率为 25%。这是假象，还是它是脱落的真实变异？

最终确定再感染在沙眼地区的重要性将需要更仔细的现场研究和更频繁的检查、严格注意标本污染的可能性、使用最灵敏的检查来检测感染和对临床疾病进行测量。对于有计划的控制活动，结果可能不是关键：沙眼可能在这一难题最终被解决之前就消失。然而，对于想要建立沙眼计算机模型的研究者，它是一个关键的核心问题。

似乎很明显，至少有时会发生衣原体的持续感染。应当将作为实验室术语的"持续感染"（persistent infection）和作为临床概念的"持续感染"（continuing infection）相区分，这很重要。在实验室中，衣原体可以保持在生存暂停状态几周，而不是在 2 到 4 天内完成它们的生活周期。人体中的持续感染指的是理论上有效的抗生素治疗后，感染继续存在（几个月或几年），或在没有再感染的情况下，可检测到的病原体长期存在。

在出生时感染的婴儿中，已经观察到了长期感染，他们在两年期间，在眼和鼻咽有持续的衣原体感染。尽管使用了各种治疗，妇女的宫颈感染可持续 2～5 年，但再感染多次发作的可能性不能排除。如果不进行治疗，54% 的患有宫颈炎的妇女会在 1 年内清除感染，94% 会在 4 年内清除感染。另外一项研究发现：在接受过治疗、否认有性接触的患有衣原体宫颈炎的妇女中，8% 有持续感染。这表明初步治疗失败，感染还在进行中。伴侣没有接受治疗的妇女中，25% 有持续感染，这表明发生了再感染。据认为，持续的沙眼衣原体感染可能在关节炎中起到了重要作用，而在动脉粥样化甚至在年龄相关性黄斑变性中，可能出现持续的肺炎衣原体感染。

对动物中自然发生的感染的考查没有解决这一问题。当然，动物中大多数鹦鹉热衣原体、流产衣原体和猪衣原体感染是无症状的。尚不清楚这些常见的、不明显的地方流行性感染是由于感染的缓慢宿主清除（持续感染）引起，还是由于再感染引起。

有关沙眼的信息还不太明确，当然没有研究能够控制再感染的可能性。在抗生素治疗后，常见到"持续的"感染，特别是在使用阿奇霉素的基于社区的研究中。这些研究没有对几个月大的婴儿进行治疗，许多研究对小于 12 个月的婴儿均不进行治疗。已知这些年龄小的儿童有最高水平的感染，他们是再感染的来源。在埃塞俄比亚，阿奇霉素治疗后每月感染的复发率高达 12.3%。

在坦桑尼亚，存在持续感染；在间隔三年的两次 PCR 检查时有感染的妇女中，一半妇女的孩子没有感染或没有孩子。这些妇女可能有持续感染，但没有标本采集对照和更详细的行为资料，不能排除假象或再感染的可能性。

如上面所讨论，Tom Lietman 及其研究小组已经重新引入了有关感染潜伏期（存在感染，但眼表现正常）、临床上的活动性沙眼期[有感染存在（"显露期"）和恢复期（不再能检测到感染）等概念的讨论，但临床疾病仍保持或缓慢缓解。这一线性模型以单次感染发作为基础。如果有再感染的可能，需要将显露期和恢复期分成一系列交替的临床疾病发作和感染的间歇存在。此外，可以认为，感染发作能够导致 HSP60 释放，进而引起细胞介导免疫反应。

因此，可以推断：在沙眼中，不是感染引起了失明，而是炎症引起了失明。随着沙眼患病率降低，首先是感染和炎症的程度减轻，其次是发病率降低，最后才是滤泡或活动性疾病的患病率降低。如果认为沙眼是一种随后会发生纤维化的、慢性、迟发型超敏反应，需要记住，偶尔暴露于抗原可能足以保持临床疾病持续发生。

参 考 文 献

1. Vetch J. An Account of the Ophthalmia which appeared in England since the Return of the British Army from Egypt. London：Longman，Hurst，Rees & Orme，1807

2. Raehlmann E. Pathologish-anatomische Untersuchungen ueber die follikulaere Entzuendung der Bindehaut des Auges oder das Trachom. In：Albrecht von Graefe's Archiv fur Ophthalmologie，1883：73-166

3. Boldt J. Trachoma. London：Hodder and Stoughton，1904

4. Halberstaedter L，von Prowazek S. Ubet zelleinschusse parasitarer natur beim trachoma.（On cell inclusions of a parasitic nature in trachoma）. Arb. K. Gesundh. Amt，1907，26：44-47

5. MacCallan AF. Trachoma and its complications in Egypt. Cambridge：Cambridge University Press，1913

6. Nicolle C，Cuenod A，Baizot L. Etude experimentale du trachoma. Arch Instit Pasteur de Tunis，1913，4：157-182

7. Wilson RP. Ophthalmia Aegyptiaca. Am J Ophthalmol，1932，15：397-406

8. Thygeson P. The etiology of inclusionblennorrhea. Am J Ophthalmol，1934，17：1019

9. Thygeson P，Proctor FI，Richards P. Etiologic significance of the elementary body in trachoma. Am J Ophthalmol，1935，18：811-813

10. Robbins AR. Ophthalmologic Review. Role of Bacterium granulosa in trachoma. Arch Ophthalmol，1935，14：629-640

11. MacCallan AF. Trachoma. London：Butterworth &Co.（Publishers）Ltd，1936

12. Poleff L. Simple and rapid contrast staining of trachoma bodies. Bull Soc Pathol Exot Filiales，1951，44：627-629

13. Thygeson P，Crocker TT. Observations onexperimental trachoma and inclusion conjunctivitis. Am J Ophthalmol，1956，42：76-84

14. FlynnF. Trachoma among natives of the Northern Territory of Australia. Med J Aust，1957，11：269-277

15. Tsutsui J，Furusawa T，Tsuji S，Takeda S. Development of immunity by repeated infection to trachoma. Arcln Ophthalmol，1957，57：577-584

16. Gilkes M J，Smith C H，Sowa J. Staining of the inclusion bodies of trachoma and inclusion conjunctivitis. British Journal of Ophthalmology，1958，42：473-477

17. Hanna L，Thygeson P，Jawetz E，Dawson C. Elementary-body virus isolated from clinical trachoma in California. Science，1959，130：1339

18. Thygeson P，Dawson C，Hanna L，Jawetz E，Okumoto M. Observations on experimental trachoma in monkeys produced by strains of viruses propagated in yolk sac. Am J Ophthalmol，1960，50：907-918

19. Chang HL，Chin HY，Wang KC. Experimental trachoma in human volunteers produced bycultured virus. Chin Med J，1960，80：214-221

20. Dawson CR, Jawetz E, Thygeson P, Hanna L. Trachoma viruses isolated in the United States.4. Infectivity and immunogenicity for monkeys. Proc Soc Exp Biol Med, 1961, 106: 898-902

21. Thygeson P, Hanna L, Dawson C, Zichosch J, Jawetz E. Inoculation of human volunteer with egg-grown inclusion conjunctivitis virus. Am J Ophthalmol, 1962, 53: 786-795

22. Dawson CR, Mordhorst CH, Thygeson P. Infection of Rhesus and Cynomolgus monkeys with egg-grown virus of trachoma and inclusion conjunctivitis. Ann NY Acad Sci, 1962, 98: 167-176

23. Mordhorst CH. Quantitation of the infectivity forcynomolgus monkeys of egg-grown inclusion conjunctivitis virus. Am J Ophthalmol, 1962, 53: 780-786

24. Mitsui Y, Higai H. Free toxic substance of trachoma virus. Arch Ophthalmol, 1962, 68: 651-653

25. Grayston JT. Symposium on trachoma. Biology of the virus. Invest Ophthalmol, 1963, 2: 460-470

26. 张晓楼. 在细胞培养中沙眼病毒的构造及繁殖的电子显微镜观察. 医学文摘(眼科学), 1964, 1(1): 3-4

27. 黄元桐, 李凤阁. 沙眼包涵体的形态学与发育循环. 中华眼科杂志, 1965, 12: 310-313

28. Duke-Elder S. System of Ophthalmology Vol VIIID is eases of the Outer Eye Part I: Henry Kimpton, London: 1965

29. Jawetz E, Rose L, Hanna L, Thygeson R Experimental inclusion and conjunctivitis in man. JAMA, 1965, 194: 620-632

30. 张晓楼, 沙眼病毒在卵黄囊细胞内发育形态的电子显微镜观察. 医学文摘(眼科学), 1965, 1(1): 4

31. Dawson CR, Jawetz E, Hanna L, et al. Experimental inclusion conjunctivitis in man. II, Partial resistance to reinfection, Am J Epidemiol, 1966, 84: 411-425

32. Collier LH, Blythe WA. Immunogenicity of experimental trachoma vaccines in baboons. I. Experimental methods, and preliminary tests with vaccines prepared in chick embryos and in HeLacells. J Hyg Cambridge, 1966, 64: 513-528

33. Mordhorst CH. Experimental infections and immunogenicity of TRIC agents in monkeys. Am J Ophthalmol, 1967, 63: 1603-1615

34. Talizzo ML, Nataf R, Nabil B. Experimental inoculation of thirteen volunteers with agentisolated from inclusion conjunctivitis. Am J Opthalmol, 1967, 63: 1120-1128

35. Dawson CR, Wood TR, Rose L, et al. Experimental inclusion conjunctivitis in man. III. Keratitis and other complications. Arch Ophthalmol, 1967, 78: 341-349

36. Wang S-P, Grayston JT. pannus with experimental trachoma and inclusion conjunctivitis agent infection of Taiwan monkeys. AmJ Ophthalmol, 1967, 63: 1133-1145

37. Wang S-P, Grayston JT, Alexander ER. Trachoma vaccine studies in monkeys. Am J Ophthalmol, 1967, 63: 1615-1630

38. Bell SD, Fraser CEO. Experimental trachoma in owl monkeys. Am J Trop Med Hyg, 1969, 18: 568-572

39. Shokeir A A, Al-Hussaini M K, Ia. W. Methyl green-pyronin stain for the diagnosis of trachoma. British Journal of Ophthalmology, 1969: 53

40. Murray ES, Fraser CEO, Peters JH, et al. The owl monkey as an experimental primate model for conjunctiva trachoma infection. In: Nichols RL, editor. Trachoma and related disorders. Amsterdam: Excerpta Medica, 1971: 386-395

41. Sowa J, Collier LH, Sowa S. A comparison of the iodine and fluorescent antibody methods for staining trachoma inclusions in the conjunctiva. Journal of Hygiene, 1971, 69(4): 249-257

42. Gale JL, WangS-P, GraystonJT. Chronic trachoma in two Taiwan monkeys ten years after infection. In: Nichols RL, editor. In: Trachoma and related disorders. Amsterdam: Excerpta Medica, 1971: 489-493

43. Nichols RL, ed. Trachoma and related disorders caused by chlamydial agents. Amsterdam: Excerpta Medica, 1971: 305

44. 洪涛, 金秀英, 王思智, 等. 沙眼病毒形态的电子显微镜研究. 微生物学报, 1973, 13 (2): 91-94

45. Gutter B, Asher Y, Cohen Y, et al. Studies on the developmental cycle of Chlamydia trachomatis: isolation and characterization of the initial bodies. Journal of Bacteriology, 1973, 115 (2): 691-702

46. Whitcher JP, Dawson CR, Messadi M, Daghfous T, ben Abdullah N, Triki F, et al. Severe endemictrachoma in Tunisia: changes in ocular bacterialpathogens in children treated by the intermittent antibiotic regimen. Int Rev Trach, 1974, 51: 49-58

47. Silverstein AM. The immunologic modulation of infectious disease pathogenesis. Invest Ophthalmol, 1974, 13: 560-574

48. Sowa J, Collier L H, Sowa S. Serotypes of trachoma agent isolated in the Gambia: with an observation on the relation between serotype and morphology. Journal of Hygiene, 1974: 72 (3)

49. Jones BR. The prevention of blindness from trachoma (Bowman Lecture). Trans Ophthalmol Soc UK, 1975, 95: 16-33

50. Grayston JT, Wang S. New knowledge of Chlamydiae and the diseases they cause. J Infect Dis, 1975, 132: 87-105

51. Dawson CR, Daghfous T, Messadi M, et al. Severe endemic trachoma in Tunisia Br J Ophthalmol, 1976, 60: 245-252

52. Darougar S, Monnickendam MA, El-Sheikh H, et al. Animal models for the study of chlamydial infections of the eye and genital tract. // Hobson D, Holmes KK, editors. Nongonococcal urethritis and related infections. Washington DC: American Society for Microbiology, 1977: 186-198

53. Stirling P, Richmond S. The developmental cycle of Chlamydia trachomatis in McCoy cells treated with cytochalasin B. J Gen Microbiol, 1977, 100 (1): 31-42

54. 吉民生, 张淑娟. 沙眼包涵小体及假性包涵小体. 中华眼科杂志, 1979, 15 (3): 94-95

55. 金秀英, 张晓楼, 张文华, 等. 沙眼发病机理的探讨. 中华医学杂志, 1980, 60: 259-262

56. Tabbara KF, Bobb AA. Lacrimal system complications in trachoma. Ophthalmology, 1980, 87: 298-301

57. Darougar S, Woodland R M, Jones B R, et al. Comparative sensitivity of fluorescent antibody staining of conjunctiva scrapings and irradiated McCoy cell culture for the diagnosis of hyperendemic trachoma.[J]. British Journal of Ophthalmology, 1980, 64 (4): 276-278

58. 张晓楼. 衣原体感染研究进展. 国外医学: 眼科学分册, 1981, (3)

59. Caldwell HD, Kromhout J, Schachter J, Purification and partial characterization of the major outer membrane protein of Chlamydia trachomatis. Infect Immun, 1981, 31: 1161-1176

60. Taylor HR, Prendergast RA, Dawson CR, et al. An animal model of cicatrizing trachoma. Invest Ophthalmol Vis Sci, 1981, 21: 422-433

61. Taylor HR, Johnson SL, Prendergast RA, et al. An animal model of trachoma II. The importance of repeated reinfection. Invest Ophthalmol Vis Sci, 1982, 23: 507-519

62. Caldwell HD, Perry LJ. Neutralization of Chlamydia trachomatis infectivity with antibodies to the major outer membrane protein. Infect Immun, 1982, 38: 745-754

63. Hanna L, Jawetz E, Dawson CR, Thygeson P. Long-term clinical, microbiological, and imnunological observations of a volunteer repeatedly infected with Chlamydia trachomatis. J Clin Microbiol, 1982, 16: 895-900

64. Taylor HR, Prendergast RA, Dawson CR, Schachtcr J, Silverstein AM. Animal model of trachoma: III. The necessity of repeated exposure to live chlamydia. Chlamydial Infections, 1982: 387-390

65. Taylor HR, Kolarczyk RA. Inclusion conjunctivitis or trachoma? The role of reinfection. In: Henkind P, editor. Acta: XXIV International Congress of Ophthalmology: J.B. Lippincott Company, 1983: 203-206

66. Taylor HR, Johnson SL, Schachter J, et al. An animal model of trachoma: IV. The failure of local immunosuppression to reveal in apparent infection. Invest Ophthalmol Vis Sci, 1983, 24: 647-650

67. Taylor HR, Agarwala N, Johnson SL. Detection of experimental Chlamydia trachomatis eye infection in conjunctiva smears and in tissue culture by the use of fluorescein-conjugated monoclonal antibody. J Clin Microbiol, 1984, 20: 391-395

68. Puck A, Liappis N, Hildenbrand G. Ion exchange column chromatographic investigation of freeamino acids in tears of healthy adults. Ophthalmic Res, 1984, 16: 248-284

69. Grayston JT, Wang SP, Yeh LJ, et al. Importance of Reinfection in the Pathogenesis of Trachoma. In: Cook JA, Taylor HR, editors. Reviews of Infectious Diseases, Infectious Causes of Blindness: Trachoma and Onchocerciasis. Chicago: The Universriy of Chicago Press, Illinois 60637, 1985: 7177-25

70. Banks. JR, Driesen GV, Stark E. Chlamydia trachomatis in smears from eyes, ears, and throats of children with chronic otitis media. Lancet, 1985, 2: 278

71. Harrison HR, Boyce WT, Wang S-P, Gibb GN, CoxJE, Alexander ER. Infection with Chlamydia trachomatis immune type J associated with trachoma in children in an area previously endemic for trachoma. J Infect Dis, 1985, 151: 1034-1036

72. Taylor HR. Ocular models of chlamydial infection. Rev Infect Dis, 1985, 7: 737-740

73. Wilson MC, Millan-Velasco F, Tielsch JM, et al. Direct-smear fluorescent antibody cytology as a field diagnostic tool for trachoma. Arch Ophthalmol, 1986, 104: 688-690

74. Taylor-Robinson D. The Role of Animal Models in Chlamydial Research. In: Oriel D, Ridgway G, Schachter J, et al. Chlamydial Infections. Proceedings of thc Sixth International Symposium on Human Chlamydial Infections, Sanderstead, Surrey 15-21 June 1986.Cambridge: Cambridge University Press, 1986: 355-366

75. Patton DL, Taylor HR. The histopathology of experimental trachoma: ultra structural changes in the conjunctiva epithelium, J Infect Dis, 1986, 153: 870-878

76. Whittum-Hudson JA, Taylor HR, FarazdaghiM, et al. Immunohis to chemical study of the local inflammatory response to chlamydial ocularinfection. Invest Ophthalmol Vis Sci, 1986, 27: 64-69

77. Patton DL, Kuo CC, Wang SP, et al. Chlamydial salpingitis insubcutaneous fimbrial transplants in monkeys. In: Oriel D, Ridgway G, Schachter J, et al. Chlamydial Infections. Proceedings of the Sixth International Symposiumon Human Chlamydial Infections, Sanderstead, Surrey, 15-21 June 1986. Cambridge: Cambridge University Press, 1986: 367-370

78. Taylor HR, Schachter J, Caldwell HD. The stimulus for conjunctival inflammation in trachoma. Chlamydial Infections, 1986: 167-170

79. Byrne GI, Lehmann LK, Landry GJ. Induction of tryptophan catabolism is the mechanism for gamma-interferon-mediated inhibition of intracellular Chlamydia psittaci replication in T24cells. Infect Immun,

1986，53：347-351

80. Whittum-Hudson JA，Taylor HR，Farazdaghi M，et al. Immunohistochemical study of the local inflammatory response to chlamydial ocularinfection. Invest Ophthalmol Vis Sci，1986，27：64-69

81. Watkins NG，Hadlow WJ，Moos AB，et al. Ocular delayed hypersensitivity：a pathogenic mechanism of chlamydial conjunctivitis in guineapigs. Ptoc Nat Acad Sci USA，1986，83：7480-7484

82. Patton D L，Taylor H R. The histopathology of experimental trachoma：ultrastructural changes in the conjunctiva epithelium. Journal of Infectious Diseases，1986，153（5）：870-878

83. 袁鹰，关洁，范桂芝，等. 应用酶联免疫吸附法检测血清和泪液中抗沙眼衣原体 IgG 抗体. 眼科研究，1987，5（3）：153

84. Patton DL，Cosgrove PA，Grutzmacher RD，et al. Experimental Trachoma in Subcutaneous Conjunctiva Autografts in Macaques，Invest Ophthalmol Vis Sci，1987，28：157 5-1582

85. Young E，Schachter J，Prendergast RA，et al. The effect of cyclosporinein chlamydial eye infection. Curr Eye Res，1987，6：683-689

86. Taylor HR，Johnson SL，Schachter J，et al. Pathogenesis of trachoma：the stimulus for inflammation. J Immunol，1987，138：3023-3027

87. Caldwell HD，Stewart S，Johnson S，et al. Tearand serum antibody response to Chlamydia trachomatis antigens during acute chlamydial conjunctivitis in morkeys as determined by immunoblotting. Infect Immun，1987，55：93-98

88. Verin P，Gendre P，Comte P. Nouvelle classification du trachome（clinique，histologique etultrastructurale.）. Rev Int Trach，1987，64：I 15-21

89. Zhang YX，Stewart S，Joseph T，et al. Protective monoclonal antibodies recognize epitopes located on the major outer membrane protein of Chlamydia trachomatis. J Immunol，1987，138：575-581

90. Treharne JD. The microbial epidemiology of trachoma. Int Ophthalmol，1988，12：25-9

91. Taylor HR，Fitch CP，Murillo-Lopez F，et al. The diagnosis and treatment of chlamydial conjunctivitis. Int Ophthalmol，1988，12：95-99

92. Burd EM，Tabbara KF，Nast AM，et al. Conjunctival lymphocyte subsets in trachoma. IntOphthalmol，1988，12：47-53

93. Blodi BA，Byrne KA，Tabbara KF. Goblet cellpopulation among patients with inactive trachoma. Int Opthalmol，1988，12：41-45

94. Taylor PB，Burd EM，Tabbara KF. Monoclonal antibodies in the laboratory diagnosis of trachoma. International Ophthalmology，1988，12（1）：81-86

95. Rice CD，Kersten RC. Absence of Chlamydia intrachomatous lacrimal sacs. Am J Ophthalmol，1988，105：203-206

96. Abu El-Asrar AM，Van den Oord JJ，Geboes K，et al. Immunopathology of trachomatous conjunctivitis. BrJ Ophthalmol，1989，73：276-282

97. Whittum-HudsonJA，Taylor HR. Antichlamydial specificity of conjunctival lymphocytes during experimental ocular infection. Infect Immun，1989，57：2977-2983

98. Morrison RP，Belland RJ，Lyng K，et al. Chlamydial disease pathogenesis. The 57-kD chlamydial hypersensitivity antigen is a stress response protein. J Exp Med，1989，170：1271-1283

99. Cosgrove PA，Patton DL，Kuo CC，et al. Experimentally induced ocular Chlamydial infection in infant pig-

tailed macaques. Invest Ophthalmol Vis Sci，1989，30：995-1003

100. 张力. 微量免疫荧光试验检测中国华北沙眼流行区沙眼衣原体免疫型，1990

101. Taylor HR. Development of immunity to ocular-chlamydial infection. Am J Tlop Med Hyg，1990，42：
     358-364

102. Patton DL. Experimental Systems. In：Bowie WR，Caldwell HD，Jones RP，et al.，editors. Chlamydial
     Infections. Proceedings of the Seventh International Symposium on Human Chlamydial Infections，Harrison
     Hot Springs，British Colombia，Canada，24-29 June 1990. Cambridge：Cambridge University Press，1990，
     223-231

103. Brunham RC，Laga M，Simonsen JN，et al. The prevalence of Chlamydia trachomatis infection among
     mothers of children with trachoma. Am J Epidemiol，1990，132：946-952

104. Taylor HR，Maclean IW，Brunham RC，et al. Chlamydial heat shock proteins and trachoma. Infect Immun，
     1990，58：3061-3063

105. Wolner-Hansse P，Patton DL，Holmes KK. Protective immunity in pig-tailed macaques after cervicar
     infection with Chlamydial trachomatis，Sex Trans Dis，1991，18：21-25

106. Wang S P，Grayston J T. Serotyping of Chlamydia trachomatis by indirect fluorescent-antibody staining of
     inclusions in cell culture with monoclonal antibodies. Journal of Clinical Microbiology，1991，29：1295-1298

107. Taylor robinson D，Thomas BJ. Laboratory techniques for the diagnosis of chlamydial infections.
     Genitourinary Medicine，1991，67（6）：256-266

108. Peeling RW，Brunham RC. Neutralization of Chlamydia trachomatis：kinetics and stoichiometry. Infect
     Immun，1991，59：2624-2630

109. Pal S，Pu Z，Huncke RB，et al. Chlamydia-specific lymphocytes in conjunctiva during ocular infection：
     Limitingdilution analysis. Reg Immunol. 1991，3：171-176

110. Mabey DCW，Bailey RL，Dunn D，et al. Expression of MHC class II antigens by conjunctiva epithelial cells
     in trachoma：Implications concerning the pathogenesis of blinding disease. J Clin Pathol，1991，44：285-289

111. Reacher MH，Pe'er J，Rapoza PA，et al. T cells and trachoma. Theirrole in cicatricial disease. Ophthalmology，
     1991，98：334-341

112. Taylor HR，Siler JA，Mkocha HA，et al. The microbiology of cndcmic trachoma-a longitudinal study. J Clin
     Microbiol，1991，29：1593-1595

113. Holland SM，Hudson AP，Bobo L，et al. Demonstration of chlamydial RNA and DNA during a culture-
     negative state. Infect Immun，1992，60：2040-2047

114. 范俊，张文华，武宇影，等. 眼部沙眼衣原体多聚酶链反应检测法. 眼科，1992，1：44-47

115. Bell TA，Stamm WE，Wang SP，et al. Chronic Chlamydia trachomatis infections in infants. JAMA，1992，
     267：400-402

116. Al-Rajhi AA，Hidayat A，Nasr A，et al. The histopathology and the mechanism of entropion inpatients with
     trachoma. Ophthalmology，1993，100：1293-1296

117. Witkin SS，Jeremias J，Toth M，et al. Cell-mediated immune response to the recombinant 57-kDa heat-
     shock protein of Chlamydia trachomatis in women with salpingitis. J Infect Dis，1993，167：1379-1383

118. Dawson CR. Trachoma and Other Chlamydial Eye Diseases. In：Orfila J，Byrne GI，Chernesky MA，et al.
     editors. Chlamydial Infections. Proceedings of the Eighth International Symposium on Human Chlamydial
     Infections，Chateau de Montvillargenne，602700 Gouvieux-Chantilly，France，19-24 June，1994. Bologna -

Italy: Societa Editrice Esculapio, 1994, 277-286

119. Tuffrey M. The use of animal models to studyhuman chlamydial diseases. In: Orfila J, Byrne GI, Chernesky MA, et al. editors. Chlamydial Infections. Proceedings of the Eighth International Symposium on Human Chlamydial Infections, Chateau deMontvillargenne, 602700 Gouvieux - Chantilly, France, 19-24 June 1994. Bologna- Italy: Societa Editrice Esculapio, 1994: 513-524

120. Brunham RC, Peeling RW. Chlamydia trachomatis antigens: role in immunity and pathogenesis. Infect Agents Dis, 1994, 3: 218-233

121. Lehtinen M, Paavonen J. Heat-Shock Proteins in the Immunopathogenesis of Chlamydial Pelvic Inflammatory Disease. In: Orfila J, Byrne GI, Chernesky MA, et al. Chlamydial Infections. Proceedings of the Eighth International Symposium on Human Chlamydial Infections, Chateau deMontvillargenne, 602700 Gouvieux- Chantilly, France 19-24 June 1994. Bologna - Italy: Societa Editrice Esculapio, 1994: 599-610

122. Beatty WL, Morrison RP, GI. B. Immunoelectron-microscopic quantitation of differential levels of chlamydial proteins in a cell culture model of persistent Chlamydia trachomatis infection. Infect Immun, 1994, 62: 4059-4062

123. 黄湖明,邵应峰,梁晓文,等. PCR 检测沙眼衣原体感染的初步报告. 中山医科大学学报, 1995, 16: 90-92

124. Bailey RL, Holland MJ, Whittle HC, et al. Subjects recovering from human ocular chlamydial infections have enhanced lymph proliferative responses to chlamydial antigens compared with those of persistently diseased controls. Infect Immun, 1995, 63: 389-392

125. Rank RG, Dascher C, Bowlin AK, et al. Systemic immunization with Hsp60 alters the development of chlamydial ocular disease. Invest Ophthalmol Vis Sci, 1995, 36: 1344-51

126. Holland MJ, Bailey RL, Conway DJ, et al. The lper type-1 (Th1)/Th2 profiles of peripheral blood mononuclear cells(PBMC): responses to antigens of Chlamydia trachomatis in subjects with severe trachomatous scarring. Clin Exp Immunol, 1996, 105: 429-435

127. Bobo L, Novak N, Mkocha H, et al. Evidence of a Predominant Proinflammatory Conjunctiva Cytokine Response in Individuals with Trachoma. Infect Immun, 1996, 64: 3273-3279

128. Conway DJ, Holland MJ. Campbell AE, et al. HLA class I and II polymorphisms and trachomatous scarring in a Chlamydia trachomatis - endemic population. J Infect Dis, 1996, 174: 643-646

129. Bobo LD, Novak N, Munoz B, et al. Severe disease in children with trachoma is associated with persistent Chlamydia trachomatis infection. J Infect Dis, 1997, 176: 1524-1530

130. White AG, Bogh J, Leheny W, et al. HLA antigens in Omanis with blinding trachoma: markels fordisease susceptibility and resistance. BrJOphthalmol, 1997, 81: 431-434

131. Ho llandMJ, Conway DJ, Blanchard TJ, et al. Synthetic pep tides based on Chlamydia trachomatis antigen identify cyto toxic Tlymphocyte responses in subjects from a trachomaendemic population. Clin Exp Immunol, 1997, 107: 442-491

132. Munoz B, West S. Trachoma: The Forgotten Cause of Blindness. Epidemiol Rev, 1997, 19: 205-217

133. Holland MJ, Conway DJ, Blanchard TJ, et al. Synthetic peptides based on Chlamydia trachomatis antigens identify cytotoxic T lymphocyte responses in subjects from a trachoma-endemic populations. Clin Exp Immunol, 1997, 107: 44-49

134. Schachter J. DFA, EIA, PCR, LCR and other technologies: what tests should be used for diagnosis of

chlamydia infections?. Immunological Investigations，1997，26：157-161

135. Peeling RW，Bailey RL，Conway DJ，et al. Antibody response to the chlamydial heat stock protein 60（CHSP60）is associated with scarring trachoma. Chlamydia Trachomatis，1997：73

136. Rasmussen SJ，Eckmann L，Quayle A J，et al. Secretion of proinflammatory cytokines by epithelial cells in response to Chlamydia infection suggests a central role for epithelial ceils in chlamydial pathogenesis. J Clin Invest，1997，99：77-87

137. Stephens RS，Kalman S，Lammel C，et al. Genome sequence of an obligate intracellular pathogen of human：Chlamydia trachomatis. Science，1998，282：754-759

138. Lietman TM，Dhital SP，Dean D. Conjunctival impression cytology for vitamin A deficiency in the presence of infectious trachoma. Br J Ophthalmol.1998，82：1139-1142

139. Byrne GI. Immunity to Chlamydia. In：Stephens RS，Byrne GI. Christiansen G，Clarke IN，et al. Chlamydial Infections. Proceedings of the Ninth International Symposiumon Human Chlamydial Infection，Napa，California，USA，June 21-26，1998. San Francisco，CA 94110，USA：International Chlamydia Symposium；1998：365-374

140. Peeling RW，Bailey RL，Conway DJ，et al. Antibody Response to the 60-kDa Chlamydial Heat-Shock-Protein Is Associated with Scarring Trachoma. J Infect Dis，1998，177：256-259

141. Abu El-Asrar AM，Geboes K，Tabbara KF，et al. Immunopathogenesis of conjuctival scarring in trachoma. Eye，1998，12：453-460

142. Abu El-Asrar AM，Geboes K，al-Kharashi SA，et al. Collagen content and types in trachomatous conjunctivitis. Eye，1998，12：735-739

143. Gerard HC，Branigan PJ，Schumacher HR，et al. Synovial chlamydia trachomatis in patients with reactive arthritis/Reiter's syndrome are viable but show aberrant gene expression. J Rheumatol，1998，25：610-612

144. Dean D，Suchland RJ，Stamm WE. Apparent Long-Term Persistence of Chlamydia trachomatis Cervical Infections - Analysis by OMP1 Genotyping. In：Srephens RS，Byrne GI，Christiansen G. Clarke IN，et al.，editors. Chlamydia Infections. Proceedings of the Ninth International Symposium on Human Chlamydial Infections，Napa，California，USA，June21-26，1998. San Francisco，CA 94110，USA：International Chlamydia Symposium，1998：31-34

145. Abu El-Asrar AM，Geboes K，A1-Kharashi SA，et al. Animmunohistochemical study of collagens in trachoma and vernal keratoconjunctivitis. Eye，1998，12：1000-1006

146. Negrel AD. The Winning Hand to Defeat Trachoma. Rev Int Trach，1999；76e Annee nouvelle serie：71-125

147. Bailey R，Duong T，Carpenter R，et al. The duration of human ocular Chamydia trachomatis infection is age dependent. Epidemiol Infect，1999，123：479-486

148. Munoz B，Boho L，Mkocha H，et al. Incidence of trichiasis in a cohort of women with and without scarring，Int J Epidemiol，1999，28：1167-1171

149. La Verda D，Kalayoglu MV，Byrne GI. Chlamydial Heat Shock Proteins and Disease Pathology：New Paradigms for Old Problems. Infect Dis Obstet Gynecol，1999，7：64-71

150. Schachter J，West S，Mabey D，et al. Azithromycin in control of trachoma. Lancet，1999，354：630-635

151. 邹菊贤，刘树林，肖卫东，等. 聚合酶链反应对眼分泌物中沙眼衣原体的检测价值. 眼科学报，2000，16（2）：124-126

152. Abu E1-Asrar AM，Geboes K，A1-Kharashi SA，et al. Expression of gelatinase B in trachomatous

conjunctivitis. Br J Ophthalmol, 2000, 84: 85-91

153. Mozzato-Chamay N, Mahdi OSM, Jallow O, et al. Polymorphisms in Candidate Genes and Risk ofScarring Trachoma in a Chlamydia trachomatis-Endmic Population. J Infect Dis, 2000, 182: 1545-1548

154. Gerard HC, Schumacher HR. El-Gabalawy H, Goldbach-Mansky R, et al. Chlamydia pneumonia present in the human synovium are viable and metabolically active. Microb Pathog, 2000, 36: 17-24

155. Bain DL, Lietman T, Rasmussen S, et al. Chlamydial Genovar Distribution after Communitywide Antibiotic Treatment. J Infect Dis, 2001, 184: 1581-1588

156. West SK, Munoz B, Mkocha H, et al. Progression of active trachoma to scarring in a cohort of Tanzanian children. Ophthalmic Epidemiol, 2001, 8: 137-144

157. Smith A, Munoz B, Hsieh YH. Bobo L, et al. OmpA genorypic evidence for persistent ocular Chlamydia trachomatis infection in Tanzanian village women. Ophthalmic Epidemiol, 2001, 8: 127-135

158. Bowman RJC, Jatta B, Cham B, et al. Natural history of trachomatousscarring in The Gambia, Results of a 12-yearlongitudinal follow-up. Am J Ophthalmol, 2001, 108: 2219-2224

159. Stephens RS. Chlamydial Evolution: A Billion Years and Counting. In: Schachter J, Christiansen G, Clarke IN, et al. Chlamydial Infections. Proceedings of the Tenth International Symposium on Human Chlamydial Infections. June 16-21, 2002. Antalya - Turkey. San Francisco: International Chlamydia Symposium, 2002: 3-12

160. Bulut Y, Faure E, Thomas L, et al. Chlamydial HeatShock Protein 60 Activates macrophages and Endothelial Cells Through Toll-Like Receptor 4 and MD2 in a MyD88-Dependent Pathway. J Immunol, 2002, 168: 1435-1440

161. Kinnunen AH, Surcel HM, Lehtinen M, et al. HLADQ alleles and interleukin-10 polymorphism associated with Chlamydia trachomatis-related tubal factor infertility: a case-contol study. HumReprod, 2002, 17: 2073-2078

162. Thein J, Zhao P, Liu H, et al. Does clinical diagnosis indicate ocular chlamydial infection in areas with a low prevalence of trachoma? Ophthalmic Epidemiol, 2002, 9: 263-269

163. ChenZhuo L, Murube J, Latorre A, et al. Different Concentrations of Amino Acids in Tears of Normal and Human Dry Eyes. In: Sullivan D etal, editor. Lacrimal Gland, Tear Film, and Dry Eye Syndromes 3: Kluwer Academic/Plenum Publishers, 2002: 617-621

164. Bowman RJC, Faal H, Adegbola R, et al. Longitudinal study of trachomatous trichiasis in the Gambia. Br J Ophthalmol, 2002, 86: 339-343

165. Loom is WP, Starnbach M N. T cell responses to Chlamydia trachomatis CurrOpin Microbiol, 2002, 5: 87-91

166. Solomon AW, Holland MJ, Burton MJ, et al. Strategies for control of trachoma: observational study with quantitative PCR. Lancet, 2003, 362: 198-204

167. Karunakaran KP, Noguchi Y, Read TD, et al. Molecular Analysis of the Multiple GroEL Proteins of Chlamydiae. JBacteriol, 2003, 185: 1958-1966

168. Tabbara KF. Trachoma: Immuno-histo-pathology. // Coscas G, Cornand G, editors. Revueinternationale du Trachome et de Pathologie Oculaire Tropicale et Subtropicale et de SantePublique, Annes 2000/2001/2002. Cedex: GroupeLiaisons S.A, 2003, 17-65

169. Burton MJ, Holland MJ, Faal N, et al. Which members of a community need antibiotics to control

trachoma? Conjunctival Chlamydial trachomatis infection load in Gambian villages. Invest Ophthalmol Vis Sci, 2003, 44: 4215-4122

170. Bird M, Dawson CR, Schachter JS, et al. Does the diagnosis of trachoma adequately identify ocular chlamydial infection in trachoma-endemic areas? J Infect Dis, 2003, 187: 1669-1673

171. GervassiAL, Probst P, Stamm WE, et al. Functional characterization of Class la- and Non-Class la-restricted Chlamydia-reactive CD8[+] T cell responses in humans. J Immunol, 2003, 171: 4278-4286

172. Caldwell HD, Wood H, Crane D, et al. Polymorphisms in Chlamydia trachomatis tryptohan synthase genes differentiate between genital and ocular isolates. J Clin Invest, 2003, 111: 1757-1769

173. Gerard HC, Whittum-Hudson JA, Schumacher HR, et al. Differential expression of three Chlamydia trachomatis hsp60-encoding genes inactive vs. persistent infections. Microb Pathog, 2004, 36: 35-39

174. Burton MJ, Bailey RL, Jeffries D, et al. Cytokine and Fibrogenic GeneExpression in the Conjunctivas of Subjects from a Gambian Community Where Trachoma IsEndemic. Infect Immun, 2004, 72: 7352-7356

175. Wynn TA. Fibrotic Disease and the T_{H1}/T_{H2} Paradigm. Nat Rev Immunol, 2004, 4: 583-94

176. Solomon AW, Peeling RW, Foster A, et al. Diagnosis and Assessment of Trachoma. Clin Microbiol Rev, 2004, 17: 982-1011

177. Lichtenwalner AB, Patton DL, Van Voorhis WC, et al. Heat shockprotein 60 is the major antigen which stimulates delayed-type hypersensitivity reaction in the macaque model of Chlamydia trachomatissalpingitis. Infect lmmun, 2004, 72: 1159-1161

178. Zhang J, Lietman TM, Olinger L, et al. Genetic diversity of chlamydia trachomatis and the prevalence of trachoma. Pediatr Infect Dis J, 2004, 23: 2057-2060

179. Melese M, Chidambaram JD, Alemayehu W, et al. Feasibility of eliminating ocular chlamydia trachomatis withrepeat mass antibiotic treatments. JAMA, 2004, 292: 721-725

180. Miller K, Schmidt G, Alemayehu W, et al. How reliable is the clinical exam in detecting ocular chlamydial infection. Ophthalmic Epidemiol, 2004, 11: 255-262

181. West SK, Munoz B, Mkocha H, et al. Infection with Chlamydia trachomatis after mass treatment of a trachoma hyperendemic community in Tanzania: a longitudinal study. Lancet, 2005, 366: 1296-1300

182. Molano M, Meijer JLM, Weiderpass E, et al. The Natural Course of Chlamydia trachomatis Infection in Asymptomatic Colombian Women: A 5 year Follow-Up Study. J Infect Dis, 2005, 191: 907-916

183. Golden MR, Whittington WLH, Handsfield HH, et al. Ettect of expedited treatment of sex partners on recurrent or persistent gonorrhea or chlamydial infection. N Engl Med, 2005, 352: 676-685

184. Robman L, Mahdi O, McCarty C, et al. Exposure to Chlamydia pneumoniae Infection and Progression of Age-related Macular Degeneration. Am J Epidemiol, 2005, 161: 1013-1019

185. Burton MJ, Bowman RJC, Faal H, et al. Long termoutcome of trichiasis surgery in the Gambia. Br J Ophthalmol, 2005, 89: 575-579

186. Cohen CR, Koochesfahani KM, Meier AS, et al. Immunoepidemiologic profile of Chlamydia trachomatis infection: importance of heat-shock protein 60 and interferon-γ. J Infect Dis, 2005, 192: 591-599

187. 宋和平. 三种方法在沙眼衣原体检测中的对比分析. 实用诊断治疗杂志, 2005, 19(11): 821-822

188. 赵普宁. 连接酶链反应检测结膜沙眼衣原体中国热带医学, 2005, 5(1): 41-42

189. West ES, Munoz B, Mkocha H, et al. Mass Treatment and the Effect on the Load of Chlamydia trachomatis Infection in a Trachoma-Hyperendemic Community. Invest Ophthalmol Vis Sci. 2005, 46: 83-87

190. Burton MJ, Kinteh F, Jallow O, et al. A randomised controlled trial of azithromycin following surgery for trachomatous trichiasis in the Gambia. Br J Ophthalmol. 2005, 89: 1282-1288

191. Cevallos V, Donnellan C, Zhou Z, et al. Conjunctival Flora in Patients with Trichiasis Due to Trachoma. In: Association for Research in Vision and Ophthalmology 2005, Fort Lauderdale, Florida, USA

192. Natividad A, Wilson J, Koch O, et al. Risk of trachomatous scarring and trichiasis in Gambians varies with SNP haplotypes a the interferon-gamma and interleukin-10 loci. Genes Immun, 2005, 6: 332-340

193. Faal N, Bailey RL, Sarr I, et al. Temporalcytokine gene expression patterns in subjects with trachoma identify distinct conjuntival responses associated with infection. Clin Experiment Ophthalmol, 2005, 142: 347-353

194. Melesc M, West ES, Alemayehu W, et al. Characteristics of trichiasis patients presenting tor surgery in rural Ethiopia. Br J Ophthalmol, 2005, 89: 1084-1088

195. Nelson DE, Virok DP, Wood H, et al. ChlamydiaIFN-γimmune evasion is linked to host infection tropism. Proc Nat Acad Sci USA, 2005, 102: 10658-10663

196. Chidambaram JD, Alemayehu W, Melese M, et al. Effect of a single mass antibiotic distribution on the prevalence of infectious trachoma. JAMA, 2006, 295: 1142-1146

197. Faal N, Bailey R, Joof H, et al. Conjunctival Expression of IFN-γ, IDO, IL-10, and FOXP3 in Gambian Children during Trachoma Episodes. In: Cherensky MA, Caldwell H, Christiansen G, et al. Chlamydial Infections. Proceedings of the Eleventh International Symposium on Human Chlamydial Infections, Niagara-on-the-Lake, Ontario, Canada. June 18-23, 2006. San Francisco. CA 94110, USA: International Chlamydia Symposium, 2006: 381-384

198. Burton MJ, Bowman RJC, Faal H. et al. The long-term natural history of trachomatous trichiasis in the Gambia. Invest Ophthalmol Vis Sci, 2006, 47: 847-852

199. Bavoil PM, Wyrick PB, editors. Chlamydia: Genomics and Pathogenesis. Norfolk, UK: Horizon Bioscience, 2006

200. Borel N, Summersgill JT, Mukhopadhyay S, et al. Persistent Chlamydophila Pneumoniaein Human Coronary Atherosclerotic Tissue: Tissue Microarray Analysis and Ultrstructural Study. In: Cherensky MA, Caldwell H, Christiansen G, et al. Chlamydial Infections. Proceedings of the Eleventh International Symposium on Human Chlamydial Infections, Niagara-on-the-Lake, Ontario, Canada, June18-23, 2006. San Francisco, CA 94110, USA: International Chlamydia Symposium, 2006: 567-570

201. Tan M. Regulation of Gene Expression. In: BavoilPM, Wyrick PB, editors. Chlamydia. Genomics and Pathogenesis. Norfolk, UK: Horizon Bioscience, 2006: 103-131

202. Natividad A, Holland MJ, Rockett KA, et al. Clinical Consequences of Allelic Variation in the Cis-Regulation of IL10 during Acnve Trachomatous Disease in Humans. In: Cherensky MA, Caldwell H, Christiansen G, et al. Chlamydial Infections. Proceedings of the Eleventh International Symposium on Human Chlamydial Infections, Niagara-on-the-Lake, Ontario, Canada, June 18-23, 2006. San Francisco, CA 94110, USA: International Chlamydia Symposium, 2006: 555-558

203. Penttila T, Haveri A, Tammiruusu A, et al. Enhanced Clearance but Severe Inflammation during Pulmonary Chlamydia pneumoniae infection in IL-10Knockout Mice. In: Cherensky MA, Caldwell H, Christiansen G, et al. Chlamydial Infections. Proceedings of the Eleventh International Symposium on Human Chlamydial Infections, Niagara-on-the-Lake, Ontario, Canada, June 18-23, 2006. San Francisco, CA 94110, USA:

International Chlamydia Symposium，2006：535-538

204. Karunakaran KP，Chen L，Shen C，et al. Do the Multiple Chaperons in Proteins of Chlamydiae Form Hetero-Oligomeric Assembly? In：Cherensky MA，Caldwell H，Christiansen G，et al. Chlamydial Infections. Proceedings of the Eleventh International Symposium on Human Chlamydial Infections，Niagara-on-the-Lake，Ontario，Canada，June 18-23，2006. San Francisco，CA 94110，USA：International Chlamydia Symposium，2006：229-232

205. Ramsey KH. Alternative Mechanisms of Pathogenesis. In：Bavoil PM，Wyrick PB，editors. Chlamydia. Genomics and Pathogenesis. Norfolk，UK：Horizon Bioscience，2006：435-473

206. Hvid M，Sventrup HF，Fedder J，et al. Circulating Antibodies Against Chlamydia trachomatis Major Outer Membrane Protein（MOMP）and its Relationship to Tubal Infertility Factor. In：Chernesky M，Caldwell H，Christiansen G，et al. Chlamydial Infections. Proceedings of the Eleventh International Symposium on Human Chlamydial Infections，Niagara-on-the-Lake，Ontario，Canada，June 19-23 2006. San Francisco，CA 94110，USA：International Chlamydia Symposium，2006：607-610

207. Caldwell HD. Chlamydial Genomics. In：Chemesky M，Caldwell H，Christiansen G，Clarke IN，Kaltenboeck B，Knirsch C，et al. Chlamydial Infections. Proceedings of the Eleventh International Symposium on Human Chlamydial Infections，Niagara-on-the-Lake，Ontario，Canada，June 18-23，2006. San Francisco，CA 94110，USA：International Chlamydial Symposium，2006：3-12

208. Holland MJ，Faal N，Sarr I，et al. The frequency of Chlamydia trachomatis major outer membrane protein-specific CD8[+] T Lymphocytes in active trachoma is associated with current ocular infection. Infect Immun. 2006，74：1565-1572

209. 江萍，周宜兰. 聚合酶链反应检测泪液中沙眼衣原体的临床研究. 眼科新进展，2006，4（26）：301-302

210. Abu El-Asrar AM，Al-Kharashi SA，Missotten L，et al. Expression of growth factors in the conjunctiva from patients with active trachoma. Eye，2006，20：362-369

211. Kaltenboeck B. Recent Advances in the Knowledge of Animal Chlamydial Infections. In：Chernesky M，Caldwell H，Christiansen G，et al. Chlamydial Infections. Proceedings of the Eleventh International Symposium on Human Chlamydial International Symposium on Human Chlamydial Infections，Niagara-on-the-Lake，Ontario，Canada，June 18-23，2006. San Francisco，CA 94110，USA：International Chlamydia Symposium，2006：399-408

212. Gambhir M，BasanezM-G，Grassly NC. A Mathematical Model of Trachoma Intection and Disease. In：Chernesky M，Caldwell H，Christiansen G，et al. Chlamydial Infections. Proceedings of the Eleventh International Symposium on Human Chlamydial Infections，Niagara-on-the-Lake，Ontario，Canada，June18-23，2006. San Francisco，CA 94110，USA：International Chlamydia Symposium，2006：341-344

213. Clarke IN. The Molecular Biology of Chlamydiae. In：Chernesky M，Caldwell H，Christiansen G，et al. Chlamydial Infections. Proceedings of the Eleventh International Symposium on Human Chlamydial Infections，Niagara-on-the-Lake，Ontario，Canada，June 18-23，2006. San Francisco，CA 94110，USA：International Chlamydia Symposium，2006：271-280

214. Hackstadt T. The Cell Biology of Chlamydia-Host Interactions. IN，Kaltenboeck B，Knirsch C，et al. Chlamydial Infections. Proceedings of the Eleventh International. Symposium on Human Chlamydial Infections，Niagara-on-the-Lake，Ontario，Canada，June 18-23，2006. San Francisco，CA 94110，USA：International Chlamydia Symposium，2006：135-144

215. 周玉梅，王智群，孙旭光. 我国北方两地区小学生沙眼衣原体检测及基因分型研究. 眼科研究，2007，6（25）：465-468

216. Burton MJ，Adegbola RA，Kinteh F，et al. Bacterial Infection and Gene Expression in Cicatricial Trachoma in The Gambia. In：Eleventh Meeting of the WHO Alliance for the Global Elimination of Trachoma by 2020；Eastern Mediterranean Regional Office，Cairo，Egypt，2007

217. 熊礼宽，周华，程锦全，等. 沙眼衣原体检测及分型的方法学比较研究. 中华微生物学和免疫学杂志，2007，1（27）：79

218. Robman L，Olaimatu S，Mahdi O，et al. Exposure to Chlamydia pneumoniae infection and age-related macular degeneration：The Blue Mountains Eye Study. Invest Ophthalmology Vis Sci，2007，48：4007-4011

219. Guymer R，Robman L. Chlamydia pneumoniae and age-related macular degeneration：a role in pathogenesis or merely a chance association? Clin Exp Ophthalmology，2007，35：89-93

220. 汤备，董晨. PCR 技术对检测可疑沙眼患者眼分泌物中沙眼衣原体病原的作用. 黑龙江医学，2007，（31）1：7-8

221. FJ B，MJ C，H T et al. Screening for Chlamydia trachomatis at the time of routine Pap smear in general practice：A cluster randomized controlled trial，2008，188（2）：76-80

222. 周玉梅，王智群，李然，等. 沙眼患者病原体基因型的鉴定分析. 中华实验眼科杂志，2013，9，31（9）：855-858

第四章　沙眼的流行因素与传染途径

沙眼由来已久，全球流行，如今在发达国家的大多城镇已经消失，但在不发达地区，尤其在发展中国家或者环境恶劣的地方仍然常见。明确沙眼流行各因素，阻断沙眼传播与反复感染，对实现消灭沙眼盲意义重大。

第一节　沙眼的流行因素

一、家庭群集性

沙眼是一种家庭或托儿所的疾病，大群或小群地聚集。这些群可以是国家（当前 200 个国家中的 54 个）、地区、村庄或村庄内的家庭，但沙眼最终是个体家庭的疾病。流行病学可以说明哪里发生了沙眼，但更重要的是说明为什么一些人患有沙眼，而另外一些人没有患沙眼。它还可以说明这些感染群的版块状分布和家庭聚集性的基础。

尽管在 19 世纪，有关沙眼定义（原因、过程、并发症）有许多混淆，但到 20 世纪，沙眼在家庭内的聚集已经为大家所熟知，有过充分的描述。Boldt 坚称："感染的主要场所是家庭，特别是居住空间狭小的家庭"。Thygeson 后来说："由于已知沙眼主要在家庭中传播，家庭环境特点非常重要，哪些家庭容易出现沙眼看一眼就可以判定"。在肯塔基州、美国印第安人居留地和埃及，获得了类似的观察结果。

来自全世界的大量报告证实了沙眼的家庭聚集性。这些报告包括来自美国、日本、突尼斯、约旦、沙特阿拉伯、伊朗、埃及、萨摩亚群岛、南非、坦桑尼亚、冈比亚和巴西的研究。仅在台湾进行过一次专门寻找家庭聚集的研究，但没有发现任何证据，当时，沙眼在迅速地消失。研究发现，尽管许多家庭仅有一人有残留的沙眼，但存在明显的地区差异，并且按照社会经济分层存在聚集性。然而，在台湾进行的其他研究显示存在家庭传播。我们在墨西哥进行的研究发现在一个沙眼患病率较低的村庄中存在家庭聚集性，但在另外一个患病率较高、大多数家庭有沙眼患者的村庄中，没有家庭聚集性。

其中许多研究（特别是较早的研究）不太详细；它们使用 MacCallan 分类方法，并经常仅使用一些初级的分析技术。其他研究已经更具体地考查了家庭内与沙眼家庭聚集有关的具体因素。

Carl Taylor（后来成为约翰·霍普金斯大学国际卫生系的主任）及其合作者在印度旁遮普省进行了第一项使用"现代流行病学"工具的沙眼研究。他们发现，感染的主要场所在家里，如果母亲被感染，不管父亲的状态如何，孩子患沙眼的危险较高。Taylor 描述了在母亲和孩子之间直接传染和通过用母亲的"dopatta"(披巾)擦孩子的眼和脸和使用"suoormi"(一种涂抹在眼周围的眼影粉样的物质)"交互感染"间接接触传染的可能性。他相信在学校治疗过后复发的孩子几乎一定是在家里被再次感染。

在萨摩亚岛,Ostler 将沙眼的家庭聚集性归因于家人在一起吃饭、共用饭碗、共用餐前餐后洗手洗脸的毛巾等习惯。这在文化上很重要,因为他们用手吃饭。

Nichols 以及哈佛大学的研究小组研究了沙眼感染在沙特阿拉伯的家庭内传播情况,并得出结论"在家庭环境中,存在蓄积的感染"。他们使用定量荧光抗体细胞学方法进行了大范围的细胞学研究,结果表明,在小于 5 岁的儿童中,存在大量的感染(图 4-1)。他们还证明:如果一名儿童的一名或多名兄弟姐妹有活动性沙眼,这名儿童很可能会患沙眼。在黎巴嫩,报告了类似的发现,在最近的研究中,又有许多类似的发现。

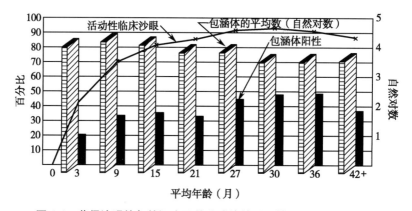

图 4-1 获得沙眼的年龄证实了幼儿感染的重要性(Nichols 等 1967)

来自伦敦的 Bailey 及其合作者证明在冈比亚,沙眼存在家庭聚集性和卧室聚集性。他们推测:在卧室中的长期密切接触会促进沙眼传播。这一看法与 Barrie Jones 提出的"眼混乱"(ocular promiscuity)以及眼分泌物"分享交换"(sharing and swapping)的观点(参见下文)一致。Bailey 没有找到空间聚集的其他解释,沙眼与供水没有直接联系。

来自冈比亚的进一步分析表明:与活动性病例共用卧室的儿童患沙眼的危险增加了两倍。随着卧室内活动性沙眼患儿数量增加,患更严重的活动性沙眼的危险也有增加的趋势。更高级的研究使用地理信息系统(GIS)绘制了冈比亚村庄的地图。它还证实:在用年龄、房间大小和与水的距离对研究进行调整后,卧室内沙眼有明显的聚集。

在马拉维进行了详细的研究,对沙眼的聚集性进行了定量分析。这一统计分析对沙眼和干眼症的聚集性进行了比较。结果发现沙眼在村庄甚至家庭中存在聚集性。在儿童中,沙眼的聚集效应高 12 倍。当发现一名儿童患有沙眼时,很可能同一家庭中的其他儿童也患有沙眼。这对沙眼患病率调查的样本量估计有重要影响,可能需要将样本量增加 9 倍。来自塞内加尔的最新报告认为这一设计效应为大约 6 倍。

在坦桑尼亚进行的基于人群的大型研究(8409 人)也证明:即使对到水的距离、宗教和面部清洁情况进行控制,沙眼仍然存在很强的家庭聚集性。在埃及进行的一项小型研究中,也获得了类似的发现;在该研究中,家庭的卫生和拥挤情况被认为是家庭聚集性的重要决定因素。此外,如果学龄前儿童有另外相似年龄或年长一些的兄弟姐妹患有沙眼,他们患沙眼的危险显著增加。然而,埃及的资料表明:沙眼在幼儿之间传播,而不是从学龄前儿童传染给他们更小的兄弟姐妹。来自突尼斯、阿尔及利亚和日本的较早的报告也强烈支持这一观点。

几项研究已经利用衣原体的血清分型对家庭聚集性进行了研究。沙特阿拉伯的研究首先证明了家庭成员血清学反应存在一致的血清型特异性。从台湾获得了类似的发现，在5年期间对伊朗南部的分离标本进行血清分型"明确证实沙眼人与人之间的传播主要局限于家庭内"。在坦桑尼亚进行的研究表明：在对9个家庭进行的12个月纵向研究期间，泪液抗体有稳定的血清型特异性。在冈比亚，使用PCR技术对衣原体遗传变异进行的研究也证明存在强家庭聚集性，在坦桑尼亚进行的研究也观察到了同样的结果。

随着技术的发展，各种研究也有所改进。例如，基因型研究表明在MOMP可变片段（VS1和VS2）内经常出现单点突变，这使得能够对衣原体株进行"指纹图谱分析"。在埃及，相对罕见的基因型局限于单个家庭中，治疗后的复发感染通常来自治疗前的基因型。同时，在同一家庭中，两种基因型的混合感染并不罕见。在尼泊尔进行的类似研究表明：尽管一半的标本属于一个基因型，但基因型变异株的数量随着患病率的增加而增加；很可能随着更多的家庭被感染，更多的家庭将有自己的沙眼基因型。

在使用阿奇霉素进行社区范围的治疗后，衣原体感染的再次出现为家庭内传播提供了有力的支持。基线分析表明：在对其他已知的危险因素进行控制后，存在强家庭聚集性。在阿奇霉素治疗后，如果一名家庭成员PCR检查阳性，其他家庭成员出现新感染的危险增加3.5倍。新感染的发生与到村庄外旅行或停留在村庄内的访客无关。进一步的分析表明：在2个月时聚合酶链反应检查发现感染的危险与基线时患者自己的状态有关。在基线时感染的人很可能在2个月时仍然被感染。在6个月时的感染危险与他们家庭中其他感染人员的存在有关。到12个月时，有复发感染的家庭聚集在1.2km范围内。这一分析表明感染最终可能在有孩子的家庭之间传播，附近的家庭也具有相同的危险因素。附近的房子经常按照家庭关系连到一起，在大家庭成员之间存在高水平的感染交换。照我的看法，这些观察支持了沙眼是一种基于家庭的疾病、传染发生在居住单元内的观点。

二、年龄

活动性沙眼是一种幼年时的疾病，正像Fred Hollows所指出，"沙眼是一种托儿所的疾病"。然而，有关衣原体感染动力学、获得感染以及在婴幼儿时临床沙眼的发展的资料很少。

年幼的儿童经常难以检查。他们年龄太小，不合作，身体上难以坚持。翻开哭叫的婴儿的眼睑对于每个人都很困难，特别是对于孩子的母亲，其他母亲很快就不愿意让他们幼小的孩子接受检查。因此，许多沙眼研究没有对小于1岁的孩子进行检查，实际上，一些研究甚至不适当地仅局限于对学生们进行检查。

Rowland Wilson（在MacCallan退休后，他成为Giza Laboratory的主任）对40名埃及新生儿进行了研究。每2周采集1次Giemsa细胞学标本，所有新生儿都在出生后几个月内出现了包涵体。在首次出现后3个月，包涵体的数量迅速减少。

Sowa及其合作者研究了在冈比亚获得沙眼的年龄。他们对79名新生儿进行了随访，其中5名在出生后前3个月内出现了衣原体性结膜炎。这被认为是生殖道获得型新生儿眼炎，但两名目前也患有活动性沙眼，并且眼衣原体培养阳性。两名婴儿的感染缓解，没有留下后遗症。两名婴儿是孪生子；孪生子中的一名和其他三名婴儿中的两名有进行性的衣原体感染，出现了与沙眼相符合的体征，包括血管翳。尚不清楚有进行性衣原体感染的患儿最初的感染是否持续，或者他们是否在家庭环境中暴露于进一步的感染。没有对孪生子中疾病的不一致进行进一步讨论。从 3 个月时开始，其余 75 名婴儿中的 11 名也获得了衣原体感染，并且眼培养阳性，出现了符合沙眼的体征。到 3 或 4 个月时，免疫系统足够成熟，能够形成滤泡和生发中心，因此沙眼在临床上可能与结膜炎不同。

在沙特阿拉伯进行的详细研究表明：大多数衣原体感染发生在小于 5 岁的儿童中，3～9 个月的婴儿的衣原体脱落数量最多（经荧光细胞学检查证实）。这是一项惊人的发现，在 30～36 个月临床感染达到峰值之前很久，感染就已流行。临床沙眼常见于大约 4 个月大的儿童。在埃及和摩洛哥，几乎所有的儿童都在出生后前几个月内出现临床体征。

在苏丹，48% 的小于 1 岁的儿童已经患有了沙眼，在 1 到 4 岁的儿童中，患病率达到了峰值 71%。在埃及，各年龄别的最高活动性沙眼患病率见于小于 1 岁的儿童，他们的沙眼最严重。苏丹南部的最新数据也证明：在 1～3 岁的幼儿中，活动性沙眼的患病率较高。实际上，在这一沙眼高度流行地区，56% 的年龄在 2 周～11 个月的婴儿有活动性沙眼的体征。

Schachter 和 Dawson 对 88 名婴儿从出生开始进行了 1 年的随访，根据细胞学检查和泪液抗体确定感染的存在。根据他们的计算，在出生后第 1 年中，每月感染的发病率为 6%。这些儿童形成了一个巨大的感染库。当沙眼仍然在日本流行时，在婴儿中，临床沙眼的发病率为每月 2.1%，到 1 岁时，26% 的婴儿患有沙眼。这两项研究之间的差异可能反映了高度流行地区和中度流行地区之间，感染力量和传染可能性的实际差异，或者它们可能反映了调查差异。

在文献中，有多份报告介绍了沙眼的年龄别患病率。较早的使用 MacCallan 分期的研究往往会引起混淆，因为从一个分期到另外一个分期的发展过程不符合当前沙眼的概念，在 MacCallan 前三个分期中，都可能存在活动性沙眼。当使用各种复合的严重度指标时，数据变得更容易混淆，因为它们几乎与我们当前对沙眼的了解无关。简易分级很可能提供了沙眼社区分布的最明显指示。

研究表明：活动性沙眼的最高患病率几乎总是出现在儿童中，根据总体地方流行水平，通常出现在年龄在 2～5 岁之间的儿童中，在儿童达到 7～10 岁之后，活动性沙眼的患病率迅速降低（图 4-2）。

有趣的是，在澳大利亚土著人中进行的研究也表明，在学龄前儿童中，感染发生率最高，但在十几岁的儿童中，活动性沙眼的患病率也相当高。

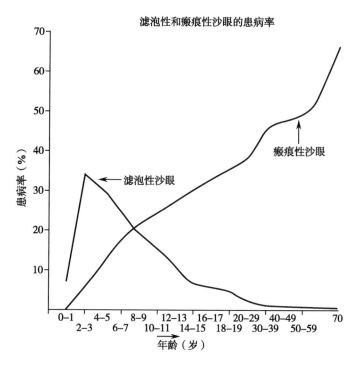

图 4-2　1976—1978 年澳大利亚土著人的沙眼患病率与年龄相关性（NTEHP 1980）

三、性别

普遍认为通常妇女特别容易患沙眼。有几个后勤和政治上的理由继续强调这一进行中的趋势。沙眼控制活动与母婴卫生计划有联系，并且与千年发展目标中再次明确阐明的改善卫生状况、消除文盲、提高妇女社会地位的目标一致，这提供了很多好处，在许多地区，妇女的瘢痕和倒睫患病率显著高于男性的，这些观察结果表明妇女不成比例地患有沙眼，这与格言"沙眼是一种托儿所的疾病"一致。

Schereschewsky 报告：美国印第安人妇女沙眼患病率高于男性的。在印度，在沙眼高度流行地区，男性和女性的并发症发生率相似，但随着患病率降低，在男性中，瘢痕性倒睫和盲的发生率迅速降低。总体上，与男性相比，印第安人妇女沙眼瘢痕性并发症的发生率要高两倍。在中国，妇女患倒睫和睑内翻的比率更高，并且在波兰、摩洛哥、缅甸、墨西哥和越南，获得了类似的观察结果。

在南非，妇女中倒睫和盲的患病率分别高 8 倍和 4 倍。在坦桑尼亚，妇女中倒睫的发生率高 4 倍，角膜混浊和视力丧失的发生率高两 2 倍。在冈比亚，女性比男性瘢痕的患病率要高 50%，沙眼致盲的比率要高 3.5 倍。

Kupka 及其合作者指出，摩洛哥女孩比男孩得到的照顾更少，并且在一生中，女性通常和幼儿有持续的密切接触。他们推测：张文华等用免疫荧光单克隆抗体法（Micro-Trak 药盒）对 130 例患尖锐湿疣的孕产妇的宫颈粘膜涂片及 102 例婴幼儿结膜涂片做了沙眼衣原体检测。操作步骤按药盒要求进行，同时染阳性和阴性对照片各一张，以确定抗体染色效果。结果为宫颈感染率 4.92%，新生儿为 8.57%。

正常人群宫颈沙眼衣原体感染率为 1.0%～2.4%，孕妇为 0.39%，新生儿眼部检测阴性。孕妇生殖道尖锐湿疣患病率为 15.7%。对患外阴尖锐湿疣孕妇及婴幼儿衣原体感染情况进行追踪观察，结果表明：产后外阴尖锐湿疣病情明显减轻，中、重度产妇产前为 42.0%，产后仅为 2.0%，而 68.0% 患者痊愈。母婴沙眼衣原体感染率在产后 2～6 个月明显下降，母亲由孕期 4.92% 降至 1.45%，婴幼儿由生后 3 天 8.5% 降至 0%。母婴沙眼衣原体感染率虽然比正常人群母婴感染率高，但与国外文献报道特殊人群（孕妇年龄 <20 岁、未婚、初孕、黑人、淋病患者）感染率 14%～46% 低得多。结果说明，孕妇是感染人群的特殊群体，可同时存在一种以上性传播疾病混合感染且患病率高，并可将感染传给新生儿。

沙眼衣原体感染是一种社会传染性疾病，与性乱、环境卫生及个人卫生习惯密切相关。我国目前患沙眼者仍为数众多，除通过性传播外，还可通过接触被污染的用品和水等媒介传播。据报道，女性 STD 发病率的增长速度和混合感染均较男性高，而且高峰年龄为生育期，所以沙眼衣原体等病原体感染是现代围产医学面临的一个新课题，应引起重视。对围产期生殖道感染者应进行积极治疗，这是预防新生儿感染发生的关键。沙眼衣原体的筛查应列为妊娠早、晚期所必须的检查项目之一。对保障母婴健康至关重要。提倡应用氟喹诺酮类眼膏（氟哌酸，氟嗪酸，环丙氟哌酸）取代常规应用 1% 硝酸银涂眼，可同时防治衣原体性和淋病性新生儿眼炎。

尽管起初母亲可能是婴幼儿的感染源，但由于儿童中活动性沙眼的患病率接近 100%，可以推测，母亲和孩子之间存在感染相互强化，形成恶性循环的可能性。女性中再感染的比率较高，因此疾病病程延长，严重病变（例如结膜和角膜并发症）的危险增加，并且倒睫出现时间提前。

　　在小时候和其他儿童（兄弟姐妹）一起生活超过 15 年的摩洛哥女性患重度沙眼（倒睫或角膜瘢痕）的危险增加 50%。然而，对于照顾孩子的成年妇女，危险甚至更高。照顾孩子超过 15 年的成人重度沙眼的危险高三倍。不照顾孩子的妇女的危险和男性相同。在冈比亚，妇女与（可能被感染的）儿童的接触较多，95% 的妇女与孩子使用一个房间，而仅 10% 的男性会这样做。

　　在坦桑尼亚进行的基于人群的研究证明：在妇女中，瘢痕性后遗症的发生率较高，并且与不照顾孩子的妇女相比，照顾孩子的妇女中，活动性沙眼的患病率更高。在坦桑尼亚进行的另外一项研究中，妇女中活动性沙眼的危险与照顾患有活动性沙眼的孩子（不论孩子面部清洁情况如何）直接相关。与不和沙眼患儿一起生活的妇女相比，在与活动性沙眼患儿一起生活的妇女中，不照顾和照顾孩子的妇女患活动性沙眼的危险分别高 1.6 和 2.4 倍。随后对坦桑尼亚妇女倒睫危险的病例对照研究发现了许多贫穷和卫生不佳的标志，包括有患倒睫的母亲。后一发现令人着急，并因此提出了下列问题。它是本性导致的还是养育导致的，是遗传危险引起的还是共享环境引起的？

　　妇女沙眼的危险从儿童期开始增加。与男性相比，女孩的沙眼往往更严重。在墨西哥，大多数 TI 见于女孩，而活动性疾病也见于大一点的女孩和年轻妇女。与男孩相比，在女孩中，TF 的患病率高两倍。在墨西哥的这一地区，主要由 5 岁或更大一些的女孩负责照顾她们最小的弟弟妹妹。在坦桑尼亚，有类似的发现：与男孩相比，女孩活动性沙眼的患病率更高，并且沙眼持续更长的时间。目前，有许多研究已经证明：在女孩中，随着年龄增加，活动性沙眼患病率缓慢降低。

　　除了形成眼感染池（the infectious pool）之外，母亲可通过其他方式与孩子相互影响。Reinhards 推测：在妇女中，沙眼的情况更糟，因为她们从孩子那里获得了细菌性结膜炎。Schachter 和 Dawson 研究了妇女生殖道感染传播的影响，他们得出结论：生殖道不是沙眼的重要传染储备库。这与 Brunham 及其合作者在肯尼亚的发现一致，但他们发现偶尔会出现从生殖道到眼的感染发作。在内罗毕进行的相关研究发现：7% 的婴儿患有衣原体新生儿眼炎，在妇女中，衣原体生殖道感染的总患病率为 21%。尽管这是一项基于医院的研究，但许多妇女来自农村沙眼地区。

　　中国曲萱、张文华等应用荧光标记的抗沙眼衣原体单克隆抗体检测药盒（Micro-Trak）检测了北京地区 32 份患者外阴尖锐湿疣孕妇的宫颈粘膜涂片及 40 份经产道正常分娩新生儿结膜涂片的沙眼衣原体（其中母婴对应标本 48 张），阳性分别为 6.4%（2/32）和 7.5%（3/40）。母婴对应标本中，孕妇 24 张中 2 张阳性，而 24 张新生儿眼结膜标本皆阴性。初步认为患外阴尖锐湿疣孕妇宫颈沙眼衣原体感染率增高，并且存在垂直感染胎儿问题。新生儿衣原体的感染途径可有宫内感染、分娩过程中和产后接触感染多种，但其中以分娩过程经产道感染最为主要，感染门户常是眼结膜和鼻咽部。因此积极预防和治疗孕妇衣原体感染是预防新生儿眼部感染的重要措施。

　　然而，沙眼主要发生在妇女中的情况并不普遍。例如，在印度，在患病率低的地区，性别差异更加显著。在患病率高的的地区，男女之间患病率大致相同。在倒睫患病率很高的埃及（女性和男性患病率分别为 75% 和 57%），性别差异很小，但是在妇女中，盲和角膜混浊的患病率仍然高两倍。有趣的是，在埃及，男孩活动性沙眼的患病率比女孩的高，但妇女的瘢痕患病率更高。在马里进行的大型研究中，没有发现活动性沙眼患病率有性别差异。最近在埃塞俄比亚进行的研究也报告：在男性和女性之间，在活动性沙眼、瘢痕或倒睫患病率方面，没有显著差异。

在一些地区中，男性中瘢痕、倒睫和盲的患病率多少比女性中高一些；例如，在澳大利亚的土著人中。土著男孩和女孩活动性沙眼的患病率也相似。在其他一些地区，男孩中的沙眼更加严重，但这些报告可能存在偏倚。在萨摩亚群岛，这被归因于男孩容易受到火和烟的刺激。在冲绳，男学生沙眼患病率比女学生的高，但当然来自贫穷家庭的女孩更可能患沙眼，并且上学的机会更少。在卡塔尔，人们注意到，有瘢痕的男性比女性多，但这是一项基于医院的研究，可能反映的是健康保健服务使用的差异。

如果对通常妇女中沙眼患病率更高的解释是由于她们长期与孩子接触，并有再感染反复发作的危险，那么在女性和男性患病率相同的地区，差异在哪里？为什么男性仍然暴露于感染池？在非洲或亚洲仅可自给的农业居住区，年龄在 5 到 7 岁的幼儿很可能不再被当小孩照顾。如果幸运，他们可以上学，但如果他们是男孩，他们很可能开始干农活或饲养动物。在另一方面，女孩很可能待在家里，照顾更小的孩子，并帮助她们的母亲干活。在澳大利亚土著社会中，这种按照性别划分从事的活动不那么明显，例如从事少量商业活动或自给农业，并间歇性上学。

四、拥挤

许多研究人员已经指出：拥挤是沙眼的一个重要危险因素，由于沙眼是一种传染病，这并不令人惊讶。尽管早期研究者已经注意到了拥挤问题，但直到 20 世纪 60 年代，才对拥挤的影响进行了定量分析。

在中国台湾省进行的详细研究表明：在对供水、父母职业和社会经济状况进行分层之后，每坪（台湾的面积单位，相当于大约 3.3 平方米）人口数量是沙眼的一个显著危险因素。在沙眼低度流行地区，社会经济状况较差的人患沙眼的危险增加，但在沙眼高度流行地区，即使社会经济状况较好的人也存在危险。战争时期婴幼儿的高沙眼患病率被归因于战争期间的高度拥挤。

已经使用了其他指标来对拥挤的效应进行评价，例如家庭大小或家庭中儿童的数量。改进的测量方法已确定了一间卧室内一起睡觉的人数。

"拥挤"或靠近一起睡觉引起沙眼的危险的一个更好的指标为共用同一卧室的另外一名沙眼患儿的存在。在冈比亚、马拉维、埃及和坦桑尼亚进行的多项研究中，均发现这是一个明显的危险因素，但在马里或塞内加尔不明显。

这些研究已经表明，通过增加"拥挤度"测量的精确度，关键作用为儿童和其他患有活动性疾病的儿童的近距离接触，特别是当在晚上孩子们睡在一起长期接触时，孩子们通常睡在相同的帆布床或床垫上，并盖相同的毯子或动物毛皮。

五、水

很难对水的供应情况进行测量。应当用时间还是应当用距离对水源的可用情况进行衡量？是可以估计，还是供水情况随着季节而变化？是否可使用其他替代指标？这些问题给对供水情况的评估带来了困难，更不用说对家庭的实际用水情况进行评估。在印度旁遮普省，与没有手泵和井的村庄相比，有手泵或井的村庄的沙眼较少。然而，实际差异由水的质量引起，而不是由于水的数量引起。

在摩洛哥进行的一项研究中，对到水源不到 50m 的情况和到水源距离超过 2.5km 的情况进行了分析，发现活动性沙眼和到水源距离无关。也没有发现用水量和到水源距离之间有相关性。然而，在用水更多的家庭（特别是用很多水为孩子清洗的家庭）中，活动性沙眼的患病率较低。因此，用水量也很重要。最近在坦桑尼亚进行的一项研究中，也获得了类似的发现。

冲绳和 Ryukuyu 岛，管道供水改变了用水情况，从"水缺乏"变为"水丰富"，这与沙眼患病率降低有关。随着水变得更容易获得，更多的水被用于个人卫生。水的量被认为比水的纯净度更加重要，这与在印度旁遮普省进行的研究的结论相反。在一所已经安装了输水管道的学校，发生一件异常的事情。在这所学校，已安装了有多个水龙头的长水槽。要求每个孩子在吃饭之前洗脸和洗手，并要求每个孩子带来他们自己的干净毛巾。许多孩子忘带了毛巾，Marshall 写道："我观察到超过十二名孩子使用相同的毛巾擦手和脸"。他担心这会导致沙眼患病率增高。

其他研究人员报告：在水供应情况和沙眼之间，有可变的联系。在 1989 年，Prost 和 Negrel 对现有的有关水和沙眼之间关系的研究进行了全面的综述，他们得出结论，随着供水条件改善，沙眼在减少。

我们在坦桑尼亚进行的基于人群的研究详细地考查了水供应情况。在到水源的距离和沙眼危险之间，有明显的关系。尽管有明确的危险，但危险的增加幅度很小；在到水源的距离超过 30 分钟路程的地方，危险增加了约 40%（当距离水源的路程为 0.5 到 2 小时时，优势比为 1.45；当距离超过两小时路程时，优势比为 1.37）。还对家庭用水量进行了评估，但没有针对家庭大小进行调整。根据用水量，将家庭分为三组：每日用水量不到 15 升；每日用水量在 15 到 45 升之间；每日用水量超过 45 升。家庭用水量与沙眼危险无关。

在研究了干净的脸与到水源距离（时间）和用水量之间的关系之外，时间是一个重要因素，在距离水源超过 30 分钟的家庭中，孩子的脸不干净和沙眼的危险增加了 40%（0.5 到 2 小时，优势比 1.14；超过 2 小时，优势比 1.55）。我们得出结论：到水源的距离不是沙眼存在的主要决定因素，而是距离影响了水的价值，从而影响了水的优先考虑顺序。当水被看做一种稀有资源时，它不被用于个人卫生，因而孩子们的脸不干净。这可能说明了面部清洁的重要性。然而，这不仅表明需要改善供水，而且说明需要改善水的使用行为。进一步的工作证明了这一行为的复杂性。与从 Fred Hollows 学到的"卫生硬件"概念相对应，提出了"卫生软件"的概念，"卫生软件"使得"卫生硬件"有效。

在巴西进行的研究中，也观察到了支持这一观点的证据。在巴西，有单独的水龙头在屋外或没有管道供水的家庭每月用水量低于屋内有管道供水的家庭，后者的沙眼患病率较高（表 4-1）。无法对洗脸频率进行分析，因为几乎每个母亲都说她们的孩子每天都洗脸。对冈比亚的用水分析表明：平均来说，没有患沙眼的儿童（6.4 升 / 人 / 天）比沙眼患儿（4.2 升 / 人 / 天）使用了更多的水。在坦桑尼亚北部，在针对沙眼的家庭聚集性进行调整之后，在用 GPS 测量的到水源距离和沙眼之间，仅有弱相关性。其他研究已经证明：当距离水源的路程在 5 到 30 分钟之间，用水量没有很大差异。通常，随着到水源距离的减少，用水量增加，随着距离增加，用水量减少，但极端情况（超过 5 个小时），用水受到很大限制。

在家庭之间，水的实际使用情况和对孩子进行清洗的优先顺序有所不同，但供水情况似乎通过面部清洁与沙眼间接相关。家庭需要足够的水来保持孩子的脸干净，需要优先将水用于此目的。在坦桑尼亚，少到 30ml 的水足以洗一张脸。

表 4-1　在巴西 Bebedouro，沙眼（TF/TI）的显著危险因素（logistic 回归）

变量	优势比
水源（室内自来水：其他）	3.69
人均用水量（<5000 升 / 月：≥5000 升 / 月）	2.77
垃圾收集频率（每日一次：其他）	2.27
户主的受教育程度（一些：无）	2.86
孩子的数量[（1～2）：（≥3）]	1.50
同床睡觉的孩子数量	
0	1.00
1	2.33
≥2	3.88
社会经济阶层	2.03

　　在塞内加尔，Faye 发现：如果使用不到 10 升的水给孩子洗澡，沙眼的危险会加倍。沙眼与到水源的距离无关。在马里，Schemann 发现：院落内有井降低了活动性沙眼（TF/TI）和 TI 的危险，但在多变量分析中，洗涤用水量没有意义。我想知道在他的最终分析中，如果用到水源距离代替用水量，可能会是什么结果。很可能，与自己报告的估计用水量相比，院落内井的存在是实际用水情况的更好替代指标。Mesfin 发现：在埃塞俄比亚，沙眼与水源或到水源距离有关。

　　在坦桑尼亚北部，对用水情况进行了更详细的研究。尽管住处靠近水（不到 85 分钟）的人沙眼患病率较低，并且用水量较多，但家庭用水量与孩子中的沙眼显著相关。进一步的分析表明：优先将水用于个人卫生的人的比例是重要影响因素。靠近水源的家庭使用更多水来洗澡和洗脸。用于个人卫生的每日平均用水量为 4.25 升 / 人，占家庭用水量的 24%。这项研究强调了相对水的绝对供应情况，用水行为和态度的重要性。

六、厕所

　　一些研究人员已注意到虽干净但使用过的厕所可能是引起沙眼的原因，即使是通风改善的坑式（VIP）厕所。当然，许多研究人员已注意到没有厕所或其他更高级的人粪便处理方法是家庭卫生不佳的重要指标。

　　在埃及，没有厕所导致沙眼的危险增加了大约 3 倍（优势比 3.3）。作为比较，在学龄儿童中，与沙眼有关的优势比为 4.4，而在学龄前儿童中，优势比为 1.3。然而，在埃及最近进行的一项研究发现与厕所的相关性是不一致的。研究人员已注意到房子周围人和动物的粪便与苍蝇密度增加的相关性。在坦桑尼亚中部，也对这一问题进行了详细的研究。我们发现：尽管使用厕所可能减少重度炎症（TI），但活动性沙眼（TF）与家庭粪便处理方法没有显著的相关性。在马拉维、马里和埃塞俄比亚进行的研究也发现使用厕所的房子中沙眼较少，而在墨西哥、巴西、布基纳法索、埃塞俄比亚和塞内加尔进行的其他研究中没有发现这种情况。在坦桑尼亚北部沙眼中度流行地区进行的 GPS 绘图也没有发现沙眼和厕所或厕所到住房的距离之间存在相关性。

　　在冈比亚村庄中，改进家庭坑式厕所显著减少了往眼睛上飞的山蝇（Musca sorbens）的数量，但家蝇（M.domestica）和白头金蝇（Cbrysomya albiceps）的数量没有减少。如下面所讨论，往眼睛上飞的山蝇与将沙眼从一个孩子传染给另外一个孩子或从一只眼传染给另外一只眼有关。本研究表明：通过改善人粪便的处理，可以控制山蝇，至少可以部分控制山蝇，但这一干预措施不会显著降低沙眼的患病率。

难以确定坑式厕所和沙眼之间的直接联系，但在一些地区，往眼睛上飞的苍蝇减少能够提供间接联系。当然，好的新厕所的存在可以作为家庭一般卫生状况的替代指标。它与能够采用新方法和行为有关，它还是社会经济发展和家庭对个人卫生的态度的指标。照我的看法，如我们所将看到，关键在于面部，而不是粪便。

七、苍蝇

有关在埃及儿童脸周围的苍蝇和沙眼的记载可以追溯到 16 世纪晚期 Harant of Poljitz 男爵的记录。同样，在几乎一百年前，就有人提出了苍蝇不重要的主张和例子。Stucky 指出，在肯塔基州的山上，苍蝇并不多。在这些小社区中沙眼的持续存在并不是因为苍蝇，而是每个人都共用一条毛巾："它是一种肮脏病。他们是一群无知的文盲。他们不讲卫生，根本没有卫生设施。"这些话很尖锐。

MacCallan 还引用了许多有关苍蝇重要性的其他评论。Wilson 和 Meyerhof 注意到了苍蝇在埃及的季节性流行以及细菌性结膜炎的相关流行，这些也与沙眼传播有关。

在 1911 年，Nataf 证明：苍蝇可以将实验性沙眼从感染的人传染给猴子，以及从猴子的一只眼传染给另外一只眼。Darougar 证明：苍蝇能够将活的、有感染性的衣原体（豚鼠衣原体）从一只豚鼠传播给另外一只豚鼠。Emerson 通过 PCR 检查发现，在儿童脸上的苍蝇中，0.5% 有衣原体 DNA，并发现有频繁的苍蝇和眼的接触。在埃塞俄比亚，Lietman 的研究小组通过 PCR 检查发现，在儿童脸上的山蝇中，15%~23% 有衣原体。

Barrie Jones 在伊朗南部对一群一起坐在毯子上的妇女和儿童，进行了一些实验。他将一滴荧光素滴入一名儿童的眼内，在 20 和 40 分钟后使用蓝光进行检查。他发现荧光素被从这名儿童的眼内转移到该组其他人的眼内，并在他们的脸上和衣服上发现了"苍蝇斑点"。这项了不起的研究证明了苍蝇能够很容易地将眼分泌物从一个人的眼睛带入另外一个人的眼内。

第一届世界卫生组织沙眼专家委员会非常重视苍蝇和控制传播媒介的重要性，他们指出："委员会认为苍蝇控制是有效的，至少在预防急性结膜炎方面"。当时，DDT 首次被广泛用于控制许多媒介传播的疾病，还没有发现它的长期持续的环境影响。同一年，在埃及三角洲的村庄，大规模实施了改善卫生的干预措施，包括使用 DDT 灭蝇。还不清楚苍蝇控制对沙眼的影响，但淋菌性结膜炎明显减少，与结膜炎杆菌相关的结膜炎也有一些减少。

在印度进行的研究表明：结膜炎杆菌性结膜炎存在明显的季节变化，在 4 月、5 月、8 月和 9 月，由于山蝇的数量增加，结膜炎杆菌性结膜炎达到高峰。这与在埃及见到的情况相似。然而，在印度，儿童中的活动性沙眼没有季节变化。沙眼患儿的脸对雌性山蝇的吸引力尤其大，这些患儿很可能出现急性细菌性结膜炎发作。这一观察结果表明苍蝇被眼分泌物吸引，并引起细菌性继发感染。

Reinhards 认为在摩洛哥，苍蝇是沙眼的主要传染媒介。他还指出："由于完全缺少卫生措施来处理人和动物的排泄物"，苍蝇能够大量繁殖。苍蝇促进了细菌性结膜炎的传播，这又会促进沙眼传播。然而，尽管使用后效杀虫剂氯丹灭蝇暂时地减少了细菌性结膜炎，但它对沙眼患病率或沙眼的消除没有影响。

在马耳他，苍蝇与沙眼的传播有关；但在沙特阿拉伯和印度旁遮普省进行的研究中，没有发现苍蝇与沙眼的传播有关。Sowa 指出：在冈比亚，"苍蝇经常被认为是传染媒介，但已知在苍蝇相对很少的地区，沙眼患病率仍然很高"。Mann 也指出：在巴布亚新几内亚高原和各种太平洋岛屿上的许多地方，几乎没有苍蝇，但却有沙眼的许多证据。然而，Flynn 记载：在澳大利亚内陆地区，有往眼睛上飞的澳大利亚灌木蝇（M.vetustissima）持续存在。它占据了其他地方山蝇占据的生态地位，普遍存在于澳大利亚的灌木丛中。

在我们对墨西哥恰帕斯山上的研究做准备时，我的同事 Milan Trpis（约翰·霍普金斯大学医学昆虫学教授）陪我解决了如何对这一区域的苍蝇进行定量分析的问题。这对他而言很容易，因为没有苍蝇。这是另外一个有沙眼而没有苍蝇的地区，Milan 花费了整周的时间来采集蝴蝶。

在坦桑尼亚进行的研究中，我们建立了一种简单的方法来评估家庭苍蝇密度。用糖水将木板弄湿，然后将木板放到房门任一侧。这些木板吸引了山蝇，对落在木板上的苍蝇进行计数。这种方法可以获得可重复的家庭苍蝇计数结果。在房门周围，苍蝇密度是最高的。全天苍蝇计数都是相当恒定的，没有随着太阳或阴影显著变化。高计数与吸引苍蝇的食物碎渣、垃圾和潮湿有关，但这些垃圾没有为山蝇提供繁殖场所，因为山蝇在人粪便内繁殖。我们发现：家庭苍蝇密度与儿童活动性沙眼和重度沙眼显著相关。

在马拉维进行的研究发现：脸上苍蝇的存在和沙眼之间有弱相关性。Brechner 及其合作者扩展了这一工作，他们发现，与家庭苍蝇评分相比，对脸上苍蝇存在情况的测量与活动性沙眼有更一致、更强的关系，并且对季节变化较不敏感。在马里、埃塞俄比亚（表 4-2）和塞内加尔进行的许多研究中，已证实了脸上苍蝇和沙眼之间有类似的显著关系。患有沙眼的儿童的脸，特别是那些脸比较脏的儿童，对苍蝇有更大的吸引力。在布基纳法索，脸上苍蝇的存在将活动性沙眼的危险增加了接近 5.8 倍，脏的脸使得沙眼的危险增加了 15 倍，但脏的脸使得脸上有苍蝇的危险增加了 334 倍。在埃塞俄比亚进行的一项早期研究也发现在沙眼和脸上苍蝇的存在以及拥有牛之间有相关性。本研究集中在与牛的相关性，而不是与苍蝇的相关性，并建议建造畜栏来减少沙眼。

表 4-2　在埃塞俄比亚，活动性沙眼（TF/TI）与所研究孩子的特点之间的相关性，2005（n＝1960）

因素	数量和百分比	多变量优势比（95% 置信区间）[*]
眼分泌物和眼内的苍蝇		
没有分泌物或苍蝇	627（47）	1
有分泌物但没有苍蝇	103（75）	3.0（1.94～4.55）
有苍蝇但没有分泌物	682（79）	3.40（2.37～4.88）
有分泌物和苍蝇	539（92）	8.30（4.94～13.90）
干净的头发		
是	1090（64）	1
否	867（82）	2.50（1.66～3.76）

[*] 针对自治街坊联合会（kebele）、年龄、干净的头发、眼分泌物和眼内的苍蝇进行调整

在一项大型的劳动力密集型的研究中，Paul Emerson 及其合作者使用杀虫喷雾剂控制冈比亚村庄中的苍蝇（Al. sorbens）。他们发现，只要他们继续他们的喷雾活动，就能减少苍蝇的数量，随后沙眼患病率也有所降低。有趣的是，最近在坦桑尼亚进行的一项研究已经

证明：在沙眼高度流行地区，除了使用阿奇霉素进行基于社区的治疗之外，减少苍蝇没有额外的好处。这一全面的大型前瞻性临床试验使用照片对临床疾病进行了客观地分级，并利用 PCR 对感染进行了评估。它使用和冈比亚研究相同的喷雾法来控制苍蝇，同时分发阿奇霉素作为补充措施。然而，没有包括面部卫生措施。在这种情况下，除了抗生素治疗之外，苍蝇控制没有带来好处。

许多研究对拥有动物和沙眼之间的相关性进行了研究。在一些研究中，拥有动物被认为是经济上富裕的表现，对预防沙眼有保护作用。在坦桑尼亚和埃塞俄比亚的一些地区，在住房附近饲养动物，特别是牛。这通常会增加苍蝇数量和沙眼危险，但不总是这样。

牛本身不会直接影响沙眼的存在或严重程度。如前所述，山蝇几乎仅在人粪便中繁殖，因此动物粪便不会促进山蝇繁殖，但家蝇和其他苍蝇会在动物粪便中繁殖。此外，动物粪便还会为苍蝇提供湿气和隐蔽休息场所。因此，在住房附近养牛可能会增加包括山蝇在内的苍蝇的密度，从而增加脸上有苍蝇的可能性。

如 Miller 所指出，苍蝇可以作为沙眼的媒介，它们符合 Barnett 的标准：①在自然条件下有效接触；②媒介存在与感染之间有时间和地理相关性；③媒介中藏匿着病原体；④可以证实有实验性感染。然而，尽管苍蝇可能起到了媒介的作用，但它们不是必需的，因为在没有苍蝇的地区，致盲性地方流行性沙眼仍然可以存在。

八、面部卫生

在拿破仑战争中，以及在 19 世纪欧洲的军营中，洗脸和军队眼炎或沙眼之间存在倒 U 形的关系。在自己帐篷中用自己水洗脸的军官和从不洗脸的脏士兵同样不容易患沙眼。在偶尔洗脸的普通士兵中，共用洗脸水和毛巾是沙眼的一大危险因素。这导致严格要求士兵们改变洗脸习惯，并在英国和北美为儿童建立的沙眼学校中设立了卫生习惯基金。

美国西南部印第安人孩子中的新沙眼病例被归因为共用洗脸水和毛巾。在肯塔基州和印度，有用母亲的衣服和公用毛巾擦孩子的脸的记载。在摩洛哥，小于 4 岁的儿童中沙眼和细菌性结膜炎的患病率最高。此外，由于他们的脸脏，并且"他们的母亲或姐妹以最不健康的方式接触他们"，因此他们的眼分泌物最多，这吸引了大量的苍蝇。如前所述，当冲绳的学校中开始有水提供时，Marshall 非常担心共用毛巾问题。然而，当西澳大利亚土著社区中的孩子在学校每天能淋浴洗澡并拥有了干净的衣服时，沙眼逐渐减少。

在沿着 Chiapas 中部山岭聚集的玛雅人印第安人小村庄中，用快速的调查法对面部卫生的作用和沙眼的关系进行了考查，结果证明有沙眼存在。

并进行了更正式的研究来寻找沙眼的可能危险因素，特别是会引起传染频繁发作和再感染的危险因素。选择了各种可能的指标，其中之一为孩子们洗脸的频率。研究发现：在沙眼与每周洗脸不到 7 次的儿童和每周洗脸超过 7 次的儿童之间，存在一致的强相关性（表 4-3）。这一关系与使用肥皂或毛巾无关，但使用手帕来清洁孩子们的鼻子有保护作用（优势比 1.5；对于洗脸，优势比为 3.5）。57% 的人口有与洗脸相关的危险。

在这项研究中，似乎得到了有关洗脸问题的可靠答案。在相同地区进行的一项随访研究中，不能证明有统计上显著的相关性，因为据报告，三分之二的孩子每天洗脸。在马拉维的一项单独的研究中，几乎三分之二的孩子每天洗脸两次！干净的脸使得沙眼危险降低了40%，但这一发现在统计上不显著。在巴西和埃塞俄比亚，遇到了类似的问题。

表 4-3 在墨西哥，按照洗脸频率分类，年龄≤10 岁的儿童中沙眼的发生率（1985）

洗脸频率 （次/周）	儿童数量			患沙眼的百分比
	沙眼严重程度			
两个社区*	无	中度	重度	
0	11	8	2	48
1～2	77	36	7	36
3～6	207	35	5	27
≥7	154	17	1	10

* 每周洗脸 0～6 次和每周洗脸≥7 次的儿童之间沙眼严重程度的比较。两个社区 $\chi^2_{2df}=28.7$，$P<0.001$；χ^2 趋势 $=27.8$，$P<0.001$

得出的结论是：起决定因素的不是洗脸的过程，也不是洗脸的频率，尽管这些也很重要。起决定作用的是洗脸的结果。孩子们是否有了干净的脸？如果孩子的脸已经干净，是否洗脸不再重要。如果孩子的脸已经洗过但仍然很脏或又变脏，需要再次洗脸，直到脸变干净。另外一个混淆因素可能是观察到的干净的脸和母亲或孩子报告的洗脸频率之间差异的调查偏倚。

在坦桑尼亚进行的下一项研究中，我们记录了洗脸的频率（过程）和脸是否干净（结果）。对于防止活动性沙眼（TF/TI，优势比 1.30）和重度炎症性沙眼（TI，优势比 1.72），面部清洁非常重要。洗脸频率与沙眼的关系较小。在冈比亚进行的一项病例对照研究证明了结果的重要；不干净的脸使得沙眼危险增加了 2.96 倍，但孩子每天洗脸不到两次与沙眼的关系很小（优势比 1.14）。

最近的其他研究也已经对洗脸和面部清洁问题进行了考查。来自 IOTA 的 Jean-Francoise Schemann 和他的研究小组在马里对 15 187 名小于 10 岁的儿童进行了一项研究。由于他们对个人卫生的衡量变得更具体，他们发现了活动性沙眼的一个高危因素；对于每天洗澡少于每天一次的人，优势比为 1.12，对于通常会使用肥皂的人，优势比为 1.14，对于洗脸少于每天一次的人，优势比为 1.32，对于脸脏的人，优势比为 3.80（表 4-4）。在布基纳

表 4-4 马里活动性沙眼（TF/TI）危险因素的多变量分析，2002

活动性沙眼的影响因素	优势比	95% 置信区间
≤500 个居民	1.14	1.02～1.28
医疗中心		
5～15km	1.19	1.08～1.38
>15km	1.37	1.30～1.63
脸上的苍蝇	1.92	1.62～2.29
脏脸	3.80	3.42～4.21
户内有井	0.76	0.68～0.86
母亲的教育	0.85	0.72～1.00
每天洗澡≥1 次	0.89	0.85～0.95
每天洗脸≥1 次	0.76	0.67～0.86
使用肥皂	0.88	0.79～0.99
厕所	1.20	1.09～1.32

法索进行的一项进一步的大型研究强调了面部清洁的重要性,结果表明:对于活动性沙眼和 TI,优势比分别为 15.1 和 15.6。从塞内加尔获得了类似的数据:不每天洗脸的人患活动性沙眼的危险增加了 2.50 倍,脸脏的人增加了 4.07 倍。在埃塞俄比亚,发现在孩子洗脸以来的天数和沙眼危险之间存在相关性;优势比为 1.35/ 天,并且在马里进行的研究表明,沙眼与每天洗脸次数呈线性负相关。尽管这些发现很有趣,但这些分析针对的是洗脸的过程,而不是干净的脸的结果。

　　在坦桑尼亚,Sheila West 和她的研究小组,对脏脸的各部分进行了更详细的研究。她们证明:鼻涕的存在是脏脸的关键部分(表 4-5)。更重要的是,苍蝇和鼻涕两者结合会增加沙眼危险(优势比 1.74)。在有至少 3 名学龄前儿童的家庭中,苍蝇和鼻涕的存在使得沙眼危险增加了 2.1 倍,有患沙眼的兄弟姐妹使沙眼危险增加了 4.3 倍,有患沙眼的兄弟姐妹并且有苍蝇和鼻涕存在使得沙眼危险增加了 6.8 倍(图 4-3)。如前所述,在鼻涕中,可以找到衣原体。

表 4-5　在坦桑尼亚,在 1 到 7 岁的儿童中的面部清洁和沙眼危险(n=472)

面部体征	有面部体征的百分比	年龄调整的优势比(95% 置信区间)
食物	40	0.91(0.63～1.34)
"睡眠一样的"眼	60	1.13(0.77～1.64)
鼻涕	70	1.31(0.87～1.97)
灰尘	70	1.18(0.79～1.76)
脸上的苍蝇		1.37(0.93～2.00)[sic]
1～2	49	
>2	14	
鼻涕和苍蝇	54	1.74(1.19～2.55)

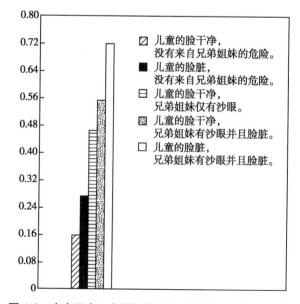

图 4-3　在有至少 3 名学龄前儿童的家庭中,224 名儿童活动性沙眼的估计患病率(West 等,1991,经美国医学会许可后翻印 © 1991)

Hugh R Taylor 认为坦桑尼亚进行的这些研究实际上提供了解决 Thygeson 所述的具有下述特点的"沙眼友好"环境关键问题的钥匙："非常贫穷的家庭、缺少洗涤用水、文化和宗教传统、教育、灰尘和苍蝇"。所有这些环境因素的最后共同途径为导致幼儿有肮脏的脸的眼和鼻涕。需要足够的水来让孩子保持面部干净；在缺水地区，个人卫生在家庭内变得次要。在炎热、干燥、多尘、肮脏的地区，尤其是这样。在水不容易得到的地区，通常在社会经济发展相对较晚的阶段，才有足够的水供应。富裕家庭可能更快得到充分的水供应。因此，沙眼似乎是一种贫穷的疾病。然而，水量本身不是关键；即使在每天使用少于 15 升水的家庭中，一些孩子仍然有干净的脸而没有患沙眼。

肮脏的脸和眼分泌物不仅增加了当孩子们睡在一起时，通过直接面对面接触直接传播沙眼的可能性，而且增加了当一个孩子用手指擦脸和眼睛后然后与其他孩子玩时间接传播沙眼的可能性。脏的手指将污染衣服和其他物品。有时，母亲的手指也被用于擦眼鼻分泌物。母亲还可能用披巾或莎丽服擦一个孩子的脏脸，然后再擦另外一个孩子的脸。脏脸会吸引苍蝇，而苍蝇能够从中获得衣原体和其他细菌性病原体，当苍蝇飞到下一个孩子的脸上时，会将在上一个孩子获得的眼分泌物喷出，其内含有细菌，再食入新的眼分泌物。这样，苍蝇可以传播沙眼和其他细菌性病原体。

Hugh R Taylor 和 Sheila West 研究团队，在坦桑尼亚中部，进行一项前瞻性随机临床试验，他们采取了针对性的干预措施来改善面部清洁度。他们强调：重要的是结果（干净的脸），而不是过程（洗脸）。在对 6 个村庄中 1417 名 1 到 7 岁的儿童进行了研究。在 1 年时，干预村庄中保持干净的脸的孩子的比例提高了 60%。如卫生改善观察研究中所见到，重度沙眼（TI）首先减少，干预村庄的优势比为 0.62。同样重要的是，干净的脸将活动性沙眼（TF/TI）的优势比降低到了 0.58，将 TI 的优势比降低到了 0.35，这超过了社区范围抗生素治疗（局部用四环素）的影响。结果证明面部清洁和苍蝇密度这两个关键因素都对沙眼的传染有直接影响。不干净的脸会增加孩子通过直接接触或与手指、苍蝇、衣服或其他污染物接触，将沙眼传染给其他人的可能性。同样，脸不干净的孩子更可能被感染，因为这会吸引可能携带衣原体的往眼睛上飞的苍蝇。在一个家庭中，儿童成为了"传染者"或"被传染者"，苍蝇数量增加促进了传染，这些情况都会增加传染，最终导致在家庭中再感染更频繁的发作。这会增加沙眼患病率和严重程度，并增加最后失明的危险。

面部清洁问题是了解沙眼流行病学和控制沙眼的关键。一方面，面部清洁似乎是所有其他卫生和环境参数发挥影响的最终共同途径；另一方面，它是感染从一只眼传染给另外一只眼的途径。

对面部清洁的认识为干预战略提供了一个明确的焦点和目标，这意味着消除致盲性沙眼，可以不用等待随着社会经济发展出现的个人和社区卫生的全面改善，可以依靠面部清洁和直接的环境屏障控制沙眼，在任何给定的社区都可以实现这一点。

九、社会经济发展的影响

如较早时所讨论，在 20 世纪，随着生活条件改善，在西欧，沙眼逐渐减少。在过去 60 年中，许多研究人员已经指出，随着社会经济发展和随后生活水准的提高，沙眼在进行性减少。例如，在印度旁遮普省，随着拥挤程度降低、卫生和排水改善以及开放空间的增加，沙眼在逐渐减少。在约旦，社会经济发展导致城镇里沙眼的患病率低于周围村庄的。在迁移到加拿大的印第安人中，沙眼数量的减少被归因于个人和社区卫生的改善，拥挤程度的降低，灰尘、苍蝇和黏液脓性结膜炎病例的减少。Jones 发现伊朗南部沙眼患病率的降低与石油管道和泵站的发展有关。

在沙眼成为学生们中的法定传染病、解决了住宅过度拥挤问题、提供了管道供水、改善了卫生、加强了苍蝇控制后，到 1960 年，马耳他的沙眼患病率已经有所降低。然而，在其他地区，将沙眼定为法定传染病并不总是有效。例如，Mackenzie 指出，在 20 世纪 20 年代，在法国，这项措施就无效。在 20 世纪 60 年代，在沙特阿拉伯村庄中生活水准的改善导致沙眼患病率降低，但没有发现具体的因素。30 年后，活动性沙眼已经基本上从沙特阿拉伯消失，因沙眼致盲的病例数量大幅度减少。在一个突尼斯村庄中，在建成了一家发电厂和化工厂后，随着社会经济状况改善，沙眼逐渐减少。在 37 年期间，在冈比亚，沙眼的总患病率和严重程度大幅度降低，这与卫生、水、教育和卫生保健的改善相平行。在肯尼亚，也观察到了类似的情况。还通过经济分析，对地区经济繁荣与沙眼减少之间的相关性进行了定量分析。

这些报告均没有确定任何减少沙眼的具体干预措施。几项报告明确声明没有发现"单一的因素"，但它们均表明，非特定的社会经济改善引起了沙眼的减少。然而，几项报告已指出，这些一般性的改善首先引起活动性沙眼的严重程度降低。然后感染水平和活动性沙眼发病率降低，接着患病率逐渐降低，最后瘢痕性并发症减少。当考虑选择用于评估沙眼控制计划的指标时，这一顺序具有重要的意义，重点已经放到了活动性沙眼（TF）患病率上，这几乎是最后降低的指标。

十、沙眼的其他影响因素

前一节已经对影响沙眼患病率的一些一般环境因素进行了广泛地讨论。毫无疑问，即使坐等全世界每个村庄中每个家庭的一般社会经济情况得到改善，沙眼也会最终消失。毕竟，在过去 50～100 年中，随着生活水准的进行性改善，沙眼已经从整个欧洲和北美以及全世界的许多其他地区消失。

一百多年前，Boldt 明确指出："毫无疑问，经济文化落后、不清洁和过度拥挤在感染传播方面起到了重要的作用"。在 1908 年，MacCallan 更具体地列出了"下层阶级的不洁习惯"，包括缺乏供水，拥挤的茅屋，与他们的牛睡在一起，未铺路的、干燥街道上的灰尘，每天的大风和风沙，以及被沙眼感染的仆人（对于富人）。此外，MacCallan 还列出了在早夏和晚夏月份，细菌性结膜炎的流行情况。他接着还指出"沙眼仅是一种地方病"，"沙眼的严重程度取决于……个人习惯和生活条件"。Stucky 和 Schereschewsky 的论文表明：肯塔基州和美国印第安人居留地具有惊人的相似情况。

我们的挑战在于找出增加沙眼危险的具体个人习惯和特定条件，并制定具体的策略来解决这些问题。作为有学术良知的研究人员，我们不能坐等在一两百年后随着社会经济状况改善，沙眼逐渐消失。

第二届世界卫生组织专家委员会列出了沙眼的危险因素，包括"贫穷、污秽、拥挤和无知"以及相关的细菌感染。第三届世界卫生组织专家小组大规模地扩大了这一列表（表 4-6）。尽管多少更加具体一些，但仍然覆盖太广，涉及到生活的几乎每个能想到的方面，实际上这无助于加强我们的了解，或促进具体干预战略的制定。

一些研究人员已经发现了各种具体的危险因素。Mann 明确指出了在澳大利亚内陆地区、巴布亚新几内亚和各种太平洋岛屿上，在没有良好个人卫生的情况下，引入纺织品、衣服和毯子的重要性。其他研究人员特别注意了使用母亲的衣服、莎丽服、dohti（印度一种上松下紧的裤装）或披巾给孩子擦鼻子和脸的情况。这可能会传播衣原体，因为早期研究已经发现，衣原体能够在干燥的织物上生存几个小时。当然，自从埃及战役以来，用干净的自来水洗脸、不共用毛巾已经成为了军队的习惯。

表4-6 世界卫生组织沙眼专家委员会，1962

促进感染传播的因素
种族，气候，包括温度、降雨量、海拔高度和紫外线暴露量
昆虫媒介传播（特别是市蝇）
人口密度（拥挤程度和机构）
饮食和营养
文化风俗，包括家庭组织；游牧还是固定；宗教习俗；化妆品的使用；职业（特别可能对性别或者年龄分布有影响的职业）；水的供应和使用情况
地区的一般经济水平
历史，从外来内容（移民、侵略和贸易路线）的角度看
社会的教育水平
其他眼病或全身疾病的存在情况
应当在对地区的初步调查中，尽可能多地获得有关上述方面的资料。在许多情况下，这需要流行病学家和社会学家或人类学家的合作；很明显，在解释特定人群中的沙眼发病率和特点时，所有这些因素都可能很重要
在社会和经济水平低的重感染地区，单独的治疗措施不完全有效，还必须同时改善教育和卫生（特别是供水）

其他研究人员发现了各种各样的问题，例如非常贫穷的家庭、缺少洗涤用水、文化和宗教传统、教育、灰尘和苍蝇，或烟雾、灰尘、紫外线、砂粒、缺水、贫穷、过度拥挤和炎热，或缺水、潮湿、风沙的机械性创伤、灰尘、频繁握手、苍蝇和不良的卫生，以及与感染材料（手、衣服、毛巾等）的直接或间接接触，环境和行为特点（包括有幼儿存在），拥挤和缺少安全的水，没有对人和动物废弃物进行充分处理，苍蝇增加等。需要对危险因素进行进一步的专门流行病学研究。已经在严格的研究中，对大量可能因素进行了考查，包括社区、家庭和个人因素（表4-7）。

在对这些研究及研究获得的数据进行的考查中，应当注意特定调查中没有包括的因素，例如，在尼泊尔的工作没有采集儿童中除了有无沙眼存在之外的个人数据，这很重要。因此，尽管有间接关系的其他因素似乎与沙眼有关，但本研究不能对面部卫生进行评价。如果已经包括了更直接的因素（干净的脸），间接因素很可能不再重要。在最后的分析中，个人的状态和行为最为重要。没有个人资料，家庭和社区水平的数据仅能提供个人行为的间接指标。尽管这些广泛的研究有引导作用，但没有最后的或最直接的因素，它们只能是指示性的。

许多研究人员已经对营养和沙眼之间的关系进行了考查，但没有一致的关系得到证实。在 Dana 中心，对在马拉维、赞比亚、坦桑尼亚和尼泊尔进行的多项研究中干眼症和沙眼之间的可能联系进行了考查，但没有发现有相关性，也没有发表这些阴性发现的详细信息。

在 1976～1978 年期间，澳大利亚政府资助、澳大利亚皇家眼科学会实施的国家沙眼和眼卫生计划（NTEHP），总计对 426 个社区和城镇中的 62 116 名土著人和 38 616 名非土著人进行了检查，包括了大城市之外的整个澳洲大陆居住的土著人。由于覆盖了广泛的地理区

表 4-7　在基于人群的流行病学调查中考查的活动性沙眼（TF 或 TF/TI）社区、家庭、个体危险因素的优势比（显著的关系用粗体字表示）

作者	Taylor 1985 (110)	Tielsch 1988 (361)	Taylor 1989 (241)	Courtright 1991 (280)	Luna 1992 (285)	Katz 1996 (123)	Sahlu 1992 (360)	Schemann 2002 (242)	Schemann 2003 (372)	Cumberland 2005 (306)	Faye 2006 (253)	Mesfin 2006 (243)	Abdou 2007 (394)
人群	墨西哥 n=1097 所有年龄	马拉维 n=5436 <6	坦桑尼亚 n=8409 所有年龄	埃及 n=1107 所有年龄	巴西 n=2939 所有年龄	尼泊尔 n=836 2到6.5	埃塞俄比亚 n=1222 所有年龄	马里 n=15187 <10	布基纳法索 n=1960 3到9	埃塞俄比亚 n=1960 3到9	塞内加尔 n=1648 2到5	埃塞俄比亚 n=3900 所有年龄	尼日尔 n=651 1到5
环境危险因素‡													
社区													
发展机构‡		n*											n
管井								1.2					
海拔							4.2						
家庭													
社会经济状况					2.0			1.1					
仆人	n												
儿童数量		n											
拥挤		n		1.3	1.5	1.5	2.9	n		3.4			n
迁移		n		n	n								
与学校的距离	n												
屋顶结构	n		n	n	n	n		n	n				
墙结构	n			n	n	n		n					
地面结构	n			n	n	n							
房间数量	n			n	n								
单独的厨房	n						2.7					n	
家庭财产†	n			n		1.9						n	
水源	n	2.6	n					n		n	n	n	
到水源的距离		1.3	1.3						1.7		n	n	
水量/家庭	1.5/1.6						2.7	1.3/1.4					
水量/人	1.4/1.7				2.8								
家庭里的苍蝇	n/1.4	1.5/1.6							5.8	n	2.2		
没有厕所		1.7		3.3	2.3			1.9		2.0		n	n
垃圾处理							n						
宗教					n	n		n					n
父亲的受教育程度	n	1.3		n	2.9					n	n	n	n
母亲的受教育程度	n	1.6		n			n	n		2.0	n	1.4	n
母亲的年龄						n		n					

续表

危险因素	Taylor	Tielsch	Taylor	Courtright	Luna	Katz	Sahlu	Schemann	Schemann	Cumberland	Faye	Mesfin	Abdou
年份	1985	1988	1989	1991	1992	1996	1992	2002	2003	2005	2006	2006	2007
(文献)	(110)	(361)	(241)	(280)	(285)	(123)	(360)	(242)	(372)	(306)	(253)	(243)	(394)
人群	墨西哥	马拉维	坦桑尼亚	埃及	巴西	尼泊尔	埃塞俄比亚	马里	布基纳法索	埃塞俄比亚	塞内加尔	埃塞俄比亚	尼日尔
n	n=1097	n=5436	n=8409	n=1107	n=2939	n=836	n=1222	n=15187	n=1960	n=1960	n=1648	n=3900	n=651
年龄	所有年龄	<6	所有年龄	所有年龄	所有年龄	2到6.5	所有年龄	<10	3到9	3到9	2到5	所有年龄	1到5
环境的危险因素													
母亲的生育史	γ												
对沙眼的了解							n			n			
父亲的职业		1.3											
拥有的动物		n	n	n		n	n	n			n		
每户饲养的牛			1.4	n		n	2.3	n	1.2	1.8	3.1	n	n
拥有的农田/面积				n		n	1.5						
个人													
洗澡频率	n	n	n				n	1.1	1.7/1.8	2.4			
洗衣服频率	3.7												
洗脸的频率			1.3/1.7		n		n	1.25	n		2.5	1.4	
干净的头发					n			3.8/3.3	15.1/15.6	3.0#	4.1		
使用肥皂	n									1.7			
使用毛巾	n		1.3					1.1/1.4			1.9	1.5	
使用用过的水	n												
鼻子的清洁方法	n	1.6	1.6/2.3								n		
经常洗衣服	n												
洗衣服的地点	n												
洗床上用品	n												
脸上的苍蝇		n						1.9/1.5		3.4#	1.9		2.4
睡觉时用火取暖			1.2					n			n		
卧室数量					3.9¶								
患沙眼的兄弟姐妹数量		4.2		4.4									
学龄前的兄弟姐妹数量			n										

* 检查了但没有发现显著的相关性。

† 市区/农村大小、商店、市场、工厂、卫生所/药房、教堂/清真寺学校、公共汽车路线。

‡ 家庭拥有自行车、汽车、手表、收音机、电视机、熨斗、冷却器、农业设备的情况。

¶ 和其他孩子一起睡觉。

眼分泌物+苍蝇的优势比=8.3。

域,计划能够对环境因素(例如纬度、每日日照时间、蒸发、降雨、潮湿和紫外线辐射)进行考查。这些分析证明:与更潮湿的温带沿海地区相比,沙眼更常见于澳大利亚炎热干燥的沙漠地区。个人或社区的卫生状况的差异与沙眼患病密切相关。

高水平的评估包括 6 个卫生参数:供水情况、营养状况、食物贮藏设施、垃圾处理系统、下水道系统和住房。在社区水平,对这些参数进行评估,将社区分为"差的一半"和"好的一半"。设立了一个综合指标,称作 Waterford 指数。各参数分为 4 级(食物贮藏和垃圾处理仅分为 3 级)。进行了多方面的分析,但仅局限于分层单变量分析,因为当时一般不使用多变量分析。由于这些因素不可避免地以各种方式相互联系,更精密分析的结果将很有意义。滤泡性沙眼、瘢痕性沙眼和盲与上述卫生参数较差等级有强而显著的关系。

第二节　沙眼的传播途径

一、沙眼的传染途径

Sergent 和 Folley 曾说过:"沙眼是一种贫困与频繁接触的疾病。"这是大家所达成的共识,也就是说:沙眼在贫困的环境中,在缺乏个人卫生和集体卫生常识和习惯的前提下,在居处混杂以及接触频繁的情况下,最为流行。

在居处混杂与贫困生活中,不讲卫生的人们在时间与空间上频繁而密切的接触,而没有防范意识,使沙眼的病程更加延长而更易蔓延。所以贫穷与频繁接触是使沙眼扩散与发展的根本原因。大家公认:就是在沙眼非常流行的地区,卫生情况的进步可以使此病减少,在条件最好的阶层中,几乎可以完全不发生。但现在就可以指出这是预防措施的出发点与重点。从临床,实验,社会及预防各方面的研究都很明显的表现出频繁接触对于沙眼所起的作用。

要搞好沙眼的预防工作,则必须先就沙眼传染的途径加以研究,沙眼传染的途径,大致可以分为两类:一项是直接传染,即健康人的眼和有沙眼毒素的材料,如分泌物,直接接触传染的、另一项是间接传染,间接通过患者,接触过的东西,主要的媒介是手、面巾、手帕、面盆和水等。以上任何一种东西,都可以将患者的沙眼毒素传播到健康人的眼内,而使健者也同样的患起沙眼来。

(一)直接传染

人与人之间的频繁接触,常与直接传播沙眼的重要原因。在家庭中,患有沙眼的父母,特别是母亲,可在多种接触的方式下,有意或无意的将自己眼部的分泌物传到小孩的眼上,而种下传染的病根,所以小孩是最容易感染沙眼,并且,大人对小孩愈亲热,传染的可能性就愈大。奶妈和婴孩间,托儿所工作的保育人员和儿童间的情形,也同样都是如此。

此外,医务人员与患者间埋在诊疗时间偶有不慎,亦可能发生直接传染。

(二)间接传染

沙眼间接传染的方式,主要的有以下几种:

1. 公共毛巾的使用　我国使用公共毛巾的不良习惯,各地都很普遍,由来已久,根深蒂固。至今一家人共同使用一块毛巾,则更是司空见惯的事。在过去,当我们在在公共场所,如戏院、饭馆、旅社、茶楼、浴堂及理发室等,通俗上工作同时总是先用以毛巾揭面,使用后在温水内浸一下,待干后再给别人使用,于是就把沙眼毒素在不知不觉中维持传播开来。

公共毛巾之所以容易引起传染，主要是由于其潮湿性。沙眼患者常有眼内分泌物和咽部发痒感，喜欢用湿毛巾揉擦其眼睛，而带有病原的分泌物，除了粘在毛巾的表面外，同时并依存在毛巾细微检的毛细血管作用，侵入纤维深部。除非这种毛巾经过肥皂搓洗和严格的消毒，不然，藏在深处的病原体是很难加以肃清的。在超市的环境下，沙眼病原不易失去传染力，构成危害眼睛健康的重要因素，根据重鉴先氏的报告，1950年2月曾检查上海潭子弯新裕实验所附属全会工人144名，有沙眼的计133人，估92.3%，像这样高的患病率是特殊的，当检查其生活环境时，发现水洗瓷盆平均都是6～7人共用一个，寝室是为了要使外表整齐，八人面巾叠挂在一角，无法通风使其干燥，经常潮湿，因此增多了互相感染的机会，所以从公共卫生的立场来说，公共毛巾当在取缔之列，是毫无疑问的，从这方面目前各地已在普遍改善中。

2．共用洗脸水和洗脸用具　在坏境生活中，尤以给水问题是很重要，在有自来水普遍的城市居民，患沙眼的百分率较农村居民低。这是因为用水方便，同意保持个人清洁，但在郊区，棚户，大多缺乏清洁水的那个，这样不仅对眼部容易传染疾病，而且对整个身体的健康也有很大妨害，在我国一般人有喜用热水洗脸的习惯，为了省水和燃料，尤其在冬天全家常共用一盆洗脸水，而且普遍的就是把小孩留到最后洗脸，在这三种媒介具体的条件下，小孩被传染沙眼的机会就更多。还有我国西北，因地势高、水少而多旱多风，尤其是取水不便，有的地方水井太深，取水困难，因此在社会当地对于行乞者有"宁给一顿饭，不给一碗水"的说法。对洗脸水也常有数人公用及多次使用的情况。我国原来德尔沙眼统计中，西北地区之所以常占较高的数字，其主要原因亦即在此。

3．游泳池的储水　是构成传播眼病的重要因素之一，过去我国都市中的人造游泳池，大多是营业性质的，只要花钱买票，谁都可以去游泳。普通所谓游泳池性结膜炎，就是有不净的游泳池水所引起的类似沙眼的眼病。我们应该警惕，这种场合也是很容易传播沙眼的。解放前，人民政府卫生部门对于这方面已经加强管理，凡参加游泳者，事先都要经过严格检查。并且告诉大家避免传染眼病的方法：一方面要经常保持游泳池储蓄水的清洁，另一方面在每次游泳之后，最好即滴用适当的眼药水，加以预防。

4．以不净的手指揉擦发痒的眼睛　一双肮脏的手是"百病之源"，当然也是传播沙眼和急性结膜炎的重要媒介。沙眼病人眼粪较多，且常有流泪及疼痛等感觉，由于时常拭目，就容易把沙眼毒素，染污了他的手指。这种带有毒素的手，接触之处，便是它传播沙眼的地方。人的两手终日工作，自早到晚不知要接触多少东西，比如钞票、门窗的拉柄、交通工具上的拉手，公共场所的扶梯、旅馆用具，公用的运动娱乐用品，其他如小孩们在地上打子弹等，这些东西无时无刻不在接触无数的手指，其中有的是污染着沙眼毒素的，也有的是清洁的，但一经接触过这些东西，于是就使大家的手指都污染了。另一方面，乡村中的农民，经常在田野工作，而且大多有留手指甲的不良习惯，更容易埋藏污垢，当眼睛感觉不舒服或发痒时，常不知不觉地用手去揉擦自己的眼睛，而外界的病菌因此就移植到眼睛上去。

5．苍蝇的媒介　根据文献记载，发过巴士德学院的实验，曾经说明苍蝇有传播沙眼的可能性，因为沙眼患者的眼部分泌物，以及潮湿不净的洗脸毛巾，易为引诱苍蝇的目标。一个叮过沙眼部的苍蝇，如再爬到第二个人的眼睛上，它就可能将沙眼的毒素传播过去，这是很在容易想象的事。而且到过埃及的眼科学者们也称：他们在街上常常看见许多苍蝇围聚在躺着熟睡的眼疾患者的睑缘脓性分泌物上，因而相信苍蝇可能也是传播沙眼毒素的重要媒介之一。

6. 其他　①集体检查沙眼时，如果检查者在每次检查后不去清洗手指，或在不合规定的诊疗室内，药品，用具不能保持清洁消毒，也可以传播沙眼或其他眼疾的。②我国内地乡之间，理发师常有将牛骨做成细杆，用来搓揉眼睑结膜，替人治疗，当时被擦者的眼内起有一种瘙痒感而分泌泪液，即以为快，但这种用户则从不消毒，于是本来没有沙眼的经其揉擦，反而感染了沙眼或其他眼疾。③小学校做游戏时，有一种叫捉迷藏者，常以手帕一块结扎捉着的眼部，这其暗中摸索，捉住其同伴，待捉住后即将被捉住者，再以同样方法去捉同伴，他们捉者共藏者间的人通常要更换，但手帕则通常自始至终只用一块，在这种情况下，只要其中有一人患沙眼的，就很可能将该患者的沙眼毒素传播到其他用这块手帕的健康者的眼上。

二、感染池

很可能，有关沙眼的单一的最大未解决问题是与持续或潜伏感染相比，再感染发作的相对重要性。自从沙眼最终被证明是一种感染性疾病、而不是一种 myasm 引起的疾病或一种"内源性情况"（例如痛风或类风湿关节炎）起，在过去 100 年中，曾经对这一问题进行了激烈的讨论。在沙眼和包涵体结膜炎中，引起这些不同的眼结果的衣原体的表面相似性进一步加剧了这一争论。最初，大多数作者认为沙眼是一种单一慢性感染引起的慢性疾病；一旦患病后，沙眼将像梅毒、结核或麻风一样无情地发展。这一假设在 MacCallan 分级中表现得很明显，MacCallan 分级基于对其他慢性感染疾病发展过程的了解。

现场观察表明：再感染与进行性慢性感染的观点相矛盾。这些不一致很常见，但常常被掩盖，或被纳入到了慢性持续性疾病的一般理论中。目前，这一问题仍未解决，可能两种机制都起一定作用。然而，我相信，沙眼的大多数特点（包括它的流行病学和发病机制）可以用再感染反复发作的观点解释。

表明有再感染的进一步现场观察包括在印第安人儿童中活动性沙眼的快速再发生，在一些早期治疗研究中，已经在学校使用局部用四环素对这些儿童进行了治疗。这被归因于家中的再感染。在生活条件大幅度改善的台湾，沙眼变为"周期性的"。一年级的孩子们从有经过证实的衣原体的活动性疾病转为没有衣原体的表面上正常的结膜，然后又再次感染，又出现活动性沙眼。在 5 年期间，这可能发生 3 或 4 次。在沙特阿拉伯，观察到了类似的结果，表明沙眼是一种"有盛有衰"的疾病。Nichols 注意到："感染持续时间被认为主要由受试者的生活条件决定"。致残后遗症的发生由感染持续时间，而不是由气候、地理、种族、毒力或对"感染力"（Assaad 引入的一个术语）的敏感度决定。

伦敦的 Barrie Jones 提出了"眼混杂"（ocular promiscuity: pro，有利于；miscere，混合）的概念。他将沙眼持续时间和严重程度与感染脱落来源的数量和家庭内眼混杂的水平（即个体与家庭"感染池"的相互作用）关联到一起。

在印度旁遮普省的印度人和迁移到加拿大不列颠哥伦比亚省的印度人中进行的一项研究也表明沙眼不是一种单纯的慢性感染。成年后迁移到加拿大的印度人的沙眼后遗症（瘢痕和倒睫）患病率和终生在印度旁遮普省生活的印度人的一样高。然而，在不到 20 岁时迁移到加拿大的印度人中，沙眼患病率较低，并且较少出现严重的并发症。在加拿大不列颠哥伦比亚省"复发"的概率很小，沙眼患病率降低，沙眼活动性降低，严重程度减轻，不会传染给幼儿。作者指出，由于在加拿大，孩子们没有被感染，在移民后，这些家庭中发生感染或再感染的概率很小。这意味着在移民的成人中疾病进展的唯一途径是"内源性复发"。然而,由于成人的进展很少,作者得出结论:没有发生内源性复发,因此内源性复发在沙眼中不重要。这为之前在许多沙眼已消失的地区的多次观察结果提供了支持。

很可能西雅图的 Tom Grayston(1924—　)是第一个提出再感染重要性的人。Grayston 在衣原体研究领域保持领先地位长达 50 年,在移居西雅图成为公共卫生系主任之前,他在台湾开始了沙眼研究工作。他对这一领域做出了许多巨大贡献,他是许多研究者的良师益友。Grayston 的再感染证据主要来自两个方面。首先,他在猴子中的实验性感染表明:使用衣原体进行单次初次接种将会最终消除感染,而不会留下瘢痕性后遗症。然而,当二次感染时,或对之前免疫过的动物进行激发感染,一定比例(大约 12%)的动物出现了更严重的疾病以及血管翳或瘢痕。他得出结论:瘢痕性后遗症仅见于再感染。他的第二部分证据来自他基于家庭的研究。由于随着台湾社会经济的快速发展,沙眼逐渐消失,这些研究遇到了障碍。然而,他利用泪液和血清检查、衣原体培养和临床分级,对家庭进行了详细的纵向研究。他们证明儿童先从感染恢复,然后复发或再感染。和动物研究中一样,孩子们中的再感染伴有更严重的反应和瘢痕性改变,而初次感染可被消除不留后遗症。早在 1963 年,Grayston 明确指出:包涵体结膜炎见于单次眼衣原体感染,而沙眼见于反复感染。

在 1976 年,在第四届国际衣原体会议上有过一次有趣的讨论,对这一论题的状态进行了评价。Roger Nichols 第一个谈及持续感染的重要性,并强调少数人会从单一感染发展为长期严重的疾病。包括 Grayston、Dawson 和 Jones 在内的其他人谈到了再感染的重要性。Dawson 解释:6 岁后儿童中活动性感染的减少是由于"社会距离增加,卫生改善",这两者都会降低再感染的可能性。

三、再感染或持续感染

(一)再感染的重要性

在控制沙眼中一定要重视确信再感染的重要性。再感染主要原因是有密切或连续地暴露于感染环境中。

Hugh R Taylor 对在相同社区中居住的几百名土著人儿童和大约一百名欧洲人儿童进行了检查,发现沙眼患病率的差异很大。土著人儿童中的沙眼患病率在 40% 到 70%,而在非土著人儿童中,仅为约 1%。然而。所有儿童都居住在相同的社区中,在学校使用相同的书桌,一起踢足球,周围有相同的苍蝇。然而,他们回不同的家庭,各家庭的个人和家庭卫生水准不同。这说明了密切或连续暴露于家庭内感染的重要性。

在沙眼地区见到的差异很大的个人和社区卫生水平。Thygeson 曾经指出,通常从远处就能看出有沙眼的人和家庭。不良的卫生、大量的眼分泌物、肮脏的脸为通过 Jones 提出的眼混杂传播眼分泌物提供了机会。在这些沙眼地区,如果卫生不佳,会很容易经常暴露于感染的眼分泌物。

此外,"眼混杂"或感染库是重要的因素。几乎没有沙眼实地调查人员患沙眼或包涵体结膜炎的报道。尽管在对每名儿童进行检查之间,但在诊所中,以及在实地调查期间,调查工作人员保持着适当的个人卫生水平。这表明衣原体不是"高度传染性的",必须密切接触才能被感染。Jones 将眼衣原体感染传播所需的密切个人间接触与生殖道感染传播所需的个人接触联系起来,并提出了术语"眼混杂"(ocular promiscuity)。借助于这一信息,可以为再感染反复发作的重要性提供论据。

（二）再感染与持续感染

为了对表明有持续感染的"异常"结果进行适当评价，必须确保完全排除再感染反复发作的可能性，或已经对其进行衡量和定量分析。如果不了解暴露于进一步感染的状态，无法解释进行性或持续感染的存在。还必须确定临床状态评估和感染检测的有效性。与世界卫生组织建议分级系统相比，这需要更全面的临床评估。总是有试验灵敏度和特异性问题；即使使用灵敏度最高的现代检测方法，也需要排除标本污染的可能。

有表面上持续的严重感染的个体的偶尔出现需要更多的了解。在冈比亚，可能会发现，在第一次访问时患中重度沙眼的儿童在 8 或 13 个月后的下一次访问时患中重度沙眼的可能性要高 15 倍。他注意到："与再感染发作频率相比，宿主因素可能是严重程度的更重要的决定因素"。因此进行了一系列研究，研究表明，主要组织相容性抗原可能能够解释一些个体免疫反应的差异，并且后来的工作表明在炎症介质方面存在个体变异，这改变了感染或后遗症的危险。

在坦桑尼亚进行的纵向研究也观察到了表面上有持续严重感染的儿童。在一项这样的家庭研究中，我们使用了培养、DFA 和 EIA 等方法，结果发现，与 DFA 检查高包涵体计数以及 EIA 检查高抗原负荷相比，年龄是 3 个月后发生严重持续沙眼可能性的更重要指标。在另外一项研究中，我们对在 12 个月期间的 4 次检查中的 3 次中，可能引起再感染和保持持续严重沙眼的环境因素进行了考查。患严重持续 TI 的儿童有兄弟姐妹患 TF 的可能性几乎要高 3 倍；有肮脏的脸、居住在距离水源超过两小时路程的房子中或在附近养牛的可能性要高两倍。研究仅局限于 1 到 7 岁的儿童，但与男孩相比，这一年龄段的女孩更可能患有持续的沙眼。

West 进行了扩大观察，结果表明，在 7 年随访时，有持续严重沙眼的儿童出现结膜瘢痕的危险增加了 5 倍，并且在 7 年检查时，出现重度炎症的可能性也有所增加。她还推测：除了再感染的作用之外，可能有一些儿童对暴露于衣原体的反应更强，并且出现不易消除的严重沙眼。因此，这些儿童出现瘢痕的危险较高。West 指出：在 12 个月期间，约 10% 的儿童有持续的严重炎症，7 年瘢痕（TS）发生率为 11%。据她的计算，TI 对于结膜瘢痕形成的归因危险度为 28%。其余 72% 的 TS 来自没有持续严重沙眼的儿童。在评估这些机制的相对重要性和持续计划干预的适应证时，这是应记住的一个重要观察结果。

在坦桑尼亚进行的另外一项研究在间隔 3 年的两次检查中，对 PCR 检查阳性的一组妇女进行了检查；73% 被相同的基因型感染。考虑到一半的妇女没有在家里和孩子一起生活，这被认为是"感染持续"的证据。持续感染的妇女很可能有瘢痕和倒睫。然而，这些研究没有能够对衣原体的进行性暴露和传染进行定量分析。

什么是反复发生的衣原体感染的源头？Reinhards 坚称小于 4 岁的儿童是家庭内感染的主要来源。他们不仅沙眼和细菌性结膜炎的患病率最高，而且疾病最重，在他们脸周围被吸引的苍蝇最多。更先进的定量实验室研究（特别是使用 NAAT 试验的研究）已证实了较早的细胞学研究发现：大多数感染发生在幼儿中，特别是学龄前儿童中。

在 9 个坦桑尼亚家庭中进行的一项纵向研究中，我们使用 DFA 检查的原生小体计数对感染负荷进行测量。大多数感染见于幼儿和重度感染（TI）患者。在冈比亚使用半定量 EIA 的研究表明感染主要发生在小于 10 岁的儿童中。Bailey 使用 EIA 进行了一项纵向研究，他对 20 个家庭中的约 250 人每周进行一次检查，持续了 6 个月。随着年龄增长，新感染的发生率降低了 3 倍。通过 EIA 测量到的最高感染负荷见于幼儿。他还指出：随着年龄增长，感染发作持续时间明显缩短；在 0～3 岁的儿童中，感染持续约 13 周，而在 15 岁以上的儿童中，感染仅持续 1.7 周。感染持续时间随着年龄增大缩短的观点与之前 Grayston 的实地观察结果一致，但这两项研究均未测量对再感染发作的暴露。在坦桑尼亚进行的研究表明：在儿童 DFA 检查结果不再是阳性后，TF 将在 3～9 个月内消失。

　　然而，定量 PCR 的出现使得能够了解感染负荷的分布情况。在坦桑尼亚北部和中部，研究表明，衣原体 DNA 主要见于幼儿。在沙眼中度流行的 Rombo，超过 90% 的社区感染负荷存在于小于 7 岁的儿童中，一名 5 岁和一名 8 个月的儿童的感染负荷最高。在沙眼高度流行的 Kongwa，超过 50% 的负荷见于小于 2 岁的儿童（图 4-4）。

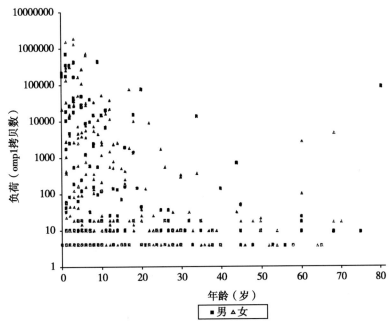

图 4-4　在坦桑尼亚中部，按照年龄和性别，总人口中衣原体负荷的分布（West 等，2005。经视觉与眼科学研究协会许可翻印）

　　然而，沙眼地方流行地区的幼儿不仅眼部被衣原体感染，从其他部位也可以培养出衣原体。在埃及村庄中，34% 的人有眼外感染。28% 的儿童的眼培养阳性，三分之一有眼感染的患儿也有眼外感染。在坦桑尼亚，还对鼻咽感染进行了检查；在该处，PCR 检查发现，27% 的年龄在 1～7 岁的儿童鼻咽拭子标本中可检出衣原体。临床和 PCR 检查均表明鼻咽部衣原体的存在与沙眼有关。West 对局部四环素治疗的作用进行了研究，并得出结论：鼻感染不是局部治疗后眼再感染的来源。使用定量 PCR 的进一步研究表明：在眼负荷较高的儿童或 TI 患儿中，鼻携带较高。最近，Gower 已经证明：在三分之一有鼻涕的坦桑尼亚沙眼患儿中，鼻涕 PCR 检查衣原体阳性，这与眼 PCR 检查阳性有强相关性。在 TI 患者中，鼻涕阳性的比率更高，这增加了治疗两个月后感染的可能性。当然，被衣原体感染的鼻涕可以容易地通过直接接触或通过手帕、床单或其他方式将感染从一名儿童传染给另外一名儿童。

　　有关在沙眼地方流行地区成人中的衣原体生殖道感染的研究很少。在冈比亚和南非进行的一些研究发现这相对很少发生。最近在索马里利用 EIA 抗原检查进行的研究证实：在 6% 的男性和 18% 的女性中，有衣原体存在。Brunham 及其合作者对肯尼亚中部有沙眼的家庭进行了检查。尽管从孩子眼中，培养出许多血清型（血清型 A、A/L2、B、Ba、D、E 和 F），但仅 4% 的母亲宫颈培养结果为阳性，检测到的为生殖株（血清型 E）。

应再次强调小于 1 岁的儿童作为他们家庭中的感染源的重要性，特别是在对基于家庭或社区的阿奇霉素分发或其他抗生素治疗的效果进行分析时。这些幼儿可能有很高的感染负荷。大多数治疗计划仅对 1 岁以上的儿童进行治疗，有时对 6 个月以上的儿童进行治疗。这为未经治疗的家庭留下了最强的感染库，最小的孩子成为了家庭的婴儿感染源。现有研究表明：单独这些婴儿就占社区全部感染负荷或感染库的 25% 甚至 50%！

综上所述，沙眼感染的途径可以分为两类：一类是直接传染，另一类是间接传染。人与人之间的频繁接触，常为直接传播沙眼的重要原因。在家庭、幼儿园、学校工厂、军队患者之间、正常人与患者之间可在多种接触的方式中将眼部的分泌物交叉传播。间接通过患者接触过的东西，主要的媒介是公共毛巾、手帕、不洁洗脸水与洗脸用具不洁的手指以及苍蝇等，以上的任何一种东西，都可以将沙眼毒素传播（图 4-5）。

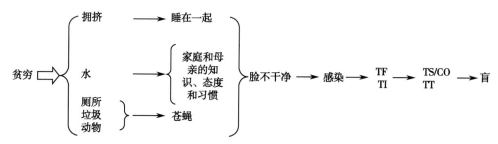

注：细菌感染可能会促使 TF（沙眼性炎症 - 滤泡）/TI（沙眼性炎症 - 重度）发展为 TS（沙眼性瘢痕）和 TT（沙眼性倒睫），然后发展为 CO（角膜混浊）。遗传因素可能对从 TF/TI 到 TS 的发展有影响。

图 4-5　沙眼危险因素的相互作用

参 考 文 献

1. Vetch J. An Account of the Ophthalmia which appeared in England since the Return of the British Army from Egypt. London：Longman，Hurst，Rees & Orme，1807

2. Boldt J. Trachoma. London：Hodder and Stoughton，1904

3. MacCallan AF. Ophthalmic conditions in the government schools in Egypt and their amelioration. The Ophthalmoscope，1908，6：856-863，947-952

4. Stucky JA. Ophthalmic and trachoma in the mountains of Kentucky. Trans Am Ophthalmol Soc，1911：321-328

5. Stucky JA. Trachoma among the natives of the mountains of Eastern Kentucky. JAMA，1913，61：1116-1124

6. Nicolle C，Cuenod A，Baizot L. Etude experimental du trachoma. Arch Instit Pasteur de Tunis，1913，4：157-182

7. Schereschewsky J. Trachoma among the Indians. JAMA，1913，61：1113-1116

8. Talbot D. Le trachome dans les ecoles du groupe d'oasis de gabes（Sud-Tunisien）. Rev Int Trach，1930，7：143-152

9. Meyerhof M. A Short History of Ophthalmia during the Egyptian Campaigns of 1798-1807. Br J Ophthalmol，1932：129-152

10. Wilson RP. Ophthalmia Aegyptiaca. Am J Ophthalmol，1932，15：397-406

11. Mackenzie MD. A study of some of the research work carried out during the past five years on the distriburtion, etiology, treatment and prophylaxis of trachoma. Epidemiological Report, 1935, 14: 41-78

12. MacCallan AF. Trachoma. London: Butterworth &Co. (Publishers) Ltd, 1936

13. Ministry of Public Health. Fourteenth Report of the Memorial Ophthalmic Laboratory 1939-1944. Giza, Cairo: Ministry of Public Health, 1945

14. Freyche M-J. Some Gaps in the Present Knowledge of the Epidemiology of Trachoma. Geneva: WHO, 1951.

15. World Health Organization. Expert Committee on Trachoma. First Report. Geneva: WHO, 1952

16. Weir JM, Wasif IM, Hassan FR, et al. An evaluation of health and sanitation in Egyptian villages. Egyptian Pub Health Assoc, 1952, 27: 55-122

17. Maxwell lyons F, Abdin G. The effect of fly control onthe epidemic spread of acute ophthalmia. Bull Egypt Ophthalmol Soc, 1952, 45: 81-88

18. World Health Organization. Expert Committee on Trachoma. Second Report. Geneva: WHO, 1956

19. Nakajima A, Otake T. Smear cytology of the conjunctival epithelium in trachoma and some other diseases. Rev Int Trach, 1957, 4: 398-438

20. Ponghis G. Quelques observations sur le role de la mouche dans la transmission des conjonctivitessaisonnieres dans le Sud-Marocain. Bull WorldHealth Organ, 1957, 16: 1013-1027

21. T'ang FF, Huang YT, Chang HL, et al. Isolation of trachoma virus in chick embryo. J Hyg Epidemiology Microbial Immunology, 1957, 109: 1-13

22. 卫生部医疗预防司编. 全国防治沙眼现场会议资料汇编. 北京: 人民卫生出版社, 1958

23. Taylor CE, Gulati PV, Harinarain J. Eye Infections in a Pujab village. Am J Trop Med Hyg, 1958, 7: 42-50

24. Roger Nataf. 沙眼. 郭毓环, 译. 上海: 科技卫生出版社, 1959: 3-188

25. Damato FJ. The fight against trachoma in the Island of Malta. Br J Ophthalmol, 1961, 45: 71-74

26. Mann I. The Bowman Lecture: Climate, Culture and Eye Disease. Trans Ophth Soc UK, 1961, 31: 261-283

27. Cobb JC, Dawson CR. Trachoma among southwestern Indians. JAMA, 1961, 175: 151-152

28. World Health Organization. Expert Committee on Trachoma. Third Report. Geneva: WHO, 1962

29. Thygeson P, Hanna L, Dawson C, et al. Inoculation of human volunteer with egg-grown inclusion conjunctivitis virus. Am J Ophthalmol, 1962, 53: 786-795

30. Winkler PG. A morbidity survey on trachoma and other communicable eye diseases in the district of Hebron, Jordan, 1960. Bull World Health Organ, 1963, 28: 417-436

31. Thygeson P. Epidemiologic observations on trachoma in the United States. Invest Ophthalmol, 1963, 2: 482-489

32. Grayston JT. Symposium on trachoma. Biology of the virus. Invest Ophthalmol, 1963, 2: 460-470

33. 石增荣, 魏志学. 开展防治沙眼、防治盲人工作的几点体会. 中华眼科杂志, 1965, 12 (2): 102-104

34. Haddad NA. Trachoma in Lebanon: observations on epidemiology in rural areas. Am J Trop Med Hyg, 1965, 14: 652-655

35. Sowa S, Sowa J, Collier LH, Blyth WA. Trachoma and allied infections in a Gambian village. Spec Rep Ser Med Res Council (GB), 1965, 308: 1-88

36. 中华医学会第一届全国眼科学术会议总结—沙眼专题组总结. 中华眼科杂志, 1966, 13 (1): 13-16

37. 中华医学会第一届全国眼科学术会议总结. 中华眼科杂志, 1966, 13 (1): 7-13

38. Mann I. Culture, Race, Climate and Eye Disease. Springfield; Illinois, USA: Charles C Thomas, 1966

39. Assaad FA, Maxwell-Lyons F. The use of catalytic models as tools for elucidating the clinical and epidemiological features of trachoma. Bull World Health Organ, 1966, 34: 341-55

40. Detels R, Alexander ER, Dhir SP. Trachoma in Punjabi Indians in British Columbia: a prevalence study with comparisons to India. Am J Epidemiol, 1966, 84: 81-91

41. Dhir SP, Detds R, Alexander ER. The role of environmental factors in cataract, pterygium, and trachoma. Am J Ophthalmol.1967, 64: 128-35

42. Mann I. Correlation of race and way of life in Australia and the Territory of Papua and New Guinea with incidence and severity of clinical trachoma. Am J Ophthalmol, 1967, 63: 1302-1309

43. Nichols RL, Bobb AA, Haddad NA, et al. Immunofluorescent studies of the microbiologic epidemiology of trachoma in Saudi Arabia. Am J Ophthalmol, 1967, 63: 1372-1408

44. Woolridge RL, Grayston JT, Perrin EB, et al. Natural history of trachoma in Taiwan school children. Am J Ophthalmol, 1967, 63: 287-294

45. Reinhards J, Weber A, Nizetic B, et al. Studies in the epidemiology and control of seasonal conjunctivitis and trachoma in southern Morocco. Bull World Health Organ, 1968, 39: 497-545

46. Assaad FA, Maxwell-Lyons F, Sundaresan T. Use of local variations in trachoma endemicity in Taiwan to elucidate some of the clinical and epidemiological aspects of the disease. Bull World Health Organ, 1968, 39: 567-586

47. Sowa S, Sowa J. Investigation of neonatal conjunctivitis in the Gambia. Lancet, 1968, 2: 243-7

48. Ko K, Kyaw TA. Socio-economic factors in trachoma. Union Burma J Life Sic, 1968, 1: 365-369

49. Kupka K, Nizetic B, Reinhards J. Sampling studies on the epidemiology and control of trachoma in southern Morocco. Bull World Health Organ, 1968, 39: 547-566

50. Marshall CL. The relationship between trachoma and piped water in a developing area. Arch Environ Health, 1968, 17: 215-220

51. Bobb AA, Nichols RL. Influence of environment on clinical trachoma in Saudi Arabia. Am J Ophthalmol, 1969, 67: 235-243

52. Assaad FA, Maxwell-Lyons F, Sundaresan T. Use of local variations in trachoma endemicity in depictinginterplay between socio-economic conditions and disease. Bull World Health Organ, 1969, 41: 181-194

53. Reinhards J. Current aspects and epidemiological problems of trachoma. Aspects actuels et problemes de I'epidemiologie du trachome. Rev Int Trach Pathol Ocul Trop Subtrop, 1969, 47: 211-295

54. Nichols RL, Von Fritzinger K, McComb DE. Epidemiological data derived from immunotyping of 338 trachoma strains isolated from children in Saudi Arabia. In: Trachoma and related disorders caused by chlamydial agents. Amsterdam: Excerpta Medica, 1971: 337-357

55. Assaad FA, Sundaresan T, Maxwell-Lyons F. The household pattern of trachoma in Taiwan. Bull World Health Organ, 1971, 44: 605-615

56. Collier LH, Sowa J, Sowa S. The serum and conjunctiva antibody response to trachoma in Gambian children. J Hyg Cambridge, 1972, 70: 727-740

57. Grayston JT, Gale JL, Yeh JL, et al. Pathogenesis and immunology of trachoma. Trans Assnc Am Physicians, 1972, 85: 203-211

58. Ostler HB, Thygeson P. Trachoma in American Samoa. Trans Pacific Coast Oto-Ophthalmol Soc, 1972: 199-219

59. Greenberg B. Flies and human disease. In: Flies and Disease. Princeton: Princeton University Press, 1973: 214-223

60. Jones BR. The prevention of blindness from trachoma (Bowman Lecture). Trans Ophthalmol Soc UK, 1975, 95: 16-33

61. Barenfanger J. Studies on the role of the family unit in the transmission of trachoma. Am. J Trop Med Hyg, 1975, 24: 509-515

62. Salim AR, Sheikh HA. Trachoma in the Sudan. Br J Ophthalmol, 1975, 59: 600-604

63. Grayston JT, Wang S. New knowledge of Chlamydia and the diseases they cause. J Infect Dis, 1975, 132: 87-105

64. Dawson CR, Daghfous T, Messadi M, et al. Severe endemic trachoma in Tunisia Br J Ophthalmol, 1976, 60: 245-252

65. ay K, Kyaw TA, Gyi K, et al. Trachoma control in Burma. Rev Int Trach Pathol Ocul Trop Subtrop, 1976, 53: 119-156

66. Grayston JT, Ych LJ, Wang SP, et al. Pathogenesis of ocular Chlamydia trachomatis infections in humans. In: Hobson D, Holmes KK, editors. Nongonococcal urethritis and related infections. Washington DC: American Society for Microbiology, 1977: 113-125

67. Grayston JT. Chairman's report and discussion. In: Hobson D, Holmes KK, editors. Nongonococcal urethritis. Washington, D.C: American Society for Microbiology, 1977: 159-164

68. 吉民生. 湖北省农村沙眼流行病学调查. 武汉医学院学报, 1978 (03): 1-5

69. Royal Australian College of Ophthalmologists. The National Trachoma and Eye Health Program of the Royal Australian College of Ophthalmologists. Sydney: Royal Australian College of Ophthalmologists, 1980

70. Tedesco LR. Trachoma and environment in the Northern Territory of Australia. Soc Sci Med, 1980, 14D: 111-117

71. Hosni FA. The cornea and trachoma in developing countries. Experience in one of the Gulf States (Qatar). Rev Int Trach Pathol Ocul Trop Subtrop, 1980, 57: 107-114

72. Malaty R, Zaki S, Said ME, et al. Extraocular infections in children in areas with endemic trachoma. J Infect Dis, 1981, 143: 853

73. 经宝隆. 沙眼可由家蝇感染. 国外医学. 眼科学分册, 1981 (04): 236

74. Forsey T, Darougar S. Transmission of Chlamvdiaeby the housefly, BrJ Ophrhalmol, 1981, 65: 147-150

75. Treharne JD. Chlamydia trachomatis: serological diagnosis. Infection, 1982, 10: 25-31

76. Dawson CR. Review of eye infections with Chlamydia trachomatis. In: Mardh P-A, HolmesKK, Oriel JD, et al. Chlamydial Infections. Proceedings of the Fifth International Symposium on Human Chlamydial Infections, Lund (Sweden). Amsterdam: Elsevier Biomedical Press, 1982: 71-81

77. Taylor HR, Velasco FM, Munoz EC, et al. Trachoma in Chiapas, Mexico. Rev Int Trach Pathol Ocul Trop Subtrop, 1983, 60: 17-27

78. Ballard RC, Fehler HG, Fotheringham P, et al. Trachoma in South Africa. Soc Sci Med, 1983, 17: 1755-1765

79. 张晓楼. 眼科流行病学. 国外医学眼科学分册, 1983, 7 (4): 196

80. Kok PW. The epidemiology of trachoma blindness in Southern Africa. Soc Sci Med, 1983, 17: 1709-1713

81. Taylor HR, Millan-Velasco F, Sommer A. The ecology of trachoma: an epidemiological study of trachoma in Southern Mexico. Bull World Health Organ, 1985, 63: 559-567

82. Grayston JT，Wang S-P，Yeh L-J，et al. Importance of Reinfection in the Pathogenesis of Trachoma. In：Cook JA，Taylor HR，editors. Reviews of Infectious Diseases，Infectious Causes of Blindness：Trachoma and Onchocerciasis. Chicago：The Universiry of Chicago Press，Illinois 60637，1985：717-25

83. 张晓楼. 我国的防盲工作. 实用眼科杂志，1986，4(8)：450

84. Cooper RL，Cold D，Constable IJ. Trachoma：1985update in Western Australia. Aust N Z JOphthalmol，1986，14：319-323

85. Schachter J，Grossman M，Sweet RL，et al. Prospective study of perinatal transmission of Chlamydia trachomatis. JAMA，1986，255：3374

86. Laga M，Nzanze H，Brunham RC，et al. Epidemiology of ophthalmia neonatorum in Kenya. Lancet. 1986，2：1145-1149

87. Bailey R，Osmond C，Mabey DCW，et al. Household Clustering of Trachoma in the Gambia. In：Oriel D，Ridgway G，Schachter J，Taylor-Robinson D，Ward M，editors. Chlamydial Infections. Proceedings of the Sixth International Symposium on Human Chlamydial Infections，Sanderstead，Surrey，15-21 June 1986. Cambridge：Cambridge University Press，1986；145-148

88. Radovanovic M，Lal M. Final report on trachoma control pilot project in India. WHO Project：India 101. 1956-59. SEA/TRACH，1986，10：1-75

89. JT G，童善庆. 再感染在沙眼发病机理中的重要性. 国外医学（微生物学分册），1987，(01)：32-34

90. 魏志学. 防盲工作手册. 哈尔滨：黑龙江省眼病防治所，1987：2

91. Cairncross S，Cliff JL. Water use and health inMueda，Mozambique. Trans R Soc Trop Med Hyg，1987，81：51-4

92. Resnikoff S，Cornand G. Malnutrition ettrachome：etude des correlations sur le planepidemiologique. Rev Int Trach Pathol Ocul TropSubtrop Sante Publique，1987：75-87

93. Wilson MC，Keyvan-Larijani E，Millan-Velasco F，et al. The epidemiology of trachoma in Chiapas（Mexico）. Rev Int Trach，1987，64：159-166

94. De Sole G. Impact of cattle on the prevalence and severity of trachoma. BrJ Ophthalmol，1987，71：873-876

95. Taylor HR. Trachoma research：laboratory and epidemiologic aspects. Int Rev Track，1987：23-58

96. Katz J，Zeger SL，Tielsch JM. Village and household clustering of xerophthalmia and trachoma. Int J Epidemiol，1988，17：867-869

97. Treharne JD. The microbial epidemiology of trachoma. Int Ophthalmol，1988，12：25-29

98. Tielsch JM，West KP Jr，Katz J，et al. The epidemiology of trachoma in southern Malawi. Am J Trop MedHyg，1988，38：393-399

99. Taylor HR. A simple method for assessment of association between synanthropic flies and trachoma. Am J Trop Med Hyg，1988，38：623-627

100. Taylor HR，West SK，Mmbaga BBO，et al. Hygiene factors and increased risk of trachoma in Central Tanzania. Arch Ophthalmol，1989，107：1821-1825

101. Prost A，Negrel AD. Water，trachoma and conjunctivitis. Bull World Health Organ，1989，67：9-18

102. West S，Lynch M，Turner V，et al. Water availability and trachoma. Bull World Health Organ，1989，67：71-75.

103. Faal H，Minassian D，Sowa S，et al. National survey of blindness and low vision in The Gambia：results. Br J Ophthalmol，1989，73：82-87

104. Hollows FC. Trachoma down the track. Med J Aust, 1989, 151: 182-183

105. Courtright P, Sheppard J, Schachter J, et al. Trachoma and blindness in the Nile Delta: current patterns and projections for the future in the rural Egyptian population. Br J Ophthalmol, 1989, 73: 536-540

106. Bailey R, Osmond C, Mabey DCW, et al. Analysis of the household distribution of trachoma in a Gambian village using a Monte Carlo simulation procedure. Int J Epidemiol, 1989, 18: 944-951

107. Taylor HR. Trachoma. Int Ophthalmol, 1990, 14: 201-204

108. Schachter J, Dawson CR. The epidemiology of trachoma predicts more blindness in the future. Scand J Infect Dis, 1990, 69: 55-62

109. McCauley AP, Lynch M, Pounds MB, et al. Changing water-use patterns in a water-poor area: lessons for a trachoma intervention project. Soc SciMed, 1990, 31: 1233-1238

110. Brunham RC, Laga M, Simonsen JN, et al. The prevalence of Chlamydia trachomatis infection among mothers of children with trachoma. Am J Epidemiol, 1990, 132: 946-952

111. Ismail SO, Ahmed HJ, Jama MA, et al. Syphilis, gonorrhea and genital chlamydial infection in a Somali village. Genitourin Med, 1990, 66: 70-75

112. Courtright P, Sheppard J, Lane S, et al. Schachter J, Dawson CR. Latrine ownership as a protective factor in inflammatory trachoma in Egypt. Br J Ophthalmol, 1991, 75: 322-325

113. Bailey R, Downes B, Downes R, et al. Trachoma and water use: a case control study in a Gambian village. Trans R Soc Trop Med Hyg, 1991, 85: 824-828

114. West S, Muñoz B, Turner VM, et al. The epidemiology of trachoma in central Tanzania. Int J Epidemiol, 1991, 20: 1088-1092

115. West SK, Rapoza P, Muñoz B, et al. Epidemiology of ocular chlamydial infection in a trachoma-hyper endemic area. J Infect Dis, 1991, 163: 752-756

116. West S, Congdon N, Katala S, et al. Facial cleanliness and risk of trachoma in families. ArthOphthalmol, 1991, 109: 855-857

117. 王利华, 隗开旭. Who 新的沙眼分级标准应用探讨. 中华眼科杂志, 1992, 28 (5): 273-275

118. Taylor HR, Siler JA, Mkccha HA, et al. The natural history of endemic trachoma: a longitudinal study. Atn J Trap Med Hyg, 1992, 46: 552-559

119. Sahlu T, Larson C. The prevalence and environmental risk factors for moderate and severe trachoma in southern Ethiopia. J Trop Med Hyg, 1992, 95: 36-41

120. Luna EJA, Medina NH, Oliveira MB, et al. Epidemiology of trachoma in Bebedouro State of Sao Paulo, Brazil: Prevalence and risk factors. Int J Epidemiol, 1992, 21: 169-177

121. Brechner RJ, West S, Lynch M. Trachoma and flies. Individual vs environmental risk factors. Arch Ophthalmol, 1992, 110: 687-698

122. Mabey DCW, Bailey RL, Ward ME, et al. A longitudinal study of trachoma in a Gambian village: implications concerning the pathogenesis of chlamydial infection. Epidemiology Infect, 1992, 108: 343-351

123. 卫晶仙. WHO 新的沙眼分级标准在中国可行性探讨. 中华眼科杂志, 1992, 28 (5): 270-272

124. Schwab L, Kagame K. Blindness in Africa: Zimbabwe schools for the blind survey. Br J Ophthalmol, 1993, 77: 410-412

125. Turner VM, West SK, Muñoz B, et al. Risk factors for trichiasis in women in Kongwa, Tanzania: a case-control study. Int J Epidemiol, 1993, 22: 341-347

126. Congdon N, West S, Vitale S, et al. Exposure to children and risk of active trachoma in Tanzanian women. Am J Epidemiol, 1993, 137: 366-372

127. West S, Munoz B, Bobo L, et al. Monocular chlamydia infection and risk of ocular reinfection after mass treatment in a trachoma hyper endemic area. Invest Ophthal Vis Sci, 1993, 34: 3194-3198

128. Dawson CR. Trachoma and Other Chlamydial Eye Diseases. In: Orfila J, Byrne GI, Chernesky MA, et al. Chlamydial Infections. Proceedings of the Eighth International Symposium on Human Chlamydial Infections, Chateau de Montvillargenne, 602700 Gouvieux-Chantilly, France, 19-24 June, 1994. Bologna - Italy: Societa Editrice Esculapio, 1994: 277-286

129. Bailey RL, Hayes L, PickettM, et al. Molecular ep idemiology of trachoma in a Gambian village. Br J Ophthalmol, 1994, 78 (11): 813- 817

130. A1 Faran M. Low prevalence of trachoma in the South Western part of Saudi Arabia, results of a population-based study. Int Ophthalmol, 1995, 18: 379-382

131. West S, Muñoz B, Lynch M, et al. Impact offace-washing on trachoma in Kongwa Tanzania. Lancet, 1995, 345: 155-158

132. Schwab L, Whitfield R Jr, Ross-Degnan D, et al. The epidemiology of trachoma in rural Kenya. Variation in prevalence with lifestyle and environment. Ophthalmology, 1995, 102: 475-582

133. Katz J, West KP, Khatry SK, et al. Prevalence and risk factors for trachoma in Sarlahi district, Nepal. Br J Ophthalmol, 1996, 80: 1037-1041

134. Stocks NP, Hiller JE, Newiand H, et al. Trends in the prevalence of trachoma, South Australia, 1976 to 1990. Aust N Z J Public Health, 1996, 20: 375-381

135. West SK, Munoz B, Lynch M, et al. Risk factors for constant, severe trachoma in preschool children in Kongwa, Tanzania. Am J Epidemiol, 1996, 143: 73-78

136. Bobo LD, Novak N, Munoz B, et al. Severe disease in children with trachoma is associated with persistent Chlamydia trachomatis infection. J Infect Dis, 1997, 176: 1524-1530

137. Dolin PJ, Faal H, Johnson GJ, et al. Reduction of trachoma in a sub-Saharan village in absence of a disease control programme. Lancet, 1997, 349: 1511-1512

138. Lietman TM, Dhital SP, Dean D. Conjunctiva impression cytology for vitamin A deficiency in the presence of infectious trachoma. Br J Ophthalmol, 1998, 82: 1139-1142

139. Bailey R, Duong T, Carpenter R, et al. The duration of human ocular Chlamydia trachomatis infection is age dependent. Epidemiology Infect, 1999, 123: 479-486

140. Cairncross S. Trachoma and Water. Community Eye Health, 1999, 12: 58-59

141. 鹿庆, 崔彤彤, 孙葆忱, 译. 控制沙眼的未来途径 [EB/OL]. (2000-01) http://www.eyecarechina.com/index.asp

142. 李毅斌, 降丽娟, 孙葆忱, 译. 获得社区对控制沙眼的支持 [EB/OL]. (2000-01) http://www.eyecarechina.com/index.asp

143. 孙葆忱, 译. 在初级眼保健水平中沙眼的处理 [EB/OL]. (2000-01) http://www.eyecarechina.com/index.asp

144. 胡爱莲, 郑远远, 孙葆忱, 译. 双层睑板旋转式沙眼倒睫手术 [EB/OL]. (2000-01) http://www.eyecarechina.com/index.asp

145. Emerson PM, Bailey RL, Mahdi OS, et al. Transmission ecology of the fly Musca sorhens a putative vector for trachoma. Trans R Soc Trop Med Hyg, 2000, 94: 28-32

146. Laming AC, Currie BJ, Francesco M, et al. A targeted, single-dose azithromycin strategy for trachoma. Med J Aust, 2000, 172: 163-166

147. Lansingh VC, Weih LM, Keeffe JE, et al. Assessment of trachoma prevalence in a mobile population in Central Australia. Ophthalmic Epidemiol, 2001, 8: 97-108

148. Al Arab GE, Tawfik N, El Gendy R, et al. The burden of trachoma in the rural Nile Delta of Egypt: a survey of Menofiya governorate. Br J Ophthalmol, 2001, 85: 1406-1410

149. West SK, Munoz B, Mkocha H, et al. Progression of active trachoma to scarring in a cohort of Tanzanian children. Ophthalmic Epidemiol, 2001, 8: 137-144

150. Smith A, Munoz B, Hsieh YH, et al. OmpA genorypic evidence for persistent ocular Chlamydia trachomatis infection in Tanzanian village women. Ophthalmic Epidemiol, 2001, 8: 127-135

151. Bain DL, Lietman T, Rasmussen S, et al. Chlamydial Genovar Distribution after Communitywide Antibiotic Treatment. J Infect Dis, 2001, 184: 1581-1588

152. Schemann J-F, Sacko D, Malvy D, et al. Risk factors for trachoma in Mali. Int J Epidemiol, 2002, 31: 194-201

153. Taylor HR. Flies and trachoma. Clin Experiment Ophthalmol, 2002, 30: 65

154. Solomon A, Mabey D, Holland M, et al. Quantification of Nasal Chlamydial trachomatis Infection in a Trachoma Endemic Area of Tanzania. In: Schacher J, Christiansen G, Clarke IN, et al. Chlamydial Infections. Proceedings of the Tenth International Symposium on Human Chlamydial Intections, June 16-21, 2002, Antalya-Turkey. San Francisco, CA 94110: International Chlamydia Symposium, 2002, 527-530

155. da Cruz L, Dadour IR, McAllister IL, et al. Seasonal variationin trachoma and bushflies in north Western Australian communities. Clin Experiment Ophthalmol, 2002, 30: 80-83.

156. Solomon AW, Holland MJ, Burton MJ, et al. Strategies for control of trachoma: observational study with quantitative PCR. Lancet, 2003, 362: 198-204

157. Schemann JF, Guinot C, Ilboudo L, et al. Trachoma, flies and environmental factors in Burkina Faso. Trans R Soc Trop Med Hyg, 2003, 97: 63-68

158. Frick KD, Hanson CL, Jacobson GA. Global Burden of Trachoma and Economics of the Disease. Am J Trop Med Hyg, 2003, 69: 1-10

159. Dunzhu S, Wang, F. P, Liu, et al. Blindness and eye diseases in tibet: findings from a randomized, population based survey. British Journal of Ophthalmology, 2003, 87(12): 1443-1448

160. Zhang J, Lietman TM, Olinger L, et al. Genetic diversity of chlamydia trachomatis and the prevalence of trachoma. Pediatr Infect Dis J, 2004, 23: 2057-2060

161. west S, Nguyen MP, Mkocha H, et al. Gender equity and trichiasis surgery in the Vietnam and Tanzania national trachoma control programmes. Br J Ophthalmol, 2004, 88: 1368-1371

162. Miller K, Pakpour N, YiE, et al. Pesky trachoma suspect finally caught. BrJ Ophthalmol, 2004, 88: 750-751

163. Emerson PM, Gindsay SW, Alexander N, et al. Role of flies and provision of latrines in trachoma control: cluster-randomized controlled trial. Lancet, 2004, 363: 1093-1098

164. Polack S, Brooker S, Kuper H, et al. Mapping the global distribution of trachoma. Bull World Health Organ, 2005, 83: 913-919

165. Boost, M, & Cho, P. High incidence of trachoma in rural areas of guangxi, china. Lancet Infectious Diseases, 2005, 5(12): 735-736

166. Cumberland P, Hailu G, Todd J. Acrive trachoma in children aged three to nine years in rural communities in Ethiopia: prevalence, indicators and risk factors. Trans R Soc Trop Med Hyg, 2005, 99: 120-127

167. West ES, Munoz B, Mkocha H, et al. Mass Treatment and the Effect on the Load of Chlamydia trachomatis Infection in a Trachoma-Hyper endemic Community. Invest Ophthalmology Vis Sci, 2005, 46: 83-87

168. Natividad A, Wilson J, Koch O, et al. Risk of trachomatous scarring and trichiasis in Gambians varies with SNP haplotypes a interferon-gamma and interleukin-10 loci. Genes Immun, 2005, 6: 332-340

169. Polack SR, Solomon AW, Alexander ND, et al. The household distribution of trachoma in a Tanzanian Village: an application of GIS to the study of trachoma. Trans R Soc Trop Med Hyg, 2005, 99: 218-225

170. West SK, Munoz B, Mkocha H, et al. Infection with Chlamydia trachomatis after mass treatment of a trachoma hyper endemic community in Tanzania: a longitudinal study. Lancet, 2005, 366: 1296-1300

171. Holland MJ, Faal N, Sarr I, et al. The frequency of Chlamydia trachomatis major outer membrane protein-specific CD8+T Lymphocytes in active trachoma is associated with current ocular infection. Infect Immun, 2006, 74: 1565-1572

172. West SK, Emerson PM, Mkocha H, et al. Intensive insecticidespraying for fly control after mass antibiotic treatment tor trachoma in a hyperendemic setting: randomized trial. Lancet, 2006, 368: 596-600

173. Polack S, Kuper H, Solomon AW, et al. The relationship between prevalence of active trachoma, water availability and its use in a Tanzanian village. Trans R SocTrop Med Hyg, 2006, 100: 1075-1083

174. Durkin SR, Casson R, Newland HS, et al. Prevalence of trachoma and diabetes-related eye disease among a cohort of adult Aboriginal patients screened over the period 1999-2004 in remote South Australia. Clin Experiment Ophthalmol, 2006, 34: 329-334

175. Khandekar R, Nga NH, Mai P. Blinding trachoma in the northern provinces of Vietnam - a cross sectional survey. Ophthalmic Epidemiol, 2006, 13: 183-189

176. Mesfin MM, de la Camera J, Tareke IG, et al. A community-based trachoma survey: prevalence and risk factors in the Tigray. Region of Northern Ethiopia. Ophthalmic Epidemiol, 2006, 13: 173-181

177. Broman AT, Shum K, Munoz B, et al. Spatial clustering of ocular chlamydial infection over time following treatment, among households in a village in Tanzania. Invest Ophthalmol Vis Sci, 2006, 47: 99-104

178. Gower EW, Solomon AW, Burton MJ, et al. Chlamydial positivity of nasal discharge at baseline is associated with ocular chlamydial positivity 2 months following azithromycin treatment. Invest Ophthalmol Vis Sci, 2006, 47: 4767-4771

179. Faye M, Kuper H, Dineen BP, et al. Rapid assessment for prioritization of trachoma control at community level in one district of the Kaolack Region, Senegal. Trans R Soc Trop Med Hyg, 2006, 100: 149-147

180. Ngondi J, Ole-Sempele F, Onsarigo A, et al. Prevalence and Causes of Blindness and Low Vision in Southern Sudan. PLoS Med, 2006, 3: 2416-2423

181. Wright H. Trachoma is still a significant public health concern: evaluation of the SAFE Strategy and the barriers to its implementation in Australia [PhD]. Melbourne: University of Melbourne, 2007

182. 周玉梅, 孙旭光. 沙眼流行情况的研究进展. 中华眼科杂志, 2009, 45(9): 851-854

183. 蔡玉莲, 陈利芬, 曾小丽, 等. 药物治疗与行为干预相结合防治沙眼的可行性报告. 国际眼科杂志, 2011, 11(06): 1074-1075

184. 王宁利, 胡爱莲. 防盲手册. 北京: 人民卫生出版社. 2014, 8: 52-71

185. 郑海生, 钟兴武, 邢健强. 沙眼防治研究进展. 中国实用眼科杂志, 2014, 32(3): 268-271

186. 王雅东,张文芳,夏多胜,等. 沙眼的流行现状及防治的研究进展. 国际眼科杂志,2014,14(10):1815-1817

187. 胡爱莲,孙葆忱,崔彤彤,等. 中国沙眼可疑高发区患病情况评估. 中华眼科杂志,2015

188. 胡爱莲,蔡啸谷,乔利亚,等. 中国沙眼致残流行状况分析. 中华眼科杂志,2015

第五章 临床诊断与鉴别诊断

　　沙眼是由微生物沙眼衣原体引起的一种慢性传染性的结膜角膜疾患，其患病和病变的严重程度与环境卫生生活条件密切相关，可因反复感染的频次不同而使各个病例的病程长短不一，甚或自愈，或持续几个月或延绵数年以致数十年之久。沙眼的诊断不仅是临床治疗的依据，而且也是人群沙眼流行的评估与干预的依据。

第一节　临　床　表　现

　　沙眼潜伏期约为 5～12 日，通常侵犯双眼。多发生在儿童少年时期。沙眼表现为表皮下的细胞浸润，常集结而成滤泡，即颗粒状，继之以瘢痕而自趋消减。沙眼的症状是非常错综复杂的，临床症状，轻重不一，而"粗糙不平，状如沙粒"只是沙眼的主要症状之一。反复感染而使各个病例的病程长短不一，病情因反复感染而加重，以致引起形态变异和视力障碍等不良后果，有的甚至失明。

一、自觉症状

　　一般情况，沙眼患者起初毫无自觉症状，或只有轻微的异物感，仿佛常有灰尘侵入眼内等眼部不适感；晨起时可有轻微的分泌物，也可能稍有不同程度的怕光、流泪和发痒。但多数沙眼患者在早期都无特殊痛苦。病情加重分泌物增多，角膜上有活动性血管翳时，刺激症状变为显著，视力减退。当角膜溃疡发生时，疼痛伴视力下降显著。晚期睑结膜发生严重瘢痕，使睫毛向内倒长形成倒睫。如果有倒睫发生，异物感、疼痛以及流泪加剧；倒长的睫毛持续地摩擦角膜引起角膜浑浊、形成白色瘢痕。晚期常因后遗症，如睑内翻、倒睫、角膜溃疡、血管翳的扩大和角膜瘢痕的出现，症状更为明显，常能引起干燥及视力障碍或视力严重受影响而失明。

二、体征

　　结膜和角膜是沙眼衣原体所共同侵犯的组织，结膜和角膜病变可同时发生。

　　1. 结膜的血管模糊　　正常而透明平滑的结膜由粗糙而变为浑浊或增厚，使结膜血管模糊不清，其模糊程度与沙眼的轻重有关，并发眼睑结膜血管充血。

　　2. 睑结膜变肥厚，色深红或暗红，因而不能看出其前面的睑板腺。

　　3. 滤泡或有弥漫性淋巴浸润　　沙眼滤泡通常先起于上穹隆部，以后在结膜的任何部分相继发生：从上睑结膜，下穹隆部，下睑结膜，半月皱襞上和角膜缘等处。其形状有圆形或椭圆形,大小不等,有时几个滤泡汇集成一个大的融合性滤泡。其色呈淡黄或灰,半透明,容易挤破,有时不挤而自破。滤泡的发生乃因在结膜上皮下组织过长程序中,淋巴管内皮细胞过度生长增多而聚集。

4. 乳头增生　多见于上睑,结膜变肥厚,红而粗糙,如丝绒状,乳头增大,成草莓状,系肥厚的结膜摺凹而成,表面为增多的细胞所盖满,里面的结缔组织为圆细胞浸润,穹隆结膜亦显弥漫性浸润。

5. 睑结膜瘢痕　晚期沙眼表现。通常小瘢痕多为横形白色线条状或网状,而大瘢痕则可能延及整个睑结膜。

6. 倒睫与睑内翻　瘢痕收缩只影响睑结膜,则成倒睫;如瘢痕很大,致睑板也弯向内侧则成内翻。患者有倒睫,常自己拔除以致秃睫或并发慢性溃疡性睑缘炎也能招致秃睫。

7. 结膜干燥现象　其特征为球结膜的上皮干燥、变厚、不透明和角化,失去光彩和弹力性,有皱纹的趋向,泪不能使其湿润,角膜上皮也变混浊,失去光彩和发干。严重者可侵犯角膜基质层,导致视力下降。此乃因结膜下组织瘢痕化,而使结膜下的黏液腺损坏,这多是沙眼晚期的症状。

8. 角膜血管翳　这是沙眼最重要的一个特异性特征。血管翳都是发生在角膜上缘,由球结膜经过角膜上缘伸到角膜表面半月形的一排小血管,血管翳的底是灰色的,充血时则血管翳变厚,显而易见。最严重的可成全血管翳。

9. 角膜表层损害　角膜表层点状损害,也称浅层角膜炎,乃因沙眼病毒侵入角膜上皮细胞;使其中毒而死,以致脱落,所以能用荧光素着色阳性。

10. 角膜表皮下点状浸润　这也是沙眼初期的一个特征,在角膜上皮之下前弹力层之前,散在性的点状浸润。

11. Herbert 小坑　当角膜浸润继续进行时,位于角膜的淋巴细胞集聚而成的假性滤泡之上皮剥落形成很多表层小溃疡,即在角膜上缘可见到典型的 Herbert 小坑。

12. 角膜混浊　沙眼性倒睫 TT 导致各种形状的角膜不透明体如薄翳、斑翳或白斑,损害视力甚至失明。

第二节　沙眼的诊断与分期

一、古代的沙眼分类

尽管在古代埃及和中国就已经发现了沙眼,但并没有对其临床发展进行书面描述。古希腊人和古罗马人不但熟悉沙眼,并且非常了解它,他们认为沙眼是一种化脓性的结膜炎(或者睑缘炎),并且是随后发生的倒睫的病因。所有保留下来的、涉及眼病的古代医学教科书均记载和描述了沙眼及其治疗。

希波克拉底首先使用了术语"ophthalmia(结膜炎)"和"trichosis(毛发病)"(公元前400年),并将眼睑增厚的改变比作切开的黑色无花果—增厚、发红,并且点缀着白色斑点。公元 14 世纪,希腊罗马百科全书作者 Celsus 医生描述了沙眼,并将这种疾病称作"粗糙的眼睑"(aspritudo oculorum palpebrarum)或者简称为"aspritudo"。它可能指的是活动性沙眼的改变,也可能指的是肉眼观察到的瘢痕引起睑板的粗糙表面。"aspritudo"在希腊文中的意思是"沙眼",Discorides(约公元 60 年)首次使用了这个词。

在公元 201 年 Galen 死后很久,出现了一本被 Claudius 称作"De Oculis"的书。尽管这本书托名 Galen 所著,但这本书被认为是由一名阿拉伯作者根据希腊医学著作编纂的合集。书中将沙眼分为 4 个阶段,分别为"眼痒期"、"粗糙期"、"瘢痕期"和"倒睫期"。Amida 的 Aetius 在公元 540 年更全面地阐述了这四个阶段,随后许多作者也对此进行了反复的描述。这一分期方法在地中海地区被广泛使用,并且被沿用至中世纪。巴格达的阿拉伯眼科医生 Ali Ibn Jsa(大约公元 1000 年)在他的经典教科书中使用了术语"眼中的'sarab(疥疮)'",此后这一术语便被广泛使用。由于阿拉伯教科书首先被译为拉丁语,然后又由拉丁语译为欧洲各国的语言,因此这一术语还被中世纪的欧洲所采用。

二、19 世纪

19 世纪早期,在流行区传播的严重化脓性结膜炎,以及不断出现的,以埃及眼炎为特征的角膜溃疡带来的不安中,古代的分类被忘记和淹没。只有 Vetch 熟悉古代的教科书和治疗,还经常引用它们。然而,在埃及的法国和英国军队中的大多数随军军医没有接受过眼科的专业培训,对沙眼缺乏了解,他们的工作就是治疗伤病员。当时大多数眼科医生,例如 Mackenzie 在他里程碑式的教科书中,几乎将精力完全集中于眼炎的急性表现。尽管结膜瘢痕和倒睫已被明确的归为晚期并发症,他们还是对结膜分泌物的类型和严重程度、具有重要诊断价值的各种眼痛以及角膜受累的程度进行了分类。

Mackenzie 的著作中很多内容都基于英国军医 John Vetch 的工作,John Vetch 曾撰写过一篇很有意义的专题论文,详细介绍了他在埃及结膜炎方面的经验。在他的文章中,Vetch 参考了古代医学家希波克拉底、Aetius、Paullus of Aegerius、Celsus 和 Avincenna 的观点。他将埃及结膜炎如"古人睑缘炎"与眼淋病进行了鉴别,并强调上睑结膜"颗粒形成"的重要性,从此就开始使用"颗粒性结膜炎"这一术语,并提出颗粒形成要和乳头相鉴别。在哥本哈根,Bendz 对形成的颗粒进行了组织学研究,发现颗粒是"淋巴细胞的聚集",他称之为淋巴滤泡,并指出结膜滤泡和肠黏膜派尔集合淋巴结很相似。他将颗粒的形成分为"腺样"颗粒形成(或者滤泡)和"乳头样"颗粒形成,其他颗粒形成包括柱状的沙眼性变性和结石(钙化的内容物或瘢痕眼睑中的沙粒)。到 19 世纪末,术语"滤泡"已经被广泛使用。

到 1880 年,对于所谓的"一元论"和"二元论",产生了一场大的争议。到现在,我们知道包涵体结膜炎(原发性颗粒形成或者轻度滤泡性结膜炎)与沙眼有许多相似之处,但是它是自限性的,不会引起沙眼的慢性致盲后遗症。一元论者相信包涵体结膜炎和沙眼是相同疾病的表现。二元论者认为它们是两种不同的疾病。一元论者往往在沙眼流行地区工作,而二元论者往往在非沙眼流行地区工作。这一争论持续到 20 世纪 30 年代和 50 年代的大讨论。在 1957 年成功培养了衣原体之后,这一争议部分解决了,但是这一问题还导致了目前对再感染和持续感染的讨论。

上睑板滤泡的存在被作为鉴别沙眼和包涵体结膜炎或者滤泡性结膜炎的关键体征。Eduard Raehlmann(1843—1917)报告了他的大范围组织学研究结果,结果发现,包涵体结膜炎、原发性颗粒形成和沙眼很相似(图 5-1)。细菌学的发展和鉴定淋球菌的能力使得能够将之前会与急性或者活动性沙眼混淆的淋病性结膜炎、卡他性结膜炎、颗粒性结膜炎等急性眼炎鉴别开来。Raehlmann 根据他的组织学研究还提出,沙眼有 4 个阶段。第 1 阶段(急性沙眼)有滤泡存在,滤泡是急性结膜炎的一部分。然后发展为慢性沙眼,慢性沙眼分 3 个阶段。慢性沙眼的第 1 个阶段(沙眼的"第 2 阶段")表现为滤泡数量增加,大小增大,乳头明显，以及上角膜血管翳的出现。下一个阶段（"第3阶段"）表现为伴有滤泡破坏的变性以及早期睑板瘢痕形成。慢性沙眼的最后一个阶段（"第4阶段"）以瘢痕形成为特点，眼睑变苍白，不再肿胀，最后出现睑内翻和倒睫。在未治疗的病例中，多达三分之二的感染病例，会出现倒睫或者一些角膜改变，5%会出现泪囊炎。

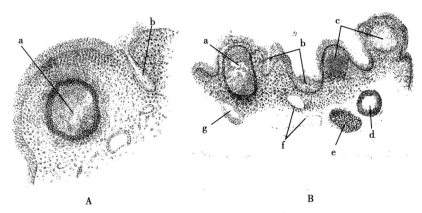

图 5-1　Raehlmann 的滤泡示意图

通过黏膜突出皱襞的垂直切面。A．初期滤泡，被苏木素着染的细胞形成密闭的包膜；B．腺凹［Raehlmann1883］

三、1908 年 MacCallan 分类

Arthur Ferguson MacCallan（1873—1955）是 Moorfields 的一名眼科医生，他从 1903 年在埃及进行眼病研究，1908 年 MacCallan 发表了他的分类系统，这在全世界成为了沙眼的标准分类系统。后来，他承认：这一系统是 Raehlmann 之前所述系统的自然发展。到 1913 年，他的表面上简单的 4 阶段分期实际上包含了 8 个阶段或者亚阶段（表 5-1、图 5-2）。MacCallan 乐观地指出："即使经验相对较少，也可以容易地对大多数沙眼病例进行分期。一些病例介于两个分期交界，例如，可以表示为沙眼 I 期到 IIa 期或者沙眼 IIa 期到 III 期"。他进一步说明："单纯性沙眼是一种慢性疾病。它常常从急性表现开始，或者出现急性恶化，但是这些是已知细菌叠加感染的结果"。

表 5-1　沙眼的 MacCallan 分期

沙眼 I 期：表示初期沙眼，感染发生后不久即可见到典型改变。

沙眼 II 期：表示进行期，再分为：

沙眼 IIa 期，纯型沙眼，滤泡为主，乳头不甚显著。

沙眼 IIb 期，乳头肥大和滤泡同时存在。

*这一分期可进一步分为沙眼 IIb′ 期和沙眼 IIb″ 期。沙眼 IIb′ 期是单纯的沙眼，沙眼的滤泡明显，乳头肥大，尤其是在上眼结膜。沙眼 IIb″ 期是合并春季结膜炎的沙眼，增生型沙眼，乳头增生很盛，形成真正的"增生"现象。

沙眼 IIc 期，合并慢性淋菌性结膜炎的沙眼。

沙眼 III 期，表示瘢痕前期沙眼，在瘢痕的同时可以找到进行性病变。

沙眼 IV 期，瘢痕期沙眼，结膜表面变为平滑，除了白色瘢痕以外，找不到别的活动性病变。

*沙眼的进一步分类于 1913 年加入

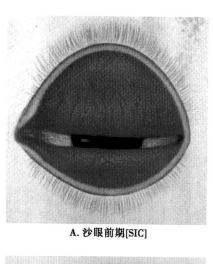
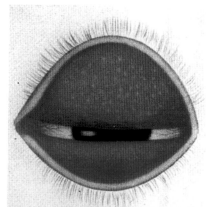

A. 沙眼前期[SIC]　　　　　　　　B. 沙眼 I 期（MAC CALLAN）

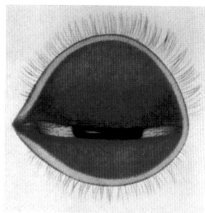
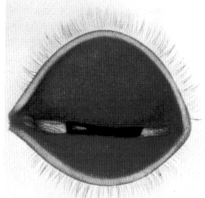

C. 沙眼 II A期（MAC CALLAN）　　　　　D. 沙眼 II B期（MAC CALLAN）

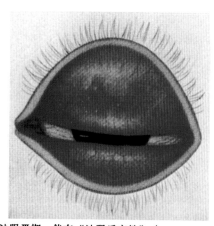
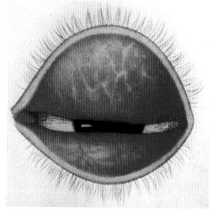

E. 沙眼 III期，伴有"沙眼后变性"（MAC CALLAN）　　　F. 沙眼 IV期（MAC CALLAN）

图 5-2　沙眼 MacCallan 分期［Wilson 1932］。本图发表在《美国眼科杂志》，第 15 卷，Wilson RP，埃及眼炎，397-406，© Elsevier（1932）

　　很快 MacCallan 分期就被其他人采用。在 1914 年之前，维也纳的 Ernest Fuchs（1851—1930）和巴黎的 Edmund Landolt（1846—1926）访问了埃及的 MacCallan，并将 MacCallan 的分期方法带回他们所在的医院，并采用和发展了这一方法，突尼斯的 Cuenod 和 Nataf 以及其他眼科医生也是这样做的。它成为了英国和法国眼科医生的沙眼标准分期方法。实际上，在60年中，MacCallan分期成为了全世界的沙眼标准分期方法。

然而，MacCallan分期有许多缺点。Ida Mann认为将一个明确的临床疾病分成每个病例都会经过的一些已知阶段，这种观念很不妥"。Barrie Jones指出：沙眼的MacCallan分期已经成为了一个障碍，因为这种分期方法意味着疾病都循着一个周期，并且这种方法没有对活动性炎症的严重程度进行定量，也没有对引起倒睫和睑内翻的瘢痕进行充分描述。最迫切的需要是认识到这种疾病是一种多周期性感染。因此，实际工作中这一领域的工作人员对MacCallan分期做出了他们自己的调整。例如，沙特阿拉伯的Roger Nichols和Harvard工作组分类为：正常，或者有充血，黏液脓性结膜炎，或者沙眼的Ⅱ、Ⅲ或Ⅳ期。直到1981年，MacCallan系统仍然被广泛使用，并且在教科书和世界卫生组织出版物中介绍。在1997年的报告中，它仍然被使用。

四、1952年世界卫生组织沙眼分期

在第二次世界大战之后，成立了世界卫生组织（WHO）。沙眼是从之前的国际联盟继承下来的首先要解决的问题之一。1952年成立了第一个世界卫生组织沙眼专家委员会，汇集了来自世界各地的沙眼专家。在1952年到1966年期间的4届专家委员会的成员构成有一些变化，各成员带来了他们自己的经验和习惯。

第一届委员会（1952）对现状和MacCallan分期提供了支持，他们采用MacCallan分期作为行政文件中使用的、用于收集国家水平的数据的标准，但是如我们下面所见到的，他们还制订了更详细、更准确的分期方法，供"临床和学术"使用。

他们建立了复杂的编码系统来进一步说明滤泡、乳头和瘢痕的存在，并对它们的严重程度进行了进一步的复杂分类与分级（表5-2），供研究人员使用。他们还提倡记录角膜血管和角膜浸润的存在情况和严重程度。

表5-2 1952年世界卫生组织沙眼专家委员会的第一份报告

注：在官方文件仅应使用沙眼基本阶段的指征

例子

Tr Ⅰ = 最初的沙眼
Tr Ⅱ = 已经确定的沙眼（包括发红型）
Tr Ⅲ = 正在形成瘢痕的沙眼
Tr Ⅳ = 已经形成瘢痕或者愈合的沙眼

注：对于需要对观察结果进行更准确的临床和学术记录的文件，应当使用额外的符号：

（1）沙眼的分期（Tr Ⅰ、Tr Ⅱ、Tr Ⅲ、Tr Ⅳ）
（2）存在相关疾病，混合型（M）
（3）通过公认的检查，证实愈合（v）
（4）存在瘢痕（C）*
（5）存在滤泡（F）*或者滤泡前病变（prF）
（6）存在乳头（P）*
（7）存在角膜血管（V）**
（8）角膜浸润（i）**

* 按照病变严重程度分期
** 以毫米为单位分期

五、1966年世界卫生组织沙眼分期

第二届专家委员会（1956）更注重于为沙眼制订研究计划。他们建立了做出临床诊断所需的标准，并主张至少存在下面两个体征：滤泡（结膜或者角膜缘）、上角膜的上皮性角膜炎、上角膜血管翳或者典型的结膜瘢痕。他们还再次证实，即使在没有继发性细菌或者病毒感染的情况下，沙眼也可以表现为急性疾病，但是它们认为急性发病很罕见，大多数无并发症的沙眼通常起病隐袭。

第三届专家委员会（1962）对分期系统进行了评估，并建议进行修改。他们制定并引入了一些严重程度的临床分级指标，并且随后进行了进一步发展。他们建议使用术语"TrD"（trachoma dubium，可疑沙眼）用于表示对沙眼病毒侵入的早期结膜反应的临床体征。他们建议用另外一个新分类"ND"（不确定）表示对于更晚期的病变是沙眼还是非沙眼存在怀疑。还添加了另外一个分类"PrTr"（或者前沙眼或滤泡前沙眼）。这些修改使得 MacCallan 分期更加复杂。第3届委员会特别关心用于诊断沙眼的实验室检查方法。自从在1957年首次培养了衣原体以来，实验室诊断检查领域出现了快速的发展。能够培养衣原体也为疫苗开发开辟了道路，委员会为疫苗试验的设计和参数制订了一些指导原则。

第四届专家委员会（1966）也关注上角膜改变的重要性，这些改变包括显微和肉眼观察下血管翳的出现、上皮下混浊和浅层点状角膜炎。Phillips Thygeson（1903—2002）对这一领域做出了巨大的贡献，倾心几乎70年。他也以坚持己见著名，并且是少数参加了4届专家委员会的人之一。他认为：血管翳是"沙眼的必须组成部分"。

在1911年，瑞典眼科医生 Alvar Gullstrand（1862—1930，1911年诺贝尔奖获得者）发明了裂隙灯，但是直到20世纪20年代才被广泛使用。在此之前，最多放大10倍的放大镜被广泛用于研究和描述角膜改变。裂隙灯促进了这些研究，并出现了几项对结膜和角膜改变的详细研究（图5-3～5-6）。这增进了对角膜新生血管和血管翳的认识。在较轻的病例，仅能通过裂隙灯检查，观察到血管翳和角膜改变。然而，在1904年，在孟买工作的英国眼科

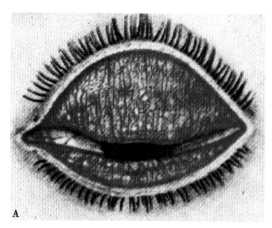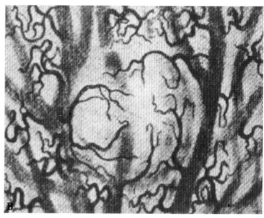

图 5-3 早期的"单纯性"沙眼（Tr I）

A. 初期出行沙眼（八岁儿童）：肉眼所见，结膜具有一些黄白色小点，即初期而尚不甚突出的"颗粒" B. 初期纯型沙眼（放大23倍）：上眼睑结膜之中部，睑结膜血管很模糊，如被纱罩，滤泡呈半个壶腹状，稍稍突起，呈珠样光彩。在壶腹的四周及中央有来自正常血管的新生血管。此外在全部结膜上，可见与结膜面垂直的新生血管排列成花束状。相当于睑板上缘与睑板上的结膜部分出滤泡外还有颜色较深，界限不清的乳头增生，这些乳头在滤泡的四周，形态很像镶嵌的图案，滤泡通常多位于正常血管的分歧处

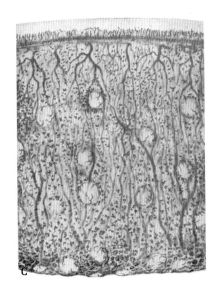

图 5-3　早期的"单纯性"沙眼（TrⅠ）（续）

C.初期沙眼的滤泡（放大 50 倍，半示意式）：这个滤泡呈半壶腹状彭出，很清楚的突起，珠光彩色，半透明，可以透见结膜的一条正常血管，半球形隆起界限不清，四周有从正常血管分出的新血管，与正常血管垂直，有些新血管的小分支爬行至滤泡表面，有时也进入滤泡中

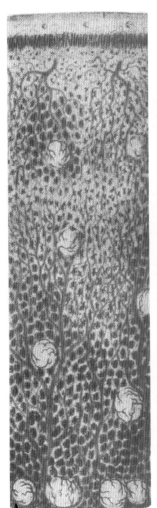

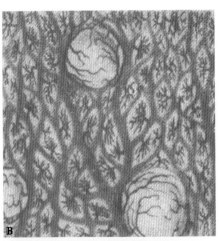

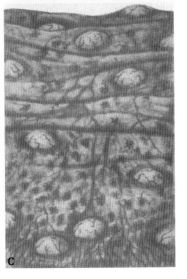

图 5-4　进行期"单纯性"沙眼

A.进行期纯型沙眼（放大 20 倍）：此图显示一部分睑结的全长。系纯型沙眼，未接受任何治疗，滤泡众多，界限较初期明显，呈苍白色远点状，稍稍突起于由多边形的乳头所构成的团样红色基底之中，形成整个一幅镶嵌的彩色图，大部分的结膜正常血管被遮盖，睑板中部乳头较不明显，只见于正常血管的毛细血管分支排列成羽毛状　B.进行期纯型沙眼，在乳头尚未明显形成的区域（放大 40 倍）：除了典型的滤泡外，尚有和正常血管系统垂直的新生血管，这些新生血管为毛细血管的分支，呈羽毛状分布在正常血管系统所组成的网眼状间隙处的表皮层　C.进行期纯型沙眼：下睑（放大 25 倍）睫毛缘向下。图中上方可见结膜破裂，下睑组织较上睑松弛，各种成分较不明显，乳头与滤泡。与上面两图中一样

医生 Major H.Herbert 已经描述了特征性的角膜缘小凹。随后，血管翳和 Herbert 小凹成为了沙眼诊断的必要条件（图 5-7，图 5-8）。在 1932 年，在埃及，Rowland Wilson（1896—1981）对角膜血管改变进行了详细研究，并绘制了示意图。

　　滤泡的血管主要在边缘与表层，仅仅是分歧的末端进入到滤泡中间去，这一点与在乳头中所见恰恰相反，通常乳头具有重要一支或两支中央血管干，当血管达到表层时开始分散，细小分支。

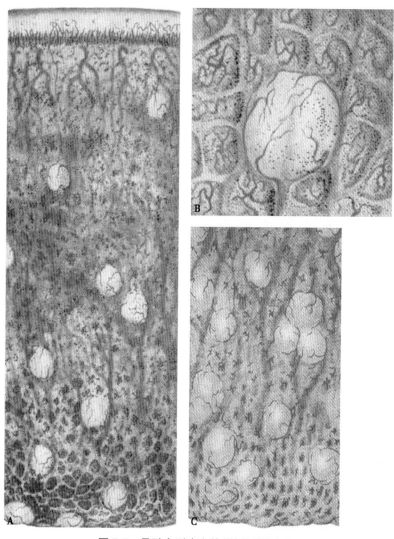

图 5-5　具融合型滤泡的"单纯性"沙眼

A. 纯型沙眼之进行初期染色后（放大 20 倍），染色之法乃将一滴 0.50% 之 2 号天蓝液滴入结膜囊（图示一部分睑结膜之全长，从睫毛缘直至睑板上缘，或更向上而至睑板上缘之上）。血管大部消失，仅有几处隐约可见。结膜表面具有长形、梭形或卵形着色的点状组织，分布疏密不均，这是由可以染色的上皮细胞所构成。滤泡处于结膜面，呈极淡的蓝色，在其周围部分组织，着色较深。睑板上缘处的乳头图案显得更清楚，可以更好的衬托出乳头的结构

B. 与上图同，放大 60 倍：图示睑板上缘之一部分包括一个滤泡。乳头表面有些着色的多形成分，特别是其周围部分，因此使乳头显得更加清楚。滤泡着色甚少，仅在其周围部有少许色素点　C. 具融合型滤泡的纯型沙眼（放大 25 倍）：此图所示之羽状血管，乳头及滤泡皆与上图同，但有几处 2~3 个滤泡互相融合

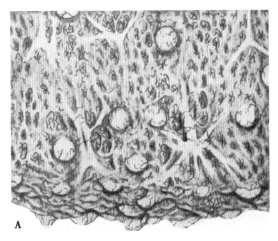

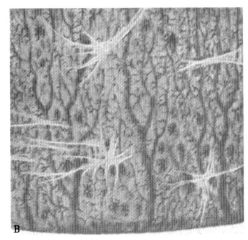
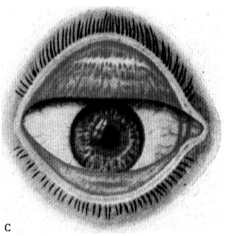

图 5-6 沙眼瘢痕

A．瘢痕前期沙眼（沙Ⅲ，放大 25 倍）：在原有滤泡的部位可见"美丽的"星状瘢痕组织，同时还可以很清楚的看到乳头的图案形排列及多数典型的沙眼滤泡　B．自发的沙眼瘢痕组织（沙Ⅳ，放大 25 倍）：此例为一自然痊愈的沙眼患者，在一次睑内异物时偶然发现。滤泡已全然消失，但仍可见少量乳头，结膜表面散在有形状不规则的极细小的星状瘢痕条纹　C．瘢痕期沙眼（沙Ⅳ）及阿氏线（肉体可见）：在上睑结膜上有一条较粗大的瘢痕组织即阿氏线，从此分出一些有光泽的白色条纹状瘢痕组织

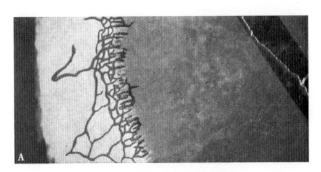

图 5-7 初期的沙眼角膜血管翳

A．正常角膜缘之血管系统（半示意图低倍放大）：毛细血管进入"栅栏区，较高倍放大后可见分支末端互相交叉，但此图中未表明。花岗石样的纹路是正常角膜所具有的

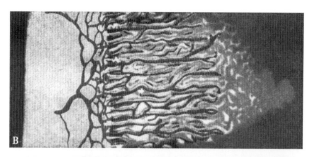

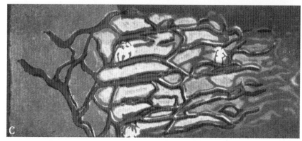

图 5-7　初期的沙眼角膜血管翳（续）

B. 沙眼血管翳的雏形（半示意图，中度放大）：新生之毛细血管进入角膜，在血管的周围及其可见之末端的前方有灰白色的角膜浸润，形成点状及条状所组合的紊乱图案。近角膜缘处散布着一些聚集的淋巴细胞所形成的灰色小岛　C. 角膜部有的雏形"沙眼滤泡"（半示意图高倍放大）：滤泡很清楚地可以看见，表面有细小的毛细血管末端爬行其上

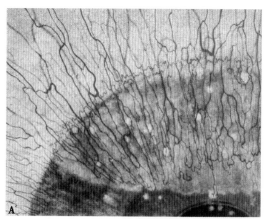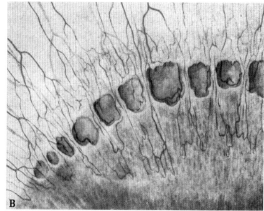

图 5-8　沙眼角膜血管翳与角膜缘部的小斑

A. 进行期的沙眼角膜血管翳（放大 25 倍）：活体显微镜检查可以确证"血管性颗粒状的薄膜"，这个名词为沙眼角膜血管翳很适合。角膜上方三分之一部分出现广泛的表层浸润。球结膜的血管不在角膜缘停止，而一直向角膜中央伸展与角膜缘垂直，在到达角膜浸润区以前停止进行，互相吻合形成血管弓及血管弧（诚如我们在开始研究角膜血管翳的时候所提到的一样：浸润在血管之前发生）；在浸润区中间有一些浸润集聚点，多位于血管分叉处。这些点状组织或多或少的被小血管包围，在角膜上皮下稍稍隆起，形成真正的滤泡状，有些被血管包围的，非常像结膜上的沙眼滤泡。在浸润区以外健康的角膜中部有一些孤立的浸润点，像是在浸润及血管翳新生血管之前产生的　B. 沙眼的角膜缘部小斑（放大 25 倍）：角膜具有行将消退的薄血管翳，图示轻度灰色浸润及上部三分之一的透明角膜，血管非常细小。沿角膜缘之上弓，如有念珠样的一排小凹陷，有不同之形态及大小，由或多或少的血管所包围，基底透明，此即 Bonnet 示所称的"角膜缘小斑"，或 Herbert 氏所谓的"边缘部的小穴"；亦即我们在叙述沙眼角膜血管翳时所指的角膜缘部的沙眼滤泡（Bonnet 氏称之为及角膜之西米缘），其内容物流出后形成瘢痕

在 20 世纪 30 年代,在对 Noguchi 的颗粒野口菌的"病原学"争论中,由于几个显著的特点,角膜改变的存在成为了沙眼的标准。Thygeson 通过许多研究证明颗粒野口菌不会引起这些角膜改变,从而通过这一点来证明颗粒野口菌不是沙眼的病原体。对没有引起角膜改变的人类"志愿者"或者动物研究也有类似的批评。第 3 届委员会承认了准确监测和记录角膜改变的重要性,尽管他们认为,"在血管翳诊断意义方面存在意见分歧"。在现场研究中,提出了一些非常详细的分类方法,用于对血管翳进行分级;无论是使用裂隙灯还是放大镜,分类方法提议者具有了相当的技能和准确度,甚至将血管翳的第 1 个 mm 长度分级成 4 个节段。然而,血管翳的详细分级最后被证明缺乏实用价值。

在 1966 年,第四届世界卫生组织沙眼专家委员会(现在是一个学术小组)最终解决了沙眼分期问题。尽管他们没有将 MacCallan 分期作废,然而却引入了一个新的分期系统。新系统有两种形式:A 为可以用于需要使用裂隙灯和角膜染色的全面检查,B 为使用肉眼或者适合现场研究的双筒放大镜的简易检查。对于裂隙灯检查,有 20 个体征要分级;对于简易检查,有 8 个体征要分级。大多数体征被分级为 0 到 3,尽管有一些体征被分级为 0 到 2、4 或者 5(表 5-3)。在 16 个地点,有时,这些体征的分级非常繁冗,并且非常复杂,难以分析。进一步改进了对强度和严重程度进行衡量的分组体征的概念。尽管强度指标被证明很有用,并且进一步精选了所有体征,然而似乎设计者仅使用了严重程度指标。

表 5-3 第四届世界卫生组织沙眼专家委员会[1966]

沙眼评分和记录方法
A. 仅在详细研究中使用的全面检查(利用现有的辅助诊断方法:裂隙灯生物显微镜和角膜染色)。
B. 在大规模研究中使用的简易检查(使用肉眼或者双筒放大镜)(* 表示要检查的体征)。

体征	受累程度	评分[1]
上睑下垂	可检测到	1
	明确,但是没有完全覆盖瞳孔	2
	覆盖瞳孔	3
上睑边缘的蜿蜒轮廓(Herbert 体征)	存在	1
分泌物(在之前没有清洁的情况下观察到)	少量	1
	中度,但是眼睑没有粘到一起	2
	眼睑粘到一起	3
耳前淋巴结 大小	仅可触及	1
	容易触及(但是看不出来)	2
	可以看出增大	3
触痛	轻微,触摸时疼痛	1
	中度,触摸时疼痛(患者害怕触摸)	2
	严重,伴有疼痛	3
球结膜充血	角膜周围潮红或者穹隆轻微扩张	1
	斑块样充血	2
	完全充血,有或者没有轻微的出血	3
上新月形区水肿[2](Wilson 征)	裂隙灯生物显微镜可检测到	1
	双筒放大镜肉眼可检测到	2
	球结膜水肿	3

续表

体征	受累程度	评分[1]
*结膜滤泡[3] 上睑结膜	受累<1/3 表面积	1
	受累 1/3 到 2/3 的表面积	2
	整个表面积受累（没有融合）	3
	完全受累融合（Stellwag 征）	4
上穹隆	轻度受累	1
	中度或者显著受累，但是没有融合	2
	完全融合受累	3
半月襞	轻度受累	1
	中度或者显著受累，但是没有融合	2
	完全融合受累	3
球结膜	滤泡的存在	1
下睑结膜和穹隆	受累<1/3 表面积	1
	受累≥1/3 表面积，但是没有完全受累	2
	整个表面积受累	3
*弥漫性细胞浸润和乳头增生（上睑结膜）	轻微：需要使用裂隙灯生物显微镜来识别，正常血管不模糊	1
	中度：可通过肉眼或者双筒放大镜识别，正常的血管变模糊	2
	显著：结膜增厚不透明，正常血管模糊	3
*结膜瘢痕	上睑板结膜血管偏移，和（或）上睑结膜内散布细小的表面瘢痕，或者在其他结膜部位内有任何严重程度的瘢痕	1
	中度、容易识别的瘢痕，上睑板没有缩短或者变形	2
	上睑板结膜组织的致密瘢痕	3
	倒睫和（或）睑内翻	4
*角膜缘和角膜： *血管翳 血管（从上角膜缘测量） 　小角膜血管翳	在直接焦点法照明观察下，混浊超过正常角膜缘 0.5～<1.0mm	1
	延长 1.0～<2.0mm	2
*大角膜血管翳	延长 2.0～<4.0mm	3
	延长 4.0～<6.0mm	4
	延长 6.0mm 或者更多	5
*刚好超过角膜血管的浸润	仅可通过裂隙灯生物显微镜识别的轻度浸润	1
	刚刚能通过肉眼或者双筒放大镜识别的浸润	2
	致密的混浊	3
*角膜缘滤泡	1 到 3 个典型滤泡	1
	超过 3 个滤泡，但是不是整个上新月形区受累	2
	整个上新月形区受累	3
	围绕角膜的滤泡，或者上面两排滤泡	4
*Herbert 小凹	1 到 3 个典型小凹	1
	超过 3 个小凹，但是不是整个上新月形区受累	2
	整个上新月形区受累	3
	围绕角膜的小凹，或者上面两排小凹	4

续表

体征	受累程度	评分[1]
*角膜瘢痕	轻度,引起轻微的视力丧失或者没有视力丧失[4]	1
	中度视力丧失,瞳孔区未受累	2
	导致一眼视力完全丧失	3
	导致双眼视力完全丧失(盲)	4

[1] 如果已经查找了体征,但是没有找到,应当用"0"表示;如果没有检查体征(例如幼儿的血管翳),应当用空白表示。

[2] 术语"上新月形区"表示角膜缘处从12点伸向3点的新月形半透明区,最宽的部分在12点位置,宽2.5mm[Busacca, A.(1952)]。

[3] 这些评分适合不成熟的滤泡。还需要记录成熟滤泡的存在。如果有成熟滤泡存在,该部位的滤泡评分将乘以因子2。

[4] 通过客观检查评价。

　　该学术小组还花费了相当多的时间来讨论沙眼、包涵体结膜炎以及性病性淋巴肉芽肿眼部感染(LGV)的鉴别问题。所有三种疾病都由衣原体引起,尽管在各"综合征"的不同临床特点方面达成了一致意见,然而学术小组建议对这一问题继续进行研究。

　　随后,世界卫生组织沙眼计划的工作人员提出对沙眼分期系统进行进一步的改进和修改。在1967年,Fakbry Assaad和Peter Maxwell-Lyons更全面地发展了将沙眼体征合并为几个主要诊断体征,以及表示疾病严重程度和视力丧失的严重性或者可能性的体征的设想(表5-4)。

表5-4　用于诊断和评价疾病严重程度的沙眼体征,世界卫生组织,1966(101)

诊断(主要体征)	强度	严重程度
	上睑下垂	
	Herbert 征	
	分泌物	
	淋巴结病	
	充血	
	新月形区水肿	
	乳头增生	
滤泡	滤泡	滤泡
瘢痕形成		瘢痕形成
血管翳(活动性或者愈合的)	血管翳	血管翳
		角膜瘢痕
角膜缘滤泡或者Herbert小凹	角膜缘滤泡	

六、1981年世界卫生组织沙眼分期

　　在1973年的下一个发展是世界卫生组织沙眼计划主任Mario Tarizzo发表了新的世界卫生组织分期系统(1980)。这一分期方法对1966年世界卫生组织学术小组分期方法进行了修改,并建议仅使用9个体征对沙眼进行分期:上睑板滤泡(1~4),上睑板弥漫性细胞浸润和乳头增生(0~3),上睑板结膜瘢痕(1~4,4为倒睫或者睑内翻),小角膜血管翳(0~2),大角膜血管翳(3~5),角膜浸润(0~3),角膜缘滤泡(0~4),Herbert小凹(0~4)和角膜瘢痕(0~4)。尽管参考了第4届学术小组使用体征来描述相对强度和相对严重程度,然而使用F_3C_1、F_2C_2、C_3、倒睫、血管翳4+mm或者角膜混浊,对严重病变[导致残疾和(或)可能导

致残疾]进行了新的定义。现在,严重程度用除了乳头、角膜缘滤泡和 Herbert 小凹之外的所有体征的分级平均值(或者总和)表示。继续推荐使用 TrD 表示可疑沙眼的 MacCallan 分期方法。

在澳大利亚,Fred Hollows(1929—1993)和国家沙眼和眼卫生计划(NTEHP)小组在 1975 年制定了类似的分期方案,尽管他们第一次仅对 7 个体征进行分级,其中 1 个体征为倒睫。NTEHP 使用 0~3 的尺度对上睑板滤泡、乳头、瘢痕、Herbert 小凹、角膜缘滤泡和倒睫的存在情况进行分级,使用 0~5 的尺度对血管翳进行分级。使用放大镜和手电筒进行分级。这一分级方法容易使用,在观察者之间有良好的可重复性,在澳大利亚被广泛使用。

NTEHP 构建了两个尺度来报告他们的数据,一个尺度用于滤泡性沙眼,另外一个尺度用于瘢痕性沙眼。严重滤泡性沙眼(FTA)定义为上睑板或者角膜缘滤泡 3 级或者乳头 3 级,并且有角膜缘或者睑板滤泡存在。中度滤泡性沙眼(FTB)的滤泡为 1 级或者 2 级。严重瘢痕性沙眼(CTA)有倒睫、5mm 的血管翳或者瘢痕 3 级,中度瘢痕性沙眼(CTB)有瘢痕 2 级或者血管翳 3 级或 4 级,第三个分类(CTC)有较少的瘢痕、血管翳和 Herbert 小凹。

Chandler Dawson(1930—,Proctor 基金会的第四届主席)和突尼斯的一个工作组进一步发展了对感染严重程度进行评价的设想,并根据世界卫生组织分期系统制定了强度尺度。他们的炎症强度尺度有 4 个分类(表 5-5)。他们还对睑板体征和分区进行了更好的定义。熟悉这一工作的 Barrie Jones 也在他在伊朗的研究中使用了这一尺度。这一分期系统为 1987 年的简化分期方法建立了基础。然而,改进的世界卫生组织分期系统被广泛使用,在一些研究中仍然被使用。它的分类范围较广,并且对于详细的研究,比后来简化的分期方法更有用,特别是在将感染的存在与临床疾病相比较时。

表 5-5　炎症强度,世界卫生组织,1981

强度	滤泡	乳头	关键体征
严重	F_3(或者 F_2 或者 F_1)[1]	P_3	P_3
中度	F_3	P_2	F_3
轻度	F_2	P_0 P_1 或者 P_2	F_2
轻微(不显著)或者没有	F_0 或者 F_1	P_0 P_1 或者 P_2	F_0 或者 F_1

[1] 严重的乳头肥大和弥漫性浸润可导致滤泡变模糊(P_3)

在 1981 年修订的世界卫生组织沙眼分期手册中,进一步改进了对炎症强度的分级。这一新的手册将分期简化为仅使用 5 个体征:上睑板滤泡(F,0~3)、上睑板乳头肥大和弥漫性浸润(P,0~3)、结膜瘢痕(C,0~3)、倒睫和(或)睑内翻(T/E,0~3)以及角膜瘢痕(CC,0~3)(表 5-6)。它将翻转的上眼睑分成三个区域(图 5-9)。手册中包含有用的图和照片。在手册中,再次介绍了 4 阶段 MacCallan 分期。

表 5-6　世界卫生组织沙眼分级,1981

上睑滤泡(F)的评分:	
F_0	无滤泡
F_1	有滤泡,但在 2 区和 3 区中总数不超过 5 个
F_2	在 2 区和 3 区中总数超过 5 个,但在 3 区中不超过 5 个
F_3	各区中均有 5 个或以上滤泡

上睑乳头肥大和弥漫性浸润（P）的评分：	
P_0	无乳头肥大和弥漫性浸润
P_1	轻度：有个别突出的血管簇（乳头），但睑结膜下的深部血管不模糊
P_2	中度：更隆起的乳头，正常血管变模糊，即使肉眼观察时
P_3	显著：结膜增厚混浊，睑板上超过一半的正常血管被遮挡
结膜瘢痕（C）：	
C_0	结膜上没有瘢痕
C_1	轻度：上睑结膜出现细小、散在的瘢痕，或在结膜其他部位出现瘢痕
C_2	中度：更严重的瘢痕，但上睑没有缩短或变形
C_3	严重：瘢痕和上睑变形
倒睫和（或）睑内翻（T/E）：	
T/E_0	没有倒睫或睑内翻
T/E_1	睫毛倒向眼球，但没有触及眼球
T/E_2	睫毛触及眼球，但没有摩擦角膜
T/E_3	睫毛经常摩擦角膜
角膜瘢痕（CC）：	
CC_0	无
CC_1	轻度瘢痕或者混浊，但没有累及视轴，中央角膜透明
CC_2	中度瘢痕或混浊，累及视轴，通过混浊可以看到瞳孔缘
CC_3	角膜中央严重的瘢痕或混浊，通过混浊区见不到瞳孔缘

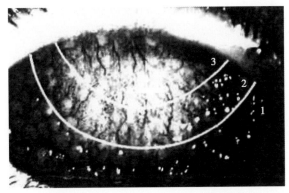

图 5-9　世界卫生组织 1981 分期方法将翻转的眼睑分成三个区。对区域 2 和 3 内的滤泡进行分级［Dawson CR、Jones BR、Tarizzo M，1981© 1981 世界卫生组织，经许可后翻印］

七、1987 年世界卫生组织沙眼简化分期系统

在 20 世纪 80 年代早期，进行了各种尝试来使用这些分期系统，并将其编码成单个系统，用于现场研究。Bjorn Thylefors 博士出任了世界卫生组织防盲计划主任，根据 1977 年世界卫生组织防盲计划和沙眼计划，组织专家现场研究建立了简化的分期系统，尽管观察期内一致性良好，但是一致性仍然相对较差一些。继而，他们精简用于分期的体征数量，最

后选择了 5 个体征：睑板滤泡、炎性增厚、睑板瘢痕、倒睫和角膜混浊。这些体征对活动性沙眼（确定，严重）、瘢痕性沙眼（确定，晚期）和角膜瘢痕（引起视力丧失）进行评估，以衡量沙眼的影响。将各体征分级为有或无，各体征相互独立。因为对沙眼进行分期的技能涉及模式识别，患者照片或其他视觉图像比书面的语言更容易理解，专家们定义了各体征并建立了一组工作照片作为视觉对照标准。

在突尼斯进行了大范围的观察者试验。除了体征 TI 可重现性不佳之外，结果良好。修改了 TI 的定义，并在缅甸成功地进行了进一步的观察者试验。同时，在坦桑尼亚进行的一项研究显示：眼科医生和卫生辅助人员（眼科护士）能够迅速地学会这一分期系统，并且这一分期系统适合在现场研究中广泛使用。进一步的研究表明：利用这一简化的系统，在现场进行的临床分期和照片分期之间，通常能够获得良好的一致性。在临床试验和纵向研究中，当间隔数月或者数年重复进行检查时，几乎不可能控制观察者的变化，因此这尤其重要。此外，可能难以让检查者不知道已经采取了治疗。可以在相同的时间，以盲法方式，同时对在不同时间拍摄的受试者照片进行分期，以控制观察者变化和观察者偏倚。

1987 年在世界卫生组织通报中，最终确定并发表了简化分期系统（表 5-7、5-8、图 5-10）。

表 5-7 世界卫生组织沙眼简化分期（1987）

沙眼性炎症 - 滤泡（TF）：在上睑结膜内存在 5 个或者更多的滤泡（1B）

滤泡为比周围结膜苍白的圆团或者圆点。在这里讨论的分期系统中，滤泡的直径必须至少为 0.5mm，即至少和显示的一样大。

应当仔细鉴别滤泡、小瘢痕形成的斑点以及结膜的变性沉积物。小的瘢痕不是圆形的，而是边缘有角，还有尖角，而滤泡的边缘是圆形的，没有尖角。变性沉积物包括结膜结石和囊肿，结膜结石是黄色或者白色的不透明团块，有清楚的边缘，囊肿表现为结膜内的透明气泡。

沙眼性炎症 - 重度（TI）：上睑结膜显著炎症性增厚，使得超过一半的正常睑板深部血管变得模糊

这一沙眼分期的关键特点为显著的炎症性增厚，炎症性增厚定义为在超过一半的睑结膜中，由于滤泡炎性浸润使得血管变得模糊，大的睑板深部血管变得不明显。在严重的沙眼性炎症中，睑结膜为红色、粗糙、增厚。这是由于弥漫性炎性浸润、水肿或者血管束扩张（乳头肥大）引起；通常还存在许多滤泡，这些滤泡可能被增厚的结膜部分或者完全覆盖。结膜的炎性增厚和混浊不应和瘢痕引起的增厚和混浊（特别是弥漫性纤维化或者纤维血管膜形成）混淆。

沙眼性瘢痕（TS）：在睑结膜内存在瘢痕

瘢痕容易见到，为睑结膜内白色的线、带或者片（纤维化）。在外形特点上，它们反光，并且外表呈纤维样，有直的、有角的或者毛糙的边缘。瘢痕（特别是弥漫性纤维化）可能使得睑板血管变模糊，因此不可和弥漫性炎性增厚混淆。

沙眼性倒睫（TT）：至少有一根睫毛摩擦眼球

最近拔除的内弯睫毛也应当视作倒睫。

角膜混浊（CO）：瞳孔上明显的角膜混浊

这一体征指的是当通过混浊查看时，至少部分瞳孔缘变模糊的致密角膜瘢痕。这一定义用于检测引起显著视力缺损（视力不到 6/18 或者 0.3）的角膜混浊；在这种情况下，如果可能，应当测量视力。

检查方法

一般，应当使用双筒放大镜（×2.5）和足够的照明（日光或者手电筒）进行检查。如果适合，可以使用更高放大倍数的放大镜或者裂隙灯（生物显微镜），但是对于所有检查，应当使用相同的光学辅助工具和放大倍数。使用较高放大倍数获得的分期不一定能够与使用 ×2.5 倍放大倍数获得的分期直接比较。应当首先检查眼是否有内弯的睫毛（TT），然后检查角膜是否有混浊（CO）。为了检查内弯的睫毛，应当将上眼睑略微向上推，以暴露睑缘。然后，应当检查上眼睑是否有炎症（TF 和 TI）和瘢痕（TS）。必须对各眼进行分别检查和评估。必须清楚地见到临床体征，才能认为体征存在。如果有疑问，体征应当视作没有。

沙眼分度卡

> — 分别检查和评价每只眼睛。
> — 应用双目放大镜（×2.5）和充足的光线（自然光或喷灯）。
> — 确认现存体征。

正常睑结膜： 睑结膜是与上睑板紧密相连的结膜即图中的黑色间断线条区，此为正常睑结膜，表现为粉红色，光滑薄而透明，血管自下而上呈垂直走向且清晰可见。
（沙眼性病变是指黑色线条区内，不包括内外眦部）

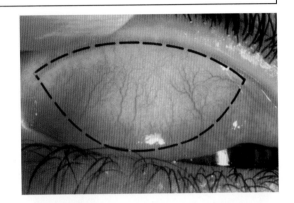

沙眼性炎症—滤泡（TF）： 在上睑结膜有5个或以上滤泡，滤泡为白色圆点状，滤泡直径必须＞0.5mm。

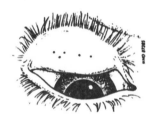

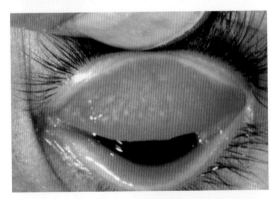

严重的沙眼性炎症—（TI）： 50%以上的睑结膜有严重炎症性增厚无法看清睑结膜大的深层血管，并有充血，粗糙及增厚。这是由于睑结膜弥漫性浸润水肿，或由于血管簇即乳头有时为滤泡所致。

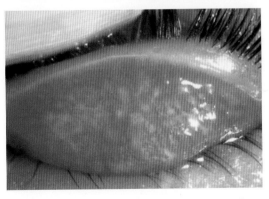

图 5-10 世界卫生组织简化沙眼分期卡（http://www.who.int/blindness/publications/trachoma_chinese.jpg；http://www.who.int/blindness/publications/trachoma_chinese1.jpg）

沙眼性瘢痕—（TS）：在睑结膜
上呈白色线条。带状或片状（纤
维化），如瘢痕较多可看不清
血管。

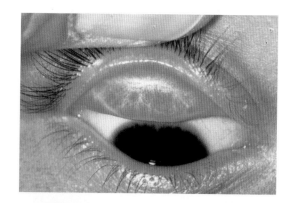

沙眼性倒睫—（TT）：至少有一根
睫毛摩擦眼球，本图可见大量倒睫。
如有被拔掉的倒睫也属此类。本图
尚有角膜混浊。

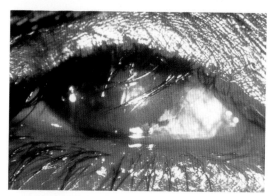

角膜混浊—（CO）：是指易于查见
的遮住瞳孔部的混浊，且视力明显
受损（低于0.3）才可诊断角膜混浊
（CO）。

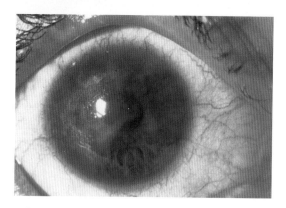

TF：— 给予局部治疗（如1%四环素）。
TI：— 局部治疗并考虑全身疗法。
TT：— 眼睑手术。

 世界卫生组织防盲规划

图 5-10　世界卫生组织简化沙眼分期卡（http://www.who.int/blindness/publications/trachoma_chinese.jpg；http://www.who.int/blindness/publications/trachoma_chinese1.jpg）（续）

表 5-8　在社区中评价沙眼重要性的关键测量，世界卫生组织，1987

在小于 10 岁的儿童中，有沙眼炎症（TF，有或者没有 TI）的比例
这表示在社区中，感染分布有多广。
在小于 10 岁的儿童中，有重度沙眼性炎症（TI）的比例
这表示在社区中，沙眼有多严重。
结膜瘢痕（TS）的比例
这表示在过去沙眼有多常见。
有倒睫（TT）的人的数量
这表示对手术矫正眼睑的即时需求。
有角膜混浊（CO）的人的比例
这表示根据视力丢失情况确定的在社区中沙眼的影响。

对 TF 的分级（在上睑结膜中存在 5 个或者更多的滤泡）基于 1981 年世界卫生组织的 F_2 和 F_3 分级。用于简化分期的区域和 1985 年世界卫生组织分期的区域 2 和 3 相同。这些区域来自第 4 届世界卫生组织学术小组将睑板分成三个区域的方法。简化分期第一次为滤泡设定了最小尺寸（0.5mm），并用准确大小的点，提供了说明。

沙眼性瘢痕定义为容易见到的瘢痕。它与之前分期方法中的 C_2 相似。然而，现场报告表明，这仅用于更严重的瘢痕，可能因为在照片中显示的一般是晚期瘢痕。

TT 与之前世界卫生组织分期中的 T/E_2 相似。在此之前，没有对倒睫进行单独分级，倒睫作为睑板瘢痕最后分级的体征。将拔去睫毛新增作为倒睫的证据。几名作者提出对 TT 进行进一步的细分类。

CO 的定义按照世界卫生组织 1981 年角膜混浊的 CC_2 分级，但是是依靠瞳孔缘的模糊情况进行定义，而不是根据瞳孔缘的可见情况进行定义。CO 被选择作为视力缺损的指标，它的定义根据集体经验。我没有注意到当时的一篇论文，该论文报告：在卡塔尔，99% 的有中央弥漫性角膜混浊的患者的视力 <6/18；随后在坦桑尼亚发现，85% 的有中央弥漫性角膜混浊的患者的视力 <6/18。

八、2006 年新的修改建议

（一）使用世界卫生组织简化分期系统值得借鉴的几点意见

简化分期方法 20 多年来通常被积极地采用，并且已经被广泛使用，它已经构成了世界卫生组织 GET 2020 计划和 SAFE 策略的基础。然而，它仍有需要修改和改进，Dawson 及其合作者基于在突尼斯 18 年对瘢痕和倒睫预测因素的纵向研究曾提出，如果将 TF 缩紧到和 1981 年世界卫生组织分期中的 F_3 相同，而不是和 F_2 和 F_3 相同，而将 TI 放松到和 P_2 和 P_3 相同，而不是仅和 P_3 相同，那么将会加强对 TF 的定义。

Hutalor 强调了简化分期系统被误用的两个主要方面：一是体征 TI 的分级，这一体征的关键特点为炎症性增厚，也就是说，睑结膜的增厚、发红、天鹅绒似的炎症和浸润，常常伴有大量的乳头。TI 是对睑结膜中这一显著炎症的量度（图 5-11）。当出现这一体征时，不得为满足体征标准的要求而随意对炎症性增厚的程度做决定。TI 的最初定义要求增厚的程度遍布整个睑板，从而能够清楚地见到正常的睑板血管。这按照第 4 届世界卫生组织学术小组使用的定义（1966）[弥漫性细胞浸润、乳头增生；显著的结膜增厚变混浊，正常血管变得模糊（评分 3）]。当使用这一极端的定义时，需要大范围的炎症性增厚，仅有很少的人符合标准，并且观察者间一致性很差。使用最初的定义时，TI 不是一个特别有用的体征。修订的定义要求至少一半的睑板血管模糊，也就是说，有足够伸度的炎症性增厚，使得模糊的睑板血管至少占睑板区域的一半。修订的定义基本上和 1981 年世界卫生组织分期系统中的 P_3 相同。这更具有可操作性，成为了最后的定义。

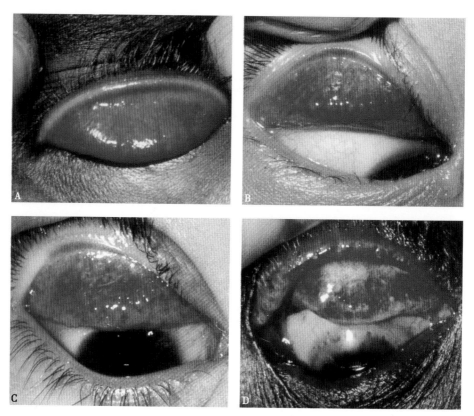

图 5-11　TI 的特点为炎症性增厚

A. 有许多滤泡的典型弥漫性炎症性增厚（TF 和 TI）；B. 有许多小滤泡的睑结膜的典型弥漫性红色天鹅绒样的增厚（TF 和 TI）；C. 大范围的炎症性增厚，伴有滤泡聚集，但是颜色不太红（TF 和 TI）；D. 有旧瘢痕的眼睑，没有炎症性增厚，但是睑结膜很红（TS，但不是 TI）。这只眼还有明显的血管翳和一串着色的 Herbert 小凹

遗憾的是，许多人误解了 TI 的定义，将不能见到睑板血管作为 TI，甚至将眼睑发红作为 TI，而没有考虑到炎症性增厚的存在情况。这导致了对 TI 的过多分级。一般，在儿童中，TF 与 TI 的比例在 3:1 到 10:1，但是一些研究报告的比例为 1:1，这强烈表明，存在对 TI 的过度诊断，或者存在严重的、未报告的急性细菌性结膜炎或者病毒性结膜炎流行。在坦桑尼亚进行了一项研究，专门查找沙眼患儿中的腺病毒。发现 2% 的沙眼患儿腺病毒聚合酶链反应（PCR）结果阳性。腺病毒结膜炎的持续时间相对较短（大约 2 周）。

更关心的是老年人中 TI 的高发生率。当睑板形成致密的瘢痕时，睑板瘢痕会使得睑板血管变得模糊。如果有倒睫或者慢性细菌性结膜炎，结膜炎症也很常见，发炎的结膜会发红。在这两种情况下，对于 TI 的分级，必须存在炎症性增厚。最近一个可能误诊的例子为 44% 的儿童被报告有 TI，20% 到 30% 的成人被报告有 TI。在另外一个误诊例子中，37% 的年龄超过 15 岁的患者被报告有 TI，每名年龄超过 35 岁的患者都被报告有 TI。TI 的过度诊断导致在世界卫生组织沙眼指导原则的最新修订版中，TI 被删除。这可能有助于现场评估的标准化，但是这不意味着我们完全依靠滤泡，它没有强调 TI 作为感染的高发生率和高负荷以及随后瘢痕的高危险的指标的重要性。

有关简化分期系统被误用的第二个方面表现在详细研究中特别是在考查感染和临床体征的相关性时对它的使用。当使用更成熟的诊断性检查或者实验室检查（例如 PCR）时，对临床疾病的评估需要尽可能详细和灵敏，此时，一定要使用 1981 年世界卫生组织的分期系统，或者如果可能，使用更详细的 1962 年分期系统，使用简化分期系统用于这些详细的研究分析似乎是一个基本错误。切记：开发这一简化分期系统的目的旨在供经过培训的非专业人员使用，能够在基于人群的调查中，提供有关沙眼的可靠信息，以及用于在社区水平，对疾病进行简单评估。很清楚，与专业人员使用的更复杂的方法相比，这一系统对沙眼的描述较不详细，但是对于经验较少的观察者，这一系统更加可靠。

（二）2006 年新的修改建议

随着时间推移，目前普遍认为无论沙眼如何定义，它都可以被分为两个主要阶段：活动性或炎症性沙眼，瘢痕性或晚期沙眼。活动性沙眼以眼部出现不同程度感染性炎症反应为特征，虽然其炎症程度各有不同，但当炎症严重时，均可导致睑板瘢痕和角膜血管翳的形成。瘢痕性沙眼因为睑板瘢痕和倒睫而出现明显的眼睑结构改变，在这一阶段，炎症有各种各样的表现，但很少查到衣原体。

在流行区，活动性沙眼很容易诊断。在流行区，对于明确的病例，活动性沙眼的诊断并不困难，困难的是对于模棱两可的病例与正常人，或严重炎症性沙眼与急性细菌性结膜炎或病毒性结膜炎的鉴别。只要仔细检查，就能发现倒睫。在沙眼非流行区，尽管严重的睑板瘢痕、伴有 Herbert 小凹的角膜血管翳以及上睑倒睫都是沙眼的特征性改变，但这些地区的沙眼诊断要困难得多。

活动性沙眼的主要体征为"沙眼滤泡"，即上睑结膜的淋巴滤泡或者生发中心，然而引起瘢痕形成，以及后续的眼睑改变、倒睫，并最终致盲的却是滤泡周围严重的弥漫性炎症浸润。尽管上睑出现滤泡是诊断活动性沙眼分期的主要特点，但是结膜的炎性增厚和乳头形成所造成的严重炎症才能反映沙眼的关键病理过程，因此，当我们对沙眼进行分期时，我们要小心不被滤泡所"蒙蔽"。

随着人们在简化分期方面获得了更多的经验，越来越认识到 TS 的患病率相对实用价值较小，而由于如上面讨论的错误分类，TI 患病率的变化很大。这导致在 2006 年，世界卫生组织进行了进一步的修订，建议将采集的数据仅按照 TF、TT 和 CO 进行分类。在评估对沙眼控制计划的需求和监测结果方面，TF 是首选体征。TT 表示患者需要手术，用于计算对手术的需求。CO 继续被作用沙眼导致的盲和视力缺损的指标。所需要的是用于衡量抗生素治疗计划疗效的一些更好的短期测量指标。等待 20 年来确定角膜瘢痕或者盲的变化不太实用。明显的中期替代指标为在 TS 或者 C_2/C_3 患儿中结膜瘢痕的存在。结膜瘢痕的程度会在几十年之后带来倒睫的高危险。感染检查对于确定抗生素的疗效很有用，因为临床体征可能持续到治疗后很长时间。

在希波克拉底时代之后 2400 年，我们从将沙眼作为眼睑粗糙、晚期出现倒睫的一种简单疾病开始，逐渐弄得更加复杂，然后进行了无数小时或者几十年的激烈争论和讨论，采用了不可能的分类和不断扩增的细分类，使用多个术语，之后又返回到了存在眼睑粗糙（TI）和倒睫（TT）的疾病定义。

九、我国沙眼的临床诊断与分期

早期我国使用国际较为通用的 Mac Callan 分类，也试用了世界卫生组织的分类法。在 20 世纪 50 年代我国眼科专家为了更切合临床实际，为了防治沙眼和调查研究的需要，在前期分类的基础上，对沙眼提出很多新的临床分期的建议；代表性的有中华医学会上海分会眼科学会沙眼研究委员会，根据林文秉的建议，将沙眼的分期改为以病变位置做标准的分类法。此外，中华医学会北京分会眼科学会提出如下沙眼分期草案，用于当时大规模的防治沙眼工作中。

1. 沙Ⅰ：充血浸润病变限于穹隆及睑板下缘，不能确定为沙眼者，作沙Ⅰ。

2. 沙Ⅱ：沙眼显著，有滤泡（以"○"表示）及乳头（以"△"表示）形成，其分布区域以"+"表示，限于穹隆及睑板下缘结膜者为 +，扩充到内外眦结膜者为 ++，分布在上睑结膜者为 +++。

3. 沙Ⅲ：伴有瘢痕形成，亦以"+"表示进行性病变的新位，以"−"表示瘢痕的部位，其方法和"+"相同。

4. 沙Ⅳ：完全成瘢痕，无活动性病变。

血管翳均记录法，将角膜分为横四等份，血管翳仅见于上角膜缘者作"+"，达到第一格者为"++"，蔓延到中线者作"+++"，至角膜均为血管翳占据者作"++++"。

同时有部分会员认为，为使普通人易于了解沙眼的轻重程度，除分四期外，应用轻、中、重的分类法注明。最后决定对轻、中、重的分类法仅用为病人讲解。

轻度沙眼：病变限于穹隆部。中度沙眼：为除穹隆部变化之外，近内外眦部的睑结膜亦有病变。重度沙眼：为穹隆部及上下睑结膜皆有病变者。

1979 年第二届中华医学会眼科学会制定了统一的沙眼分期和诊断标准，临床沿用至今。

沙眼诊断：

1. 上穹隆部和上睑板结膜血管模糊充血，乳头增生或滤泡形成，或二者兼有。

2. 用放大镜或裂隙灯显微镜检查可见角膜血管翳。

3. 上穹隆部和上睑结膜出现瘢痕。

4. 结膜刮片有沙眼包涵体。

在第一项的基础上，兼有其他 3 项中之一者可诊断为沙眼。疑似沙眼者：上穹隆部及眦部结膜充血，有少量乳头增生或滤泡，并已排除其他结膜炎者。

沙眼分期：

Ⅰ期——进行期：即活动期，乳头和滤泡同时并存，上穹隆结膜组织模糊不清，有角膜血管翳。

Ⅱ期——退行期：自瘢痕开始出现至大部分为瘢痕。仅残留少许活动性病变为止。

Ⅲ期——完全结瘢期：活动性病变完全消失，代之以瘢痕，无传染性。

同时还制定了分级的标准；根据活动性病变（乳头和滤泡）占上眼睑结膜总面积的多少分为轻（+）、中（++）、重（+++）三级。占 1/3 面积以下者为轻（+），占 1/3～2/3 者为中（++），占 2/3 面积以上者为重（+++）（图 5-12）。

并确定了角膜血管翳的分级法：将角膜分为四等份，血管翳侵入到 1/4 以内为（+），达到 1/4～1/2 者为（++），达到 1/2～3/4 者为（+++），超过 3/4 者为（++++）（图 5-12）。

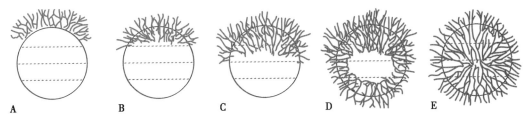

图 5-12 A. 正常血管不侵入透明角膜, B. 血管翳(+), C. 血管翳(++), D. 血管翳(+++), E. 血管翳(++++)

在我国 1987 年眼病流行病学调查研究中, 部分省市同时采用了 1979 年我国制定的沙眼分期和诊断标准和 1987 年世界卫生组织沙眼简化分期, 并进行了比较分析。此后应用于沙眼流行的调查与评估中。

第三节 沙眼的鉴别诊断

对沙眼的诊断, 完全依靠患者的症状。但早期症状, 尚不明显, 诊断起来困难尤多。不仅如此, 沙眼的每一种症状, 都不是它的特征, 像结膜上出现粗糙不平, 有颗粒, 不一定就是沙眼。再如生在结膜表皮上的假颗粒, 形同水泡, 这是滤泡症而非沙眼, 但沙眼的初期滤泡和上述滤泡症的滤泡也很相似, 两者常易混淆。沙眼诊断确实相当困难, 尤其在病原还没有明确之前。

难以对什么是沙眼进行定义, 同样难以将沙眼与其他形式的严重感染进行鉴别诊断(表 5-9)。然而, 到 1900 年, 开始能够做出合理的鉴别诊断, 因为能够鉴别许多细菌引起的急性和慢性结膜炎(表 5-10)。Giemsa 细胞学染色方法的引入, 使得能够更容易地对衣原体感染进行特异地诊断。MacCallan 提出的鉴别诊断很有指导意义(表 5-11), 是 1904 年鉴别表的一个有意义的进展。

直到能够培养衣原体, 各种各样的滤泡性结膜炎的致病微生物才得到了证实。第三届世界卫生组织专家委员会仍然给出了冗长的鉴别诊断(表 5-12)。在将包涵体结膜炎的体征与沙眼的体征进行鉴别方面, 进行了许多努力。1981 年的世界卫生组织手册将鉴别诊断限制在不是由衣原体感染或者可能与地区性沙眼合并存在的慢性细菌感染引起的慢性滤泡性结膜炎(表 5-13)。很可能由于更好的诊断性检查的出现, 一些短暂的滤泡增生情况和各种慢性滤泡性角膜结膜炎不再见到。很可能这些情况现在被诊断为散发的衣原体感染或者一些其他最近发现的原因。当然, 有时衣原体包涵体结膜炎和摩拉克氏菌结膜炎可以持续超

表 5-9　沙眼的鉴别诊断, Piringer 1841

淋病性眼炎和埃及眼炎(沙眼)的特点	
淋病性眼炎	**埃及眼炎**(沙眼)
通常为单侧	通常为双侧
起病急	逐渐起病
逐渐变得严重	迅速变得严重
侵袭球结膜	侵袭睑结膜
粘性分泌物浓稠, 脓性	分泌物苍白色, 较稀薄
很少发生角膜炎	角膜炎常见
角膜被从表面破坏	角膜被从下面破坏

过一个月，而性病性淋巴肉芽肿性结膜炎很少发生（图5-13）。

鹦鹉热衣原体（鹦鹉热）和猫衣原体（猫抓热）很少引起慢性滤泡性结膜炎。最新的鉴别诊断见表5-14（图5-14）。

还需要认识到：同时发生的急性或者伴发细菌传染是19世纪各种眼炎混淆的原因。在致盲性沙眼流行的地区，细菌性结膜病原体很常见。

表5-9到5-14显示了从1841年到2006年鉴别诊断的变化。

表5-10　沙眼的鉴别诊断，Boldt 1904

急性眼炎
　淋菌性结膜炎
　Koch-Weeks 结膜炎
　急性结膜炎（葡萄球菌、链球菌、肺炎球菌、嗜血杆菌）
滤泡性结膜炎
　结核
　梅毒
　慢性莫阿双杆菌感染
　春季结膜炎
　慢性眼病（阿托品、毒扁豆碱、锌）
　白血病和假白血病
　异物（种子、颗粒、来自植物和毛虫的绒毛）
　伪装（特别是在军队被征入伍的士兵中）
瘢痕
　淋菌性结膜炎后瘢痕
　白喉性结膜炎后瘢痕
　天疱疮
　睑缘结膜炎

表5-11　沙眼的鉴别诊断，MacCallan 1913

可按照下列细分类，对受试者进行研究：
1. 并发沙眼的急性结膜炎
　（1）由淋菌引起：
　　①新生儿眼炎和幼儿的急性淋菌性结膜炎
　　②淋菌性结膜炎：
　　　a. 急性
　　　b. 亚急性
　　　c. 慢性
　（2）由莫阿双杆菌引起
　（3）由结膜炎杆菌（Koch-Weeks 杆菌）引起
　（4）由其他病原体引起
2. 慢性结膜炎
3. 滤泡性结膜炎
4. 春季结膜炎
5. 帕里诺结膜炎
6. 阿托品刺激

表5-12　沙眼的鉴别诊断，世界卫生组织1962

滤泡性结膜炎和滤泡性增生的下列术语由委员会认可：
1. 急性滤泡性结膜炎
　（1）包涵体结膜炎
　（2）腺病毒结膜炎
　　①咽结膜热（有时全身疾病的临床表现可能很少或者没有）
　　②流行性角膜结膜炎
　（3）急性疱疹性角膜结膜炎
　（4）新城疫结膜炎
2. 慢性滤泡性结膜炎（Axenfeld 型）
3. 中毒性滤泡性结膜炎
　（1）传染性软疣结膜炎
　（2）毒扁豆碱结膜炎和其他缩瞳药引起的结膜炎
　（3）由于其他刺激剂引起的结膜炎伴一过性滤泡增生
4. 滤泡增生

表5-13　沙眼的鉴别诊断，世界卫生组织1981（107）

鉴别诊断
1. 滤泡增生
2. 下列原因引起的"中毒性"滤泡性结膜炎：
　（1）传染性软疣
　（2）局部用药
　（3）眼用化妆品
3. 细菌：由摩拉克氏菌和其他细菌引起
4. Axenfel 慢性滤泡性结膜炎
5. Thygeson 慢性滤泡性角膜结膜炎
6. 结膜 - 腺炎综合征（帕里诺眼腺综合征）

表 5-14   滤泡性结膜炎的鉴别诊断，Wright 2006

诊断	鉴别特点
沙眼	在沙眼流行地区应当怀疑。可通过沙眼衣原体感染的实验室检查证实
包涵体结膜炎	一般发生在非沙眼流行地区的成人，与沙眼衣原体生殖道株有关
病毒性结膜炎	滤泡的常见原因；与沙眼不同之处在于急性的病史和存在脓性分泌物
细菌性结膜炎	细菌感染（例如摩拉克氏菌）很少引起滤泡形成
过敏性结膜炎	在与药物或者眼用化妆品长期接触后发生；仔细的询问病史很重要
春季结膜炎	是一种变态反应性疾病；患者常常伴有萎缩。症状包括发痒、流泪、畏光、异物感和灼烧感
帕里诺眼腺综合征（结膜 - 腺炎综合征）	一种可能引起滤泡的罕见眼病；它与猫抓热、结核、梅毒、性病淋巴肉芽肿和腺热有关

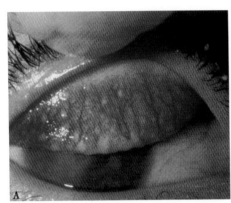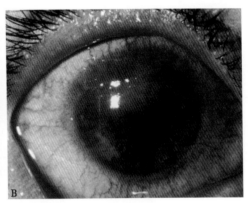

图 5-13   培养证实有性病性淋巴肉芽肿眼部感染的病例

A. 典型的衣原体性滤泡性结膜炎；B. 在显著角膜血管翳之前有小的中心溃疡的严重角膜炎

　　与沙眼并发的细菌性结膜炎的报告发生率随着用于定义细菌感染的标准变化而变化。在沙特阿拉伯，2.5% 的沙眼患儿有脓性结膜炎；在黎巴嫩，16% 的沙眼患儿有黏液脓性结膜炎。在南突尼斯，在沙眼患儿中，嗜血杆菌和摩拉克氏菌的培养阳性率分别为 40% 和 16%。利用 Giemsa 细胞学染色对同一组儿童进行的另外一项研究发现：53% 的涂片嗜血杆菌阳性，35% 的涂片摩拉克氏菌阳性，49% 的涂片各种球菌（葡萄球菌和链球菌）阳性。对这些沙眼患儿数据的进一步分析显示：不论是否存在埃及嗜血杆菌感染，83% 的包涵体阳性的患儿有严重的沙眼。然而，在包涵体阴性的患儿中，根据 Giemsa 染色结果，在没有埃及嗜血杆菌存在的情况下，28% 有严重的沙眼；相比之下，在有埃及嗜血杆菌存在的情况下，68% 有严重的沙眼。

　　在埃及，25% 的患儿报告有伴发细菌继发感染。在巴勒斯坦，在 75% 的患有中度到严重沙眼的眼中，培养出了病原菌。分离出的细菌包括金黄色葡萄球菌、白色葡萄球菌和 α 溶血链球菌。当然，在 7 月～9 月，在埃及和巴勒斯坦，存在嗜血杆菌（Koch-Weeks 杆菌）结膜炎和奈瑟氏菌结膜炎的季节性流行。在黎巴嫩，这些季节性流行被称为"收获"（7 月和 8 月）和"无花果"（8 月和 9 月）结膜炎。在包括突尼斯和摩洛哥在内的北非地区，报告有类似的流行。与没有沙眼的人相比，在沙眼患者中，泪囊炎和泪腺炎的发生率要高 3 倍，而角

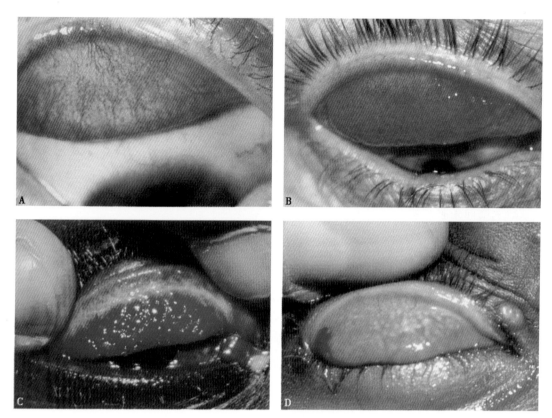

图 5-14 沙眼的鉴别诊断

A. 流行性角膜结膜炎：有几个小滤泡的轻病例；B. 有几个小滤泡和显著乳头反应的、有更严重反应的流行性角膜结膜炎；C. 有大的鹅卵石样改变的严重春季结膜炎；D. 有明显滤泡和乳头样反应的传染性软疣

膜溃疡形成的发生率要高 4 倍。单纯性疱疹病毒性角膜炎的发生率没有增加。请记住，严重特应性结膜炎、严重传染性软疣、腺病毒性流行性角膜结膜炎也可能是睑板瘢痕的病因，这很重要。伴睑板腺囊肿的严重睑炎也可能引起睑板瘢痕，这有时可能引起混淆。在这些条件下，细角膜血管翳可能也变得明显。

我国教科书上关于鉴别诊断的内容包括：

1. 结膜滤泡症 常见于儿童，皆为双侧，无自觉症状。滤泡多见于下穹隆部与下睑结膜。滤泡较小，大小均匀相似，半透明，境界清楚，滤泡之间的结膜正常，不充血，无角膜血管翳，无瘢痕发生。沙眼滤泡多见于上穹隆部与上睑结膜，混浊不清、大小不等、排列不整齐，并有结膜充血和肥厚等症状。

2. 慢性滤泡性结膜炎 常见于学龄前儿童及青少年，皆为双侧，颗粒杆菌可能为其病因。晨起常有分泌物，眼部有不适感。滤泡多见于下穹隆与下睑结膜，大小均匀，排列整齐；结膜随充血，但不肥厚；1～2 年后自愈，无瘢痕形成；无角膜血管翳。

3. 春季结膜炎 此病有季节性，主要症状为刺痒。睑结膜上的乳头大而扁平且硬，上穹隆部无病变，易于鉴别。分泌物涂片中可见嗜酸细胞增多。

4. 包涵体性结膜炎 成年人与新生儿包涵体性结膜炎在结膜刮片中皆可见包涵体，其形态与沙眼包涵体相同，难以分别，但包涵体性结膜炎皆以急性开始，滤泡以下穹隆部与下睑结膜为主，无角膜血管翳，数月至 1 年即可自愈，并不形成瘢痕，可与沙眼鉴别。

第四节　沙眼的后遗症或并发症

沙眼轻者可自愈,不留任何后遗症。反复感染较轻者治愈后结膜上可遗留瘢痕。重症沙眼常发生以下后遗症和并发症:

1. 沙眼性上睑下垂　沙眼感染早期即可出现,上睑提举无力呈欲睡状。在早期是沙眼引起的浸润、充血、水肿而使上睑重量增加和米勒氏肌被侵犯所致。晚期则由于米勒氏肌被破坏、瘢痕形成、失去收缩能力而成永久性上睑下垂。

2. 睑内翻与倒睫　极为常见,由于结膜瘢痕收缩和睑板弯曲畸形,使睑缘向内翻转,而导致睫毛倒向角膜侧生长即倒睫,其刺激角膜引起不适。患者常自己或请周围的人用小钳子将倒睫暂时拔去。病人往往用很简陋的器械,拔的人又没有经验,常将睫毛拔断,而不能连根拔除,折断的睫毛继续生长,并且断端较硬,对角膜的安全威胁更甚。有些长的倒睫较软,对一个能忍耐的患者来说并不感觉很大的不适,相反的,一根坚硬的倒睫它像一把剪短的小刷子似的摩擦着角膜,这对沙眼患者说来不仅是难以忍受,而且很容易引起严重的角膜溃疡。

3. 角膜混浊　倒睫和内翻的睫毛,经常摩擦,刺激角膜,使血管翳的症状加重,长时期的倒睫,可使角膜表皮肥厚增生而呈现浑浊,这种变化称为倒睫性角膜浑浊,且常能因睫毛的反常而感染细菌,诱发角膜溃疡,最后成为白斑或粘连白斑。多发生于陈旧的沙眼患者,结果都会引起视力的障碍。

4. 睑球粘连　穹隆部因结膜瘢痕收缩而缩短,甚至完全消失,尤以下方穹隆部为显著,当牵引下睑时在眼睑和眼球间的结膜可见有垂直的皱襞,即为本征。穹隆部结膜为睑球结膜连接处,这里的瘢痕会引起睑结膜和球结膜的结合,而使结膜囊缩小。轻的粘连,在眼球上转牵引下睑时,可以见到睑球间有皱襞的牵引。较重的粘连会使穹隆部消失,结膜囊缩小。严重的甚至睑结膜和角膜周围相粘连,这时眼球的运动也将因此而受到障碍,粘连的程度,多少不定。而依粘连的部位,则可分为前睑球粘连和后睑球粘连两种:靠近角膜部的粘连,称前睑球粘连;穹隆部的粘连,称后睑球粘连,但通常以后睑球粘连为多。

5. 实质性结膜干燥症　由于结膜广泛的弥漫性瘢痕化,使杯细胞和副泪腺分泌功能遭到破坏,以致萎缩,或泪腺管闭塞,分泌减少,以致结膜角膜不能被湿润,而逐渐使角膜结膜表面呈现干燥状态,角结膜上皮发生角化,失去原有光泽,表现为干涩、刺痒等不适。最初是呈现蜡状,随之显现灰白色,状如皂沫。严重者表皮细胞全部变为皮质化或角化,变为混浊而呈灰白色,此即所谓干眼症。

6. 慢性泪囊炎　沙眼病变累及泪道黏膜,鼻泪管发生狭窄或阻塞,导致慢性泪囊炎,这种病变多见于末期沙眼的老年患者,表现为流泪、流脓或挤压鼻根部大量脓液溢出。

参 考 文 献

1. Vetch J. An Account of the Ophthalmia which appeared in England since the Return of the British Army from Egypt. London: Longman, Hurst, Rees &Orme, 1807

2. Mackenzie W. A Practical Treatise on the Diseases of the Eye. London: Longman, Rees, Orme, Brown & Green, 1830

3. Boldt J. Bendz JC. Quelquesconsiderationssur la nature de l'ophthalmiemilitaire en Danemark. Copenhague, 1858

4. Raehlmann E. Pathologish-anatomische Untersuchungen ueber die follikulaereEntzuendung der Bindehaut des Auges oder das Trachom. In: Albrecht von Graefe's Archiv fur Ophthalmologie, 1883: 73-166

5. Trachoma. London: Hodder and Stoughton, 1904

6. Herbert H. Trachomatouspannus and associated corneal changes. Trans Ophthalmol Soc UK. 1904, 24: 67-77

7. MacCallan AF. Ophthalmic conditions in the government schools in Egypt and their amelioration. The Ophthalmoscope, 1908, 6: 856-863, 947-952

8. MacCallan AF. Trachoma and its complications in Egypt. Cambridge: Cambridge University Press, 1913

9. Talbot D. Trachoma Importe D'Egypte En Italie Des Le XIII Siecle. Rev Int du Trach, 1930, 7: 112-114

10. MacCallan AF. The epidemiology of trachoma. Br J Ophthalmol, 1931, 15: 369-411

11. Wilson RP. Ophthalmic Aegyptiaca. Am J Ophthalmol, 1932, 15: 397-406

12. Wilson RP. A short slit lamp study of the corneal vessels in Egyptian trachoma with a discussion of their diagnostic value in doubtful cases. Folio Medica Orientalia, 1932, 1: 52

13. Cuenod A, Nataf R. Biomicroscopie de la conjonctive. Paris: Masson etCieEditeurs, 1934

14. 林文秉: 论沙眼的临床现象, 中华眼科杂志 1951, 1: 275

15. World Health Organization. Expert Committee on Trachoma. First Report. Geneva: WHO, 1952

16. 刘新民: 关于沙眼的预防、分类以及早期诊断问题. 中华眼科杂志, 1954, 4: 161

17. 中华医学会上海分会眼科学会. 中国的沙眼分类法方案. 中华眼科杂志, 1956, 6: 491

18. World Health Organization. Expert Committee on Trachoma. Second Report. Geneva: WHO, 1956

19. 中华医学会上海分会眼科学会: 关于中国的沙眼分类法方案的补充说明, 中华眼科杂志, 1957, 7: 288

20. 周诚浒. 关于沙眼的诊断和治疗问题. 中华眼科杂志, 1958, 8 (3): 560

21. World Health Organization. Expert Committee on Trachoma. Third Report. Geneva: WHO, 1962

22. Thygeson P. The Limbus and Cornea in Experimental and Natural Human Trachoma and Inclusion Conjunctivitis. In: Gordon FB. The Biology of the Trachoma Agent. New York: The New York Academy of Sciences, 1962: 201-211

23. 金焜, 对我国沙眼分类法的几点认识及商榷. 中华眼科杂志, 1964, 11: 311-312

24. World Health Organization. Fourth WHO Scientific Group on Trachoma Research. Report. Geneva: WHO, 1966

25. Assaad FA, Maxwell-Lyons F. The use of catalytic models as tools for elucidating the clinical and epidemiological features of trachoma. Bull World Health Organ, 1966, 34: 341-355

26. Thygeson P, Dawson CR. Trachoma and follicular conjunctivitis in children. Arch Ophthalmol, 1966, 75: 3-12

27. Mann I. Correlation of race and way of life in Australia and the Territory of Papua and New Guinea with incidence and severity of clinical trachoma. Am J Ophthalmol, 1967, 63: 1302-1309

28. Assaad FA, Maxwell-Lyons F. Application of clinical scoring systems to trachoma research. Am J Ophthalmol, 1967, 63: 1327-1356

29. Nichols RL, Bobb AA, Haddad NA, et al. Immunofluorescent studies of the microbiologic epidemiology of trachoma in Saudi Arabia. Am J Ophthalmol, 1967, 63: 1372-1408

30. Haddad NA, Ballas SK. Seasonal mucopurulent conjunctivitis. Observations on epidemiology in rural areas in summer. Am J Ophthalmol, 1968, 65: 225-228

31. Reinhards J, Weber A, Nizetic B, et al. Studies in the epidemiology and control of seasonal conjunctivitis and

trachoma insouthern Morocco. Bull World Health Organ, 1968, 39: 497-545

32. Jui YL. Trachoma touspannus as a tool in the epidemiological study of the disease. XXI Concilium Ophthalmological Acta, Mexico, 1970: 1898-1902

33. Tarizzo ML. Field methods for the control of trachoma. Geneva: World Health Organization, 1973

34. Jones BR. Laboratory tests for chlamydial infection. Br J Ophthalmology, 1974, 58: 438-444

35. Vastine DW, Dawson CR, Daghfous T, et al. Severe endemic trachoma in Tunisia. 1. Effect of topical chemotherapy on conjunctivitis and ocular bacteria. Br J Ophthalmology, 1974, 58: 833-842

36. Jones BR. The prevention of blindness from trachoma (Bowman Lecture). UK: Trans Ophthalmol Soc, 1975, 95: 16-33

37. Yoneda C, Dawson CR, Daghfous T, et al. Cytology as a guide to the presence of chlamydial inclusions in Giemsa-stained conjunctival smears in severe endemic trachoma. Br J Ophthalmol, 1975, 59: 116-124

38. Dawson CR, Jones BR, Darougar S. Blinding and non-blinding trachoma: assessment of intensity of upper tarsal inflammatory disease and disabling Lesions. Bull World Health Organ, 1975, 52: 279-282

39. Dawson CR, Daghfous T, Messadi M, et al. Severe endemic trachoma in Tunisia Br J Ophthalmol, 1976, 60: 245-252

40. Dawson CR, Whitcher JP, Lyon C, et al. Response to treatment in ocular chlamydial infections (trachoma and inclusion conjunctivitis): analogies with nongonococcal urethritis. In: Hobson D, Holmes KK, editors. Nongonococcal urethritis and related infections. Washington, DC: American Society for Microbiology, 1977: 135-139

41. Royal Australian College of Ophthalmologists. The National Trachoma and Eye Health Program of the Royal Australian College of Ophthalmologists. Sydney: Royal Australian College of Ophthalmologists, 1980

42. Hosni FA. The cornea and trachoma in developing countries. Experience in one of the Gulf States (Qatar). Rev Int Trach Pathol Ocul Trop Subtrop, 1980, 57: 107-114

43. Dawson CR, Jones BR, Tarizzo ML. Guidet to trachoma control. Geneva: World Health Organization, 1981

44. Taylor HR, Prendergast RA, Dawson CR, rt al. An animal model of cicatrizing trachoma. Invest Ophthalmol Vis Sci, 1981, 21: 422-433

45. Hirschberg J. The History of Ophthalmology, in Eleven Volumes 1: Antiquity. Bonn: JP Wayenborgh Verlag, 1982

46. Taylor HR, Velasco FM, Munoz EC, et al. Trachoma in Chiapas, Mexico. Rev Int Trach Pathol Ocul Trop Subtrop, 1983, 60: 17-27

47. Hirschberg J. The History of Ophthalmology, in Eleven Volumes 2: The Middle Ages; The sixteenth and seventeenth centuries. Bonn: JP Wayenborgh Verlag, 1985

48. Taylor HR, Millan-Velasco F, Sommer A. The ecology of trachoma: an epidemiological study of trachoma in Southern Mexico. Bull World Health Organ, 1985, 63: 559-567

49. Mazloum H, Totten PA, Brooks GF, et al. An unusual Neisseria isolated from conjunctival cultures in rural Egypt. J Infect Dis, 1986, 154: 212-224

50. Tielsch JM, West KP Jr, Johnson GJ, et al. Trachoma grading: observer trials conducted in Southern Malawi. Br J Ophthalmol, 1987, 71: 371-374

51. Thylefors B, Dawson CR, Jones BR, et al. A simple system for the assessment of trachoma and its complication. Bull World Health Organ, 1987, 65: 477-483

52. Taylor HR, West SK, katala S, et al. Trachoma: evaluation of a new grading scheme in the United Republic of Tanzania. Bull World Health Organ, 1987, 65: 485-488

53. Schachter J, Moncada J, Dawson CR, et al. Nonculture methods for diagnosing chlamydial infection in; patients with trachoma: a clue to the pathogenesis of the disease? J Infect Dis, 1988, 158: 1347-1352

54. Chumbley LC, Thomson IM. Epidemiology of trachoma in the West Bank and Gaza Strip. Eye, 1988, 1: 463-470

55. Isaacs HD. Medieval Judaeo-Arabic medicine as described in the Cairo Geniza. J R Soc Med, 1990, 83: 734-737

56. West SK, Taylor HR. Reliability of photographs for grading trachoma in field studies. Br J Ophthalmol, 1990, 74: 12-13

57. Dawson CR, Marx R, Daghfous T, et al. What Clinical Signs are Critical in Evaluating the Impact of Intervention in Trachoma? In: Bowie WR, Caldwell HD, Jones RP, et al. Chlamydial Infections. Proceedings of the Seventh International Symposium on Human Chlamydial Infections, Harrison Hot Springs, British Columbia, Canada, 24-29 June 1990. Cambridge: Cambridge University Press, 1990: 271-278

58. Reacher MH, Munoz B, Alghassany A, et al. A controlled trial of surgery for trachoma toustrichiasis of the upper lid. Arch Ophthalmol, 1992, 110: 667-674

59. Rapoza PA, West SK, Turner VM, et al. Etiology of corneal pacification in central Tanzania. Int Ophthalmol, 1993, 17: 47-51

60. World Health Organization. Primary Health Care Level Management of Trachoma. Geneva: WHO, 1993. Report No.: WHO/PBL/93.33

61. Dawson CR. Trachoma and Other Chlamydial Eye Diseases. In: Orfila J, Byrne GI, Chernesky MA, et al. Chlamydial Infections. Proceedings of the Eighth International Symposium on Human Chlamydial Infections, Chateau de Montvillargenne, 602700 Gouvieux-Chantilly, France, 19-24 June, 1994. Bologna-Italy: Societa Editrice Esculapio, 1994: 277-286

62. Katz J, West KP, Khatry SK, et al. Prevalence and risk factors for trachoma in Sarlahi district, Nepal. Br J Ophthalmol, 1996, 80: 1037-1041

63. Bobo L, Novak N, Mkocha H, et al. Evidence of a predominant prionflammatory conjunctival cytokine response in individuals with trachoma. Infect Immun, 1996, 64: 3273-3279

64. Güraksin A, Güllüulülu G. Prevalence of trachoma in Eastern Turkey. Int J Epidemiol, 1997, 26: 436-442

65. Bobo LD, Novak N, Munoz B. Severe disease in children with trachoma is associated with persistent Chlamydia trachomatis infection. J Infect Dis, 1997, 176: 1524-1530

66. Bailey R, Duong T, Carpenter R. The duration of human ocular Chamydia trachomatis infection is age dependent. Epidemiol Infect, 1999, 123: 479-486

67. Melese M, Alemayehu W, Bejiga A. Modified grading system for upper eyelid trachomatoustrichiasis. Ophthalmic Epidemiol, 2003, 10: 75-80

68. Javaloy J, Ferrer C, V idal M T, et al. Fo llicular conjunvtivitiscaused by Chlamydia trachomatis in an infant Saharan population: molecular and clinical diagno sis. Br J Oph thalmo l, 2003, 87: 1422-1461

69. Benedek TG. Gonorrhea and the beginnings of clinical research ethics. Perspect Biol Med, 2005, 48: 54-73

70. Ngondi J, Onsarigo A, Adamu L, et al. The epidemiology of trachoma in Eastern Equatoria and Upper Nile States, southern Sudan. Bull World Health Organ.2005, 83: 1-12

71. West ES, Munoz B, Mkocha H, et al. Mass Treatment and the Effect on the Load of Chlamydia trachomatis Infection in a Trachoma-Hyperendemic Community. Invest Ophthalmol Vis Sci, 2005, 46: 83-87

72. Burton MJ, Kinteh F, Jallow O, et al. A randomised controlled trial of azithromycin following surgery for trachoma toustrichiasis in the Gambia. Br J Ophthalmol. 2005, 89: 1282-1288

73. Dawson C. Personal Communication, 2006

74. Solomon AW, Zondervan M, Kuper H. Trachoma Control - A Guide for Programme Managers. Geneva: World Health Organization, 2006

75. Solomon AW, Bowman RJC, Yorston D, et al. Operational Evaluation of the Use of Photographs for Grading Active Trachoma. Am J Trop Med Hyg, 2006, 74: 505-508

76. Wright HR, Keeffe JE, Taylor HR. Trachoma and the Need for a Coordinated Community-Wide response: A Case-Based Study. PLoS Med, 2006, 3: 186-190

77. K D, EL S, K J, et al. Coinfection of Chlamydia trachomatis, Ureaplasma urealyticum and human papillomavirus among patients attending STD clinics in Estonia, 2007, 39 (8): 714-718

78. 周玉梅, 罗时运, 王智群 等. 沙眼患者临床与实验室诊断研究. 眼科, 2007; 16 (03): 187-190

79. 鹿庆, 崔彤彤, 孙葆忱, 译. 控制沙眼的未来途径 [EB/OL]. (2000-01) http://www.eyecarechina.com/index.asp

80. 李毅斌, 降丽娟, 孙葆忱, 译. 获得社区对控制沙眼的支持 [EB/OL]. (2000-01) http://www.eyecarechina.com/index.asp

81. 孙葆忱, 译. 在初级眼保健水平中沙眼的处理 [EB/OL]. (2000-01) http://www.eyecarechina.com/index.asp

82. 马晓程, 刘志英, 崔巍. 沙眼诊断和治疗的研究进展. 国际眼科杂志, 2012; 12 (05): 888-890

第六章　实验室诊断

沙眼的实验室诊断包括检测沙眼衣原体结膜涂片、Giemsa 染色、Lugol 碘染色光镜下查包涵体。用荧光素标记的抗沙眼衣原体单克隆抗体直接染色，荧光显微镜下检查衣原体颗粒已广泛应用，另为酶联免疫吸附法（ELISA）检测衣原体抗原，如 ELISA 诊断试剂盒。微量免疫荧光技术（MIF）用以检测血清、泪液、分泌液中衣原体特异抗体型别及水平，还可监测 IgA、IgM、IgG 用于流行病学调查。

衣原体分离培养是诊断衣原体感染的金标准，四种衣原体均可用鸡胚卵黄囊接种分离，分离阳性率为 20%～30%，可用于初代培养，但费时较多，较适宜用以恢复衣原体毒力。用细胞培养分离衣原体是目前分离衣原体最常用的方法。沙眼衣原体可在 McCoy、HeLa-229、HL、FL 等传代细胞生长。肺炎衣原体易在 H292、Hep-2、HeLa-229、McCoy、HL 细胞生长。采用 DEAE- 葡聚糖、放线菌酮、细胞松弛素 B、胰酶和 EDTA、聚乙二醇等预处理细胞，标本离心接种等方法可提高分离阳性率。

分子生物学技术检测衣原体核酸有 DNA 探针核酸杂交法、PCR 法、巢式 PCR 法、连接酶链反应法（LCR）等，近年有快速诊断试剂盒等问世。

第一节　沙眼衣原体细胞学检查

一、光学显微镜检查

沙眼衣原体是一类个体小但在光学显微镜下仍然可见的原核细胞微生物，他们严格在细胞内寄生，有独特的发育周期。采集沙眼患者结膜拭子、结膜涂片或结膜组织的标本，通过染色可以直接在显微镜下观察上皮细胞内或外的包涵体以及上皮细胞等的形态学改变，用以诊断或辅助诊断沙眼。结膜细胞学检查方法是实验室检查沙眼衣原体最传统的方法，由于其操作简便，在临床上广泛应用。张晓楼教授报道结膜涂片法包涵体检出率为 20.38%，Schachte 报告为 29%，可见此法其敏感性较低。

1. Giemsa（姬姆萨）染色

（1）包涵体检测：自 1907 年 Halbestaedter 和 Prowazek 使用 Giemsa 染色在活动性沙眼患者刮除物中发现了包涵体，Giemsa 染色检查检测包涵体沿用至今。用 Giemsa 染色上皮细胞和包涵体着色清晰，染色后可长期保存。

从形态大小和染色的亲和力上可以区别开始体和原体：始体较大，对碱性染料有亲和力，而原体则为嗜酸性染色的小颗粒，用 Giemsa 染色，前者呈现蓝色，而后者为红色。Giemsa

细胞学检查成为了沙眼的标准实验室检查。然而，从形态上看，沙眼包涵体特别是原体位于结膜的上皮细胞内，在染色后不易与上皮细胞内其他颗粒相区分。即使应用显微镜也是很难将这一多型的小体自各种上皮细胞的颗粒组织中鉴别出来。此外，在演变过程中有各种不同的移行性，故在染色标本上往往不易很明显的区别出来。即使有经验的沙眼工作者亦需多次检查上皮细胞的涂片方能判断沙眼包涵体之有无，当他从一沙眼患者取结膜上皮涂片时，须经一段很长的时间，从多数的上皮细胞内寻找哈普包涵体，以确定诊断。难以估计显微镜技术人员花费了多少个小时来仔细在标本片上寻找难以捉摸的包涵体。例如，典型的涂片可能有500～5000个细胞，但可能仅有一两个包涵体。一些实验室接受少到仅有50个细胞的标本片。尽管Giemsa涂片的采集和处理有多个步骤，在这些步骤中可能会出错，但最关键的因素为细胞学家的技术、经验和耐心。据Thygeson报告，沙眼在开始时，有100%可以找到包涵体。包涵体的所在地，是以穹隆上皮细胞为最多，其他地方也可找到，但以病变最严重处、包涵体亦最易找到。有的学者尝试了许多方法来提高Giemsa细胞学检查的灵敏度，包括对涂片中包含的炎症细胞进行评分。

除了上皮细胞和包涵体之外，利用Giemsa细胞学检查，可以检测各种炎症细胞和细菌。细胞包括多形核中性粒细胞、小淋巴细胞和中淋巴细胞、浆细胞、原始细胞样细胞、Leber细胞（含细胞质碎片的巨噬细胞）以及多核上皮细胞。细菌包括嗜血杆菌、链球菌、肺炎球菌、奈瑟氏球菌、葡萄球菌等。

Giemsa染液的配制：用Giemsa粉0.5mg，中性甘油33ml，甲醇3ml配成Giemsa原液4℃保存。染色前新鲜配制工作液（Giemsa原液1滴加在pH 4.7的磷酸缓冲液97.5ml中）。

Giemsa染色法：Giemsa工作液染45分钟，倾去，缓冲液冲洗，迅速通过95%乙醇冲洗。

（2）涂片细胞的特征：利用Giemsa染色检查涂片细胞，沙眼表现特征性的细胞象：沙眼急性感染期上皮细胞明显炎症变性，胞核呈筛网状。有的上皮细胞浆内见沙眼包涵体。慢性炎症、滤泡压挤物见大量免疫活性淋巴细胞、浆细胞、Leber细胞及淋巴细胞的胞浆碎片。有人称Leber细胞为"沙眼细胞"，因这种巨大细胞是沙眼涂片中独有的，所以在找不到包涵体时，只找到Leber细胞，也可以诊断沙眼。此外单核细胞和浆细胞的增多，也可辅助诊断。

2. 枸杞酸亚甲蓝染色法 为了迅速容易地判定沙眼小体，沙眼专家及研究工作者都渴望有一种简单的沙眼包涵体染色法。

在沙眼衣原体成功分离之前，过去人们根据自患者结膜组织内取材料和培养的结果，根据其发育与形态上的特性，一直认为包涵体是一类似立克次体，归入副立克次体属，叫做沙眼副立克次体（Pararickettsiatrachomatis）；又因与超滤过性病毒很相似，因此，也认为包涵体是超滤过性病毒。因此，大家尝试使用当时常用的一种立克次体染色法，即Macchiavello染色法，Macchiavello染色法为碱性复红、枸杞酸和亚甲蓝速染，但很难获得使人满意的典型的包涵体形态（玫瑰红色）结果。

1952年Poleff L对Macchiavello染色法给以改良，作了一系列的实验，乃试用各种不同的化学剂作对照，包括无机酸，有机酸，乙醇等。经过再度改良，得到十分简易的染色方法，乃将标本经火焰固定，以染色液染色三分钟，镜检。染色液所用的枸酸酸可以枸杞酸铵、醋酸或乳酸代替，其染色所得结果相同。此方法与Macchiavello染色法的不同点是：染色剂亚甲蓝代替了复红，染色方法只需一次染色3分钟。Poleff L.命名此染色法为"枸杞酸亚甲蓝染色法"，这一方法对于沙眼的临床诊断是实属简单实际和迅速，且阳性检出率高。

"枸杞酸亚甲蓝染色法"使用纯蒸馏水配制 1.0% 的亚甲蓝,0.5% 枸杞酸染色液,染色结果表现为沙眼小体呈现鲜明的紫红色,背景作蓝色,对照明显(Am.J.Ophth,V01.36:627,May.1952)。具体操作步骤如下:①火焰固定标本;②以染色液染色 3 分钟;③水洗,待晾干后镜检。

3. Lugol 碘染色　沙眼衣原体的成熟包涵体基质含糖原,Lugol 碘染为褐色,背景淡黄色。染液配方为碘 5gm,碘化钾 10gm,蒸馏水 100ml。染色时长 2～10 分钟。一些研究者发现用碘可以对胞浆内包涵体进行染色,主张将碘染色作为一种更便宜的替代方法,但这进一步降低了灵敏度。Lugol 碘染色可用于快速筛查,检查是否有沙眼包涵体,如在上皮细胞内发现有棕黄色小粒,即可诊断为沙眼。倘要保存涂片,甲醇脱色后可再用 Giemsa 染色。

4. 吖啶橙染色　荧光显微镜下包涵体呈橙—红色荧光,上皮细胞、白细胞核为淡绿色或绿色,胞浆不着色或淡绿色。

染液:用吖啶橙 1mg,吐温 802ml,蒸馏水 1000ml 配成保存液,-10℃ 保存。磷酸氢二钠 10.081mg,柠檬酸单水化物 13.554mg,蒸馏水 1000 配成 pH 3.8 Mellvaine 缓冲液。在染色前用等量吖啶橙保存液与缓冲液配成工作液。

染色法:吖啶橙工作液染 5 分钟,蒸馏水冲洗,晾干,滴加缓冲液 1 滴,加盖片,即刻荧光显微镜下检查。

5. 甲基绿派诺宁染色　甲基绿派诺宁染色结膜涂片显示出明显的对比色,上皮细胞和炎症细胞的细胞质是红色,而核为绿色及紫色。包涵体颗粒的核为明亮深粉红色,其胞质为砖红色。淋巴细胞,浆细胞,Leber 细胞呈绿色。

染色液的制备:先取甲基绿 0.5g,用三氯甲烷反复清洗,以清除它在与空气长时间接触时而自发形成的甲基紫,将清洗净的甲基绿过滤并干燥。取已过滤干燥的甲基绿 0.15g 与 0.25g 派诺宁混合,溶解在 95% 的乙醇 2.5ml 和 pH 4.7 的醋酸缓冲液 97.5ml 中,配制成的染色液可在清洁玻璃瓶内稳定室温下保存备用。

染色法:在无水乙醇固定结膜涂片后,用甲基绿派诺宁染色溶液染色 20 分钟,蒸馏水快速反复冲洗,95% 的乙醇分化 1 分钟(避免过度的乙醇分化以预防涂片褪色)。

二、荧光抗体染色检查

培养衣原体可以提供一批纯化原生小体用于免疫动物来产生特异性抗体。这使得可以开发荧光抗体细胞学检查,使用多克隆抗体来检测感染。免疫荧光细胞学检查比普通 Giemsa 染色方法更加灵敏,比鸡胚培养灵敏两倍,并且更方便。荧光细胞学检查也比 Giemsa 细胞学检查更容易,读片更快。

在沙特阿拉伯,哈佛大学的 Nichols 及其合作者利用定量免疫荧光细胞学方法对衣原体感染的社区负荷进行了详细研究。他们证明:在小于 4 岁的儿童中,存在很高水平的阳性率。在年龄在 3～9 个月之间的儿童中,包涵体数量最多,但直到 36 个月,各年龄段细胞学检查阳性率仍然随着年龄而增加。在小于 1 岁的年幼儿童中,衣原体的繁殖最为活跃,这一发现在 40 年后使用定量 PCR 方法重新得到了证实。荧光细胞学检查方法是一项令人兴奋的进步。它使得第一次能够对个体的感染细菌负荷进行有意义的定量分析。

不是所有的多克隆抗体都足够特异,并且交叉反应也是一个问题。在美国印第安儿童中进行的一项研究表明:35% 的没有沙眼的人或沙眼 IV 期患者荧光细胞学检查阳性。作者得出结论:"毫无疑问,在没有结膜炎症表现和临床表现的人中,存在沙眼包涵体结膜炎病原体抗原"，并提出了亚临床或潜伏感染的假说。然而，他们没有能够从这些眼中培养出衣原体，并且许多人即使在局部四环素治疗后，荧光细胞学检查结果仍持续为阳性。这些异常发现很可能由于交叉反应抗体特异性较差、产生了假阳性结果导致，而不是一种新的、短暂观察到的生物学现象。例如，这些抗体可以非特异地黏附在涂片中的细菌上。随着时间的推移，开发了更好、更特异的多价血清，荧光细胞学检查成为了沙眼实验室诊断的首选方法。

　　主要外膜蛋白的检测以及随后的纯化和单克隆抗体技术的出现引起了衣原体诊断的又一次进步。使用荧光素标记单克隆抗体的直接荧光抗体（DFA）细胞学检查方法给衣原体诊断带来了一场革命。单克隆抗体显著改善了特异性，在商品化生产后，MicroTrak 试验（Syva）被迅速广泛采用（图 6-1）。

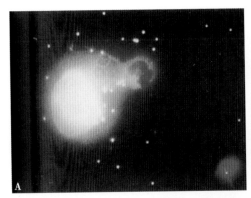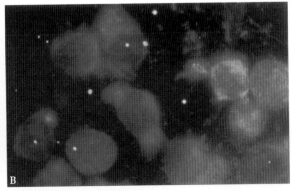

图 6-1　直接荧光抗体细胞学（DFA）检查显示
A. 上皮细胞内亮染的细胞质包涵体和多个细胞外原生小体。还可以见到炎症细胞；B. 分散的细胞外 EB

　　尽管由于生殖道标本中排泄物、细菌和其他碎屑的非特异染色，使用生殖道标本的特异性仍然是一个问题，但眼标本的特异性通常很高。在感染动物的纵向研究中，以及在包括沙眼、新生儿眼炎和包涵体结膜炎在内的人眼感染中，灵敏度优于 Giemsa 细胞学和组织培养方法。

　　足够的 DFA 细胞学标本需要 100～200 个上皮细胞。与拭子标本相比，细胞学标本用于培养和其他试验的一个优势是可以评估各细胞学标本的充分性。在坦桑尼亚进行的一项研究表明：在临床收集的 11% 的标本的细胞数量不足，但在一些细胞数量少的标本片中，仍然找到了 EB，可被分级为阳性。然而，与组织培养相比，对于沙眼，DFA 的灵敏度为 88%，特异性为 87%。这一相对低的特异性可能是公认的"金标准"检查方法（培养）灵敏度较低的反映，这在下一节中将要讨论的更灵敏的新型基于 DNA 的检查评估中，更是一个问题。尽管与 Giemsa 细胞学方法相比，读片更快，DFA 标本片仍然需 1 个小时来仔细读片。发现 5 个 EB 是沙眼标本阳性的最佳分割点。

　　Lavelle Hanna 和同事报告，再次刮取标本后，荧光抗体细胞学检查阳性率显著增加。在 66% 的个体中，再刮取标本中的包涵体数量增加；在 6% 的个体中，再刮取标本中的包涵体数量减少。当在 1 到 7 天后再次刮取标本时，阳性率增加超过两倍。原因可能为：刮取标本引起的损伤导致阳性率增加；由于使用了相对非特异的多克隆抗体，在发炎的、之前刮取过标本的眼内，非特异染色增加。其他作者没有报告这样程度的效应。

当使用 DFA 时，间隔 5 分钟采集的标本的不一致率为 10%，间隔两天或更长时间采集的标本的不一致率为 25%。在各例中，可通过检测上皮细胞确定标本的适当性。阳性标本的不一致由标本变异和脱落细胞的生物变异引起。这两个问题继续常给沙眼的实验室诊断带来困难。

DAROUGAR 1980 年从整个结膜（上下睑板，上部穹隆，下眼睑）采集衣原体包涵体样本，进行了间接荧光抗体 FA 染色检测技术的灵敏度与细胞培养诊断灵敏度的比较。在不同程度的活动性沙眼患者 211 例中，两种方法均为衣原体阳性的 42 例。荧光抗体（FA）的染色阳性 28 例，培养阳性 32 例，差异不大。Taylor-Robinson D, 1991 直接荧光抗体（DFA: drect fluorescent antibody）测试法，迅速而敏感，灵敏性范围对男性 70%～100%，对女性 68%～100%。特异性范围对男性 87%～99%，对女性 82%～100%。DFA 的检出率结果也与读片技术人员的能力和经验密切相关。此外，在染色前先通过相对低速的密度低速离心样本可能会增加检出率。

Hugh R.Taylor 于 1984 年使用衣原体猴眼感染模型，比较了单克隆抗体染色与 Giemsa 染色细胞学方法及细胞学和放线菌酮处理的 McCoy 细胞培养。Giemsa 细胞学相比于培养或单克隆抗体染色细胞学检查，灵敏度分别为 30% 和 24%，但高度特异性（各自均为 100%）。相对于培养，单克隆抗体染色细胞学检查高度敏感（94%），但似乎缺乏特异性（70%）。

不过，虽然高度敏感，技术专长是至关重要的，即使是最有经验的人员可能也无法迅速读取大量的染色片，因此，将荧光染色与单克隆抗体的检测方法实现为特定的简单的和直接的荧光抗体试验，成为了 20 世纪 80 年代早期至中期商业命题。然而，随着时间的推移，检测的改进，表明单克隆抗体染色细胞学可能更敏感。这项研究表明，结膜涂片单克隆抗体染色细胞学可能是诊断沙眼衣原体感染快速、高效、廉价的方法。

三、电子显微镜检查

我国学者在 HeLa 细胞培养中接种中国 TE 55 号"沙眼病毒"，观察到一系列规律的改变，从而对"沙眼病毒"的生活循环及繁殖方式等提出了看法，并对其细微结构进行了研究，曾报告"沙眼病毒"在细胞培养中构造及繁殖的电子显微镜观察。他们还将 Mita 株"沙眼病毒"接种到鸡胚卵黄囊内，置 35℃温箱孵育。在此实验观察了"沙眼病毒"在卵黄囊内繁殖的情况，同时也于接种后 12、16、18、19、20、24、36、72 及 96 小时后分别剖取卵黄囊，固定后制成超薄切片，用电子显微镜观察。同时以同龄的正常鸡胚卵黄囊作切片对照，完成了"沙眼病毒"在卵黄囊细胞内发育形态的电子显微镜观察报告。

用电子显微镜研究经过差速离心已纯化的"沙眼病毒"，是沙眼病毒研究部分一个重要的贡献。通过光镜，电镜，比较了该病毒的形态，发现在低放大倍率的电子显微镜下所见的完全成熟的原体包涵体恰恰如同高放大倍率的光学显微镜下所见。但是，在某些结构表现有不同，小圆形或椭圆形的原体其内部结构是不均匀，通常包括一个高密度的核心，具有皮质和低密度膜包绕。也可见一些没有皮质包绕的非典型形式。核心直径从 $200\sim350\mu m$，膜球直径 $400\sim500\mu m$，显然它是吉姆萨染色光镜下所见的部分。始体表现为从 $400\sim800\mu m$ 大小不同的粒状，网状，或空泡状。发现了从大的始体、小的始体、始体的一个循序渐进的转变（图 6-2A，图 6-2B）。电子显微镜在理论上对沙眼具有很大的作用，但至今仍认为没有实际的诊断价值。它只是对光镜的结果给予支持。

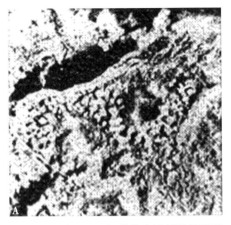

图 6-2A　沙眼组织切片的电子显微镜观察

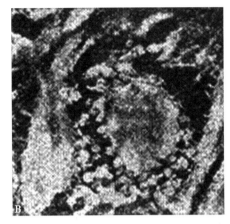

图 6-2B　沙眼组织切片的电子显微镜观察

我国洪涛、金秀英等于 1973 年应用超薄切片，阴性反差染色，冰冻切片，阴性反差染色，真空喷涂等多种技术方法，对我国的沙眼病毒进行了较全面的电子显微镜研究。用于研究的病毒材料包括感染鸡胚卵黄囊经 DEAE- 纤维素提纯的病毒、人胚肾单层细胞培养的沙眼病毒以及沙眼病人结合膜刮取物。根据提纯材料和感染细胞超薄切片中所见到的病毒形态，对小型致密病毒、大型疏松病毒和多形态病毒等加以描述。同时还描述了病毒颗粒的某些亚显微结构或"小器官"。①单层或多层外膜，其往往呈波浪样褶皱，研究中最多见到了三层外膜（图 6-3、图 6-4）。②病毒浆：组成病毒颗粒的主要部分，呈海绵状或网状结构（图 6-5）。③核样物：位于病毒中心或偏中心，呈不规则形状，在某些病毒颗粒中发现（图 6-6A）。④隔膜：和外膜颇相似，有时与外膜直接相连（图 6-6C，D）。

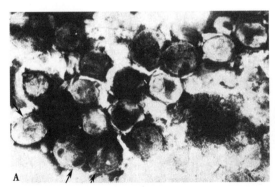

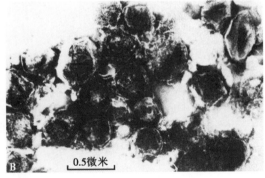

0.5微米

图 6-3　沙眼病毒阴性反差染色看到的形态
　　A. 在某些病毒颗粒上可以清楚地看到双层和三层外膜。×54 000
　　B. 注意病毒的外膜、浆和核样物，图右上角可见到一个病毒的侧面像。×54 000

此外，在研究中还见到病毒颗粒的均等和不均等分裂情况，并发现各种不同类型的病毒颗粒之间的相互关系。

1．沙眼病毒的外形　成熟的沙眼病毒颗粒，在电子显微镜下像一个中间凸起周围扁平的钮扣，中间凸起部位是病毒浆和病毒核的部位，外周扁平的环形边缘部分是病毒浆和几层外膜的部位。这个典型的轮廓在真空喷涂标本显得特别清楚（图 6-7）。

然而，从超薄切片和阴性反差染色结果看来，这种外形并不是病毒原来的面貌，病毒的原来形态可能为扁圆形（图6-9）。由于病毒浆和核样物在处理标本过程中收缩，而在病毒外膜与核样物之间形成"中空"地带，因此，外周下陷而中央仍旧突起，形成了真空喷涂标本上所见的特殊形态。但有时也能看到中央部位下陷的情况（图6-7）。

2. 沙眼病毒的结构　沙眼病毒主要由外膜、病毒浆、核样物和隔膜等部分组成。外膜一层、二层或三层，富有弹性，容易弯曲和褶皱，每层厚度约10～150A。病毒浆为病毒颗粒的主要组成物质，外膜的最内层与病毒浆紧密结合，成为它的限制膜。病毒浆由无数成串的致密小颗粒盘曲而成，小颗粒宽约10～180A。核样物居于病毒浆中，其结构与病毒浆相似，但较致密，它与病毒浆之间有时形成一个较宽的间隙，在超薄切片上成为空白区，在阴性反差染色中为PTA占据。隔膜结构与外膜相似，弯曲地伸展于病毒浆内，并与外膜常有直接联系。这与在脑膜肺炎病毒超薄切片所见相似。

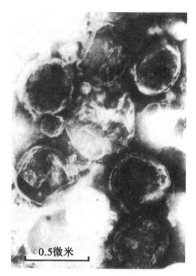

图6-4　沙眼病毒阴性反差染色
注意病毒的外膜的皱褶情况

应当指出，以上这些基本结构，尤其是核样物和隔膜并不是在所有病毒颗粒中都能见到的，这可能因为切面不同，或PTA穿透深度不同所致。当然，也有可能是病毒颗粒发育上的差别。

3. 关于沙眼病毒的发育过程和繁殖方式问题　在该研究中见到不少均等的和不均等的分裂形态。在分裂的图相中有的"核样物"已分裂成二个，而外膜仍然相连，有的则分裂近于完成。在芽孢繁殖的图片上也进一步证明了沙眼病毒主要以分裂的方式进行繁殖（图6-8）。

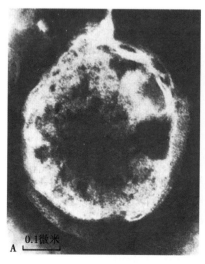 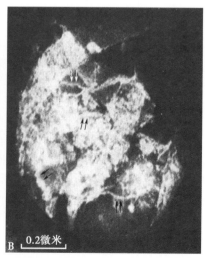

图6-5　沙眼病毒阴性反差染色
A. 小型致密颗粒，注意病毒浆的结构，由PTA的浸透而显出海绵状。×135 000
B. 大型疏松颗粒，在单层外膜内包有少量串珠样或丝状致密物（箭头指示）组成的病毒浆。×81 000

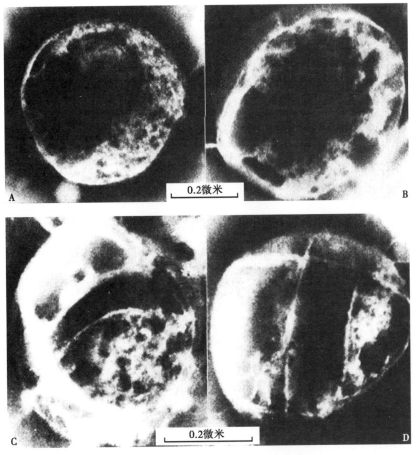

图6-6 沙眼病毒的冰冻切片阴性反差染色

A. 在病毒浆的海绵状结构中有一个清晰的核样物。×120 000

B. 病毒冰冻切片后染色，示病毒颗粒被切成两半，像一个切开的西瓜。×120 000

C 和 D. 示病毒外膜和隔膜关系，隔膜把病毒颗粒分隔成几个小房间。×164 100

　　从对沙眼病毒形态结构的研究看出，沙眼病毒的结构一般地说要比中小型病毒复杂，比较接近于单细胞微生物。没有看到大多数中小型病毒的那种规则的立体对称结构。从化学组成上看，近年来已证明沙眼病毒相当复杂。由于其结构和组成上的复杂性也可以理解它对抗生素的作用远较其他中小型病毒敏感的特性。

　　1983年金秀英、洪明理、李文镇等为探讨沙眼衣原体致病机理，对沙眼患者的结膜做了电子显微镜超微结构观察与分析。研究发现Ⅱ期沙眼结膜上皮下浸润的细胞除嗜中性粒细胞外，主要是小、中型淋巴细胞、淋巴母细胞及过渡型淋巴细胞。屡见巨噬细胞、浆细胞。有些巨噬细胞的次级溶酶体内见核质碎屑、细胞膜样残皮及电子密度较大的粗颗粒。值得注意的是少数巨噬细胞质内见500～800μm大小的圆形颗粒，外有单层膜。少数较小颗粒的中央有密度较大的核样物，有的颗粒无核样物，颗粒形态同衣原体颗粒，有时可见见巨噬细胞融解性单细胞坏死。睑板包括睑板腺淋巴浸润，结膜间质水肿。Ⅲ、Ⅳ期沙眼结膜下明显见成纤维细胞、纤维细胞增生，间质原纤维长短粗细不一，明暗带不清，纤维带排列杂乱无章，纤维化瘢痕形成，腺细胞的脂性空泡减少，变小或消失。Ⅳ期沙眼只见腺细胞、腺管遗迹或全消失代以结缔组织。收缩变形瘢痕化的睑板中散在淋巴细胞和少数巨噬细胞。

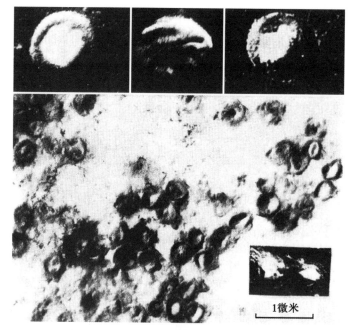

图 6-7　提纯的沙眼病毒铱铂真空喷涂像片

上　为三个放大的病毒颗粒,注意凸突的核样物和遍平外膜,中间为侧面像。×48 750

下　见到核样物大小不一的情况,有的病毒显不出核样物而呈环状。×23 000

右下方显示一个三层外膜的病毒

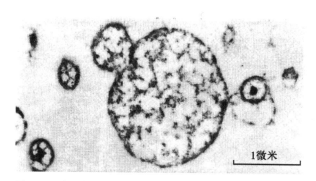

图 6-8　沙眼病毒超薄切片中看到的大型疏松颗粒,显示凸出的"子体",外周还有几个已脱落的"子体"。×30 000

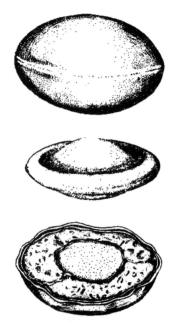

图 6-9　沙眼病毒的外形及剖面结构的模式图

上　病毒自然形态的外形

中　真空喷涂所见病毒外形

下　剖面所见病毒的结构

结膜毛细血管、淋巴管新生，扩张充盈。血管内皮细胞不连续，淋巴管腔内充满低密度的无定型物质。

鉴于以上所见，在Ⅱ期沙眼结膜标本中见巨噬细胞胞质内有相当衣原体形态的颗粒，提示巨噬细胞摄取，处理衣原体抗原可致敏结膜上皮下淋巴样组织。再次衣原体感染激发局部淋巴样组织中 T 淋巴细胞、B 淋巴细胞活化，淋巴母细胞分化为效应淋巴细胞和浆细胞。电镜下沙眼结膜的突出所见有大量返祖形态的过渡型淋巴细胞、淋巴母细胞及小淋巴细胞，可见核丝分裂相，浆细胞胞质中充满发达的粗面内质网。细胞免疫中活化淋巴细胞释放多种淋巴因子引发局部迟发型超敏炎症反应同时累及睑板炎症及角质纤维化。结膜、结膜下及睑板等正常组织结构和生理功能遭到破坏，导致诸多并发症从而致盲。预防重复感染，治疗和控制局部迟发型免疫反应炎症可望减少并发症，预防致盲性沙眼。

1980 年张友逊、孟宪敏等对沙眼衣原体的原体被膜超微结构进行了研究和探讨。他们将纯化的 TE55 株沙眼衣原体分别经超声波震荡、胰蛋白酶水解、去垢剂、去垢剂 - 胰蛋白酶、SDS- 核酸酶 - 蛋白酶处理后制作磷钨酸负染色标本以及醋酸双氧铀和 Reynolds 铅液双重染色标本，在透射电子显微镜下观察，结果为：

1. 被膜的层次　沙眼衣原体原体的被膜由胞壁外层、胞壁内层与内膜组成。

根据负染片的观察，原体的表面附有脆弱的表层。它含有蛋白质，易被超声波破坏，可被胰蛋白酶水解。在去垢剂作用下产生不同程度的溶解，去垢剂的亲水疏水比越大，溶解作用越强。去除表层后，可见下方为按六角形紧密排列、中心距为 16 ～18 nm 的颗粒亚单位，可称为"壁体结构蛋白"层。

在超薄切片中，原体被膜可显示四高电子密度层。外二层具较好刚性，在高渗液中不变形，当为细胞壁。从形态上看，此二层与革兰氏阴性菌被膜中的外膜相似，但鉴于它们具有刚性，把它们称作胞壁外层与胞壁内层。

胞壁外层与"壁体结构蛋白"层相当，负染片中看到的表层，在超薄切片中不单独显示。可能的情况是：表层的厚度较小或电子密度较低，且紧密附于"壁体结构蛋白"层之上，故在切片中与"壁体结构蛋白"层共同显现一高电子密度层。原体细胞壁中含有类似于肽聚糖层的物质，它们可能是组成胞壁内层的主要成分，亦可能同时分布于胞壁外层与胞壁内层中，构成刚性骨架。

内膜即为原生质膜，在年轻原体中不易被显示。同时在负染片中可见"壁体结构蛋白"层的外面附有较为脆弱、易被去除的表层。

2. 被膜的附属结构　负染片及超薄切片观察的综合结果，表明原体的细胞壁上有 1～3 个褶皱状凹陷。此等凹陷向胞浆深部伸延，形成细长的颈，底端开口并向外翻卷。在发育过程中，其颈变短，最后口张开，排出内含物。研究者认为这一结构可能与衣原体的繁殖功能有关。它在年青的原体中呈闭合状态，当原体成熟后，则张开而放出子体。

3. 原体能否繁殖　在切片中见到一些大型个体，它们具有固定的形态，其中充满稀疏网状物（其外形与原体类核周围的稀疏网状物相同），有一或多个类核。这些个体的繁殖与典型的始体相似，即以二分裂、出芽、"多中心生发"等方式进行。从它们的外形和褶皱状凹陷张开时的形态看，其被膜显然具有较好的刚性。在负染片中也可见到一些大型个体的被膜具有与原体相同的颗粒亚单位。可见这些大型个体的被膜结构与典型原体十分相似。据此我们推测，这些大型个体可能是由原体长大而来。这也有助于说明原体本身具有繁殖功能。

第二节　分　离　培　养

自从"组织培养"被采用之后,很多学者都试图利用组织培养"方法来研究沙眼病原体。早在 1913 年,A.Leber 和 Prowaozek 就已经将"沙眼病毒"在试管内试行培养,他们将正常人的结膜同沙眼患者的结膜放在 37℃人血清中,然后将这样做的"培养"接种到猿猴体中得到阳性结果。后来,Poleff, Thygeson, Julianelle 如 Harrison 还有 Busacca 等人都在这个问题上做了很多的试验。

科学家们研究各种有机培养基,纯化的人血清培养基,改良或创造新的培养基如人体组织培养基(胎盘及从早产儿获得的幼胎)、人类胚胎的结膜培养(应用人类五个月胚胎的组织特别是眼结膜组织),以期在各种不同的培养条件下,求得一个具有特异性的方法,能肯定的将沙眼病原体分离出来。然而,这些培养的生长非常快而且很茂盛,其中有一些是成纤维细胞占优势。相反的,在第 4 到第 5 天,一层均匀的结构得很好的上皮细胞膜就形成了,根本不能直接看到沙眼病毒的基质体或类立克次体。

在鸡卵的绒毛膜与尿囊膜内培养沙眼病原体的试验确实吸引了不少的研究者,结果显示了"沙眼病毒"对鸡胚胎似乎有致病力,鸡卵感染了沙眼以后,胚胎不一定都死亡,很多发展到胚胎末期才死亡,看些甚至于可以发展到成熟期。如果没有合并感染,胚胎的死亡也没有一定的规则。在鸡卵的绒毛膜与尿囊膜中接种沙眼材料产生增生体或树状分枝和表皮球,它们可以与外胚层脱离并伸入到中胚层中。培养的组织呈不规则形,包涵体为数不多,也不能形成桑葚形。在这些膜中间所看到的颗粒很像在沙眼患者的结膜上所见的,因此被认为是沙眼的颗粒。可疑之处是在这些颗粒的性质方面,因为在天花病毒和疱疹病毒的混悬液中,也可以找到相似的颗粒,但对这些颗粒的鉴定和定义仍感困难,从卵接种到卵,其中 23% 结果为阳性,包涵体常不甚发达且数量减少。也不能在人体中观察到病变及这类成分的致病性能或特异性。

在鸡卵的卵黄膜内培养沙眼病原体(CoX 氏法)的试验不乏报告,学者们将经过过滤或不经过滤的人类沙眼材料培养在鸡卵的卵黄膜内,实验结果出现极大的差异,在某些例子中病毒发展得很快,病毒在几天内就能致胚胎死亡。但在另一些例中则很慢,卵黄裹的细胞感染无足轻重,因此胚胎可达到成熟期,少有破壳而出或幼雏在出生后数小时内死亡。同样,胚胎的发育在各组鸡卵中也不尽相同,在同一组中各个卵也不相同。不能在鸡卵的卵黄膜中指出沙眼病毒发展的周期或每个发展阶段的时间。

历经约半个世纪的艰辛探索,终于在 1956 年我国汤飞凡、张晓楼等在技术上取得突破,成功分离沙眼衣原体。

一、鸡胚培养

我国汤飞凡、张晓楼等首先用此法分离沙眼衣原体成功。标本经链霉素或卡那霉素处理后接种 6~8 日龄鸡胚卵黄囊内。继续孵育 4~10 日鸡胚规律性特异性死亡。收获卵黄囊膜,涂片 macchiavello 染色后,在光学显微镜下见红色砂粒状衣原体。

汤飞凡等方法中有四项创新使得分离研究的突破成为可能。首先,他们将标本接种到鸡胚蛋黄内,而不是绒毛膜尿囊膜内。其他研究者认为由于衣原体感染上皮细胞,如果它们能够在鸡胚中生长,它们将在绒毛膜尿囊膜内生长,而不是在卵黄囊内生长,但性病性淋巴肉芽肿（LGV）的卵黄囊培养过去使用了一段时间。第二项创新为同时使用了青霉素和链霉素。这些抗生素基本上对衣原体无作用，但它们能够防止会破坏鸡胚的、生长超过衣原体的细菌污染。细菌污染过去曾经是培养衣原体的一个主要障碍。相比之下，链霉素的使用无疑更给分离工作带来了帮助，能够在实验室中产生大量的衣原体，以能进行大量的研究来确定这些微生物的特征。第三，他们在35℃（结膜的温度）下孵育鸡蛋，而不是在37℃下。最后，汤飞凡使用了重复盲目传代，一个接种鸡胚的内容物被用于再次接种新的鸡胚。材料的重复传代增加了最后获得阳性培养物的可能性。

尽管从技术上已被认为是非凡的进步，但未受精或受精鸡胚培养非常冗长、困难、昂贵和缓慢，它需要小心操作和良好的实验室技术。进行鸡胚培养的实验室每周会收到几十个鸡胚。在第6天接种后，对鸡胚进行检查，并每天照光检查，直到在第9到13天采集。在宣布标本为阴性前，常常另外进行两次盲目传代；实验室意外事件难以避免。后来研究人员寻找了其他培养衣原体的方式。

二、细胞培养

Bethesda海军医学研究所的Gordon和Quan介绍了第一种有效的组织培养方法。他们使用了经过射线照射以防进一步增生的单层McCoy细胞。McCoy细胞是一种经过转化的小鼠成纤维细胞。已经将葡萄糖添加到了培养基中，以使得原生小体（EB）"更粘"；在接种后，将细胞和培养基离心，从而让衣原体与单层细胞表面接触，以促进细胞黏附和EB摄取。在经过一系列小的改进后，这成为了标准组织培养方法。组织培养至少和鸡胚培养同样灵敏，但便宜得多，并且更方便。组织培养更快，并且对细菌污染较不敏感。

随着时间的推移，对组织培养的其他改进包括使用HeLa细胞（人子宫颈癌传代细胞）、使用碘苷或环己酰胺代替射线照射来抑制细胞分裂，从小瓶改为微孔板，使用二乙基氨基乙醇-右旋糖酐代替葡萄糖以改善EB黏附（图6-10）。

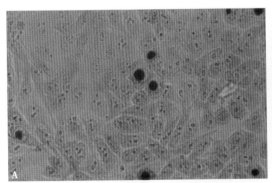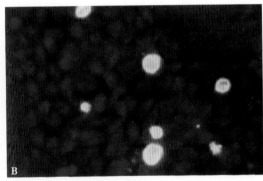

图6-10　环己酰胺处理过的McCoy细胞中的衣原体包涵体
A.用碘染色　B.用荧光单克隆抗体染色

使用各种染色方法来检测感染细胞。最初使用碘，但多克隆和单克隆免疫过氧化物酶和免疫荧光检测也已被使用。

阳性培养是分离活衣原体的决定性证据，因此，培养被认为是衣原体检测的"金标准"。然而，培养法的灵敏度有限，10～100个EB可能需要接种来获得包涵体。用于组织培养的标本需要小心储藏和运输，并从标本采集地点到实验室，严格保持持续的冷链储藏。组织培养对抑制和感染敏感，并且在培养阳存在性之前，可能需要多次盲目传代。有时，在阴性培养中，可见到无活力的 EB。盲目传代可提高阳性分离率。在多达 6 次盲目传代中，84% 的培养在第 1 次传代时是阳性，10.2% 在第 2 次传代时是阳性，4.7% 在第 3 次传代时是阳性，1.1% 在第 4 到 6 次传代时是阳性。DFA 和 PCR 研究已经证明：与第 1 次传代阳性的标本相比，多次盲目传代后才变为阳性的标本的 EB 数量较少。

　　用 McCoy 传代细胞，经射线照射、IDU、放线菌酮、可的松等处理细胞后离心沉淀接种标本或用 DEAE-dextran 处理 HeLa-229 细胞离心沉淀接种，培养 48～72 小时取样染色检查包涵体，此方法与鸡胚卵黄囊培养相比，分离培养衣原体的灵敏度至少提高提高了 10 倍。相对而言，McCoy 细胞培养分离沙眼衣原体敏感而经济。Schachter J. 1997 多年来，在组织分离培养被认为是首选的沙眼衣原体感染的诊断测试。

　　然而，培养仍然是一种相对缓慢的方法，需要几天来获得最初结果，并且每次盲目传代都需要更长的时间。它需要专门配备的实验室和经过专门培训、技术好的工作人员。尽管在参考和研究实验室中，组织培养成为了标准，除专门机构之外，它没有被广泛使用。

第三节　血清学检查

一、补体结合试验

　　在 20 世纪 30 年代，开发了第一种血清学诊断试验。各种血清学技术很快被用来衣原体感染的诊断实验研究。开发了使用从鹦鹉热或 LGV 衣原体培养物制备的群特异性多糖抗原的补体结合分析方法。在 1939 年 Julianelle 的实验报道：无论是沙眼病人，还是受沙眼病原感染猴子的血清，都没有抗沙眼病毒的物质，他的结论是沙眼病毒是一种无效抗原。1942 年 Rake, Shaffer & Thygeson 报道了他们用来自沙眼和包涵体性结膜炎的血清与衍生于鸡胚卵黄囊中培养的淋巴肉芽肿病毒的一组特异性抗原反应，补体结合试验结果呈弱阳性。同年 Macchiavello 报道了 14 例沙眼血清和三种淋巴肉芽肿病毒抗原的结合试验。1951 年，Bietti and Sanna 报告了一系列的沙眼患者补体结合试验。当他们用于鹦鹉热抗原试验，18 例中 3 例阳性；淋巴肉芽肿病毒抗原，43 例中只有 2 例阳性。此外，他们做了另外一系列实验，他们从活动性沙眼患者的结膜上皮刮取物中获得沙眼抗原，与来自沙眼，鹦鹉热和淋巴肉芽肿的血清作测试反应，得到显著的高阳性率，并得出结论，沙眼产生中等量的抗体与鹦鹉热—淋巴组发生反应。1954 年国际眼科大会上 Kornblueth, Feigenbaum & Bernkopf 等有类似报道，他们的实验用淋巴肉芽肿皮肤试验抗原中和沙眼病人的血清 104 例，24% 阳性；其中双眼活动性沙眼患者 41 例，20 例（50%）血清学阳性；56 例非活动性沙眼患者中只有 5 例（9%）为阳性。这些结果也似乎表明，沙眼病毒刺激产生弱的补体中和抗体。

　　1955 年 Babudieri, Bietti & Pannarale 报告了他们将沙眼患者结膜上皮的刮取物被用作抗原，与沙眼、鹦鹉热和淋巴肉芽肿患者的血清发生结合反应，沙眼患者的血清滴度为 1∶32，而鹦鹉热和淋巴肉芽肿患者血清滴度为 1∶16。用鹦鹉热抗原与鹦鹉热和淋巴肉芽肿患者血清反应，滴度为 1∶128，而在这种情况下，沙眼患者血清滴度最大值为 1∶8。事实上，在考虑各种临床问题时，确定沙眼衣原体抗原刺激产生抗体，人们试图利用免疫技术做出有意义的诊断。然而，尽管这种方法当时被认为很先进，由于广泛的交叉反应，它的特异性较差，通常也不够敏感，没有被广泛用于沙眼。但被广泛用于鹦鹉热和性病性淋巴肉芽肿的诊断。当出现了更特异的试验后,补体结合方法很快被代替。开发了弗莱氏试验(一种皮肤试验),用于诊断性病性淋巴肉芽肿。它使用最初从性病性淋巴肉芽肿排泄物获得随后在猴或小鼠脑内培养的性病性淋巴肉芽肿热灭活抗原。

二、抗毒素试验

从临床观察有理由认为位于结膜和角膜上皮的沙眼病毒,产生了可溶性毒素,从而诱导滤泡增生和退行性皮下组织改变,使其成为该疾病的特点。人们发现一定数量的衣原体包括鹦鹉热和淋巴肉芽肿病毒是能够产生可溶性毒素,而诱导实验动物产生抗毒素。Mitsui 等的实验似乎证实了这种毒素存在于沙眼,但指出只有在大量的沙眼病毒可以从培养中获得,此试验才具体可操作性。关于沙眼的抗毒素试验研究报道甚少。

三、微量免疫荧光分析

Coons 和他的同事们荧光标记免疫血清作为一种特定的染色来直接显现感染细胞内的病毒抗原。采用此方法可成功地观察到组织中在普通光镜下不可见的极小病毒,如腮腺炎病毒,很快应用于衣原体的研究。衣原体培养还提供了抗原,并为一系列新的血清学试验铺平了道路。许多实验室开始建立自己的血清学分析方法,包括使用血清的中和试验和使用纯化原生小体的微凝集试验。其他工作包括使用原生小体制剂进行的皮肤试验。随后开发了使用群特异性抗原的放射性同位素沉淀(RIP)试验,这比补体结合试验更灵敏。西雅图 San Ping Wang(1920—2001)创立的微免疫荧光分析(microIF)方法给衣原体血清学带来了革命。在 1970 年波士顿沙眼座谈会上首次发表了一系列论文,详细阐述了这一分析方法,在 1977 年对这一方法进行了扩展说明。

Wang 已经开发了许多型特异性的多克隆抗体。他使用这些抗体对不同株衣原体的血清型进行分型。Wang 及 Grayston 发现了 4 个典型的沙眼株(A、B、Ba 和 C)、3 个最常见的生殖株(D、E 和 F)以及 3 个性病性淋巴肉芽肿株(L₁、L₂ 和 L₃)。Wang 的血清型 microIF 分类比 Harvard 研究小组建立的分类更复杂,Harvard 分类仅把衣原体分为三种。能够对衣原体血清型进行分型也促进了利用凝胶扩散、小鼠毒性试验和其他研究,按照抗原对衣原体进行分类。

此外,Wang 和同事进行了详细的血清学研究,证明在血清中有血清型特异的 IgM 和 IgG 抗体,在泪液中有 IgG 和 IgA 抗体,并证明了血清 IgM 和活动性感染之间的相关性。型特异性抗原的抗体也被认为是中和抗体。与血清抗体相比,泪液抗体与临床疾病的关系更密切。随后 Harlan Caldwell 进行的工作表明:这些抗体直接针对主要外膜蛋白(MOMP)。有许多实验室按照西雅图 Wang 等的方法制备玻片。

1973 年,世界卫生组织推荐了 microF 分析。尽管这是一种很有用的试验,但它仍然对微小的变化敏感,需要相当的专业技术来可靠地进行试验。在 20 世纪 80 年代,利用"清洁剂"和更特异的单克隆抗体,减少了变异。

1991 年,张力、张晓楼、金秀英应用微量免疫荧光(Micro-immunofluorescence,Micro-IF)试验检测了我国沙眼流行华北地区(河南省南阳地区,河北省国安县,北京市怀柔县)寄读中学生沙眼患者 104 例的泪液及血清中抗沙眼衣原体 IgG 抗体,并进行了沙眼衣原体分型。结果为 64 列 IgG 抗体阳性患者中 B(Ba)型占 78.8%,C 型占 21.9%。用 Micro-IF 试验验证了王克乾等用小白鼠毒素保护试验定为 Ⅰ 型的沙眼衣原体 TF55 株为 C 型。研究比较了

MICRO-IF 试验与酶联免疫吸附试验对泪液抗沙眼衣原体 IgG 抗体的检测能力 Micro-IF 试验的敏感性为 91.5%，特异性为 100%。

MicroF 血清学方法被广泛用于动物研究、各种沙眼疫苗试验和临床研究。尽管与活动性疾病存在有关的泪液抗衣原体 IgG 和 IgA 滴度是血清型特异的，与免疫荧光细胞学方法相比，相关性不强，特异性较差。

四、酶联免疫吸附试验

诊断技术的进步还使得可以通过酶免疫分析（EIA）进行直接抗原检测。这种方法最初称作酶联免疫吸附测定（ELISA），能够检测出从采集拭子提取到的抗原。由于抗原检测系统的出现，检测沙眼使用了不同的酶免疫法。酶免疫分析包括将抗衣原体抗体与特异的衣原体抗原结合。然后用辣根过氧化酶抗 IgG 标记结合的抗体，从而能够检测衣原体。有许多商品化的 EIA 试剂盒可以使用。很可能使用最广泛的沙眼衣原体酶免疫测试试剂为 Chlamydiazyme（雅培），它使用多克隆抗体来鉴别包括 LPS 和主要外膜蛋白在内的许多抗原。另外一种常用的试验为 IDEIA（Boots CellTECH），它使用衣原体脂多糖的小鼠单克隆抗体。

1987 年，袁鹰、吴洁等以沙眼衣原体 TE55 株鸡胚卵黄囊膜纯化抗原，间接酶联免疫及附法（ELTSA 法）检测了北京市郊区县 44 例患沙眼中学生和 20 例同年正常眼学生的泪液及血清中抗衣原体 IgG 抗体。运用酶联免疫检测仪 490nm 波长测定个孔 OD 值。以测定的正常眼者泪液及血清的 OD 值平均数加 1.96 倍标准差为各自上限，样本中 OD 值超过上限者判定为阳性，检测结果表明患沙眼学生的泪液和血清中抗衣原体 IgG 抗体阳性水平较正常眼者显著升高。泪液 IgG 的变化较血清更具有特异性和敏感性。

有研究报道 ELISA 试验缺乏敏感性，EIAs 灵敏性范围对男性 62%～97%，对女性 64%～100%。特异性范围对男性 92%～100%，对女性 89%～100%。

EIA 容易进行，一次可处理大批标本，并且 EIA 标本不需要冷藏。酶引起的颜色变化使得可以用仪器读取阳性结果，商品化的试剂盒中包含所需的全部试剂。然而，EIA 试验也容易被细菌污染，由于交叉反应而产生假阳性。在一些沙眼标本中，观察到了这种情况，但在生殖道标本中，问题更大，其中，细菌污染更常见，并且细菌负荷更高。

对于沙眼临床标本，与 DFA 实验相比，酶联免疫吸附实验或酶免疫测定他们的特点是其检出结果既不需要花费很久的功夫而且与技术人员的主观熟练阅读无关，EIA 对实验室技术经验的依赖少一些。虽然测试程序本身可能是复杂的。在这种情况下，可以理解酶联免疫吸附法（ELISA 试验）从 20 世纪 80 年代中期开始普及。除了在冈比亚工作的伦敦研究小组外，EIA 没有被广泛用于沙眼研究，但在性传播疾病（STD）诊所，这些检查被广泛用于诊断生殖道感染。总体上，对于眼标本，EIA 灵敏度为 80%～95%。进一步的改进产生了灵敏度提高的第二代 EIA。使用证实性或阻断试验可以将特异性增加到大约 99%。

如何科学的看待 EIA 实验阳性结果对沙眼临床诊断非常重要。衣原体诊断和研究领域的一位领导者加州大学医学实验室教授 Julius Schachter 做出了下述评价：所有阳性结果似乎都被认为是有效的。在某种意义上，使用扩增的 DNA 探针也是同样的，研究人员通常在未经充分检验的情况下，将阳性结果看作事实。这样不加鉴别的接受实验室结果容易导致对衣原体感染分布及其临床表现的错误理解。在今天，Schachter 的话仍然值得我们思考与借鉴。

由于 DNA 检测和核酸扩增（NAAT）试验成为了可能，EIA 试验曾一度被代替。然而，在 2006 年，专门开发了一种新的 EIA 试验用于检测沙眼。这种快速试验或"即时检验"（point of care assay）被开发作为用于检测衣原体脂多糖的"dipstick"（干化学检测）。它的灵敏度阈值大约为每次检测 2500EB，被认为与常见的人眼病原菌没有交叉反应。最初的研究将新的试验与 PCR 试验进行了比较，发现 dipstick 试验的灵敏度为 84%，特异性为 99.5%。这种试验容易而快速，4 名新试验操作人员之间和之内的一致率很高。应对这一相对便宜、快速和易使人误解的"低技术"试验的未来发展进行追踪，以了解是否它会取代沙眼的临床分级，用于在预防计划中，监测沙眼的发生率，这很有意义。

五、胶体金免疫扩散法

胶体金免疫扩散试验是将胶体金标记的特异单克隆抗体固定在醋酸纤维膜上，通过捕获抗原形成固定的、显色的抗原抗体反应沉着线，以检测标本中的沙眼衣原体抗原。此方法简便、快速，十分适用于临床标本的检测。上述检查方法比较耗时而且需要特殊的仪器，胶体金免疫扩散试验相对简单易行。

CHLAMYDIA ANTIGEN TEST 是美国产的沙眼衣原体金标快速免疫试剂盒，用以检测沙眼衣原体（非眼血清型所特异，临床上常用于检测生殖血清型和性病性淋巴肉芽肿血清型沙眼衣原体）。北京同仁医院眼微生物实验室使用此试剂盒对沙眼结膜拭子样本或泪液进行沙眼抗原检测，周玉梅回顾性分析了 2003 年 1 月～2006 年 8 月间临床诊断为沙眼并用此试剂盒实验室辅助检查的 61 例患者，男性 28 例，女性 33 例，沙眼衣原体抗原检查阳性检出率为 68.9% 等。

随着时间的过去，开发了更灵敏特异的沙眼诊断试验，血清学方法逐渐被放弃。

然而，与沙眼相比，生殖道感染与眼部感染不同，不适合临床诊断或 Giemsa 细胞学检查，并且难以使用培养技术。因此，血清学检查更被广泛用于诊断性传播疾病。

第四节 核酸检测

一、核酸扩增试验（NAAT）

核酸检测是最新、最灵敏的方法，它利用探针或扩增技术检测独特的衣原体 DNA 或 RNA 序列。在 20 世纪 80 年代 DNA 生物学和技术的快速发展使得可以开发试验来检测衣原体感染。第一代核酸检测试验利用放射性同位素标记的 DNA 探针与靶 DNA 结合。1985 年，报告了衣原体的第一次 DNA 杂交检测。随后，非放射性 DNA 探针（GenProbe Pace II）上市。这些试验使用针对沙眼衣原体所有血清型均含有、而在其他衣原体中不存在的隐蔽性质粒的 DNA 探针。试验的灵敏度为 93%，而特异性令人失望，只有 83%。DNA 探针试验没有被广泛用于沙眼（图 6-11）。还开发了用于检测核糖体 RNA 的几种探针检验方法，但它们的用途有限。

聚合酶链反应（PCR）的发展通过使用核酸扩增技术，将衣原体检测提高到了一个更高的水平。通过巧妙地利用 DNA 的复制能力，PCR 提供了一个"复印机"，能够使得微量的衣原体 DNA 特异序列扩增，从而提供足量的 DNA 用于检测。然而，这显著增加了检验的复杂性和费用 1989 年，旧金山的 Deborah Dean 及其合作者首次报告使用 PCR 扩增的 DNA 探针来对沙眼进行评估。他们使用 7.0KB 隐蔽性质粒的探针,并将 PCR 与利用重复盲目传代的组织培养以及 DFA 进行了比较。在对从尼泊尔沙眼患儿采集的标本进行扩增后,与组织培养相比,PCR 的灵敏度超过 96%,特异性为 100%。

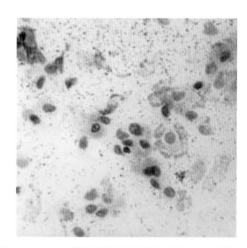

图 6-11 DNA 探针表明在结膜涂片中有衣原体存在

在 Harrison Hot Springs 举行的 1990 年国际衣原体会议上,发表了 3 项使用 PCR 检测沙眼衣原体的研究。两项研究涉及性传播疾病,而第 3 项研究对衣原体结膜炎患者进行了讨论。各研究报告的灵敏度为 98.5%,特异性为 98.5%。新的 PCR 技术还使得可以对衣原体进行基因分型,并且在这次会议上,发表了相关的第一份报告。

核糖体 RNA 在核酸测试中有特别的意义,对于在原生小体内是否有 16S rRNA 有一些争论,但我们知道网状小体内 rRNA 的拷贝数大约为 DNA 基因拷贝数的两倍。这可能表明:rRNA 检测是实际衣原体感染存在的更好指标。其他研究已经显示:衣原体 DNA 可持续长达 1 周。此外,直到 1 周后,在结膜刮除物中,仍然可检测到残留的被杀灭的 EB。

1992 年,范俊,张文华等依据沙眼衣原体内源性质粒和鹦鹉热衣原体 16srRNA 基因的序列,合成了与之互补的两对引物,分别扩增 517bp 和 218bp 的 DNA 片段,经沙眼衣原体 TE55 株和鹦鹉热衣原体 GPIC 株验证,引物与原设计相符,多聚酶链反应法(PCR)两种引物均能扩增各血清型的沙眼衣原体。对 17 例临床诊断沙眼的标本进行 PCR 检测,阳性率为 70.6%。同一标本行免疫荧光法(IF, Micro tank 试剂盒)检测,阳性率为 57.8%。酶联免疫吸附法(ELISA, IDEIA 试剂盒)检测阳性率为 70.6%。与 IF 相比,PCR 特异性和敏感性为 100%,与 ELISA 相比,PCR 的特异性和敏感性均为 100%,实验表明多聚酶链反应技术敏感性较好,可用于实验衣原体眼部感染的快速检测。PCR 方法属于一种核酸体外扩增技术,用于构建沙眼衣原体引物的 DNA 有 7.5kb 质粒、MOMP 基因(omp1)和 16SrRNA 基因。由于在沙眼衣原体内质粒拷贝数最多,因此质粒引物 PCR 最敏感,是目前普遍采用的核酸扩增方法。经过对靶核酸序列的扩增,将最初的靶 DNA 扩增 10^9 倍,可以敏感地检测样本中感染的沙眼衣原体。以结膜拭子抹取样本或采集泪液作样本,PCR 检测沙眼衣原体,特异性较高。PCR 和 LCR 方法均被广泛使用。他们为大量标本提供了方便的自动化评估方法,不需要对标本进行冷链储藏和运输。对于性传播疾病(STD),它们对于非侵袭性尿液标本效果良好,这是一个很有意义的进步。这些检测方法的主要优点为灵敏度高。它们的主要缺点为尽管普遍建议混合多个标本一起检测,但相对其他检测方法费用仍然较高。

Schachter 最近对目前市场上销售的诊断试剂盒进行了综述。由于可重现性问题,他放弃了内部检测,或称"自酿"(home-brew)试验。在 2006 年,有三种市售的 NAAT DNA 检测:Amplicor(基于 PCR,由罗氏生产);ProbeTEC,链置换分析(Becton Dickinson);APTIMA Combo 2(AC2)分析(GenPROBE),使用针对 23S RNA 序列的转录介导的扩增分析的第二代检测方法。GenPROBE 还有一种被建议作为"确认试验"的 16S RNA 检测方法 APTIMA CT(ACT)。第二代检测包括目标捕捉步骤,这降低了对抑制剂的敏感性。

这些检测方法的灵敏度大约为 92% 到 96%,特异性超过 99%。当患病率低于 5% 时,可以将 STD 检测标本混合,从而大幅度降低检测成本。Schachter 推测:通过改善标本处理、核酸提取方法和质量控制国际标准的使用,能够进一步改善 NAAT 检测。这又会减少检测灵敏度的变异。他之前曾说过:"我们正在接近这样一种水平:假阳性更可能由于标记错误和标本采集或处理错误引起,而不是由技术问题引起"。

1995 年,我国黄湖明等报道结膜面纯涤棉小拭子抹取样本后,PCR 检测眼部沙眼衣原体,7 例沙眼中阳性 5 例,占 71.4%。江萍等沙眼患者组 30 例中 24 例阳性,6 例阴性;对照组 30 例,检测结果全部为阴性。赵普宁等结果阳性检出率 7.14%~34.38%。周玉梅沙眼衣原体质粒的检出率为 75.4%。

对于临床沙眼患者结膜样本,国外报道沙眼衣原体质粒检出率可达 70%~90%。

在坦桑尼亚进行的一项研究中,约翰·霍普金斯大学的 Linda Bobo 及其合作者使用 PCR 检测了主要外膜蛋白基因,并将他们的数据与 DFA 和使用简易沙眼分级评估的临床状况进行了比较。在这一阶段,各 PCR 检测均为内部检测,在没有活动性沙眼的人中,仅 1% DFA 细胞学检查阳性,但 24% PCR 检查阳性。对于有沙眼性炎症 - 滤泡(TF)的患者,8% DFA 细胞学检查阳性,但 54% PCR 检查阳性。对于沙眼性炎症 - 重度(TI),这两个比例分别为 60% 和 95%。后来,在 75% 的 DFA 检查阳性但 PCR 检查阴性的标本中,发现了抑制剂。这些数据表明 PCR 比临床分级更加灵敏。在对没有 TF 的人中的阳性 PCR 结果进行评论时,作者说:"临床分级可能有错误,有可能在这些受试者中,临床疾病可能较不明显"。由于使用了世界卫生组织简易分级,这种情况是可能的,但似乎没有考虑到在标本采集期间的标本污染。

二、NAAT 检测、标本污染和其他问题

在进行 PCR 检测时,标本的采集非常重要,要注意防止操作器械及操作人员外源防止采取的样量过少而出现假阴性。防止 DNA 污染和结膜本身污染而出现假阳性,因此要求 PCR 技术必须规范化,要有标准的实验室设备,操作中有防污染措施,每份标本重复 2 次,可有效防止假阳性结果的出现。

在临床条件下,每次仅对一名患者进行诊治,在采集一个拭子标本和下一个拭子标本之间,通常医务人员会洗手,并可能会看许多患者。在 STD 诊所,很可能检查者会戴手套,并使用至少一种消毒方法。然而,沙眼的临床调查在差异很大的环境中进行。

相比较而言,Giemsa 细胞学检查几乎没有意外污染(细胞被从一名患者转移到另外一名患者)的可能性,因为在对不同病例进行操作之间,会对铂匙进行烧灼或至少用乙醇擦拭,这已经是长期的习惯。同样,其他细胞学标本(例如 DFA 标本或用于血清分型的泪液标本)污染的可能性也很小。衣原体培养标本理论上有污染的危险,但考虑到它们相对较低

的灵敏度,这一问题似乎没有被提起或认真探讨过。

　　然而,当使用现代 PCR 时,情况完全不同。即使很少的标本污染也可能大幅度改变检测 100、10 甚至 1 个死的或活的原生小体的能力。标本污染的可能性是沙眼研究中眼标本的一个特有问题,需要将上眼睑外翻,并一个人接着一个人地采集一系列标本。班级中的所有学生或家庭、社区中的所有成员排队一个接着一个的接受检查。在其他条件下,例如在性传播疾病(STD)诊所,标本污染较不重要。

　　标本污染可能有多种方式。最明显的方式是标本采集人员的手指上可能有衣原体 EB 或 DNA,从而污染标本。在检查或细胞学标本收集期间,大多数沙眼临床工作人员不习惯严格地刷手以便在对不同的病例进行操作之间,除去所有痕量的外来 DNA。在一些地区,例如突尼斯或埃及,每次检查后提供乙醇棉擦手指被认为是长期操作惯例的一部分,但有时没有这样做。仅最近在采集 PCR 标本时开始戴手套,并且在对各病例进行操作之间,明确会洗手。

　　另外一个可能的污染来源是帮助固定儿童的头或翻开眼睑以便采集标本的助手。这些人员可能将 EB 或衣原体 DNA 从 1 只眼携带到另外 1 只眼。迄今为止,在大规模临床研究中,在对各病例采集 PCR 标本期间,研究人员不会戴单独的手套并洗手。无意中,他们可能很容易将感染从一个人带到了下一个人,从而在采集标本之前,将 EB 或衣原体 DNA 带到下一名儿童的眼内或眼周。其他人的污染危险也会同样增加,例如在采集标本前对儿童进行检查或操作的临床分级人员或摄影师。研究已经表明:在现场开封后又密封的拭子偶尔会阳性("空气拭子")。其他研究人员使用了双份拭子,但已经从临床工作人员的手指、椅子和桌子上,获得了阳性的 PCR 拭子标本。

　　在不能完全确定没有标本意外污染的情况下,由于有可能为假象,对异常的实地调查结果的解释会很困难。在检测痕量的 DNA 时,PCR 方法非常灵敏,这使得意外污染成为了一个重要问题。

　　在冈比亚,当时还是伦敦卫生和热带病医学学校的一名学生的 Robin Bailey 及其合作者将内部 PCR 检测与 EIA(IDEIA)和临床分级进行了比较。在各严重程度的疾病分类中,PCR 结果阳性的百分比高于 EIA 结果阳性的百分比。总体上,他们报告,PCR 对临床分级的灵敏度为 72%,特异性为 93%;EIA 的灵敏度为 62%,特异性为 94%。在 6 个月随访时,大多数临床表现阴性但 PCR 结果阳性的人没有出现临床体征,但 17% 出现了 TF(沙眼性炎症 - 滤泡);相比之下,在 6 个月时,仅 8% 基线 PCR 结果阴性的人出现了 TF。

　　对于各种衣原体感染,PCR 比之前的检测方法更加灵敏,灵敏度通常为 90%~95%,特异性为 99.5%。市售系统 Amplicor(罗氏)已经被广泛使用。另外一种常用的检测方法为连接酶链反应(LCR,雅培):在连接酶连接 DNA 链后,使用聚合酶关闭连接的链两个不完全的末端之间的两个核苷酸裂隙。LCR 检测方法特别得到了旧金山研究小组的支持,被用于最早的阿奇霉素现场研究。

　　NAAT 检测评估中的一个问题是这种检查似乎比衣原体培养更加灵敏。如果衣原体培养被作为"金标准",那么 NAAT 检测会发现"金标准"检测阴性的阳性标本。这表明这种检测方法缺乏特异性。在文献中,有关适合的金标准和停止使用培养作为金标准有过许多讨论。例如,在对一种早期 DNA 探针进行评估时,Schacter 及其合作者"将真阳性定义为组织培养阳性、Giemsa 标本阳性或其他三种培养方法中的两种阳性。"使用这一新定义,他们发现培养灵敏度在 75% 到 90%。

有关用于检测衣原体的内部 NAAT 分析的可靠性,已经有了很多记述。Apfalter 及其合作者也对 NAAT 检验衣原体的困难进行了全面评估。他们列出了标本收集误差的 4 个主要方面,但他们忽视了标本污染。这一忽视可能是因为作者主要在临床环境中对 STD 患者进行诊治导致。他们还列出了实验室误差的 8 个主要来源,试验设计误差的 4 个主要来源,以及解释误差的 2 个主要来源。

NAAT 检测还可能受抑制剂存在的影响。尚不清楚抑制剂是否在 1999 年尼泊尔异常的 LCR 结果中起到了一定作用。尽管在患病率相对较低的地区工作,但活动性沙眼患病率低于 6%,并且没有 LCR 标本是阳性。对这些结果的解释为:"临床上活动性沙眼的低患病率不一定表明存在衣原体感染"。这意味着沙眼可以作为单一的事件发生,而不需要有衣原体。其他实验可能包括由于各种原因试验无效的可能性。扩增试验对很多抑制剂敏感,其中许多抑制剂是未知的,但一些抑制剂已经被识别,例如磷酸盐。制造商将就进一步处理或"确认"试验以帮助解决这一问题提供建议。此外,临床分级中可能被错误分类,或衣原体可能间歇存在引起疾病,但在检查时没有检测到。当考虑到再感染周期和沙眼的免疫病理学(迟发型过敏反应起重要作用)时,后面一种考虑被认为是更有意义。

一项最早使用 LCR 的研究为在埃及使用阿奇霉素控制沙眼(ACT)。总体上,31% 的活动性沙眼(TF 或 TI)患者 LCR 检查阳性,也就是说,31% 的患者没有活动性沙眼。随着年龄增加,临床沙眼的患病率显著降低,从 4 岁的 60% 降低到 16 岁的不到 10%。随着年龄,LCR 阳性率(感染)几乎没有变化;在 10 岁时,感染率保持在 30% 或更高。作者得出结论:"临床上活动的沙眼并不总是感染可靠标志"。换句话说,"PCR 阳性并不总是临床上的活动性沙眼的可靠标志"。作者没有考虑到在标本采集期间从一个人到另外一个人的交叉感染的可能性。后来,由于可重现性问题,LCR 检测退出了市场。PCR 技术的进一步发展产生了定量 PCR,理论上,可以对标本中沙眼衣原体 *omp1* 基因的拷贝数进行定量分析。

定量试验最初给出了一些混淆的数据,许多人不管临床状态如何,均有低水平的可检测病原体,这可能由于低水平的污染导致(图 6-12)。在不同地点之间,这些低水平结果的分布不同,这可能与现场调查小组和遵循的方案不同有关。尽管如此,很明显,在幼儿和疾病较严重的患者中,检测到的衣原体水平较高。这是一项令人兴奋的进步,为研究存在或脱落的衣原体数量提供了方法。这些数据证实了之前荧光细胞学研究的发现。定量 PCR 也可用于在社区抗生素治疗后监测感染水平。

除了一项早期报告检测 RNA 外,沙眼标本的 NAAT 检测使用 DNA 分析方法。然而,在 2006 年,Burton 及其合作者使用了 16S 核糖体 RNA 反转录酶 PCR 分析方法。他们将内部检测与 *omp1* 基因的内部定量 PCR 分析进行了比较。RNA 结果与疾病严重程度强相关,但在 DNA 和 RNA 结果之间相关性相对较弱。这表明:至少一些 DNA 可能来自少量无活力的衣原体。特别地,在 34 次每个拭子标本 DNA 拷贝数小于 100 的检测中,仅 2 次检测的 RNA 结果为阳性。一些人认为这种检测方法缺乏灵敏度。换句话说,DNA PCR 方法检测到的低水平衣原体可能由于污染引起,实际上是假阳性。第二项研究使用市售的基于 16S rRNA 的 APTIMA 沙眼衣原体(ACT)检测(Gen-Probe),并将其与 DNA PCR 法进行了比较。这项研究发现:与 DNA 检测相比,RNA 检测更常为阳性,并且更灵敏。他们推测:rRNA 比 DNA 量更多,因此提高了灵敏度。目前的资料还不能解决这一问题,需要进行进一步的研究,对 RNA 和 DNA 检测进行比较。

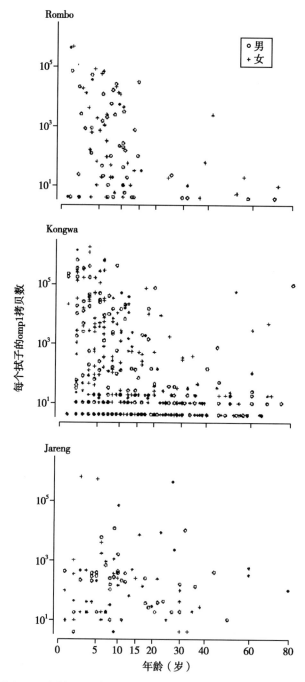

图 6-12　定量 PCR 结果，显示各年龄每个拭子 *omp1* 基因的估计拷贝数。Rombo 和 Kongwa 位于坦桑尼亚，Jareng 位于冈比亚。纵坐标轴为对数尺度，横坐标轴为非线性尺度（Solomon et al 2003。经 Elsevier 多媒体出版集团许可）

三、临床分级和实验室检查的相关性

　　尽管使用了现代的、高灵敏度 NAAT 检测方法，许多研究仍然报告临床检查和实验室检查之间的相关性较弱，特别是在沙眼患病率低的地区。在冈比亚进行的一项研究根据

PCR 确定 7% 的人群有感染,但仅四分之一的 PCR 阳性个体有沙眼临床表现。在尼泊尔,6% 的儿童临床上患有沙眼,但均没有 LCR 感染证据。使用 LCR 检测方法,在中国也得到了类似的报告。一些研究人员已经建议用核酸检测代替分级用于沙眼控制活动和抗生素分配。

　　由于在大量抗生素治疗后可检测的衣原体感染迅速减少,对临床检查的依赖可能导致在有临床活动性沙眼的社区进行不必要的抗生素治疗,但实际上没有明显的感染或仅有低水平的感染。Anthony Solomon 是一名在伦敦工作的年轻澳大利亚传染病医生,他撰写了一篇有用的有关实验室检查和临床表现相关性的综述,他对影响检测准确性和临床诊断准确性的因素和与感染自然史有关的因素进行了思考。

　　实验室检查的灵敏度增加表现在它们在更高比例的活动性沙眼患者中检测出衣原体的能力。在沙眼高度流行地区(患病率 >20%),活动性沙眼患儿拭子标本 Giemsa 检测 31% 阳性,培养检测 39% 阳性,DFA 检测 55% 阳性,PCR 检测 65% 阳性(图 6-13)。实验室检查的灵敏度也随着临床疾病的患病率增加而增加。在本例中,在低度流行地区(患病率 <10%)、中度流行地区(患病率为 10% 到 20%)和高度流行地区(患病率 >20%),活动性沙眼患儿中 PCR 检测阳性的比率分别为 19%、59% 和 65%。

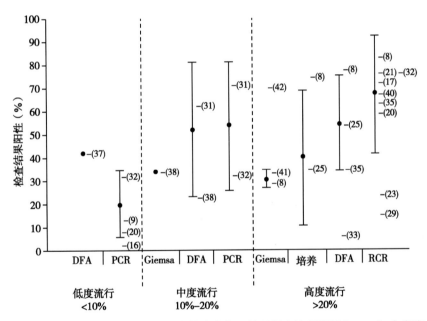

图 6-13　在儿童中活动性沙眼感染的患病率。按照低度流行地区(<10%)、中度流行地区(10% 到 20%)和高度流行地区(>20%),对数据进行了分类。圆点代表临床阳性个体阳性实验室检查的平均百分比;误差线代表标准差。各研究数据绘制为分离的数据点,并用斜体字给出参考文献编号。(Wright & Taylor 2005 经 Elsevier 多媒体出版集团许可)

　　临床疾病的严重程度是检测灵敏度的一个重要决定因素(图 6-14)。例如,与没有 TI 的活动性沙眼(TT)患儿相比,有 TI 的患儿从拭子标本检测出衣原体的可能性更大。定量 PCR 已经通过证明与仅有 TF 的患者相比,在有 TI 并伴有或不伴有 TF 的患者中,衣原体的水平更高,从而证实了这一发现。

可从当前没有活动性沙眼临床表现的患者中检测出衣原体(图 6-15)。然而,PCR 检测阳性率与其他方法检测阳性率有很大不同,需要注意到标本污染的可能性。很明显,只有很小比率的没有被分级为 TF 的人有可证实的衣原体。

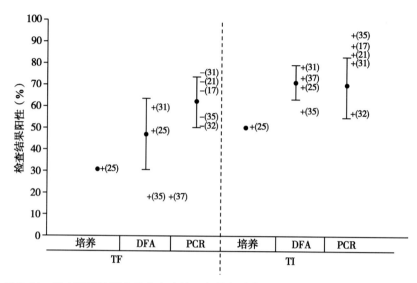

图 6-14　患有严重沙眼和重度炎症的儿童的实验室检查结果。圆点代表在患有 TF (沙眼性炎症 - 滤泡)但没有 TI(沙眼性炎症 - 重度)的患儿中检查阳性的平均百分比;误差线代表标准差。各研究用分离的数据点表示,并在括号内给出参考文献编号(Wright & Taylor 2005,经 Elsevier 多媒体出版集团许可)

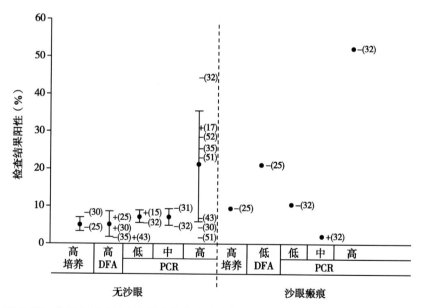

图 6-15　在没有活动性疾病的个体中实验室检查阳性的比率。数据来自已经发表的,提供了有活动性疾病体征和没有活动性疾病体征但有瘢痕体征的人的实验室检查结果的研究。圆点代表阳性检测结果的平均百分比;误差线代表标准差。按照地方流行情况,对 PCR 检测结果进行了分层。(Wright & Taylor 2005 经 Elsevier 多媒体出版集团许可)

世界卫生组织简易分级系统不能提供足够的分辨力,需要更好的临床分级尺度。一些研究人员已经使用了 1981 年世界卫生组织沙眼分级系统,而其他研究人员使用了自定义的系统,用于对轻度沙眼进行分级。在坦桑尼亚 1671 名受试者进行的研究中,我们将滤泡性或活动性沙眼进一步细分为明确正常、可疑、明确但轻度的疾病以及 TF 或 TI。在 47 名培养或 DFA 阳性但没有 TF 或 TI 的受试者("正常")中,6 名(13%)细分级为正常,15 名(32%)有可疑的疾病,26 名(55%)有轻度的疾病。因此,仅 1% 的临床上正常的受试者 DFA 检测阳性。6 名临床上正常的受试者包括 1 名女孩和 5 名母亲,其中 4 名母亲的孩子有活动性沙眼。

同样重要的是临床疾病由于其他原因引起而被误诊为沙眼的病例。这些临床上的滤泡"假阳性"可能包括其他类型的滤泡性结膜炎,甚至是对乳头反应和严重过敏性结膜炎或春季结膜炎的误诊。一些研究人员认为其他病原体(例如葡萄球菌)的感染可导致之前沙眼发作的滤泡再次出现。当然,许多原因的严重急性结膜炎可引起与正确诊断的 TI 相关的变化(大范围增厚),并且许多因素可导致对 TI 的误诊(仅睑板血管的模糊)。在上一章的最后一节中,对沙眼的鉴别诊断进行了更全面的讨论。

因此,可以得出结论:可以从当时临床上正常的人的眼中,检测出衣原体。未经密切随访,无法区分潜伏感染和很快会出现临床体征的感染。在人类志愿者和猴子研究中临床疾病的潜伏期通常在 5~10 天。换句话说,它可能代表在被免疫或未被免疫的人中衣原体的一过性携带,或可能的低水平标本污染,但未经 NAAT 检测,后者不大可能。无论最后的解释是什么,这似乎是相对罕见的事件。

同样,很明显大部分活动性沙眼患者,包括有重度炎症(TI)的患者,没有经证实的衣原体感染。如第 7 章中所详细讨论的,这反映了沙眼作为一种免疫介导的疾病的发病机制。

此外实验室检查费用的昂贵是在对临床和实验室诊断进行比较时考虑的另外一个因素。

参 考 文 献

1. Cuenod A, Nataf R. Le Trachome. 120, Boulevard Saint-Germain, Paris(Ⅵ): Masson et Cie, Editeurs, Libraires de l'Academie de Medecine, 1930

2. Bedson SP. The use of the complement-fixation reaction in the diagnosis of human psittacosis. Lancet, 1935, 2: 1277-1280

3. MacCallan AF. Trachoma. London: Butterworth &Co. (Publishers)Ltd, 1936

4. Phillips Thygeson. Cultivation in Vitro of Human Conjunctival and Corneal Epithelium. Trans Am Ophthalmol Soc, 1938, 36: 649-655

5. Rake G, Jones HP. Studies on Lymphogranuloma Venereum I. Development of the Agent in the Yolk Sac of the Chicken Embryo. J Exp Med, 1942, 75: 323-337

6. THYGESON P. The present status of laboratory research in trachoma.[J]. Bulletin of the World Health Organization, 1958, 19(1)

7. Bell, S. D. et al: Immunization of mice against toxic dose of homologous elementary bodies of trachoma, Science, 1959, 130: 626

8. Nichols RL, McComb DE. Immunofluorescent studies with trachoma and related antigens. J Immunol, 1962, 89: 545

9. Nichols RL, McComb DE, Haddad N, et al. Studies on trachoma. II. Comparison of fluorescent antibody, Giemsa, and egg isolation methods for detection of trachoma virus in human conjunctiva scrapings. Am J

Trop Med Hyg, 1963, 12: 223-229

10. 张晓楼. 在细胞培养中沙眼病毒的构造及繁殖的电子显微镜观察. 医学文摘(眼科学)1964, 1: 4

11. 崔正言, 邬树敏, 孙桂毓, 荆永誌. 山东地区沙眼病毒的分享和鉴定. 中华眼科杂志, 1965, 12: 307-309

12. Gordon FB, Quan AL. Isolation of the trachoma agent in cell culture. Proc Soc Exp Biol Med, 1965, 118: 354-359

13. 黄元桐, 李凤阁. 沙眼包涵体的形态学与发育循环. 中华眼科杂志, 1965, 12: 310-313

14. 施文连. 沙眼患者血液用组织培养的原体初步报告. 中华眼科杂志, 1965, 12: 314

15. 张晓楼, 沙眼病毒在卵黄囊细胞内发育形态的电子显微镜观察. 医学文摘(眼科学), 1965: 1

16. 王克乾, 张晓楼. 沙眼病毒毒素及毒素分型实验研究. 中华眼科杂志, 1966, 13: 146-149

17. World Health Organization. Fourth WHO Scientific Group on Trachoma Research. Report. Geneva: WHO, 1966

18. Nichols RL, Bobb AA, Haddad NA, et al. Immunofluorescent studies of the microbiologic epidemiology of trachoma in Saudi Arabia. Am J Ophthalmol, 1967, 63: 1372-1408

19. Jawetz E, Hanna L, Dawson C. Subclinical infections with TRIC agents. Am J Ophthalmol, 1967, 63: 1413-1424

20. Hardy D, Surman PG, Howarth WH, et al. A system of representation of cytologic features of external eye infections with special reference to Trachoma. Am J Ophthalmol, 1967, 63: 1535-1537

21. Haddad NA, Ballas SK. Seasonal mucopurulent conjunctivitis. Observations on epidemiology in rural areas in summer. Am J Ophthalmol, 1968, 65: 225-228

22. Hanna L. Immunofluorescence in chronic TRIC infections of American Indians and Tunisians: influence of trauma on results of tests. In: Nichols RL, editor. Trachoma and Related Disorders. Amsterdam: Excerpta Medica, 1971: 461-468

23. Wang S-P. A micro immunofluorescence method. Study of antibody response to TRIC organisms in mice. In: Nichols RL, editor. Trachoma and related disorders caused by chlamydial agents. Amsterdam: Excerpta Medica, 1971, 273-288

24. Schachter J, Hanna L, Tarizzo ML, et al. Relative efficacy of different methods of laboratory diagnosis in chronic trachoma in the United States. In: Nichols RL, editor. Trachoma and related disorders caused by chlamydial agents. Amsterdam: Excerpta Medica, 1971: 469-475

25. Wang S-P, Grayston JT. Classification of TRIC and related strains with micro immunofluorescence. In: Nichols RL, editor. Trachoma and related disorders caused by chlamydial agents. Amsterdam: Excerpta Medica, 1971: 305-321

26. Wang S-P, Grayston JT. Local and systemic antibody response to trachoma eye infection in monkeys. In: Nichols RL, editor. Trachoma and related disorders caused by chlamydial agents. Amsterdam: Excerpta Medica, 1971: 217-232

27. Nichols RL, Von Fritzinger K, McComb DE. Epidemiological data derived from immunotyping of 338 trachoma strains isolated from children in Saudi Arabia. In: Trachoma and related disorders caused by chlamydial agents. Amsterdam: Excerpta Medica, 1971: 337-57

28. Dhir SP, Wang S-P, Grayston JT. Type-specific antigens of trachoma organisms. In: Nichols RL, editor. Trachoma and related disorders caused by chlamydial agents. Amsterdam: Excerpta Medica, 1971: 133-141

29. 洪涛, 金秀英, 王思智, 等. 沙眼病毒形态的电子显微镜研究. 微生物学报, 1973, 13(2): 91-94

30. Tarizzo ML. Field methods for the control of trachoma. Geneva: World Health Organization, 1973

31. Jones BR. Laboratory tests for chlamydial infection. Br J Ophthalmol, 1974, 58: 438-444

32. Yoneda C, Dawson CR, Daghfous T, et al. Cytology as a guide to the presence of chlamydial inclusions in Giemsa-stained conjunctiva smears in severe endemic trachoma. Br J Ophthalmol, 1975, 59: 116-224

33. World Health Organization. Guide to the laboratory diagnosis of trachoma. Geneva: WHO, 1975

34. Wang S-P, Grayston JT, Kuo CC. Serodiagnosis of Chlamydia trachomatis infection with the micro immunofluorescence test. In: Hobson D, Holmes KK, editors. Nongonococcal urethritis and related infections. Washington DC: American Society for Microbiology, 1977: 237-248

35. Grayston JT, Ych LJ, Wang SP. Pathogenesis of ocular Chlamydia trachomatis infections in humans. In: Hobson D, Holmes KK, editors. Nongonococcal urethritis and related infections. Washington DC: American Society for Microbiology, 1977: 113-125

36. Schachter J, Dawson CR. Human Chlamydial Infections. Littleton, Massachusetts: PSG Publishing Company, 1978

37. 吉民生, 张淑娟. 沙眼包涵小体及假性包涵小体. 中华眼科杂志, 1979, 15(3): 94-95

38. 张晓楼. 衣原体感染研究进展 [J]. 国外医学: 眼科学分册, 1981, (3)

39. Caldwell HD, Kromhout J, Schachter J. Purification and partial characterization of the major outer membrane protein of Chlamydia trachomatis. Infect Immun, 1981, 31: 1161-1176

40. Wang S-P, Grayston JT. Micro Immunofluorescence Antibody Responses in Chlamydia trachomatis Infection, a Review. In: Mardh PA, Holmes KK, Oriel JD, Plot P, Schachter J, editors. Chlamydial Infections. Proceedings of the 5th International Symposium on Human Chlamydial Infections; 1982; Lund (Sweden): Elsevier Biomedical Press, 1982: 301-316

41. Caldwell HD. Structural Analysis of the Major Outer Membrane Protein of Chlamydia Spp. In: Mardh PA, Holmes KK, Oriel JD, Plot P, SchachterJ, editors. Chlamydial Infections. Proceedings of the 5th International Symposium on Human Chlamydial Infections, Lund (Sweden): Elsevier Biomedical Press, 1982: 45-50

42. Tam MR, Stephens RS, Kuo C-C, et al. Use of monoclonal antibodies to Chlamydia trachomatis as immunodiagnostic reagents. In: Mardh P-A, Holmes KK, Oriel JD, Piot P, Schachter J, editors. Chlamydial infections, Amsterdam: Elsevier Biomedical Press, 1982: 317-320

43. Evans RT, Taylor-Robinson D. Development and evaluation of an enzyme-linked immunosorbent assay (ELISA), using chlamydial group antigen to detect antibodies to Chlamydia trachomatis. J Clin Pathol, 1982, 35: 1122-1128

44. Caldwell HD, Schachter J. Immunoassay for detecting Chlamydia trachomatis major outer membrane protein. J Clin Microbiol, 1983, 18: 539-545

45. Taylor HR, Argawala N, Johnson SL. Detection of experimental Chlamydia trachomatis eye infection in conjunctival smears and in tissue culture by use of fluorescein-conjugated monoclonal antibody. J Clin Microbiol, 1984, 20: 391-395

46. Darougar S, editor The Humoral Immune Response to Chlamydial Infection in Humans. Chicago, Illinois: The University of Chicago, 1985

47. Hyypia T, Jalava A, Larsen SH, et al. Detection of Chlamydia trachomatis in clinical specimens by nucleic acid spot hybridization. J Gen Microbiol, 1985, 131: 975-978

48. Wang S-P, Kuo CC, Barnes RC, et al. Immunotyping of Chlamydia trachomatis with monoclonal antibodies. J Infect Dis, 1985, 152: 791-800

49. Ridgway GL. The Laboratory Diagnosis of Chlamydial Infection. In: Oriel D, Ridgway G, Schachter J, Taylor-Robinson D, ward M, editors. Chlamydial Infections. Proceedings of the Sixth International Symposium on Human Chlamydial Infections, Sander stead, Surrey, 15-21 June 1986. Cambridge: Cambridge University Press, 1986: 539-549

50. Kahane S, Sarov I. Detection of Chlamydia by DNA hybridization with a Native Chlamydial Plasmid Probe. In: Oriel D, Ridgway G, Schachter J, Taylor-Robinson D, Ward M, editors. Chlamydial Infections. Proceedings of the Sixth International Symposium on Human Chlamydial Infections, Sander stead, Surrey, 15-21 June 1986. Cambridge: Cambridge University Press, 1986: 574-577

51. Horn JE, Hammer ML, Falkow S, et al. Detection of Chlamydia trachomatis in tissue culture and cervical scrapings by in situ DNA hybridization. J Infect Dis, 1986, 153: 1155-1159

52. Wilson MC, Millan-Velasco F, Tielsch JM, et al. Direct-smear fluorescent antibody cytology as a field diagnostic tool for trachoma. Arch Ophthalmol, 1986, 104: 688-690

53. Rapoza PA. Quinn TC, Kiessling LA, et al. Assessment of neonatal conjunctivitis with a direct immuno-fluorescent monoclonal antibody stain for Chlamydia. JAMA, 1986, 255: 3369-3373

54. Taylor HR, Velez V. Clearance of chlamydial elementary bodies from the conjunctiva sac. Invest Ophthalmol Vis Sci, 1987, 28: 1199-1201

55. Al-Rifai KMJ. Trachoma through history. Int Ophthalmol, 1988, 12: 9-14

56. Schachter J, Moncada J, Dawson CR, et al. Nonculture methods for diagnosing chlamydial infection in: patients with trachoma: a clue to the pathogenesis of the disease? J Infect Dis, 1988, 158: 1347-1352

57. Taylor HR, Fitch CP, Murillo-Lopez F, et al. The epidemiology of infection in trachoma. Invest Ophthalmol Vis Sci, 1989, 30: 1823-1833

58. Dean D, Pant CR, O'Hanley P. Improved sensitivity of a modified polymerase chain reaction amplified DNA probe in comparison with serial tissue culture passage for detection of Chlamydia trachomatis in conjunctival specimens from Nepal. Diagn Microbial Infect Dis, 1989, 12: 133-137

59. Fitch CP, Rapoza PA, Owens S, et al. Epidemiology and diagnosis of acute conjunctivitis at an inner cityhospital. Ophthalmology, 1989, 96: 1215-1220

60. Taylor HR, Rapoza PA, West S, et al. The epidemiology of infection in trachoma. Invest Ophthalmic Vis Sci, 1989, 30: 1823-1833

61. Stamm WE. Laboratory Diagnosis of Chlamydial Infection. In: Bowie WR, Caldwell HD, Jones RP, Mardh P, Ridgway GL, Schachter J, et al. Chlamydial Infections. Proceedings of the Seventh International Symposium on Human Chlamydial Infections, Harrison Hot Springs, British Columbia, Canada, 24-29 June 1990. Cambridge: Cambridge University Press, 1990: 459-470

62. Rapoza PA, Quinn TC, Terry AC, et al. A systematic approach to the diagnosis and treatment of chronic conjunctivitis. Am J Ophthalmic, 1990, 109: 138-142

63. Ward M, Bailey R, Lesley A, et al. Persisting inapparent chlamydial infection in a trachoma endemic community in The Gambia. Scand J Infect Dis, 1990, 69: 137-148

64. Mahony JB, Luinstra KE, Sellars JW, Comparison of Polymerase Chain Reaction(PCR), Enzyme Immunoassay and Culture for the Diagnosis of C. Trachomatis Infections in Symptomatic and Asymptomatic

Males and Females. In: Bowie WR, Caldwell HD, Jones RP, et al. Chlamydial Infections. Proceedings of the Seventh International Symposium on Human Chlamydial Infections, Harrison Hot Springs, British Columbia, Canada, 24-29 June 1990. Cambridge: Cambridge University Press, 1990: 487-490

65. Quinn TC, Bobo L, Holland SM, et al. Diagnosis of Chlamydia trachomatis Cervical Infections by Polymerase Chain Reaction. In: Bowie WR, Caldwell HD, Jones RP, et al. Chlamydial Infections. Proceedings of the Seventh International Symposium on Human Chlamydial Infections, Harrison Hot Springs, British Columbia, Canada, 24-29 June 1990. Cambridge: Cambridge University Press, 1990: 491-494

66. Ossewaarde JM, Rieffe M, Buisman NJF, et al. Diagnosis of Chlamydia trachomatis Conjunctivitis by Polymerase Chain Reaction and Detection of Secretory Immunoglobulin A. In: Bowie WR, Caldwell HD, Jones RP, et al. Chlamydial Infections. Proceedings of the Seventh International Symposium on Human Chlamydial Infections, Harrison Hot Springs, British Columbia, Canada, 24-29 June 1990. Cambridge: Cambridge University Press, 1990: 495-498

67. Frost EH, Deplanes S, Bourgaux-Ramoisy D. Typing Chlamydia Isolates with the Polymerase Chain Reaction. In: Bowie WR, Caldwell HD, Jones RP, et al. Chlamydial Infections. Proceedings of the Seventh International Symposium on Human Chlamydial Infections, Harrison Hot Springs, British Columbia, Canada, 24-29 June 1990. Cambridge: Cambridge University Press, 1990: 499-502

68. 张力,张晓楼,金秀英. 我国华北沙眼流行区患者抗沙眼衣原体抗体的检测及其分型. 中华眼科杂志, 1991, 27: 67-70

69. Bobo L, Munoz B, Viscidi R, et al. Diagnosis of Chlamydia trachomatis eye infection in Tanzania by polymerase chain reaction/enzyme immunoassay. Lancet, 1991, 338: 847-850

70. Taylor HR, Siler JA, Mkocha HA, et al. The microbiology of endemic trachoma-a longitudinal study. J Clin Microbiol, 1991, 29: 1593-1595

71. 曲萱,张文华. 新生儿眼部沙眼衣原体感染初步调查. 眼科研究, 1991, (3): 182-183

72. 张文华,青木功喜,武宇影,等. 中日沙眼衣原体结膜炎病原学流行病学研究. 眼科, 1992, 1: 22-24

73. Holland SM, Hudson AP, Bobo L, et al. Demonstration of chlamydial RNA and DNA during a culture-negative state. Infect Immun, 1992, 60: 2040-2047

74. 范俊,张文华,武宇影,等. 眼部沙眼衣原体多聚酶链反应检测法. 眼科, 1992, 1: 44-47

75. 杨洪. 沙眼衣原体感染及其诊断和治疗现状. 国外医学·流行病学·传染病学分册, 1993, 3: 116

76. Bailey RL, Arullendran P, Whittle HC, et al. Randomised controlled trial of single-dose azithromycin in treatment of trachoma. Lancet, 1993, 342: 453-456

77. Schachter J. Diagnosis of Chlamydia trachomatis Infection. In: Orfila J, Byrne GI, Cherensky MA, Grayston JT, Jones RB, Ridgway GL, et al. Chlamydial Infections. Proceedings of the Eighth International Symposium on Human Chlamydial Infections, Chateau de Montvillargenne, 602700 Gouvieux-Chantilly, France, 19-24 June, 1994. Bologna-Italy: Societa Editrice Esculapio, 1994: 293-302

78. Bailey RL, Hayes L, Pickett M, et al. Molecular epidemiology of trachoma in a Gambian village. Br J Ophthalmology, 1994, 78: 813-817

79. 黄湖明,邵应峰,梁晓文,等. PCR检测沙眼衣原体感染的初步报告. 中山医科大学学报 1995, 16: 90-92

80. Davies PO, Ridgway GL. The role of polymerase chain reaction and ligase chain reaction for the detection of Chlamydia trachomatis. Int J STD and AIDS, 1997, 8: 731-738

81. Eldredge LM. A thirteenth-century ophthalmologist, Benvenutus Grasses: his treatise and its survival. J R Soc

Med，1998，91：47-52

82. Schachter J. Diagnosis of Human Chlamydial Infections. In：Stephens RS，Byrne GI，Christiansen G，Clarke IN，Grayston TG，Rank RG，et al. Chlamydial Infections. Proceedings of the Ninth International Symposium on Human Chlamydial Infection，Napa，California，USA，June 21-26，1998. San Francisco，CA 94110，USA：International Chlamydia Symposium，1998：577-586

83. Bailey R，Duong T，Carpenter R，et al. The duration of human ocular Chamydia trachomatis infection is age dependent. Epidemiol Infect，1999，123：479-486

84. Schachter J，West S，Mabey D，et al. Azithromycin in control of trachoma. Lancet，1999，354：630-635

85. Baral K，Osaki S，Shreshta B，et al. Reliability of clinical diagnosis in identifying infectious trachoma in a low-prevalence area of Nepal. Bull World Health Organ. 1999，77：461-466

86. Lietman TM，Dawson CR，Osaki SY，et al. Clinically active trachoma versus actual Chlamydial infection. Med J Aust，2000，172：93-94

87. Diamant J，Benis R，Schacther J，et al. Pooling of Chlamydia laboratory tests to determine the prevalence of ocular chlamydia trachomatis infection. Ophthalmic Epidemiol，2001：109-117

88. Schachter J，Moncada J. Nucleic Acid Amplification Tests to Diagnose Chlamydia trachomatis Genital Infection…The Glass is More Than Half Full. In：Schachter J，Christiansen G，Clarke IN，Hammer-schag MR，Kaltenboeck B，Kuo CC，et al. Chamydial Infections. Proceedings of the Tenth International Symposium on Human Chlamydial Infections，June 16-21，2002，Antalya - Turkey. San Francisco，CA 94110，USA：International Chlamydia Symposium，2002：379-388

89. Thein J，Zhao P，Liu H，et al. Does clinical diagnosis indicate ocular chlamydial infection in areas with a low prevalence of trachoma? Ophthalmic Epidemiology，2002，9：263-269

90. 陆金春，卫红英，尹兴昌. 沙眼衣原体与沙眼的研究进展. 临床眼科杂志 2003，11（6）：569-571

91. 皇甫月明，陆金春，黄宇峰. 沙眼衣原体的流行病学研究进展. 国外医学：流行病学传染病学分册. 2003，30（4）：239-241

92. Bird M，Dawson CR，Schachter JS，et al. Does the diagnosis of trachoma adequately identify ocular chlamydial infection in trachoma-endemic areas? J Infect Dis，2003，187：1669-1673

93. Kuper H，Solomon AW，Buchan J，et al. A critical review of the SAFE strategy for the prevention of blinding trachoma. Lancet-Infect Dis，2003，3：372-381

94. Burton MJ，Holland MJ，Faal N，et al. Which members of a community need antibiotics to controltrachoma? Conjunctival Chlamydial trachomatis infection load in Gambian villages. Invest Ophthalmol Vis Sci，2003，44：4215-4222

95. Solomon AW，Holland MJ，Burton MJ，et al. Strategies for control of trachoma：observational study with quantitative PCR. Lancet，2003，362：198-204

96. Solomon AW，Peeling RW，Foster A，et al. Diagnosis and Assessment of Trachoma. Clin Microbiol Rev，2004，17：982-1011

97. Miller K，Schmidt G，Alemayehu W，et al. How reliable is the clinical exam in detecting ocular chlamydial infection. Ophthalmic Epidemiol，2004，11：255-262

98. Solomon AW，Holland MJ，Alexander NDE，et al. Mass treatment with single-dose azithromycin for trachoma. N Engl J Med，2004，351：1962-1971

99. 宋和平. 三种方法在沙眼衣原体检测中的对比分析. 实用诊断治疗杂志 2005，19（11）：821-822

100. 赵普宁, 刘汉生, 欧波, 等. 连接酶链反应检测结膜沙眼衣原体. 中国热带医学 2005, 5（1）: 41-42

101. Apfalter P, Reischl U, Hammerschlag MR. In-house nucleic acid amplification assays in research: how much quality control is needed before one can rely upon the results? J Clin Microbiol, 2005, 43: 5835-5841

102. Wright HR, Taylor HR. Clinical examination and laboratory tests for estimation of trachoma prevalence in a remote setting: what are they really telling us? Lancet Infect Dis, 2005, 5: 313-520

103. Burton MJ, Holland MJ, Makalo P, et al. Re-emergence of Chlamydia trachomatis infection after mass antibiotic treatment of a trachoma-endemic Gamblan community: a longitudinal study. Lancet, 2005, 365: 132l-1328

104. West ES, Munoz B, Mkocha H, et al. Mass Treatment and the Effect on the Load of Chlamydia trachomatis Infection in a Trachoma-Hyper endemic Community. Invest Ophthalmology Vis Sci, 2005, 46: 83-87

105. Goldschmidt P. Microbiological confirmation of the clinical diagnosis of trachoma using amplification of Chlamydial DNA（PCR）. In: WHO Trachoma Scientific Informal Workshop, Geneva, Switzerland, 2005

106. 江萍. 周宜兰. 聚合酶链反应检测泪液中沙眼衣原体的临床研究. 眼科新进展, 2006,（26）4: 301-302

107. Schachter J. Diagnostics. In: Cherensky MA, Caldwell H, Christiansen G, Clarke IN, Kaltenboeck B, Knirsch C, et al. Chlamydial Infections. Proceedings of the Eleventh International Symposium on Human Chlamydial Infections, Niagara-on-the-Lake, Ontario, Canada, June 18-23, 2006. San Francisco, CA 94110, USA: International Chlamydia Symposium, 2006, 435-444

108. Chidambaram JD, Alemayehu W, Melese M, et al. Effect of a single mass antibiotic distribution on the prevalence of infectious trachoma. JAMA, 2006, 295: 1142-1146

109. Burton MJ, Holland MJ, Jeffries D, et al. Conjunctiva chlamydial 16S ribosomal RNA expression in trachoma: is chlamydial metabolic activity required for disease to develop? Clin Infect Dis, 2006, 42: 463-470

110. Michel CEC, Solomon AW, Magbanua JPV, et al. Field evaluation of rapid point-of-care assay for targeting antibiotic treatment for trachoma control: a comparative study. Lancet, 2006, 367: 1585-1590

111. Taylor HR, Wright HR. Dip-stick test for trachoma control programmes. Lancet, 2006, 367: 1553-1554

112. Goldschmidt P, Afghani T, Nadeem M, et al. Clinical and microbiological diagnosis of trachoma in children living in rural areas in the district of Attock, Punjab, Pakistan. Ophthalmic Epidemiol, 2006, 13: 335-342

113. 周玉梅, 王智群, 孙旭光. 我国北方两地区小学生沙眼衣原体检测及基因分型研究. 眼科研究, 2007,（25）6: 465-468

114. 熊礼宽, 周华, 程锦泉, 等. 沙眼衣原体检测及分型的方法学比较研究. 中华微生物学和免疫学杂志, 2007,（27）1: 79

115. 汤备, 董晨. PCR 技术对检测可疑沙眼患者眼分泌物中沙眼衣原体病原的作用. 黑龙江医学, 2007,（31）1: 7-8

116. 刘先宁, 吴洁, 朱秀萍, 等. 衣原体单克隆抗体胶体金法测定沙眼衣原体. 国际眼科杂志, 2007, 7（06）: 1759-1760

117. Yang JL, Schachter J, Moncada J, et al. Comparison of an rRNA-based and DNA-based nucleic acid amplification test for the detection of Chlamydia trachomatis in trachoma. Br J Ophthalmol, 2007, 91: 293-295

118. 周玉梅, 王智群, 李然, 等. 沙眼患者病原体基因型的鉴定分析. 中华实验眼科杂志. 2013, 31（9）: 855-858

第七章　治　疗

　　自从人们发现沙眼后，就不断地尝试去治疗它。随着对沙眼这种疾病的不断认识以及科技的发展，沙眼的治疗从最早的物理疗法，到后来的药物治疗法以及生物学治疗法，其方法愈来愈丰富，也愈来愈有效。本章节主要从临床角度描述沙眼的治疗。由于沙眼是一种传染性流行性眼病，在个体治疗的基础上，根据流行程度应给予家庭治疗或群体治疗的干预措施，相关内容详见SAFE战略章节。

第一节　沙眼的早期治疗

　　使用铜化合物以及用章鱼骨和大蒜摩擦眼睑是中国古代对沙眼的传统治疗。

　　沙眼还被认为存在于青铜器时代的闪族人中，在乌尔市（古巴比伦城市，今伊拉克南部地区）发现了公元前2600年的拔毛镊（图7-1）。

　　公元前15世纪最早医学文献Ebers纸草文（公元前1553—公元前1550年）主要是古埃及许多处方的集合（图7-2）。在Ebers纸草文中的700多个处方中，约70种处方用于治疗眼病，仅顺便提及了各种疾病。许多埃及药物是局部治疗药；各种动物、植物和矿物质被用于眼药的制备。

　　人们认为Ebers纸草文主要包含处方的原因是有一些关于诊断和手术的姊妹著作没有流传下来，纸草文中有将洋葱、没药和瞪羚排泄物等局部应用于眼局部的记载。

　　在拔毛术（这是流传下来的纸草文中唯一提到的手术）后，将蜥蜴或蝙蝠血液应用于眼睑。还把矿物成分［例如硫酸铅、醋酸铅和化妆墨（用烟灰或磨得很细的锑粉制成）］应用于眼。希腊人对疾病有不同的观点，他们认为大多数疾病与体液有关，因此用将炎症从患眼转移到其他器官的方法来治疗沙眼。总的来说，他们不赞成局部治疗。

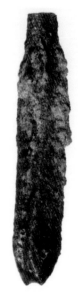

图7-1　青铜器时代乌尔市（公元前2600年）**的拔毛镊**（© 感谢大英博物馆受托人提供照片）

　　传统医学的分析表明，20世纪80年代，在埃及Ebers纸草文中列出的许多化合物仍然还在被常规使用。烧灼也仍然还在被用于减轻炎症。

226

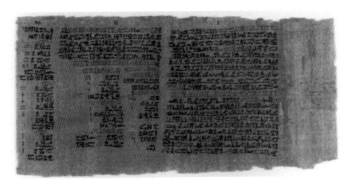

图 7-2 Ebers 纸草文的一页（公元前 1553—公元前 1550 年）
（Papyrus Ebers，Kol. I—III，Universitatsbibliothek Leipzig）

在新王国时代（公元前 1570—公元前 1070 年）的坟墓中，发现了拔毛镊和含有铜、氧化锌、硫酸铅和硫酸盐锑的罐。这些颜料用于制造"化妆墨"，"化妆墨"是一种像睫毛油样的物质，常用于描画眼睛和治疗结膜炎。MacCallan 也引用了最早的著名眼科医生 Pepi-Ankh Iri（公元前大约 2500 年前第六王朝的宫廷医生）的墓碑文中的相关记载。

印度医生 Susruta（公元前 1000—公元前 500 年之前）记述了眼睑内表面的粗糙增厚以及倒睫和睑内翻的出现。治疗包括划破后采用各种局部药物治疗，包括姜、石盐、蜂蜜、硫砷酸和硫酸亚铁。通过手术切割眼睑、用头发进行外翻缝合或对睫毛滤泡进行烧灼来治疗倒睫。

尽管圣经中多次提到了眼病和盲，但没有明确提到沙眼。然而，当 St Tobias 使用鱼胆汁治疗他父亲 Tobit 的失明时，他很可能在治疗沙眼。后来，罗马人使用山羊胆汁治疗沙眼；在 16 和 17 世纪的欧洲，鳗鱼和牛胆汁被广泛用于治疗眼病。无菌等渗溶液难以制备储藏，因此直到上个世纪才可供使用。在这之前，人们使用天然溶液：血液、尿、乳汁或胆汁。尽管还不知道无菌和等渗的概念，但广泛使用了这些溶液。

眼部炎症为希腊人所熟知，在伯罗奔尼撒半岛战争中对雅典的长期围攻期间（公元前 431—公元前 414 年），沙眼也给人们带来了许多痛苦。在雅典和斯巴达之间进行的一场大规模战争中，围攻使得雅典城墙内的居民长时间过度拥挤导致沙眼流行。

在雅典剧作家 Aristophanes（公元前 466—公元前 388 年）撰写的几个剧本［包括《Plutus》（财神普路托斯）（公元前 388 年）和《Frogs》（青蛙）（公元前 405 年）］中均提到，在柏拉图（公元前 427—公元前 347 年）的著作中也有提及。例如，在戏剧《Plutus》中，宙斯让财神 Plutus 失明，从而可以无偏见地分配财富，而不是按照功绩分配财富。Aristophanes 的剧本记述医神阿斯克勒庇俄斯尝试用无花果树汁、大蒜、乳香和醋制成的软膏恢复 Plutus 的视力。这一药膏作用于眼睑结膜上，但引起了严重的疼痛。Plutus 选择其他替代疗法来治疗他的失明，在医神女儿 Panaceia 的帮助下，他将紫色的布盖在头上，两条蛇从太阳穴伸出来舔他的眼睑，从而恢复了他的视力。

在古代，眼炎或沙眼是视力下降的重要病因。如 Hirschberg 所指出，从古代流传下来的几乎每本医学著作都至少包括一些对沙眼及其诊断或治疗的记载。

希波克拉底（公元前 460—公元前 380 年）是已知有著作的最早的希腊医生。他撰写了约 70 本著作，其中包括对沙眼的介绍，他把沙眼称作"眼炎"和"睑缘炎"（希腊文中的意思是模糊的或流液的眼）。他发现了翻转眼睑的无花果样外观和"毛发生长异常"，这一术语被他用来描述倒睫。在《About the Air》(关于空气)中,他建议避开来自北方的冷风,因为冷风会引起严重的眼炎,还要避开来自南方的暖风,因为暖风会引起湿润的轻度眼炎。在他的著名格言(格言 VI 31)中,指出,可以通过饮酒、沐浴、清洁、放血、泻药或药物净化疗法来治疗眼病。

希波克拉底记述了 4 种眼科手术;其中 3 种是针对沙眼(*About Vision*)。第一种手术是结膜颗粒划除术(刮结膜术)。这种手术使用清洁密织的羊毛包在木棒上磨擦翻转的睑结膜。然后,使用"铜华"对划痕表面进行治疗,以形成焦痂或痂。第二种情况,如果眼睑显著增厚,希波克拉底建议尽可能手术切除肥厚的结膜组织。然后用焊铁烧灼,并用铜华治疗。希波克拉底介绍的第三种手术为缝合矫正睑内翻和倒睫。将两根缝线穿过眼睑,紧紧地系住,从而将眼睑翻转。最后,将缝线除去。他的最后一项眼科手术为前房穿刺术,用于引流前房积脓。他还提倡在顶骨区切开头皮进行局部放血(*Common Diseases*)。这导致在两千年中,切割、放血、拔罐和浸滤治疗经常被应用到颞部、头皮和颈部。

Aurelius Cornelius Celsus(公元前 25—公元 50 年)是居住在普罗旺斯的一名希腊罗马医生,他因描述了炎症的 4 个主要体征而著名。他撰写了一本医学百科全书,包括对白内障和沙眼的介绍。他使用拉丁语"aspritudo"(粗糙)来描述沙眼,他再次提出了后来倒睫的形成:粗糙通常是炎症的后遗症。有时,它在更早发生,有时较少发展,有时,粗糙会引起撕裂,这反过来又会加重粗糙。在一些患者中,粗糙仅持续较短的时间;在另外一些患者中,粗糙会长时间持续,或根本不消失。在这一慢性类型中,一些医生会用无花果树叶或粗糙的探针或刀划增厚变硬的眼睑的内表面。应当每日用药物摩擦眼睑。只有对慢性或严重粗糙的患者,才应当这样治疗,不可频繁地重复这样的治疗。通过饮食和适当的药物治疗,可以实现相同的目的。因此,建议进行体育锻炼、沐浴、经常通过热加压对眼进行热疗,并应当进食辛辣的、稀的食物。对于药物疗法,建议使用 imperial 洗眼剂(用铜、铁、锌和锑制成的药膏)。

如果没有药膏可用,可以使用山羊胆汁或优良的蜂蜜。Celsus 最喜欢的倒睫疗法为用热铁针烙睫毛,这是古代的"电烧灼"疗法。他还推荐了几种其他手术方法,用于治疗倒睫,包括使用妇女的头发对眼睑进行缝合术。

Pedanius Dioscorides(公元 40—90 年)是一名最初来自小亚细亚的希腊医生,但他在罗马行医,他首先使用希腊文"trachoma"(沙眼)这个词来描述翻转眼睑的粗糙。Dioscorides 撰写了第一部药典,介绍了约 600 种药用植物。药典包括各种用于治疗沙眼的动物、植物和矿物,包括硫酸铜笔和使用无花果树叶划眼睑。治疗药物包括从蛋清到小鼠耳朵,从母乳到青蛙血液。

土耳其 Pergamun 的 Claudius Galenus(盖伦)(129—200)拓展了希波克拉底的工作,并对希腊医学知识进行了综合概括,他也是最早用压下术摘除白内障的医生。他的著作被译为阿拉伯文,最后为西欧文艺复兴时期的医学建立了基础。他的全集总共包括 22 卷,但这不仅包括他的著作,还包括其他人的著作。在他的眼科学著作 *De Oculis* 中,第一次使用了术语"倒睫"(倒睫),并对沙眼的四期进行了描述:溃疡性睑缘炎、沙眼、睑疮、胼胝形成(大致翻译为痒期、粗糙期、瘢痕期和倒睫期)。Amida 的 Aetius(502—575)更全面地描述了这四个阶段。这一分期比 MacCallan 分期早大约 2000 年。

随着罗马帝国的崩溃,医学知识的中心(实际上是所有西方学术中心)迁移到了亚历山大及其图书馆。Aegina 的 Paulus(625—690)是一名希腊医生,在拜占庭时代的顶峰时期,他在亚历山大工作。他的七卷《Medical Compendium》成为了标准的拜占庭医学教科书。他将沙眼分为 4 期[粗糙期(沙眼)、无花果样期、瘢痕期和倒睫期]的眼睑内表面疾病。局部使用酒和赤铁矿,然后使用药膏治疗。使用海螵蛸或刮骨刀(刮眼睑刀)来弄平粗糙部分。通过将眼睑皮肤紧紧压在两个系紧的棍之间,造成压迫性坏死,除去一块椭圆形的皮肤,对倒睫进行治疗。MacCallan 发现:在 20 世纪初,这种方法仍然在被埃及农场工人使用;在 20 世纪 80 年代,在阿曼,这种方法仍然被使用。

8 世纪伊斯兰教的发展和传播引起了阿拉伯学术的繁荣。阿拉伯作者使用术语"jarab"(或疥疮)来描述沙眼。在 800 年到 1300 年之间,约 60 本眼科教科书用阿拉伯文撰写。阿拉伯学者们集中在巴格达、开罗和大马士革等有眼科专科诊所的地方。其他中心包括耶路撒冷、科多巴和西班牙塞维尔。作者们包括基督徒、犹太人和穆斯林教徒。

巴格达的一名基督教医生 Honian ibn Is'hag(808—873)(又名 Johannitius)撰写了一本名为《眼科十论》(*The ten treatises of the eye*)的著作。他首次详细地记载了血管翳或"sabal"。希腊人或罗马人没有对沙眼角膜血管形成进行描述。阿拉伯眼科医生 Al Razi(850—924)(又名 Rhazes)和 Ammar ibn Ali Al-mawsili(996—1020)介绍了几种不同的去除血管翳的手术方法。Al Razi 提出"在眼部炎症中,记住要翻转眼睑,你将会发现沙眼"。他还对雪盲症进行了描述,说明了太阳光的反射如何会引起雪盲症。

Isa ibn Ali(也称作 Al-Kahhal,眼科医生)撰写了一本经典的阿拉伯眼科教科书(1010年)。他居住在巴格达,撰写了一本完整流传下来的眼科教科书。这本书主要以大量的希腊著作为基础,是第一本系统的眼科教科书,其中的章节按照解剖顺序排列:系统地编排了每一章,其中对比较重要、发生率较高的疾病(如沙眼、白内障和结膜炎)给予了更多的描述。

阿拉伯著作强调急性结膜炎和慢性致盲性沙眼之间的重要区别。19 世纪的"眼科医生"忘记了这一区别,这是讨论和意见不同的焦点。甚至 1952 年第一届世界卫生组织沙眼专家委员会对沙眼是否总是从急性脓性结膜炎发作开始,还是可以隐匿起病进行了争论。最后,阿拉伯学术在 14 世纪开始衰退。同时,在欧洲南部开始了文艺复兴。

在开罗 Ben Ezra 犹太教堂的储藏室内,找到了有关沙眼治疗的有趣记录文件片段。这些文件是 9 到 14 世纪的犹太医生和药师留下来的。他们将 Ramad(沙眼)分成 4 期,并用西米状小粒或切开的无花果来描述活动性沙眼。为了治疗倒睫,他们建议进行拔毛或手术来切除眼睑皮肤。出现了治疗眼病的专业人员,治疗收费 3 个当地币,但对穷人的治疗免费。

在文艺复兴期间和之后,在欧洲,没有给予沙眼太多关注。

古希腊人使用的颗粒性结膜炎的明确解剖定义被阿拉伯人模糊了,阿拉伯人使用不清楚的描述,将这种疾病称作疥疮或疱疹;只是在拿破仑在埃及的战争之后,埃及眼病才再次引起了人们的注意。然而,由于拿破仑战争导致的沙眼流行,在 19 世纪前三分之一,再次引入了沙眼的手术治疗,在 19 世纪后三分之一,这成为了沙眼的主要疗法。

在 13 世纪晚期意大利 Salerno 的修道院内工作的、来自耶路撒冷的 Benvenutus Grassus 撰写了欧洲的第一本眼科著作 *Practica Oculorum*。Salerno 是基督教欧洲的第一所医科学校。他将眼炎的急性期分类为需要使用草药治疗的多血性疾病。颗粒性(滤泡性)沙眼和倒睫是黏液质疾病;治疗上首先切除颗粒,然后滴加蛋清,通过拔毛或双加压眼睑缝合术治疗倒睫。西班牙人 Peter(1210—1276)也在 Salerno 工作。他是一名葡萄牙医生,后来成为主教约翰XⅪ世，他撰写了 *Liber de Oculu*，重复了 Galen 的工作，Honian ibn Is' hag 后来翻译了这本书。

在 14 到 16 世纪的欧洲，继续出现了一些有关沙眼的著作，包括 *Guy de Chauliac*（Avignon 1300—1368）、*Fabricus*（Padua 1537—1619）和 *Ambroise Pare*（Paris 1510—1590），但根据 Hirschberg 的意见，这些著作没有价值，仅重复了之前的工作，常常是不正确的。在法国、德国、荷兰、西班牙、葡萄牙和英国，也有有关沙眼的著作。很难讲其中哪些报告实际上有有关致盲性沙眼及其后遗症的内容，哪些介绍了未经治疗的急性或慢性细菌或病毒性结膜炎发作或流行的影响。

在 1830 年，William Mackenzie（1791—1868）撰写了 *A Practical Treatise on the Diseases of the Eye*，这成为了其后半世纪英国的眼科教科书。在对沙眼进行讨论时，Mackenzie 对三种结膜炎进行了鉴别。他很大程度借用了 Vetch 和其他军医的经验。

第一种眼炎是卡他性眼炎或空气传播脓性黏膜结膜炎。这种急性结膜炎是"侵袭了埃及英国和法国军队的眼炎，是一种空气传播的脓性黏液性结膜炎，但随后发展成为传染性的疾病"。然而，人们认为卡他性眼炎通常由于天气变化获得，特别是当暴露于寒冷潮湿的条件下或夜晚的空气中时。潮湿的脚也是一个重要原因。通常表现为轻度结膜炎，但在严重的病例中，当需要放血和清洁时，可出现结膜水肿。有时，角膜也受累，可能穿孔。

Mackenzie 描述的第二种眼炎是传染性眼炎或化脓性眼炎，又名埃及眼炎。这种化脓性疾病的严重程度与天气、体质和患病时的一般健康情况有关。与男性中相比，女性表现较轻，通常右眼更易受影响。与卡他性结膜炎不同，传染性眼炎的第一个症状是分泌物和眼睑改变。可以有显著的结膜水肿，并伴有显著的眼睑肿胀。通常在 12～14 天之后，脓性分泌物减少，并随着时间，可以见到结膜的颗粒样（滤泡性）变化。炎症常常扩展到角膜，引起溃疡和穿孔。疼痛是主要特点，特别当累及角膜时。颗粒状突起被认为是扩张的睑板腺腺泡。注意对不同类型的疼痛进行了鉴别和分类，以确定各种疼痛专门的疗法（表 7-1）。Mackenzie 接着强调"在军队、学校或家庭眼炎传播的每一个病例中，都存在实际接触，通过患者的手指，或共用的毛巾或其他器具"。Mackenzie 提出了在士兵中预防沙眼传播的建议（表 7-2），并引用了 Vetch 医生的话："每个连的人们共用房间，许多东西被共用……用相同的水洗手……并共用相同的毛巾"。后来，Vetch 通过将脓性结膜黏液应用到尿道，并引起了典型的淋病，证明了化脓性结膜黏液的传染性质。当时的另外一名医生 Guillie 也通过将脓从一只眼转移到另外一只眼，证明了它的传染性质。最近，Benedek 对眼炎和淋病的这一有趣的实验鉴别进行了回顾。

Mackenzie 发现了第三种情况：颗粒状结膜炎，这也会引起沙眼。其特点在于睑结膜增厚粗糙，特别是上睑黏膜。他解释说，这不是真正的肉芽组织，颗粒状外观是由于睑板腺滤泡的改变引起。如果不治疗，严重的睑结膜粗糙增厚可导致角膜完全浑浊。

对于颗粒性结膜炎，如果"有足够的衣服、适当的饮食、限制饮酒、有良好的空气和正确的治疗"（重复希波克拉底的格言），预后良好。治疗方法包括"划破结膜、应用腐蚀剂和给予相应的刺激"。在划破或切开眼睑后几天，将硝酸银应用于睑结膜。每 2～3 天重复用药一次，然后可以用硫酸铜代替硝酸银。可以使用燕麦根（root holcus avenaceus）的汁和红色氧化汞药膏。将水疱保持朝向颈部，直到眼睛痊愈，这被认为很重要。

当然，几千年来，在全世界范围内（包括中国、埃及、欧洲和美国），硫酸铜和硝酸银都是沙眼的标准治疗。

表 7-1　眼炎的治疗选择 Mackenzie，1830

1. 放血—以降低反应强度：（i）静脉放血，（ii）动脉放血，（iii）水蛭放血，（iv）切开结膜放血。

   对于埃及眼炎，大量放血是"非常荒唐的事"，因为基本上效果不佳；将需要放很多的血，以获得良好的效果，此外还有其他程度轻一些的治疗。然而，对于结膜水肿，应当通过大的针孔，从手臂放 10～40 盎司的血液。患者应当坐着或站着以免昏厥。如果症状没有缓解，应当每 24～36 小时重复放血一次。应当每 2～3 天划破结膜 1 次。

   可以在太阳穴上和鼻侧使用 1～20 个水蛭。可以考虑横切颞动脉，在太阳穴上划破或拔罐。

   还可以切开个别结膜血管、进行 360 度结膜切除术或前房穿刺术。

2. 泻药—使用甘汞和紫茉莉等泻药除去多余的液体，以获得满意的效果。所有沙眼病例均应当使用泻药。

   局部治疗—主张用柠檬汁、尿和盐水等冲洗眼睛。

3. 催吐药—停止在体内引起刺激的消化器官的活动，减少循环，放松皮肤。对沙眼没有用。

4. 发汗药—通过增加出汗减轻炎症的有用的辅助药。一旦活动性炎症减轻，应当使用发汗药。

5. 变质药—减轻炎症，除去流出的可凝固的淋巴。这些药物（特别是汞）对于葡萄膜炎和眼内炎的治疗是必需的。在严重病例中，变质药常和静脉切开放血术结合使用。

6. 补药（例如金鸡纳树皮）对于淋巴结核性眼炎尤其有用。还可以使用硫酸盐和奎宁。

7. 麻醉药—使用鸦片酊来止痛，局部应用于太阳穴或前额，还可以使用鸦片和甘汞。

   此外，可以使用颠茄或莨菪来扩张瞳孔。这些药物被以药膏的形式涂在眉毛上，对于眼内炎的治疗尤其重要。

8. 冷却剂—冷水。也可以使用温水，因为温水蒸发也会带走热，从而有冷却作用。硝酸钾被用做冷却剂和利尿剂。

9. 醋酸铅和硫酸锌等收敛剂会引起一致的不佳结果；相反，建议使用硝酸银和氯化汞。

10. 兴奋剂和腐蚀剂—硝酸银，但仅在溶液中使用，而不作为药膏使用。还可以使用鸦片酊。

11. 抗刺激剂—发红药擦剂，发泡药，"引流"，对于慢性疾病特别有用。

12. 饮食—改进生活方式，包括避免强光眩目，呼吸新鲜空气，休息，安静，良好的饮食和调节性操练

表 7-2　慢性睑内翻的治疗 Mackenzie，1830

（注：在眼睑板炎后出现慢性睑内翻，这是埃及眼炎的晚期情况）

1. 简单的切除皮肤横向皱襞并缝合

2. 用羊毛蘸硫酸到皮肤上，形成焦痂

3. 复杂病例，切除睑板：

   （i）切除下半部（Jaeger）

   （ii）切除"软骨"（睑板切除术）（Saunders）

   （iii）做两个垂直的眼睑切口（Ware）

   （iv）眼睑切开＋皮肤切除术（Crampton）

　　熟练的外科医生可以用"小而锋利的柳叶刀"通过稳定的动作来切除粗糙的结膜。尽管这一手术会引起"严重的疼痛"，但必须小心不要切除过多的结膜，因为随后的瘢痕可能会比疾病本身引起角膜的更多损伤。所有这些基本上与希波克拉底首先提出、Galen、阿拉伯教科书以及后来的拉丁文和欧洲译本中建议的治疗相同。Mackenzie 还列出了许多可用于治疗慢性睑内翻和倒睫的手术。

　　在 1889—1905 年之间，Julius Hirschberg（1843—1925）写下了 11 卷的眼科史。Hirschberg 是一名居住在柏林但到处旅行的眼科医生。他阅读了古代和现代的希腊文、拉丁文、英文、

法文、意大利文和阿拉伯文著作。Frederic Blodi 通过将这些著作翻译为英文，为眼科做出了巨大贡献。这一工作提供了从最早有记录时起眼科发展的丰富信息。Hirschberg 能够阅读原始文献，这带来了很多好处。他特别注意了两种主要的眼病：沙眼和白内障。

第二节　物　理　疗　法

在沙眼最早的历史中，人们用物理疗法治疗沙眼，如热疗法、放射疗法、镭锭疗法、电解法、离子疗法、透热疗法、紫外及红外线疗法、电烙术、冷疗法（固体二氧化碳等）等，终因效果的不恒定或无显著效果，数年以后，这些方法被放弃。

机械搔爬及压榨疗法为沙眼物理性疗法之一，也就是一般人熟知的所谓"刮沙眼"手术。自从远古时代，人们就使用机械的方法如按摩及刷法，将沙眼的颗粒用刮平或压碎的手术进行破坏。人们或单独应用机械法或与药物治疗合并使用。据文献记载，这种疗法已有长远的历史，古代希腊人早已用搔爬术治疗沙眼，DiascoridPs 用粗的无花果叶、小刀、或刮尖的乌贼鱼骨，或用醋酸铜磨成的笔，以摩擦结膜。Aegineta 氏用浮石、乌贼鱼骨、无花果叶，或一种形似镰刀而有锯齿缘的器械，以刮除结膜。压榨疗法在我国使用历史悠久，我国《眼科龙木论》、《银海精微》、《医宗金鉴》等古籍中，亦有"用利刀间日铲洗出血，三、五度，去根本即瘥"等的记载，目经即上并有"鱼子石榴，用月斧划净颗粒"之谓，学者间多认为其理和现时眼科临床上的刮沙眼手术相同。但这种疗法并不是对每个沙眼病例都能适用的，严格的讲，要在乳头增生、颗粒形成，深部滤泡等，非药物所能影响时，才可采用各种物理方法来处理。使用机械或压榨法，只能将泡状组织的内容挤出，以补充其他治疗步骤的不足，而其本身则并不能解决问题，并无最后的疗效；介绍几种如下：

1. 摩擦法（刷擦术）　表面麻醉下，以角板保护角膜，翻起上睑，玻璃棒的一端（用木箸亦可）摩擦睑结膜，或用毛刷或搔爬器摩擦颗粒（图 7-3、7-4）（应注意宜纵刷而不宜横刷），同时须注意穹隆部及内外营部的结膜，以稍微出血为度，力量均匀，表在的颗粒被压出，深部的颗粒则能因摩擦而促进吸收，洗眼后点 0.5% 硝酸银溶液。摩擦法适用于颗粒较多的沙

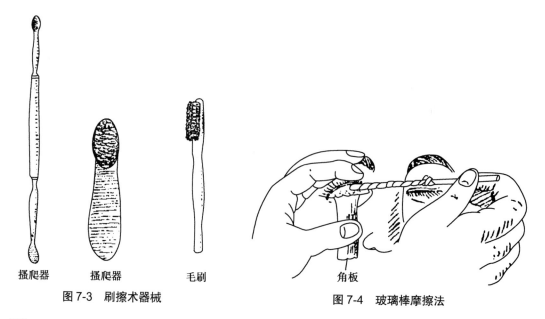

图 7-3　刷擦术器械　　　　　　图 7-4　玻璃棒摩擦法

搔爬器　　搔爬器　　　毛刷　　　　　　　　角板

眼,但必须在无角膜并发症及急性炎症者为限。通常在门诊时每星期可施行摩擦 1～2 次;海螵蛸摩擦法是我国常用的摩擦法中的一种,直至 20 世纪 80 年代,对于乳头和滤泡较多的沙眼,还在使用海螵蛸摩擦法。

2. 挤压法(压榨术) 对深部滤泡等须加以挤压,使内容流出而促进痊愈,通常在表面麻醉下或上下穹隆部结膜局部浸润下,用压榨器(图 7-5、7-6)夹注粗糙的、被翻转的结膜,将所有的滤泡施以压榨,或不断往返摩擦,夷为平面挤出内容;须注意绝对避免触及角膜,或扯破结膜。另外用睑钩将上睑翻转,使穹隆部完全暴露,然后夹住干纱布于拇指与示指之间,在粗糙的结膜表面上往返摩擦,变可收到同样的效果。挤压后宜立刻施冷敷数小时,每天翻睑而将灰色渗出质擦掉,并在水肿消失后即用硝酸银擦抹。

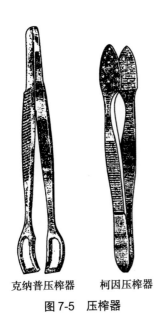

克纳普压榨器　　柯因压榨器

图 7-5　压榨器

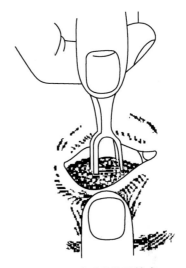

图 7-6　沙眼滤泡压榨术

3. 电灼法阿培狄(Abbadie 1919)首创用直流电穿刺法治疗沙眼,尤对深部穹隆部烧灼之有良好效果,系因热的刺激作用和局部蛋白质破坏产物的刺激,而普通表层的烧灼除颗粒被破坏外,其作用也在于局部的刺激。伊曼纽雨(Emmanuel 1937 年)用直流电微点穿刺法穿刺睑板以治疗沙眼,有数年之久,用 100～150 个微点穿刺眼睑,有几个穿通皮肤面,多于两星期内结疤。

临床上常用的机械搔爬及压榨疗法,可以随病变的情况,交替应用,有时并须反复施行。但以温和为宜,破坏病变,必须适可而止,切勿强暴操作,以免引起过度的损害而产生不良后果。

第三节　生物学的方法

治疗沙眼所使用的生物学方法很多,如菌苗疗法、血清疗法、蛋白质疗法,组织疗法等。

学者曾试图用接种菌苗疗法治疗沙眼,1908 年 Loewenstein 与 Hermann 将从患者黏膜刮下之物在研钵中研后制成乳剂,做皮下注射;1912 年 Cuenod 将从患者黏膜刮下的半液态物质做球结膜下注射。Demaria Mazza 与 Rebay 他们将多数病例黏膜刮下之物混合,再加生理食盐水及乙醚处理,配制一种多价疫苗做球结膜下注射;但都未能达到预期的效果。

前苏联眼科专家费拉托夫于 1934 年用经过冷藏的角膜试作角膜移植术获得成功之后,即奠定了组织疗法的理论基础——生物源刺激素学说:就是一种组织经过冷藏或暗贮等非致死的不良环境下,能够产生生物原刺激素来抵抗环境中不利因素,而使原组织继续生存下去,若用各种方法将生物原刺激素进入活体后,便能增强细胞的生理功能,并促使再生功能亢进,增加抵抗力及兴奋神经细胞,而达到治疗的目的。组织疗法对于发炎性及变性性的疾病,有很大的功效。可以用作组织疗法的材料多来源于人体或动物的胎盘、羊膜、脐带、皮肤等组织。组织材料的使用方法,通常有植入法(埋藏法)、皮下注射法及皮瓣移植法等。Bushmitch, Abdulaev 曾用尸体皮肤、Kostenk1938 年用尸体的唇黏膜为移植片,将组织疗法用于沙眼的治疗,有疗效,但有报道经过 5 个疗程而仍未见效或病情恶化,而停止了此法治疗。此外,在治疗过程中发现植片易感染。

Angelucci 曾推荐自家血清疗法及异体血清疗法,Fiaval N 起 da, Wiese 等人曾使用血清疗法与蛋白质疗法治疗沙眼。但发现这些方法对沙眼病程的进展不起作用。

第四节 药 物 治 疗

一、局部的腐蚀性药物疗法

对病情较重或治疗较晚的结膜肥厚显著的沙眼患者,局部使用腐蚀性药物,使结膜表面细胞坏死脱落,并连带将侵入细胞的沙眼病原体除去;当新生细胞再次受病原体传染时,可重新使用腐蚀性药品而使其脱落。如此继续不断的治疗,直至所有的新生细胞不再受到感染为止。沙眼的腐蚀性药品常用的有 2% 的硝酸银溶液、硫酸铜棒以及饱和的苯酚溶液等。局部的腐蚀性药物疗法,一般具有以下两个缺点:第一是施行时间的冗长,第二是腐蚀作用所引起的痛感和不适。任何腐蚀性药品都不能当作普通眼药水,滴入结膜囊内。患者自己绝对不可使用腐蚀性药品,只能由医生或经训练的护士代为使用,以防损伤角膜及引起结膜过度增厚结瘢。

1. 硝酸银溶液 一般眼科临床专家多认为硝酸银溶液治疗沙眼的对象,以初期和第二期之带有急性征象的患者,最为适宜。使用 2% 的硝酸银溶液治疗沙眼,直接均匀地涂擦在睑部结膜、穹隆部结膜、以及泪阜等处,为避免刺激,可随即以 1% 食盐水洗涤。此外,也有将 2%~5% 的硝酸银溶液,用来治疗血管翳,但须在表面麻醉下,以开睑器充分开睑,将小毛笔蘸 2% 硝酸银溶液涂在血管翳上部的眼球结膜处,并立即以盐水洗涤。如果患者在涂擦以后,感觉不适和刺痛,可用蘸在冷硼酸水内的纱布或棉花团敷在眼上。关于此法疗效文献各报道不一。有学者提出普通低浓度 0.5%~2.0% 的硝酸银溶液,对于细菌性结膜炎症,有急速治愈的功效,但对沙眼本身而论,并无特别功效可言。也有学者认为硝酸银的浓度倘若过大,容易发生药物性炎症。一般认为硝酸银溶液虽有刺激反应的缺点存在,然而比较起来,还是利多弊少。

2. 铜盐 硫酸铜是最古老的抗沙眼药品,从古埃及和希腊时代就有记载,在过去沙眼地区几乎没一个眼科诊所都使用过它。

硫酸铜棒的用法:硫酸铜棒的棒须长厚扁粗,夹在金属筒中,或以纱布缠绕,其腐蚀作用,比硝酸银尤为强烈,应格外审慎,不可触及角膜,最好使角膜得以保护。和硝酸银溶液一样,硫酸铜棒在使用时须直接涂擦在翻开的睑结膜、上穹隆部结膜以及泪阜上,然后用硼酸溶液或食盐水冲洗剩余的药物,以减少刺激。初用硫酸铜棒时,患者往往感觉疼痛,有的沙眼患者因发生激烈的疼痛达数日之久而停止使用。硫酸铜对充血不太重、结膜过长肥厚者,最为有效,但有血管翳和角膜溃疡时,禁忌使用。

其他铜盐(硫酸铜铵、醋酸铜、枸橼酸铜、蛋白铜等)亦曾被用以配制眼药水或药膏,铜盐溶液可蘸在棉签上直接涂布结膜,并每日使用。其中仍以硫酸盐为最实用,效果也最肯定。

3. 苯酚溶液是一种强消毒剂,JulianeIle 曾作苯酚对于沙眼病原体传染性作用的试验,结果认为沙眼病原体对于苯酚的抵抗很弱。一般眼科医师认为以苯酚溶液涂抹,较硫酸铜刺激为少,用药二至三分钟即可睁开眼睛。文献上关于这方面也有不少记载,Cuenod & Natal(1937 年)两者在结膜搔爬后,注射 0.5% 的苯酚水溶液在结膜深部;我国林文秉主张用 6.69% 的苯酚液,浸棉签轻擦结膜面,隔日一次,患者仅微感不适。

局部的腐蚀性药物曾一度广泛使用,对治疗沙眼起到了一定的作用。然而因银和铜的盐类药物,直接用在组织上,对沙眼的病毒没有多大功效,并常使患者感觉痛苦,而且用之过久,对结膜有伤害,增加结膜瘢痕的形成;蛋白银制剂则可以产生银质沉着。有学者反对使用并指出局部的腐蚀性药物涂布睑结膜面虽可使结膜病历坏死组织脱落,但亦使部分健康睑结膜组织普遍受到损害,使睑结膜的分泌腺失去作用,使患者永久感到眼内干燥,继而使角膜亦失去其原有的保护作用。

二、滴眼剂

据国内文献所载,我国有人将中药黄连配成溶液后试用治疗沙眼。其主要成分为黄连素及洋小檗素,前者有抑制阿米巴运动、制止弧菌运动作用;后者对沙眼能制止分泌物增加,以及防止细菌急性结膜炎作用。取黄连 500g,加水 1000ml,煮沸后过滤 3～4 次,约剩 800ml,加入 1.0g 硫酸锌,再将其 pH 矫正为中性,并用食盐 5g,将其中和,再过滤一次后即可使用。每隔 2 小时点一次,每日点眼 6 次。用黄连治疗沙眼确有疗效,单纯点眼效果尚差,如合并摩擦术,疗效增强。

最普通的沙眼滴剂,有 1% 苯酚滴眼液、0.5% 硫酸锌滴眼液、10% 蛋白银滴眼液。硫酸锌硼酸滴眼液(硫酸锌 0.50g,硼酸 1.70g,盐酸普鲁卡因 0.008g),此剂与眼睛接触后,即和组织内的蛋白质结成一层薄膜,附着于组织表面,这层薄膜能保护组织,阻挡外界细菌的继续侵入,并将细菌一并包围在薄膜里面,予以杀灭。对轻的病例,仅用硼酸水洗眼,以及硫酸锌滴眼,常能获得确实的疗效。

1937 年 Heinman 将磺胺应用于沙眼的治疗,磺胺对眼睑、眼球、泪器的化脓性感染,以及链球菌、肺炎球菌、淋病双球菌等都有肯定的作用。磺胺剂对沙眼有特别作用,刺激性不大,且无瘢痕形成。眼科临床一般应用磺胺钠滴剂有:5% 氨苯磺胺、5% 磺胺吡啶、5% 磺胺噻唑、5% 磺胺嘧啶等,每日点眼 4～6 次。磺胺醋酰钠和复方磺胺甲唑滴眼液毒性小,易于保存。

抗生素问世以来,随着科学日新月异的发展,其种类的发现也愈来愈多。继青霉素、链霉素之后,更有金霉素、氯霉素、地霉素、新霉素及合霉素等。大概在 20 世纪中期,抗生素陆续先后被正式应用到眼科,实验研究证明,利福平、四环素、金霉素、土霉素、红霉素及氯霉素对沙眼衣原体有抑制作用,喹诺酮类中氧氟沙星、环丙沙星、左氧氟沙星、加替沙星、莫昔沙星均对沙眼衣原体有较强灭菌活性。将这些药物配制成 0.1%～0.25%,0.5% 等不同浓度的滴眼液、软膏或乳剂用于治疗沙眼。每日点眼 3～6 次，一般需持续用药 1～3 月，也可行间歇疗法。

磺胺醋酰钠（乙酰磺胺、斑马眼药水）：为一种结构上类似于对氨苯甲酸（PABA）的物质，与其竞争抑制二氢叶酸合成酶，以阻止细菌合成叶酸，使细菌因缺乏叶酸的合成而死亡。用法：10%～30% 滴眼液，1 次 1～2 滴，1 日 3～4 次。

复方磺胺甲异恶唑（复方新诺明）滴眼液：甲氧苄氨嘧啶（TMP）与磺胺甲异恶唑（SMZ）合用有协同杀菌作用，首先 SMZ 作用于二氢叶酸合成酶，干扰叶酸合成的第一步，然后 TMP 作用于叶酸合成代谢的第二步，选择性抑制二氢叶酸还原酶。因此，两者合并应用可使细菌的叶酸合成途径受到双重阻断，抗菌作用较单一用药增强数倍至数十倍，而且减少耐药菌株。可选用其滴眼液，1 次 1～2 滴，1 日 4～6 次。

硫酸锌滴眼液：在低浓度时起收敛作用，其锌离子能沉淀蛋白，可与眼球表面、坏死组织及分泌物中的蛋白质形成极薄的蛋白膜，起到保护作用，并有防止细胞液外渗的功效；高浓度时则有杀菌和凝固作用，有利于创面及溃疡的愈合。0.25% 硫酸锌滴眼液，1 次 1～2 滴，1 日 3 次。急性期患者忌用硫酸锌。

氯霉素滴眼液：能与细菌核糖体结合，干扰细菌的蛋白质合成而抑制细菌生长。对革兰阴性菌的抗菌作用较强，对分枝杆菌属、真菌、病毒则无作用。0.25% 氯霉素滴眼液 1 次 1～3 滴，1 日 3～4 次。氯霉素滴眼液不宜频繁应用，以防其抑制骨髓的毒性作用。

红霉素眼膏：为快速抑菌剂，能抑制细菌蛋白质的合成，使其核蛋白体上延伸的肽链解离而不能形成正常功能的蛋白质。对沙眼衣原体具有强大的抗菌作用。以 0.5% 眼膏涂敷于眼睑内，每晚睡前 1 次。

金霉素眼膏：能抑制细菌蛋白质的合成，使其核蛋白体上延伸的肽链解离而不能形成正常功能的蛋白质。0.15% 金霉素眼膏涂敷于眼睑内，每隔 2～4 小时 1 次。

酞丁安滴眼液：其对沙眼衣原体有强大的抑制作用，在沙眼包涵体尚未形成时能阻止沙眼衣原体的繁殖和包涵体的形成，可选用其 0.1% 混悬液滴眼液，1 日 4 次；或以 0.1% 酞丁安眼膏涂敷于结膜囊内，1 日 3 次。妊娠期妇女应慎用酞丁安。

0.1% 利福平滴眼液、0.5% 新霉素滴眼液和 1% 四环素眼膏也在临床上使用治疗沙眼。

目前推荐使用阿奇霉素滴眼液和单剂量口服治疗沙眼，我国目前还没有阿奇霉素滴眼液可使用于眼科临床。

自磺胺及抗生素应用后，沙眼治疗疗效有了显著进步。对于急性或严重的沙眼，除局部滴用药物外，可同时口服药物治疗。

三、口服用药

全身与局部使用磺胺治疗沙眼能使肿胀和畏光都迅速减退，同时并减轻患者的不适感。但局部使用期间或有眼睑发红，或结膜与眼睑轻度水肿。口服磺胺也有副作用发生，临床上有时发生中毒现象，可能引起恶心、呕吐、眩晕、头痛、鼻出血、便血、面色苍白、皮肤淤血、嘴唇发紫、疲倦以及手足麻木等感觉；严重者甚至有发热、白细胞减少、急性再生障碍性贫血、肾内结晶、肾损伤、肾功能异常、剥脱型皮肤炎、以及全身发热等症状。尤对幼儿慎用。

曾经使用过的磺胺类有：对氨磺胺、氨基二苯磺胺、磺胺醋胺、双磺胺、磺胺吡啶、磺胺噻唑、磺胺甲基噻唑、琥珀酸磺胺噻唑、磺胺嘧啶、磺胺甲基嘧啶等等，使用前应各按其剂量，选择毒性较低而耐受性较好的。用磺胺嘧啶代替氨苯磺胺及磺胺噻唑，因前者之毒性与过敏现象均较后者为小。一般每天服用 0.5 片，连续服用 7～10 天为一疗程，停药 1 周可再服用，需 2～4 个疗程。应注意药物的副作用，对磺胺药过敏者禁用，对过敏体质的患者应慎用。可同时服用抗过敏药物盐酸苯海拉明 75mg/ 日，共服 5 日；要由于盐酸苯海拉明可减少并发的过敏性组织反应，也应立即服用碱性药，如碳酸氢钠、乳酸钠，并同时口服维生素 B1 和 B2。

甲氧苄氨嘧啶（TMP）又称磺胺增效剂为一新型的光谱抗菌药。抗菌谱类似磺胺类而效力增强。临床上 TMP 常与磺胺药合用。

全身使用抗生素，对那些有严重炎症性沙眼的患者一直是被推荐的治疗方法。最初使用磺胺，但后来被四环素或氧化四环素所取代，或去氧四环素隔天使用，每次 250mg，每天使用 4 次，共 3 周。对儿童和孕妇推荐使用红霉素，每天 250mg×4 次，共 3 周。强力霉素每天 100mg，共 3 周。

最近，一种 AZALIDE 阿奇霉素。一次口服，该药物可在 2～3 小时内吸收，集中在组织中，包括结膜，阿奇霉素半衰期长，其在组织中的药物浓度可保持到 8 天，炎性细胞及组织内药物浓度高且持久。成年人一次口服 1g 的该药物显示在治疗沙眼衣原体病中是有效的。研究表明口服单剂量阿奇霉素 1g 后，感染部位即达有效浓度且排出慢，可短时间内完成治疗，结膜药物浓度为 0.7～32μg/g。14 日后结膜药物浓度仍高于其对沙眼衣原体最小抑菌浓度（MIC）的 90%，适于治疗衣原体性结膜炎。相对来说，该药物有很好的适应性，几乎没有严重的副作用，它可以在 6 个月以上的儿童中使用。一般口服剂量阿奇霉素 20mg/kg 体重，是与局部四环素治疗儿童炎症性沙眼在 6 个月内 6～7 周的效果是一样的。患活动性沙眼学龄儿童，口服单剂量阿奇霉素 20mg/kg 后 12 小时，泪液中药物峰值 1.53μg/ml，6 天内药物浓度均在 MIC（0.03～0.25μg/ml）以内。Bowman 双盲法随机分组治疗活动沙眼儿童 314 例，一组用 0.5% 四环素眼膏，2 次 / 日，连用 6 周，一组口服单剂量阿奇霉素糖浆 20mg/kg 1 次。6 个月后复查，四环素组临床治愈率 73%，阿奇霉素组治愈率 88%。阿奇霉素控制炎症比四环素更有效。

2004 年，阿奇霉素被添加到世界卫生组织基本药物示范目录和世界卫生组织示范处方集中。

阿奇霉素是新一代大环内酯类抗菌药物，是第一个氮杂内酯类抗生素，它由红霉素内酯环中的甲基氮杂形成。阿奇霉素具有广谱抗革兰氏阳性和革兰阴性菌活性，对于流感嗜血杆菌和黏膜炎莫拉菌，它比红霉素更有效（图 7-7）。

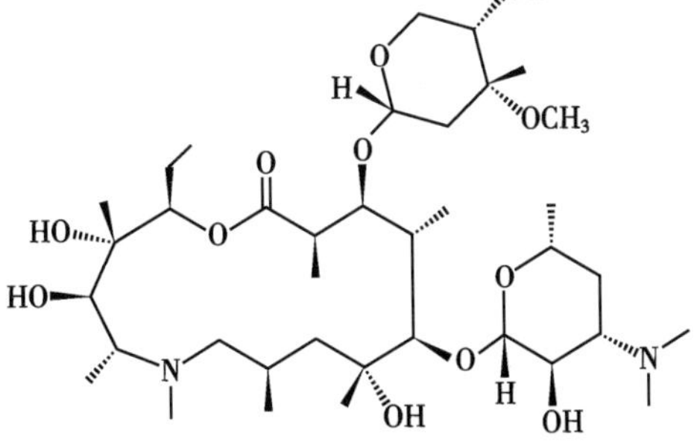

阿奇霉素对衣原体有效，能够和 50S RNA 核糖体结合，从而阻断 RNA 的翻译和蛋白合成。在体外，它能抑制所有发育阶段的衣原体生长。与仅在引入培养系统后前 6 个小时有效的传统抗生素不同，直到感染后 7 天，阿奇霉素仍然能够阻断培养物中的衣原体复制。与阻断衣原体发育、会导致持续感染的青霉素不同，阿奇霉素会引起菌蜕样颗粒出现。

图 7-7 阿奇霉素的分子结构

阿奇霉素有很强的抗酸性，大约 30% 被吸收，它可以进食时服用。它的估计半衰期超过 60 小时，主要以原形形式，通过胆汁和粪便排泄。衣原体的平均抑制浓度（MIC）为 0.125µg/L。

对生殖道感染进行的早期研究显示：单剂量的阿奇霉素（1g 或 20mg/kg）的疗效相当于强力霉素 7 天疗程的疗效。阿奇霉素有很高的组织选择性，会在巨噬细胞、多形核白细胞和上皮细胞内浓集。细胞内水平比血清水平高 100 倍。考虑到衣原体的细胞内生长，这尤其重要。药代动力学研究已经显示：血清浓度水平持续 24 小时高于 MIC。然而，泪液药物浓度水平超过 MIC 10 倍，能够保持在高于 MIC 的水平至少 6 天。在没有炎症的眼结膜活检标本中，阿奇霉素浓度能够保持在远超过 MIC 的水平至少 15 天。

阿奇霉素是美国疾病控制中心推荐用于治疗衣原体生殖道感染（包括孕妇中的感染）的药物。尽管红霉素是婴儿中衣原体感染的建议治疗药物，但《发病率和死亡率周报》（MMWR）已指出：

有关使用其他大环内酯类抗生素（例如阿奇霉素和克拉霉素）治疗新生儿衣原体感染的资料很有限。包括有限数量患者的一项研究的结果表明：20mg/kg/ 天口服，每日 1 次，用药 3 天的短疗程治疗可能是有效的。

他们还指出：生殖道感染和新生儿感染的治疗失败率分别为 4% 和最高 20%。CDC 还建议相对于红霉素优先使用阿奇霉素治疗婴儿百日咳。

阿奇霉素符合理想的沙眼治疗药物的标准："一种能够杀衣原体、无毒、可以单剂量给药的药物是用于集体治疗的理想药物"。此外，它还具有高细胞内穿透性。由于阿奇霉素提供了一种安全的单剂量口服疗法，不需要进行个体诊断，可以将阿奇霉素的分发包括到初级卫生保健中。然而，必须记住，需要重复治疗；为了获得持续的效果，抗生素分发需要和 SAFE 战略的其他部分结合应用。

阿奇霉素可用于治疗金黄色葡萄球菌、肺炎链球菌、流感嗜血杆菌、莫拉氏菌和引起社区获得性肺炎（轻中度）的衣原体导致的感染，咽炎，扁桃体炎，中耳炎，皮肤感染，尿道炎，宫颈炎和生殖器溃疡。它禁忌用于重度肺炎患者和过敏反应患者。

阿奇霉素与其他药物的相互作用很少，当与其他药物同时使用时，无需改变剂量。重要的是，没有致突变的证据。在母亲的中毒剂量，它没有致畸性；在超过 15 年的人体临床应用中，没有致畸性的报告。最近的一项研究表明：在妊娠期间使用阿奇霉素治疗，对畸形、自然流产、胎儿窘迫、胎龄或出生体重没有不良影响。尽管没有对在小于 6 个月儿童中的安全性进行专门试验，但在超过 6 个月大的儿童中，已经发现它是安全并且有效的。它已经被列入 B1 类药物，这意味着当用药的好处大于风险时，它可以在妊娠中使用。

很少有阿奇霉素的不良反应报告，它的主要不良反应包括腹泻或恶心（发生率不超过 5%）以及发生率更低的呕吐或腹痛。与之前用于治疗沙眼的许多口服抗生素（例如磺胺药和四环素）相比，阿奇霉素的副作用较少。实地使用经验也是如此，大多数研究报告的副作用即使有也很少。

由于它的广谱性，特别是对于革兰氏阳性菌，阿奇霉素也提供了一些另外的好处，目前可用于治疗许多呼吸道、皮肤和生殖道感染。在社区中，这常常被认为是集体治疗的一大好处。全身药物治疗还能够对其他黏膜表面内的衣原体感染进行治疗，这可以预防自体接种引起的衣原体再感染。尽管单剂量口服有一些优点，但目前已经开发了阿奇霉素滴眼剂，它对于细菌性结膜炎的治疗是有效的。当每日用药 2 次，用药 3 天时，局部点眼和单剂量口服一样能够有效地防治沙眼。

第五节 手 术 治 疗

所有沙眼并发症和后遗症的手术治疗,必须建立在沙眼的基础治疗上,只有沙眼病变静止或好转,才可考虑手术治疗,以控制沙眼并发症和后遗症的进展或恶化。

对于角膜混浊的患者可考虑通过角膜移植术恢复角膜透明。角膜移植术分穿透性与非穿透性两种。适应于在瞳孔区有角膜白斑,影响视力,且在白斑周围有健康角膜者。若全角膜白斑,或角膜白斑成扁平形,甚至白斑已发生扩张者,虽在角膜移植后也能愈合,然而结果则多不透明。对合并角膜上皮性营养不良、极重的血管翳、广泛性角膜白斑角膜葡萄肿、虹膜粘连、青光眼者,均属角膜移植的禁忌证。

泪囊炎患者择期行鼻腔泪囊吻合术或鼻泪管植入术等。

本节主要介绍沙眼性倒睫与内翻的手术治疗方法,例如倒睫电解术、睑板切除术、内翻矫治术等。

值得强调的是:不是所有的倒睫患者都需要手术治疗,尤其是老年人。如眼睑内外侧只有一根或两根倒生的睫毛摩擦结膜,而没有角膜并发症,可用睫毛镊子作机械式的拔除,反复地拔除睫毛可有效地减轻不适感和防止角膜并发症的发生。

对于个别倒生的睫毛用镊子拔除时,须注意在拔除时应将镊子尽量靠近睑缘,手宜稳定,夹住睫毛根端,以敏捷的动作,连根拔出。如果难以拔掉倒睫或拔倒睫不成功,少数倒睫患者可去医院行电解术。

一、倒睫电灼术(电解倒睫术)

比较彻底的治疗,可用电灼术破坏睫毛毛囊,使睫毛脱落,不再重生。

施行手术时,先将眼睑清洁,睑缘用 75% 乙醇及 2% 红汞液涂布,取已消毒电灼针顺睫毛方向刺入其根部通电,此端联电源的阴极。同时将阳电极置于顶部或用手拿,电灼过的睫毛可拔去。术后睑缘再涂以 2% 红汞,不必包盖。如没有电灼器设备,可用两节干电池相倒并,两极装连电灯花线,阳极的一端连一铜片,阴极的一端连一最细的皮内注射针头,关联处贴绕胶布(图 7-8～7-10)。

如若电灼后仍然反复发生,或者乱睫众多,无法将其一一电灼破坏时,必须施行内翻矫治术。

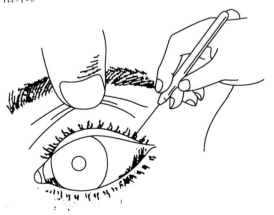

图 7-8 电解倒睫术示意图

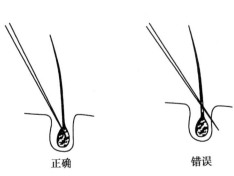

正确　　　　　错误

图 7-9 电灼针头与毛囊的位置关系

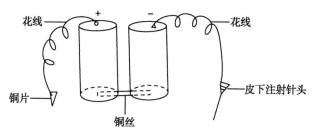

图 7-10 自制电灼器示意图

花线 花线
铜片 皮下注射针头
铜丝

二、睑板切除术

沙眼结瘢性内翻系由睑结膜及睑板瘢组织收缩所引起。沙眼的倒睫矫正手术在沙眼流行地区常是眼科医生的日常工作。临床上采用的矫正睑内翻倒睫手术方法有很多种，眼科手术书中有各种各样的描写，如 BuSacca 法、Dejean 法、Trabut 法、Panas-Anagnostakis 法、Lagleyze 与 Trantas 法、Wheeler 睑扳切除法和 Kuhnt 睑板切除法等。手术基本思路是在两眦之间，距睑缘 6～8mm 处，将皮肤与睑缘平行切开，将皮肤与轮匝肌剥离至睑板上缘，距睑缘 0.5cm 左右，约在睑板上缘，切除轮匝肌；切除部分睑板或切断睑板，然后缝合睑板与皮肤，以达到矫正内翻与倒睫的目的。在百余年的手术实践中，人们在某些具体手术操作步骤与方式上进行了许多的改进或改良。

三、部分睑板切除术

（一）Snellen（1872 年）睑板楔形切除法

睑板切除术仅限于在上睑施行。

1. 经过常规局部麻醉以后，将倒睫手术所用的金属板插入结膜穹隆部，并向上翘，使眼睑紧张，以达到充分的止血作用。

2. 在距睑缘 3mm 处将眼睑皮肤自一端切开直至另一端，切口与睑缘平行。

3. 仔细剥离使睑板前面暴露。

4. 用刀将睑板切除楔形的一块，并保持其结膜面。睑板切除的厚度视睑板增厚的程度而定，但切除范围不应太大，应保留一个足够的睑板支架以不致发生内翻，这种情况在睑板切除术后很少发生。

5. 用三对褥式缝线缝合睑板切口，然后间断缝合皮肤。

6. 术后按一股原则处理，5～7 天后拆线。

（二）HOTZ 改良法

HOTZ 改良法睑板楔形切除术适用于上眼睑的瘢痕性睑内翻，尤其是睑板严重肥厚变形者。此术式常是术者矫正瘢痕性睑内翻的首选手术方法。手术步骤如下：

采用表面麻醉和局部浸润麻醉。先在角膜保护板一端的表面涂抹抗生素眼膏，将此端凹面朝向角膜并插入结膜上穹隆部，然后距睑缘 3～5mm，平行于睑缘全长切开皮肤、皮下组织及部分眼轮匝肌（图 7-11）。

在切口上下缘分离眼轮匝肌，并在近睑缘侧剪除一条眼轮匝肌以暴露睑板（图 7-12）。

平行于睑缘楔形切除睑板组织，宽约 3mm，下界紧靠睫毛根部（勿损伤睫毛毛囊），切除时手术刀略倾斜，从一端开始移向另一端，边切边调整深度，切至睑板 2/3 厚度处相汇合，以避免切口过深而穿透至睑结膜（图7-13）。

　　用5-0丝线行间断缝合五针，多从中间开始，将缝针依次穿过切口下缘（睑缘侧）皮肤、切口上缘（上穹隆侧）睑板、切口上缘皮肤。对合皮肤，结扎缝线，松紧适度，调整睑缘形态，睫毛方向，如果矫正不足，可提高睑板缝线的高度重新缝合（图7-14）。

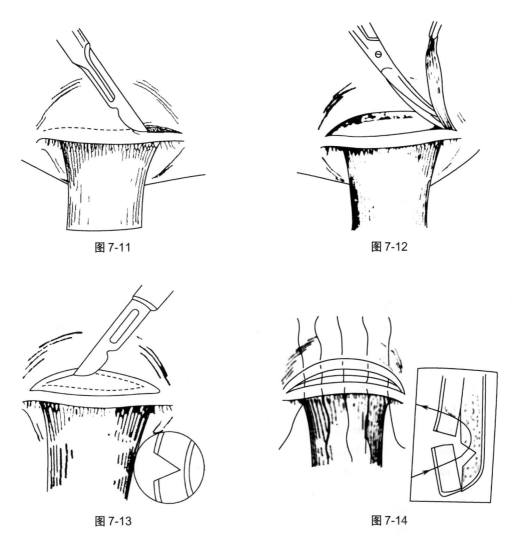

图 7-11　　　　　　　　　　　　　　　　图 7-12

图 7-13　　　　　　　　　　　　　　　　图 7-14

四、双层睑板旋转术（WHO推荐）

　　1. 手术适应证　上眼睑瘢痕性睑内翻所致多根睫毛倒置，倒置的睫毛摩擦角膜并对角膜造成损伤；倒睫造成患者眼部不适。

　　2. 禁忌证　眼睑闭合不全。

　　3. 术前准备　在考虑手术之前，一定要询问病人的病史并对病人作一些全身适应性的检查。询问病人是否有糖尿病或高血压。如果有心衰、糖尿病、高血压、局麻药过敏、血液病、慢性咳嗽或气短等异常情况存在，考虑在医院监护条件下进行手术。

　　4. 手术步骤（示例手术图为左上眼睑）　双层睑板旋转术是在固定眼睑的情况下，平行睑缘全层切开，然后再缝合起来，使睑缘向外旋转，睫毛不再接触角膜。

（1）麻醉：先使用阿美索卡因眼水或类似的局麻滴眼液点眼。要求病人向上看，结膜囊内滴入 1 滴麻药，1 分钟后，滴入第 2 次，再等 1 分钟，滴入第 3 次（图 7-15）。眼液瓶不应该接触眼部。

再用 2% 利多卡因 3ml 作局部浸润麻醉。嘱病人向下看。用手指向上拉眼睑。在超过眼睑颞侧边界，且高于睑缘 3mm 处，将针头刺入上眼睑（图 7-16）。在距睑缘 3mm 高度，沿着眼睑表面的曲度，缓慢穿过组织向前滑行针头，直至超过眼睑中部，一边进针一边注入局麻药，共 2ml。当注射针头位于睑板的上方，很易滑行。手指轻压按摩眼睑 1 分钟，以利诺卡因浸润入眼睑。一般情况下注射后 3 分钟利多卡因起效，此时用镊子夹眼睑皮肤进行测试，病人本应无痛感但可感觉到触动。如果有痛感，可注射剩下的 1ml 利多卡因。通常 3ml 已足以有效，任何每一眼睑手术注射量切勿超过 5ml。

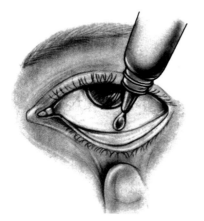 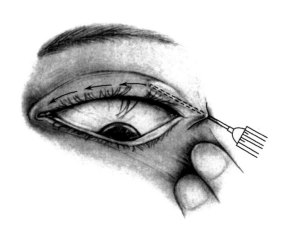

图 7-15　用局麻滴眼液点眼　　　　图 7-16　注射局麻药

（2）眼睑的固定：置一止血钳于上眼睑的内侧即上泪小点外侧，应避免损伤上泪小点和泪小管，并以适当压力合拢，其尖端距睑缘 5mm。置另一止血钳于上眼睑外侧，尖端距睑缘也是 5mm。如果止血钳尖端距睑缘超过 5mm 以上，将很难翻转眼睑。不可强行翻转之，否则会造成眼睑撕裂。如不易翻转眼睑，需要重新放置止血钳。由于止血钳可阻断血供，因此夹持眼睑不应超过 15 分钟（图 7-17）。

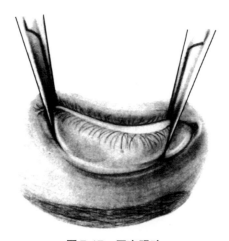

图 7-17　固定眼睑

（3）切开眼睑皮肤和肌肉：手持止血钳向下拉以使眼睑不能活动。平行于睑缘上3mm切开皮肤，切口长度为两个止血钳之间的距离。手术刀与皮肤呈直角，深度恰在睑板的表面。注意眼球位于眼睑下方，避免损伤眼球（图7-18）。

（4）切开睑结膜和睑板：外翻眼睑，在两个止血钳之间，平行睑缘上3mm全层切开结膜和睑板（图7-19）。

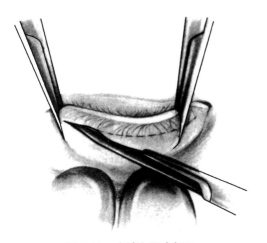

图7-18 皮肤和肌肉切口

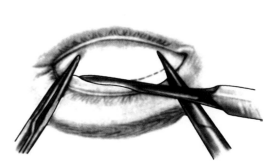

图7-19 睑结膜和睑板切口

（5）贯通切口：止血钳提起眼睑。闭合的手术剪刀尖端刺入结膜睑板切口，穿过仍然连在一起的肌肉，从皮肤肌肉切口穿出。保持剪刀穿过眼睑全层，同时张开剪刀，手术刀钝侧分离连接着的肌肉。必要时沿着切口重复以上动作，直到眼睑切口成为一个全层裂口。移去止血钳，用无菌拭子压迫止血1分钟。可能眼睑出血较多，用无菌拭子压迫常可止血（图7-20）。

（6）扩大内外侧切口：松解内外两侧止血钳，用有齿镊抓住并提起欲切开处的睑缘皮肤，扩大切口。用剪刀完全剪开睑板的内外侧缘（原先止血钳夹持的部位），切口仍然平行于睑缘。不要过多超过睑板内侧缘，以免切断睑缘动脉造成出血。此时眼睑应呈平行于睑缘3mm全层切开，只保留两端的连接（图7-21）。3mm的睑缘部分称为远端部分，其余称为近端部分。

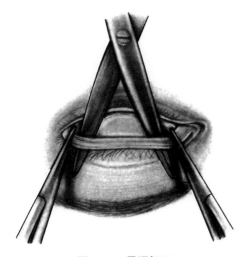

图7-20 贯通切口

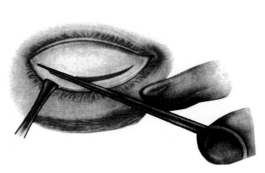

图7-21 用剪刀扩大切口

（7）预置切口近端缝线：缝合的目的是将远端睑板固定在外翻的位置，以使睫毛不再摩擦角膜。这个目的可由固定缝线来完成。缝线由近端片经结膜表面通过远端的睑板在睫毛附近穿出皮肤，这样可牵拉睫毛末端向外上翻转。4-0 缝线缝合，要求每根缝线的两端均有缝针。需要多个无菌缝针穿在缝线上备用，即 3 根缝线上有 6 枚缝针。

持针器夹持缝线，针尖朝向术者。用手指向后推眼睑近端部分的皮肤，用有齿钳夹住睑板切口缘。这时可外翻切口缘及进入缝线。观察位于眼睑内表面的粉红色结膜。如有出血影响手术野，则将表面擦净。

第 1 针及其缝线在近睑缘的中部距边距 1mm，穿过睑结膜和睑板厚度的 1/4（图 7-22）。注意针要从睑板切口缘穿出。

以同样的方法将位于缝线另一端的第 2 针穿过结膜和睑板，使缝线对称于眼睑中央（图 7-23）。

用一止血钳夹住缝线的两股，夹住后牵拉睑板向上，清晰显示并稳定固定切缘以便穿入下一缝线。

在第 1 缝线两侧以同样方法，穿入双臂缝线，两缝线必须达到切口的中央及侧端（图 7-24、图 7-25），否则倒睫将在两端复发。

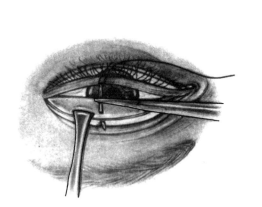

图 7-22 切口近端，第 1 线，第 1 针

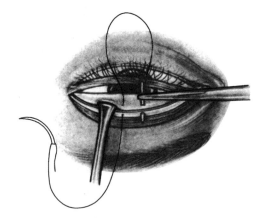

图 7-23 切口近端，第 1 线，第 2 针

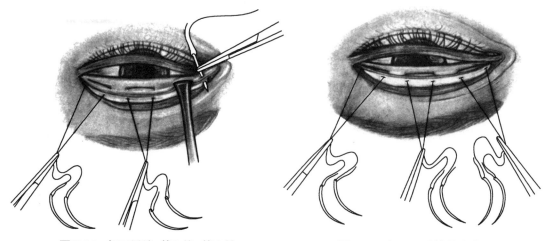

图 7-24 切口近端，第 3 线，第 1 针　　　　　图 7-25 切口近端缝线完成

（8）预置切口远端缝线：向下看眼睑远端片断的皮肤表面（有睫毛的一侧）。取下中央线上的止血钳，将一缝针夹于持针器上，夹持缝针时缝针尖背向自己。抓住眼睑远端片（靠睑缘）的皮肤，使针穿过睑板前表面的肌层，由睫毛上 1mm 处穿出皮肤。进针点应与眼睑近端片上的针点相对应。再次将缝线的两个远端夹在一起。用另外的两根缝线作内侧及外侧进针，步骤同前（图 7-26）。

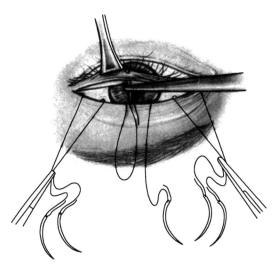

图 7-26　切口远端：第一线

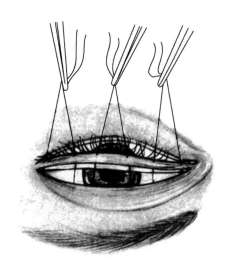

图 7-27　远端缝线完成

（9）结扎缝线：单独结扎中央缝线，然后用同一方法结扎另外两线。线结要有足够张力，以造成轻度的过矫，因为瘢痕形成后将使过矫稍微回退一些。最后的结果应显示轻度过矫的眼睑，所有睫毛应沿着睑缘很好地指向远离眼球的方向。在线结上 3mm 剪断缝线（图 7-27）。从而避免了缝线过长刺激眼球。

（10）皮肤缝线：使用一端带针的缝线。闭合皮肤需要 2～3 针。缝针内切口一侧以边距 1mm 进针，跨过伤口在切口另一侧同样以边距 1mm 出针。皮肤线结应无张力（图 7-28）。

术毕如果睫毛仍然接触角膜，应拆除睑板的缝线重新缝合。用更大的一些张力打结，以产生轻度的过矫。

如果眼睑过度外翻，则拆除皮肤和睑板的缝线重新缝合。改用较小的张力打结，而造成轻度外翻的效果。

术后常规换药，在下睑和眼球之间涂四环素软膏，连续 7 天。第 8 天拆线。

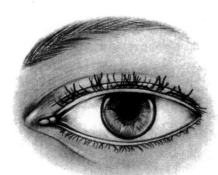

图 7-28　缝线均已打结

5. 手术后早期注意事项

（1）预防术后感染：如果有疼痛、红肿、高热、脉搏加快等局部感染或蜂窝组织炎，应及时抗生素治疗。

（2）睑板过度旋转：睑缘远端翻转过度，以至于睑缘朝上，眼睑闭合不良。可能的原因是：切口远端过宽，即切口高于睑缘 3mm；睑板缝线过紧；缝线不在睫毛以上穿出，而穿出于睫毛之间。眼睑闭合不良是严重的并发症。在这种情况时应尽早拆除缝线，向下按摩上睑。如果仍然不能矫正，择期为矫正过度旋转行二次手术。

（3）肉芽肿形成：肉芽肿看起来像红色肿块位于睑结膜切口上，应除掉此处的缝线，可在局麻药下用外科手术刀切除之或用剪刀剪除。

（4）睑缘坏死：这是睑缘中部的损害，由于远端太窄导致缺血的结果。它可不需要任何治疗而逐渐愈合。

参 考 文 献

1. Edmonston A. An Account of an Ophthalmia which appeared in the Second Regiment of Argyleshire Fencibles in the months of February, March and April. London, 1802

2. Vetch J. An Account of the Ophthalmia which appeared in England since the Return of the British Army from Egypt. London: Longman, Hurst, Rees &Orme, 1807

3. Vetch J. III. A Report on the influence of a Moist Atmosphere in aggravating the form, and retarding the cure of the Infectious Ophthalmia, drawn up by desire of Deputy Inspector Ferguson. Edin Med Surg J, 1808, 4: 151-156

4. Mackenzie W. A Practical Treatise on the Diseases of the Eye. London: Longman, Rees, Orme, Brown & Green, 1830

5. Boldt J. Trachoma. London: Hodder and Stoughton, 1904

6. Cuenod A, Nataf R. Le Trachome. 120, Boulevard Saint-Germain, Paris（VI）: Masson etCie, Editeurs, Libraires de l'Academie de Medecine, 1930

7. Meyerhof M. A Short History of Ophthalmia during the Egyptian Campaigns of 1798-1807. Br J Ophthalmol, 1932: 129-152

8. Mackenzie MD. A study of some of the research work carried out during the past five years on the distribution, etiology, treatment and prophylaxis of trachoma. Epidemiological Report 1935, 14: 41-78

9. Celsus AC. De Medicina（On Medicine）Celsus On Medicine Book VI: Loeb Classical Library, 1935

10. MacCallan AF. Trachoma. London: Butterworth &Co.（Publishers）Ltd, 1936

11. World Health Organization. Expert Committee on Trachoma. First Report. Geneva: WHO, 1952

12. 吴文华, 沈玉清, 卞则潜. 用中药治疗沙眼的几个验方. 中医杂志, 1955（12）: 35-36

13. 实用沙眼防治学. 上海卫生出版社, 1956

14. 周诚浒. 关于沙眼的诊断和治疗问题. 中华眼科杂志, 1958, 8（3）: 560

15. 合霉素乳剂涂擦治疗沙眼初步报告. 山西医学杂志, 1959,（02）: 69

16. 南京药学院药剂学教研组. 药剂学. 北京: 人民卫生出版社, 1960: 342

17. 党群, 孙令芝. 沙眼防治与防盲工作观察报告. 中华眼科杂志, 1960, 10: 141

18. Siebeck R. The Global Distribution of Trachoma 1930-1955. In: Rodenwaldt E, Jusatz HJ, editors. World Atlas of Epidemic Diseases Part III. Hamburg: Falk-Verlag, 1961

19. Duke-Elder S, Wybar KC. System of Ophthalmology Vol II The Anatomy of the Visual System. St Louis: The C.V. Mosby Company, 1961

20. 张晓楼, 金秀英. 预防措施方面对沙眼病毒的实验研究. 中华医学杂志, 1962, 12: 775-777

21. 张晓楼, 金秀英. 沙眼病毒动物感染范围及药物敏感性的实验研究. 中华医学杂志, 1962, 7: 418-423

22. 谭玉章. 金霉素治疗沙眼四种局部用药法的疗效比较观察. 中华眼科杂志, 1964, 11: 151-152

23. 胡诞宁. 沙眼的抗菌素治疗和化学治疗的进展. 医学文摘（眼科学），1964（02）：40-41

24. 纪洪科. 中药黄连海螵蛸等对沙眼疗效的初步报告. 中华眼科杂志，1965，12（11）：318-320

25. Thygeson P，Dawson CR. Trachoma and follicular conjunctivitis in children. Arch Ophthalmology，1966，75：3-12

26. 吉民生. 沙眼摩擦法及药物合并治疗. 武汉医学院学报，1978（03）：17-21

27. 卞振英. 沙眼的防治. 河北新医药，1978（01）：46-48

28. Chen YZ. Ramble in Chinese ophthalmology，past and present. Chin Med J，1981，94：1-4

29. Hirschberg J. The History of Ophthalmology，in Eleven Volumes 1：Antiquity. Bonn：JP Wayenborgh Verlag；1982

30. 吴厚章，侯惠民，左连光. 异丁基哌嗪力复霉素治疗沙眼、结膜炎、角膜炎疗效观察. 抗生素，1982（04）：229-262

31. 张士元，吉民生. 利福平滴眼及联合摩擦治疗沙眼的临床和细胞学观察. 武汉医学院学报，1983（03）：272-275

32. 粟惜兰，邝昆炎，曾琼英，等. 沙眼药物治疗的观察. 广东医学，1984（05）：13-15

33. Taylor HR. Report of a workshop：research priorities for trachoma. J Infect Dis，1985，152：383-388

34. Hirschberg J. The History of Ophthalmology，in Eleven Volumes 2：The Middle Ages；The sixteenth and seventeenth centuries. Bonn：JP WayenborghVerlag，1985

35. Al-Rifai KMJ. Trachoma through history. Int Ophthalmol，1988，12：9-14

36. Millar MI，Lane SD. Ethno-ophthalmology in the Egyptian Delta：an historical systems approach to ethnomedicine in the Middle East. Soc Sci Med，1988，26：651-657

37. Isaacs HD. Medieval Judaeo-Arabic medicine as described in the Cairo Geniza. J R Soc Med，1990，83：734-7

38. Engel JN. Azithromycin-induced block of elementary body formation in Chlamydia trachomatis. Antimicrob Agents Chemother，1992，36：2304-9

39. Martin DH，Mroczkowski TF，Dalu ZA，et al. A controlled trial of a single dose of azithromycin for the treatment of chlamydial urethritis and cervicitis. N Engl J Med，1992，327：921-5

40. 杨洪. 沙眼衣原体感染及其诊断和治疗现状. 国外医学·流行病学·传染病学分册，1993，3：116

41. Patton DL，Wang SK，Kuo CC. The activity of azithromycin on the infectivity of Chlamydia trachomatis in human amniotic cells. J Antimicrob Chemother，1995，36：951-959

42. Hoepelman IM，Schneider MME. Azithromycin：the first of the tissue-selective azalides. Int J Antimicrob Agents，1995，5：145-167

43. Eldredge LM. A thirteenth-century ophthalmologist，Benvenutus Grassus：his treatise and its survival. J R Soc Med，1998，91：47-52

44. Karcioglu ZA，EI-Yazigi A，Jabak MH，et al. Pharmacokinetics of azithromycin in trachoma patients. Ophthalmology，1998，105：658-661

45. Tabbara KF，AI-Kharashi SA，Al-Mansouri SM，et al. Ocular levels of azithromycin. Arch Ophthalmol，1998，116：1625-1628

46. Negrel AD. The Winning Hand to Defeat Trachoma. RevIntTrach，1999，76e Annee nouvelle serie：71-125

47. Taylor KI，Taylor HR. Distribution of azithromycin for the treatment of trachoma. Br J Ophthalmol，1999，83：134-135

48. Bowman RJ, Sillah A, Van-Dehn C, et al. Operational comparison ofsingle dose azithromycin and topical tetracycline for trachoma. Investophthalmol Vis Sci, 2000, 41: 4074-4079

49. Lietman T, Fry A. Can we eliminate trachoma? Br J Ophthalmol, 2001, 85: 385-387

50. Fry AM, Jha HC, Lietman TM, et al. Adverse and beneficial secondary effects of mass treatment with azithromycin to eliminate blindness due to trachoma in Nepal. Clin Infect Dis, 2002, 35: 395-402

51. Shelby-James TM, Leach AJ, Carapetis JR, Currie BJ, Mathews JD. Impact of single dose azithromycin on groups a streptococcus in the upper respiratory tract and skin of Aboriginal children. Ped Infect Dis J, 2002, 21: 375-380

52. World Health Organization. Report of the Eighth Meeting of the WHO Alliance for the Global Elimination of Blinding Trachoma. Geneva: WHO 29-30 March 2004. Report No.: WHO/PBD/GET/04.2

53. Pfizer Inc. Zithromax (azithromycin tablets) and (azithromycin for oral suspension) 70-5179-00-4. Product Insert 2004, 70: 1-32

54. Benedek TG. Gonorrhea and the beginnings of clinical research ethics. Perspect Biol Med, 2005, 48: 54-73

55. Johnson HA. Fish bile and cautery: trachoma treatment in art. J R Soc Med, 2005, 98: 30-32

56. Centers for Disease Control and Prevention, Tiwari T, Murphy TV, Moran J, National Immunization Program, CDC. Recommended antimicrobial agents for the treatment and post exposure prophylaxis of pertussis: 2005 CDC Guidelines. MMWR Recomm Rep. 2005, 54: 1-16

57. Centers for Disease Control and Prevention, Workowski KA, Berman SM. Sexually Transmitted Diseases Treatment Guidelines, 2006. MMWR Recomm Rep 2006, 55: 1-94

58. Sarkar M, Woodland C, Koren G, et al. Pregnancy outcome following gestational exposure to azithromycin. BMC Pregnancy Childbirth, 2006, 6: 18

59. <http://en.wikipedia.org/wiki/Book of Tobit>, viewed August 2006

60. Cochereau I, Meddeb-Ouertani A, Khairallah M, et al. 3-day treatment with azithromycin 1.5% eye drops versus 7-day treatment with tobramycin 0.3% for purulent bacterial conjunctivitis: multicentre, randomised and controlled trial in adults and children. Br J Ophthalmol. 2007, 91: 465-9

61. Goldschmidt P, CheSarria P, Goepogui A, et al. Clinical and microbiological efficacy of stable solution of azithromycin for the topical treatment of children with active trachoma. In: Eleventh Meeting of the WHO Alliance for the Global Elimination of Trachoma by 2020; Cairo, Egypt, 2007

62. 马晓程, 刘志英, 崔巍. 沙眼诊断和治疗的研究进展. 国际眼科杂志, 2012, 12(05): 888-890

63. 王雅东, 张文芳, 夏多胜, 等. 沙眼的流行现状及防治的研究进展. 国际眼科杂志, 2014, 14(10): 1815-1817

第八章　沙眼疫苗开发

Giemsa 细胞学鉴定衣原体、沙眼由感染引起这两大研究成果打开了沙眼疫苗研究之路。这与之前其他感染性疾病疫苗开发的途径相同。沙眼衣原体的成功分离与确认为沙眼疫苗开发研究的突破奠定了重要基础条件。

第一节　早期疫苗研究

在 1907 年，Halberstaedter 和 Prowazek 发现了包涵体。同年，突尼斯的 Nicolle 和他的研究小组开始了他们的实验研究，他们用衣原体接种人类志愿者和各种非人灵长类动物，包括黑猩猩、各种猿和猴子。他们证实了沙眼的传染性，并发现一旦动物从一次感染中恢复，它们会对感染相对有抵抗力，但可以被再次感染。如前所述（第四章），Nicolle 的研究小组证明应当将沙眼分类为病毒，因为病原体小到足以通过 Berkefeld V 过滤器的孔，并且在 50℃下加热 30 分钟或 32℃下在干布上 1 个小时，可以将这种"病毒"破坏。在甘油中，可以将病毒储存 1 周。

他们通过结膜下或静脉注射从沙眼患者刮除物采集标本，进行了一系列有意义的研究。在人类和猴子中进行的这些研究中，疫苗产生了变化的、非决定性的结果。在标准化免疫剂量和感染激发方面，他们一定遇到过很大的困难。他们发现在一些病例中，对再次激发有一些抵抗力，而在另外一些病例中，对再次激发的反应会导致更严重的疾病，在其后 100 年中，这一发现多次得到再次证实。

在两次世界大战之间，有关疫苗开发的进一步工作似乎很少，但在人类和非人灵长类动物中进行了大量的实验工作，以鉴定和培养衣原体。

MacCallan 认为，在人类："对于表面上已经从疾病康复的个体，对"沙眼病毒"的再次感染绝对没有免疫力。当……正常的上皮已经被瘢痕组织上皮代替时，在残存结膜大多数部分的上皮之下，形成了柔弱的一层瘢痕组织，因而再次感染罕见"。

1957 年沙眼衣原体的成功分离引起了沙眼疫苗的另外一项重要突破。此时开始能够培养衣原体，这大幅度提高了研究质量。现在，能够确定并定量免疫剂量、感染激发以及眼激发后恢复的感染负荷。有病原体可供利用使得能够进行抗体分析，追踪血清和泪液抗体反应，在 1967 年引入 microIF 后，能够对不同株进行血清分型，并确定抗体反应的血清型特异性。

1960—1962 年我国张晓楼、金秀英和王克乾教授进行了一系列关于沙眼免疫问题的研究，一方面用提纯的沙眼病毒制成活毒和死毒疫苗，给猴注射，观察其对沙眼病毒攻击的抵抗力；另一方面在猴的实验沙眼痊愈后，间隔若干时间，再以病毒攻击，观察其局部免疫情况。希望将来有可能制备注射用疫苗或者局部滴用疫苗，供预防儿童沙眼使用。

疫苗实验分为活毒疫苗研究和灭活疫苗研究两种。

活毒疫苗免疫实验中疫苗制备以 106 号 30 代病毒感染的鸡胚卵黄囊膜加含 7% 蔗糖的磷酸缓冲液而成。对照疫苗用同龄鸡胚正常卵黄囊膜。免疫方法分为皮下静脉组、皮下组、对照组三组。以新鲜收获的 106 号 10 代病毒为攻击用病毒。

灭活疫苗免疫实验中疫苗制备以 106 号 46 代病毒感染的鸡胚卵黄囊膜加蔗糖谷氨酸钠研磨后，经低温高速和低速交替沉淀提纯，做成 300% 悬液后，制成二种灭活疫苗：磷酸铝吸附疫苗和自然灭活疫苗。免疫方法分为磷酸铝疫苗、自然灭活疫苗和对照组 3、攻击用病毒：将 106 号 9 代病毒感染的卵黄囊，每眼接种量为 512ELD50。

实验中对疫苗反应、临床症状观察、血清学检查、分离病毒以及结膜刮片等进行观察。

研究结果显示：活毒疫苗用两种不同途径注射效果相似，死毒疫苗不论加磷酸铝与否效果亦无明显差异。从发病来观察不论免疫与否，二组除 1 只猴外，全部发病。这并不说明疫苗完全无效，而是由于攻击用病毒剂量过大，超过了疫苗免疫能够保护的范围，因为本实验 1 与实验 2 的接种量分别为 1,500ELD50 和 521ELD50，远远大于沙眼最低感染量为 1ELD50；从潜伏期观察发现：本实验疫苗组的潜伏期显著延长，无论活毒疫苗组还是死毒疫苗组潜伏期均大于对照组，且差异具有统计学意义；从对侧眼的观察发现疫苗组对侧眼皆未被感染，对照组对侧眼皆被感染。说明疫苗虽然不能抵挡大的病毒攻击剂量，却可以抵挡自然交叉感染；从临床症状观察发现经过疫苗注射的猴较对照组的病情为轻，对照组不仅滤泡数多，隆起也高，而且睑结膜充血重，并有乳头增生，病情高潮的持续时间也长；血清学检查显示疫苗免疫猴补体结合抗体和血细胞凝集抑制抗体皆明显增高。但维持时间不久，约 3～5 个月后即降至免疫前水平。

从实验结果得出，疫苗组猴虽皆发病，但从潜伏期延长、病情较轻、对侧眼未受或少受交叉感染以及血清中的抗体升高等，说明沙眼疫苗有一定保护作用，其中活毒疫苗较优于死毒疫苗。

该实验结果与国外报告类似，注射沙眼疫苗后，可以获得一定的免疫结果。但对人群实际应用沙眼疫苗，仍需做很多工作，如何提高疫苗的免疫效果、增长免疫力的持续时间以及制定沙眼病毒的型别等，都是需研究解决的问题。

在 20 世纪 60 年代，国外有 4 个主要研究小组进行了沙眼疫苗开发工作：在冈比亚，Leslie Collier 的以伦敦为基础的研究小组；在中国台湾省，Tom Grayston 的以西雅图为基础的研究小组；在沙特阿拉伯，Roger Nichols 的以波士顿为基础的研究小组；在埃塞俄比亚，Giambattista Bietti 的以罗马为基础的研究小组。每个研究小组在非人灵长类动物中进行了初步研究，并进行了各种规模的临床试验。在南非也进行了小型试验。意大利研究导致了对疫苗的全面大规模生产。

英国医学研究委员会沙眼部门的伦敦研究小组研究了使用所谓的衣原体"快速株"免疫的狒狒，后来"快速株"被证明是 LGV（性病性淋巴肉芽肿）株。他们使用了活疫苗，发现在 2～6 个月，狒狒对再次激发有部分抵抗力。一些研究使用静脉注射免疫，但这会导致活 LGV 病原体的广泛传播，特别是在淋巴结和脾中。在冈比亚进行了 3 项人体实验，但结果不明确，没有表现出保护或治疗作用。在伊朗，这一研究小组又对活疫苗和甲醛溶液灭活的二价疫苗（总共 3.7×10^6 或 4.3×10^8 个衣原体）进行了进一步的试验。这些疫苗通过肌内注射给药，在 2 周后进行加强。结果显示：在 1 年时，感染出现轻度的一过性减少，但在 2 年时，没有影响。"然而，沙眼疫苗的这一短期的中度有益作用没有实际价值"。

西雅图的研究小组在中国台湾省的海军第二医学研究所（NAMRU 2）工作。在中国台湾省猴子（M.cyclopsis）中进行了广泛研究表明：在初次感染和免疫之后，出现了部分保护。使用了甲醛溶液灭活的 EB，高滴度（10^9 个衣原体）的疫苗提出了一些初步保护，但到 9 个月时，这一保护作用降低，到 2 年时，保护作用消失。然而，较低剂量的疫苗（$5×10^7$）没有一致地保护作用，感染的猴子出现了更严重的疾病。部分保护是血清型特异的，但存在一些与主要外膜蛋白（MOMP）的衣原体抗原变化进化级联（evolutionary cascade）[所谓的高级和初级抗原（senior and junior antigens）]有关的交叉反应。在对激发感染过敏的动物中，观察到了血管翳和瘢痕。Grayston 还注意到：再次激发之后的超敏反应和加重的疾病持续时间比部分保护长一些。这是一项特别重要的发现，它给将来沙眼疫苗的使用带来了阴影。

在中国台湾省进行了几项设计巧妙的疫苗试验。使用纯化疫苗，对患有活动性沙眼的一年级学生中年龄最小的进行免疫接种。使用明矾作为免疫佐剂。尽管 1 年时的结果显示发病率降低，但到 2～3 年时，保护作用消失，在 6 年时，没有见到保护作用。在接受了单价疫苗的受试者中，感染更严重，发生率更高。使用油性佐剂（弗氏不完全佐剂）在 100 名儿童中进行的另外一项试验引起了对加强注射的显著反应。与安慰剂组相比，在 2 年半时，被免疫接种的孩子患沙眼的更多。

西雅图的研究小组还在印度旁遮普省进行了一项试验，在 3 个月～5 岁的不患有沙眼的 450 名儿童中，对很高剂量的二价甲醛溶液灭活疫苗（$>10^9$EB）进行了评估。在大约 3 个月后，给予了加强注射。在 1 年时，接种疫苗的儿童中沙眼发病率大约是安慰剂组儿童的一半。在 12 年随访时，在疫苗接种组和安慰剂组之间，没有差异。接种疫苗的儿童没有出现更严重的疾病。当时，Grayston 预计将来"有希望能够控制沙眼，这似乎依赖于免疫学的发展"。

第三个主要的沙眼疫苗研究小组是在沙特阿拉伯与 Aramco 合作的波士顿研究小组。在实验室中，他们主要对夜猴（aotus trivirgatus）进行研究，夜猴是一种对衣原体眼部感染有明显反应的新世界猴。动物再次显示出对再次感染有短暂的部分抵抗力，抵抗力与泪液和血清抗体的存在有关。在年龄小于 3 岁的儿童中，进行了一项大规模疫苗试验，对二价疫苗进行了评价。尽管在 6 个月时，临床上疾病的发生率降低，但在 12 个月时，作用降低，到 18 个月时，作用消失。然而，与对照组相比，接受高剂量液体疫苗的儿童临床患病的危险要高三倍。

在埃塞俄比亚工作的意大利研究小组最初对 Grivet 猴（cercopithaecus griseoviridis）进行了研究，并进行了一系列疫苗研究，以便对液体疫苗、明矾或弗氏不完全佐剂进行评价。他们使用了含 $5×10^8$EB 的单价甲醛溶液灭活疫苗；在 6 周时，给予 $2.5×10^8$EB 的增强剂量。在 1960—1962 年之间，在几千名儿童中进行的 3 项单独研究显示：这一疫苗可以预防新的感染。疫苗也表现出了疗效，它能够"促进愈合"，后来更多的接种疫苗的儿童从活动性沙眼（Ⅱ或Ⅲ期）变为非活动的瘢痕期（Ⅳ期）。在这些双盲研究中，接种疫苗组新沙眼的发展速度为对照组的一半，许多接种疫苗的孩子获得了治疗的好处。

在 1964 年，Bietti 进行了一项大规模研究，对 5000 名儿童进行了疫苗接种，并使用相同数量的孩子作为对照。这是 Bietti 第一次使用计算机分析进行的试验。在 12 个月时，少数接种疫苗的孩子出现了沙眼，大多数没有。Bietti 对他的经验进行了概括，发现疫苗的预防性作用持续大约 1 年，在 2 年时，仍然可以观察到疗效。在年龄大于 6 岁的儿童中，在仅有轻度沙眼的地区，以及大量儿童接受免疫接种的地区，效果更加显著。这些都是随着长期变化沙眼可能减少的标志地区。Bietti 注意到，疗效没有性别差异，疫苗对Ⅱ期沙眼疗效更好，对Ⅲ期没有疗效。

根据这些发现，开发了商业化疫苗，并获得了意大利卫生部的批准。Bietti 认为疫苗可用于几个目的：可预防进入流行地区（例如移居国外）的人员的感染；可以和抗生素治疗联合应用，以缩短病程；可用于预防已经痊愈者的再次干扰；保护幼儿，防止幼儿感染。Bietti 发现，将疫苗接种与口服磺胺药治疗联合应用没有持续的好处。在中国台湾省，也获得了类似的发现。此后不久，Bietti 去世，尽管他的疫苗被商品化生产，但实际上从为被广泛采用，因为疫苗仅部分有效。

在大约 15 年后，人们对沙眼疫苗的兴趣降低，研究活动减少。在实验室感染和临床感染中，疫苗能够产生部分的、短期的保护作用。在非人灵长类动物或人类志愿者中的保护作用与初次眼感染康复后见到的相似。在有些情况下，被免疫的个体出现了更严重的疾病。如上所述，已经开发了商品化的疫苗，但没有被使用。

第二节 纯化疫苗的猴体试验研究

在 20 世纪 50 年代、60 年代和 70 年代早期研究的疫苗使用整个原生小体。随着在约翰·霍普金斯沙眼猴模型的开发，到 20 世纪 80 年代，Taylor HR 研究了许多可用的纯化抗原制剂的作用，此外，为能够更精确地对免疫和激发动物的免疫反应进行检查，并对全身和局部的抗体反应和细胞免疫发展进行追踪。在表 8-1 中，对免疫抗原的各种疫苗方法进行了概括。这些广泛的研究显示：

1. 试验过的免疫方案或疫苗均未能提供比单次、初次眼感染恢复后见到的更好的保护作用。

2. 肌肉注射免疫产生了细胞免疫和血清抗体反应。

3. 口服免疫获得了良好的血清抗体滴度，但通常没有获得泪液抗体滴度。"最大"免疫产生了很高的血清抗体滴度，并产生了低水平的泪液抗体。

4. 眼免疫或眼增强提供了高滴度的抗原特异的泪液 IgA、IgG 和 IgM 以及抗原特异的结膜 IgA 和 IgG B 细胞以及抗原特异的结膜 T 细胞。在激发之后，眼增强免疫产生了遗忘性抗体反应，滤泡内 CD4$^+$ 和 CD8$^+$ 细胞增加。

5. 泪液或血清抗体的存在不能防止感染。

6. 结膜中衣原体 EB 或 MOMP 抗原特异的 T 细胞或 B 细胞的存在不能防止眼部感染。

7. 接种疫苗可以引起对 HSP60 的抗体反应，但这既不具有保护作用，也没有有害作用。

这些研究的结果令人失望，没有能够产生比初次眼感染恢复后见到的更好的免疫（图 8-1）。他们强调将免疫动物的反应与被二次激发过的"天然免疫"动物的反应进行比较。天然免疫的动物已经从初次感染恢复。在这些疫苗试验中，没有出现疾病恶化的情况。

张晓楼、金秀英、王克乾等基于中国沙眼流行很广，且多在儿童时期感染，制备疫苗用以免疫或有预防的积极意义，1961—1963 年他们在猴体实验中，曾观察到沙眼疫苗注射免疫后，在病毒攻击中，免疫猴的临床表现有所减轻，证明注射疫苗产生了一定的免疫力。他们以分笼饲养的恒河猴为实验动物，制备沙眼病毒 TE106 株活的和福尔马林灭活的鸡胚卵

表 8-1   在猴子中进行疫苗研究的摘要(1986—1994)

疫苗试验包括:
- 口服
  * 活 L2 血清型(用血清型 B 激发)
  * 最大免疫活 B 血清型(用血清型 E 激发)
  ** 紫外线灭活 L2 血清型(用血清型 B 激发)
      甲醛溶液灭活 L2 血清型(用血清型 B 激发)
      活 B 血清型(用血清型 B 激发)
      衣原体 LPS(用血清型 B 激发)
      MOMP-B+IP+霍乱毒素(用血清型 B 激发)
      OGP-MOMP-C+IM(用血清型 C 激发)
- 眼
  * MOMP-B(用血清型 B 激发)
  * MOMP-B 眼用和口服(用血清型 B 激发)
  * MOMP 眼用和 IP+霍乱毒素(用血清型 B 激发)
      VS-1+霍乱毒素(用血清型 C 激发)
      VS-2+霍乱毒素(用血清型 C 激发)
      VS-1+2+霍乱毒素(用血清型 C 激发)
  * OGP-MOMP-C+霍乱毒素(用血清型 C 激发)

* 提供部分保护
** 引起更严重的疾病
VS 可变节段,MOMP 的一个表位
MOMP 主要外膜蛋白
衣原体 LPS 重组大肠杆菌表达的衣原体脂多糖
            最大免疫,直肠给予和口服活 EB,肌肉注射 EB 和弗氏佐剂
OGP 用于提取 MOMP 的一种温和洗涤剂

黄囊膜 2 种疫苗各分别 3 次皮下或加静脉注射免疫 2 组猴子,每组 6 只。用正常鸡胚卵黄囊膜注射,对照组免疫猴 5 只。疫苗注射后,均无周身不良反应;油剂疫苗常在注射部位引起硬结,约一周后消失,水剂疫苗则无局部反应。血细胞凝集抑制效价在三组疫苗注射后均有升高,而注射对照疫苗后则无此现象。说明这是沙眼病毒的抗原体反应。但此指标不能完全代表其免疫力,因 DEAE 胰酶油剂组与其水剂组的效价相似,但临床免疫效果差别很大,且猴眼发病与否,亦不与此效价完全平行。最后一次免疫注射 2 周后,用同株病毒1475 ELD50/眼,512 ELD50/眼接种剂量涂擦接种各猴的一只眼。攻毒后临床观察结果为免疫组和对照组的接种眼皆发病,但免疫组的潜伏期明显延长,病情轻,滤泡数少,疫程短。活度疫苗免疫组候的对侧眼皆无发病。灭活疫苗免疫组 6 只猴中 4 只猴的对侧眼相继传染发病。对照组 5 只猴的攻毒眼发病最重,对侧眼都相继自然感染发病,实验提示周身注射疫苗能产生一定程度的免疫力,虽未能抵御大剂量的病毒攻击但活毒疫苗能抵御自然感染的病毒感染量,保护了对侧眼不被传染。

免疫后,血清学试验免疫组补体结合抗体滴度和小白鼠红细胞血清抑制抗体滴度均较免疫前升高,但 4~5 周后开始下降,2~4 个月降至免疫前水平。

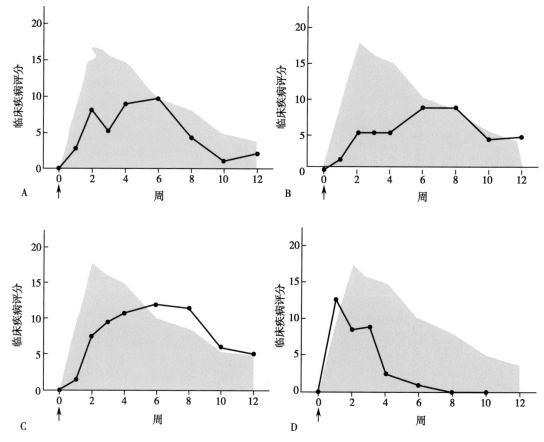

图 8-1　下列动物的平均临床疾病评分：A. 4 只接种 MOMP 眼疫苗的猴子；B. 4 只接种 MOMP 肠疫苗的猴子；C. 4 只接种 MOMP 混合疫苗的猴子；D. 5 只初次感染 18 周后激发的眼免疫接种的猴子（Taylor 等，1988。经过视觉与眼科学研究协会许可后翻印）

　　为了解沙眼局部免疫，将免疫试验攻毒发病愈后的猴子，间隔 28 日、112 日、179 日用同株病毒重复接种攻击 2～3 次，多不发病，用大剂量病毒攻击时仅轻微发病，滤泡很少，2～3 周即自行消失，重复再感染表明愈合后半年内沙眼有局部免疫力。

　　所有试验证明用鸡胚培养的沙眼病毒经差速离心制备的疫苗，在猴体可见明显的保护作用。但因这样的疫苗仍含有较多卵黄囊的杂质，不适于人群使用。实验证明再经 DEAE 济胰酶处理后，杂质大为减少，其水剂疫苗仍有良好的保护作用。DEAE- 胰酶油剂疫苗效果很差，差速离心疫苗及 DEAE- 胰酶水剂疫苗有良好的免疫效果，这就为人群实际应用开辟了途径。

第三节　沙眼疫苗的现状与未来

　　疫苗预防衣原体被广泛有效地应用于兽医学实践中。这些用于预防鹦鹉热衣原体、流产衣原体和豚鼠衣原体的疫苗含有活的或灭活的完整 EB。尽管完整 EB 疫苗对预防沙眼完全无效，然而在动物中却很有效，这表明在不同情况中，免疫机制存在很大差异。

随着细胞和分子研究以及基因操作工具和试剂的大规模发展，小鼠成为了衣原体研究的主要实验动物。小鼠容易操作，价格便宜，可以对大量的近交系小鼠进行研究，因此它为生殖道感染研究提供了一个良好的模型。尽管在小鼠模型中的一些工作使用了人病原体，但大多数研究使用了鼠肺炎衣原体 MoPn，这一小鼠生物变种最初被分类为沙眼衣原体，但后来被重新分类为鼠衣原体。当鼻内接种时，MoPn 可引起呼吸道感染，在使用高剂量黄体酮治疗后，可在雌性动物中引起生殖道感染。这两种模型感染已经被广泛使用，从而在许多方面，增强了我们对衣原体感染反应的了解。

然而，当将这发现外推到人的沙眼时，必须认识到，MoPn 与人沙眼衣原体有很大不同。例如，在对 γ 干扰素的反应和降低色氨酸方面，MoPn 就有很大不同。在人和小鼠免疫反应之间，也有显著差异。新技术使得我们能够更详细地分析免疫反应，并了解免疫反应的一些细节特征。这使得感染微生物和宿主反应之间的细微差异可能更具有意义。例如，在患有输卵管性不育症的妇女中进行了一项研究，发现在这些妇女中，Th-2 反应和 Th-1 反应同样重要。作者发现："结果还表明，在人体对沙眼衣原体的免疫反应比小鼠中的更复杂；在小鼠中，强 Th-1 反应与细菌消除和疾病缓解有关"。

最近在小鼠模型中进行的大多数研究考查了全身免疫机制，而不是黏膜免疫机制。在肺感染模型中，全身机制起到了很大的作用。输卵管炎模型也会引起强全身免疫反应。这一点可以理解，因为衣原体疫苗从性传播疾病和呼吸道疾病病原体制得。在另一方面，沙眼是局限于黏膜表面的感染，在全身和黏膜免疫反应之间，存在显著差异。

在小鼠和人中进行的研究中，在将小鼠模型中的发现外推到人沙眼时，给予了必要的谨慎，结果表明，在感染的缓解中，强 Th-1 反应非常重要。Darville 最近对这一领域进行了综述，对在基因敲除（knock out）小鼠和其他小鼠模型中进行的研究进行了概括，结果证实了 Th-1 反应的重要性。这些发现也与人的细胞因子表达研究一致。调节 Th-1 细胞诱导和活化的遗传因素和引起 T 调节细胞产生的 IL-10 可能在人保护性和病理性免疫反应的调节中非常重要。

在小鼠模型和人体研究中，CD_8^+T 细胞反应似乎对于防止感染较不重要，但这些细胞在清除人体感染中的作用尚未明确。沙眼患者血液中的克隆人 CD_8^+ 细胞能够识别感染细胞表面上的衣原体外膜复合物。抗体在小鼠模型中起重要作用，但在防止二次感染中的意义尚不明确。

不能预测在 2020 年之前，是否能够成功开发疫苗来控制致盲性沙眼。尽管主要外膜蛋白可能是免疫显性抗原，其抗体是中和抗体，但似乎不大可能能够开发有效的主要外膜蛋白疫苗。尽管主要外膜蛋白疫苗的阴性结果提供了良好的初步证据，但结构或佐剂调整不大可能实现有效、有用的疫苗所需的保护效果变化。在体外，抗主要外膜蛋白特异性抗体有中和作用。在组织培养体系中，当需要离心和利用高分子化合物将 EB 附着到细胞上时，附着到衣原体表面上的抗体可能能够提供足够的非特异性干扰来阻断这一人工细胞附着。当在接种之前，可以使用相对高滴度的抗体来中和纯化原生小体时，在动物中进行的体内研究遇到了类似的问题。很明显，在人和动物中，包括主要外膜蛋白在内的各种衣原体抗原的泪液抗体的存在不能防止感染，即使对活病原体进行培养和再分离。然而，泪液抗体的存在可控制感染传播，降低培养物中可回收的衣原体滴度。

目前研究的另外一个抗原是多形膜蛋白 D（PmpD）。这种蛋白高度保守，表面暴露。与主要外膜蛋白相比，它更明确地与衣原体附着有关，并且 PmpD 抗体有中和作用。这使得它成为了一种有吸引力的疫苗。人们还把注意力投到了免疫相关鸟嘌呤核苷三磷酸酯酶（IRG 或 p47 GTP 酶）。这些 γ 干扰素诱导酶参与细胞内病原体的胞内控制，例如结核和衣原体。另外一种候选疫苗为衣原体的黏附标记和Ⅲ型分泌系统。

现在有各种各样的佐剂可用，这使得有可能提供更具针对性的衣原体疫苗，从而获得更特异的免疫应答。根据细胞因子研究，疫苗应当能够产生强 Th-1 反应，并降低 Th-2 反应。Toll 样受体（TLR）是一种病原体识别受体，它能够增强对 T 细胞的抗原呈递。刺激 TLR 信号的疫苗可能更有效，但这还没有得到证实。

到现在为止，我们已经考查了保护性疫苗的作用，认为治疗性疫苗会有明显帮助。Bietti 根据一次感染发作后会有持续的慢性疾病的设想，对这些疫苗进行了试验。然而，另外一种方法是对能够降低有害衣原体抗原宿主免疫应答的耐受疫苗进行考查。免疫耐受是一个已经研究了 40 年的概念，特别是在组织移植中，但仍然没有被完全了解。然而，如果沙眼是对 HSP60 抗原的超敏反应的假说成立，那么理论上，特异地抑制超敏反应的疫苗应当能够使疾病减轻。然而，在可预见的将来，一个更务实的方法是下章中介绍的 SAFE 战略所蕴含的公共卫生方法。与开发疫苗相比，这为消除沙眼导致的盲提供了一种更有希望的方法。

参 考 文 献

1. Halberstaedter L, von Prowazek S. Ubetzelleinschusseparasitarernaturbeim trachoma. On cell inclusions of a parasitic nature in trachoma. Arb. K. Gesundh. Amt, 1907, 26: 44-47

2. Nicolle C, Cuenod A, Baizot L. Etude experimentale du trachoma. ArchInstit Pasteur de Tunis, 1913, 4: 157-182

3. Mackenzie MD. A study of some of the research work carried out during the past five years on the distriburtion, etiology, treatment and prophylaxis of trachoma. Epidemiological Report, 1935, 14: 41-78

4. MacCallan AF. Trachoma. London: Butterworth &Co.(Publishers)Ltd, 1936

5. Chang HL, Chin HY. Studies on trachoma virus with various physical and chemical agents for prophylaxis. Chin Med J(Engl), 1962, 81: 779-783

6. Grayston JT. Symposium on trachoma. Biology of the virus. Invest Ophthalmol, 1963, 2: 460-470

7. 薛秀卿. 沙眼病毒的生物学研究. 医学文摘：眼科学, 1964,（2）

8. 张晓楼. 应用活毒沙眼疫苗的经验. 医学文摘：眼科学, 1965,（4）

9. 王克乾. 用疫苗预防沙眼的问题. 医学文摘：眼科学, 1965,（2）

10. 孙勉. 沙眼组织培养疫苗：报告Ⅰ.实验研究. 医学文摘：眼科学, 1965,（1）

11. Collier LH, Blyth WA. Immunogenicity of experimental trachoma vaccines in baboons. II Experiments with adjuvants and tests of cross protection. J HygCamb, 1966, 64: 529-544

12. Collier LH, Smith A. Dissemination and immunogenicity of live TRIC agent in baboons after parenteral injection. Am J Ophthalmol, 1967, 63: 1589-1602

13. Nichols RL, et al. Immunofluorescent studies of the microbiologic epidemiology of trachoma in Sandi Arabia. Am J Ophthalmol, 1967, 63: 509

14. Woolridge RL, Grayston JT, Chang IH, et al. Long-term follow-up of the initial(1959-1960)trachoma vaccine field trial on Taiwan. Am J Ophthalmol, 1967, 63: 1650-1653

15. Woolridge RL, Grayston JT, Chang IH, et al. Field trial of a monovalent and of a bivalent mineral oil

adjuvant trachoma vaccine in Taiwan school children. Am J Ophthalmol，1967，63：1645-1650

16. Dhir SP，Agarwal LP，Detels R，et al. Field trial of two bivalent trachoma vaccines in children of Punjab Indian villages. Am J Ophthalmol，1967，63：1640-1644

17. Grayston JT. Immunization against trachoma. First International Conference on Vaccines Against Viral and Rickettsial Diseases of Man，1967：546-559

18. Bietti G，Werner GH. Trachoma Prevention and Treatment. Springfield，Illinois：Charles C Thomas，1967

19. Woolridge RL，Cheng KH，Chang IH，et al. Failure of trachoma treatment with ophthalmic antibiotics and systemic sulfonamides used alone or in combination with trachoma vaccine. Am J Ophthalmol，1967，63：1557-1583

20. Sowa S，Sowa J，Collier LH，Blyth WA. Trachoma vaccine trials in The Gambia. J HygCamb，1969，67：699-717

21. Nichols RL，Bell SD，Haddad NA，et al. Studies on trachoma. VI. Microbiological observations in a field trial in Saudi Arabia of bivalent trachoma vaccine at three dosage levels. Am J Trop Med Hyg，1969，18：723-730

22. Murray ES，Fraser CEO，Peters JH，et al. The owl monkey as an experimental primate model for conjunctivaltruchoma infection. // Nichols RL，ed. Trachoma and related disorders. Amsterdam：Excerpta Medica，1971：386-395

23. Grayston JT，Kim KSW，Alexander ER，et al. Protective studies in monkeys with trivalent and monovalent trachoma vaccines. // Nichols RL，ed. Trachoma and related disorders. Amsterdam：ExcerptaMedica，1971：377-385

24. McComb DE，Peters JH，Fraser CEO，et al. Resistance to trachoma infection in owl monkeys correlated with antibody status at the outset in an experiment to test the response to topical trachoma antigens. // Nichols RL，ed. Trachoma and related disorders. Amsterdam：ExcerptaMedica，1971：396-406

25. Jones BR. The prevention of blindness from trachoma（Bowman Lecture）. Trans OphthalmolSoc UK，1975，95：16-33

26. 张晓楼. 沙眼研究进展. 国际眼科纵览，1977，（1）

27. Schachter J，Dawson CR. Human Chlamydial Infections. Littleton，Massachusetts：PSG Publishing Company，1978

28. Treharne JD. Antichlamydial antibody in tears and sera，and serotypes of Chlamydia trachomatis isolated from school children in southern Tunisia. Br J Ophthalmol，1978，62：509

29. Clements C，Dhir SP，Grayst，et al. Long term follow-up study of a trachoma vaccine trial in villages in northern India. Am J Ophthalmol，1979，87：350-353

30. 张晓楼. 沙眼疫苗效果远期观察. 国外医学：眼科学分册，1980，（1）

31. Grayston JT，Wang S-P，Yeh L-J，et al. Importance of Reinfection in the Pathogenesis of Trachoma. Cook JA，TaylorHR，ed. Reviews of Infectious Diseases，Infectious Causes of Blindness：Trachoma and Onchocerciasis. Chicago：The Universiry of Chicago Press，Illinois 60637，1985：717-725

32. Taylor HR，Young E，MacDonald B，et al. Oral immunization against chlamydial eye infection. Invest Ophthalmol Vis Sci，1987，28：249-258

33. Grayston JT，童善庆. 再感染在沙眼发病机理中的重要性. 国外医学：微生物学分册，1987，（1）

34. Taylor HR，Prendergast RA. Attempted oral immunization with chlamydial lipopolysaccharide subunit vaccine. Invest Ophthalmol Vis Sci，1987，28：1722-1726

35. Taylor HR，Whittum-Hudson J，Schachter J，et al. Oral immunization with chlamydial major outer membrane protein（MOMP）. Invest Ophthalmol Vis Sci，1988，29：1847-1853

36. Taylor HR，Stephens RS，Whittum-Hudson JA，et al. Initial evaluation of trachoma subunit vaccines. Invest Ophthalmol Vis Sci，1989，30：381

37. Scott JG. Trachoma in Africa. SA Med J，1993，83：243-244

38. Tuffrey M. The use of animal models to study human chlamydial diseases. // Orfila J，Byrne GI，Chernesky MA，et al，ed. Chlamydial Infections. Proceedings of the Eighth International Symposium on Human Chlamydial Infections，Chateau de Montvillargenne，602700 Gouvieux - Chantilly，France，19-24 June 1994. Bologna- Italy：SocietaEditriceEsculapio，1994：513-524

39. Campos M，Pal S，O'BrienTP，et al. A chlamydial major outer membrane protein extract as a trachoma vaccine candidate. Invest Ophthalmol Vis Sci，1995，36：1477-1491

40. Holland MJ，Bailey RL，Conway DJ，et al. T helper type-1（Th1）/Th2 profiles of peripheral blood mononuclear cells（PBMC）：responses to antigens of Chlamydia trachomatis in subjects with severe trachomatous scarring. ClinExpImmunol，1996，105：429-435

41. Bobo L，Novak N，Mkocha H，et al. Evidence of a Predominant ProinflammatoryConjunctival Cytokine Response in Individuals with Trachoma. Infect Immun，1996，64：3273-3279

42. Whittum-Hudson JA，An L-L，Saltzman WM，et al. Oral immunization with an anti-idiotypic antibody to the exoglycolipid antigen protects against experimental Chlamydia trachomatis infection. Nat Med，1996，2：1116-1121

43. Byrne GI. Immunity to Chlamydia. In：Stephens RS，Byrne GI，Christiansen G，et al. Chlamydial Infections. Proceedings of the Ninth International Symposium on Human Chlamydial Infection，Napa，California，USA，June 21-26，1998. San Francisco，CA94110，USA：International Chlamydia Symposium，1998：365-374

44. Peeling RW，Bailey RL，Conway DJ，et al. Antibody response to the 60KDa chlamydial heat2shock p rotein is associated w ithscarring trachoma. J Infect D is，1998，177：2562-2591

45. Hessel T，Dhital SP，Plank R，et al. Immune response to chlamydial 602 kilodalton heat shock protein in tears from nepali trachoma paitnets. Infect Immun，2001，69：4996-2501

46. Morrison RP，Caldwell HD. Immunity to murine chlamydial genital infection. Infect Immun，2002，70：2741-2751

47. 张瑾. 沙眼衣原体抗原成分的研究进展. 国外医学：微生物学分册，2002，25（3）：30-31. DOI：10.3969/j.issn.1673-6184.2002.03.011

48. Gervassi AL，Probst P，Stamm WE，et al. Functional characterization of Class la- and Non-Class la-restricted Chlamydia-reactive CD8[+] T cell responses in humans. J Immunol，2003，171：4278-4286

49. Burton MJ，Bailey RL，Jeffries D，et al. Cytokine and Fibrogenic Gene Expression in the Conjunctivas of Subjects from a Gambian Community Where Trachoma Is Endemic. Infect Immun，2004，72：7352-7356

50. Eko FO，He Q，Brown T，et al. A novel recombinant multisubunit vaccine against chlamydia. J Immunol，2004，173：3375-3382

51. Cohen CR，Koochesfahani KM，Meier AS，et al. Immunoepidemiologic profile of Chlamydia trachomatis infection：importance of heat-shock protein 60 and interferon-γ. J Infect Dis，2005，192：591-599

52. Morrison SG，Morrison RP. A Predominant role for antibody in acquired immunity to chlamydial genital tract infection. J Immunol，2005，175：7536-7542

53. Pal S, Peterson EM, de la Maza LM. Vaccination with the Chlamydia trachomatis major outer membrane protein can elicit an immune response as protective as that resulting from inoculation with live bacteria. Infect Immun, 2005, 73: 8153-8160

54. Igietseme JU, Eko FO, He Q, et al. Delivery of Chlamydia vaccines. Expert Opin Drug Deliv, 2005, 2: 549-562

55. Kaltenboeck B. Recent Advances in the Knowledge of Animal Chlamydial Infections. // Chernesky M, CaldwellH, ChristiansenG, et al, editors. Chlamydial Infections. Proceedings of the Eleventh International Symposium on Human Chlamydial International Symposium on Human Chlamydial Infections, Niagara-on-the-Lake, Ontario, Canada, June 18-23, 2006. San Francisco, CA 94110, USA: International Chlamydia Symposium, 2006: 399-408

56. Hatch TP. Structures of Chlamydia. // CherneskyM, CaldwellH, ChristiansenG, et al, ed. Chlamydial Infections. Proceedings of the Eleventh International Symposium on Human Chlamydial Infections, Niagara-on-the-Lake, Ontario, Canada, June 18-23, 2006. San Francisco, CA 94110, USA: International Chlamydia Symposium, 2006: 123-131

57. Caldwell HD. Chlamydial Genomics. // ChemeskyM, CaldwellH, ChristiansenG, et al. editors Chlamydial Infections. Proceedings of the E1eventh International Symposium on Human Chlamydial Infections, Niagara-on-the-Lake, Ontario, Canada, June 18-23, 2006. San Francisco, CA 94110, USA: International Chlamydial Symposium, 2006: 3-12

58. Holland MJ, Faal N, Sarr I, et al. The frequency of Chlamydia trachomatis major outer membrane protein-specific CD8[+]T Lymphocytes in active trachoma is associated with current ocular infection. Infect Immun, 2006, 74: 1565-1572

59. Hvid M, Sventrup HF, Fedder J, et al. Circulating Antibodies Against Chlamydia trachomatis Major Outer Membrane Protein(MOMP)and its Relationship to Tubal Infertility Factor. In: Chernesky M, Caldwell H, Christiansen G, et al. editors. Chlamydial Infections. Proceedings of the Eleventh International Symposium on Human Chlamydial Infections, Niagara-on-the-Lake, Ontario, Canada, June 19-23 2006. San Francisco, CA 94110, USA: International Chlamydia Symposium, 2006: 607-610

60. Natividad A, Holland MJ, Rockett KA, et al. Clinical Consequences of Allelic Variation in the Cis-Regulation of IL10 during Acnve Trachomatous Disease in Humans. // Cherensky MA, Caldwell H, Christiansen G, et al. editors. Chlamydial Infections. Proceedings of the Eleventh International Symposium on Human Chlamydial Infections, Niagara-on-the-Lake, Ontario, Canada, June 18-23, 2006. San Francisco, CA 94110, USA: International Chlamydia Symposium, 2006: 555-558

61. Faal N, Bailey R, Joof H, et al. Conjunctival Expression of IFN-γ, IDO, IL-10, and FOXP3 in Gambian Children during Trachoma Episodes. // Cherensky MA, Caldwell H, Christiansen G, et al. editors. Chlamydial Infections. Proceedings of the Eleventh International Symposium on Human Chlamydial Infections, Niagara-on-the-Lake, Ontario, Canada. June 18-23, 2006. San Francisco. CA 94110, USA: International Chlamydia Symposium, 2006: 381-384

62. Darville T. Immunology of Chlamydia trachomatis Infections and Prospects for the Development of a Vaccine. In: Chernesky M, Caldwell H, Christiansen G, et al. editors. Chlamydial Infections. Proceedings of the Eleventh International Symposium on Human Chlamydial Infections, Niagara-on-the-Lake, Canada, June 18-23. San Francisco, CA 94110: International Chlamydia Symposium, 2006: 347-356

63. Tan C，Spitznagel JK，Shou H-Z，et al. The Polymorphic Membrane Protein Gene Family of the Chlamydiaceae. In：Bavoil PM，Wyrick PB，editors. Chlamydia. Genomics and Pathogenesis. Norfolk UK：Horizon Bioscience，2006：195-218

64. Crane DD，Carlson JH，Fischer ER，et al. Chlamydia trachomatis polymorphic membrane protein D is a species-common pan-neutralizing antigen. Proc Nat AcadSci USA，2006，103：1894-1899

65. Singh SB，Davis AS，Taylor GA，et al. Human IRGM Induces Autophagy to Eliminate Inracellular Mycobacteria. Science，2006，313：1438-1441

66. Byrne G. Personal Communication，2006

67. Fields KA，Hackstadt T. The Chlamydia Type III Secretion System：Structure and Implications for Pathogenesis. // Bavioli P，Wyrick PB，editors. Chlamydia. Genomics and Pathogenesis. Norfolk UK：Horizon Bioscience，2006：219-233

68. Campbell LA，Kuo C-C. Interactions of Chlamydia with the Host Cells that Mediate Attachment and Uptake. // Bavoil PM，Wyrick PB，editors. Chlamydia. Genomics and Pathogenesis. Norfolk，UK：Horizon Bioscience，2006：505-522

69. Pulendran B. Tolls and beyond - many roads to vaccine immunity. N Eng J Med，2007，356：1776-1778

第九章 消灭致盲性沙眼与 SAFE 战略

成功控制沙眼需要全面的防控措施，单独使用药物疗效不佳且疗程冗长，如果没有采取措施来改善当地环境以及过度拥挤、污秽、苍蝇等情况，并且个人卫生仍然很差，这些都不利于有效控制沙眼的传播。我国在 1958 年就提出防治沙眼的措施：沙眼防治与爱国卫生运动相结合，提倡一人一巾，推广流水洗脸，不用手揉眼睛，保持用水清洁，指出防治沙眼必须防与治结合。世界卫生组织 WHO 提出防控沙眼战略即提供沙眼倒睫矫正手术（Surgery for Trichiasis，S）、使用适当的抗生素（Antibiotic Treatment，A）、促进个人卫生尤其强调儿童面部清洁（Face Washing，F）、实施环境改善（Environmental Improvements，E）；这四部分的英文字头合起来即形成有效干预沙眼传播的 SAFE 战略。我国的沙眼防治措施与 WHO 的 SAFE 战略相一致，且具有中国特色。

第一节 各国控制沙眼计划与 SAFE 战略

沙眼肆虐几千年，经人类的不懈努力，至今已对沙眼的性质、传播途径以及反复感染的危害有了清楚地认识（图 9-1），在与其斗争的历史中逐渐取得出有力的"武器"。早在 1830 年就懂得对沙眼综合治理（表 9-1）。

在 1952 年，世界卫生组织建议：控制活动应当集中在疾病本身和相关的流行性细菌性结膜炎。这包括：①病例寻找和治疗；②卫生教育；③消灭可能的媒介以及环境卫生措施。需要对预防进行强调。例如，卫生教育计划可使用教师和其他措施。需要进行至少两年的垂直计划来启动沙眼控制工作，随后需要进行每年一次的追踪以保持控制效果。MacCallan 在埃及建立的成功模型被用作原型：一个中心国家研究所负责协调固定和移动眼科医院的活动。它使用护士和医生小组，并在学校和媒体实施积极的计划。有趣的是，工作小组多次重申在突尼斯（拥有三百八十万人口），沙眼导致每年损失两千万个工作日，他们使用这一数据作为支持采取措施的理由。

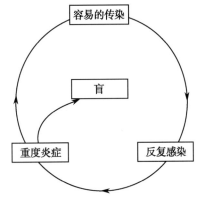

图 9-1 目前，控制沙眼的方法基于再感染反复发作的观点，需要使用多种干预措施来中断沙眼的恶性循环（翻印自 West S，Taylor HR. 1988。经施普林格科学与商业媒体许可）

表 9-1　预防沙眼的建议，Mackenzie，1830

1. 避免暴露于夜晚的空气中；站岗的士兵应当盖住头部，并避开空气流。
2. 在出现第一例眼炎后，每天对每个人进行细致检查。
3. 将患病的人隔离。
4. 避免过于拥挤。
5. 告知人们眼炎的传染性，避免接触眼睛或共用毛巾。
6. 让士兵在军官监督下，用单独容器中的水，认真洗脸和眼睛。

在 1956 年，世界卫生组织专家委员会强调需要初步流行病学资料；实施先导性研究，进行集体治疗以降低费用；通过与其他计划协作进一步降低费用，使用"非专业人员"；将计划融合到公费医疗的正常活动中。

在中国，建国初期以及在大跃进期间，非常重视防沙治沙，张晓楼教授列出了将沙眼计划结合到爱国卫生运动中的 5 种方式。首先，人民公社的医疗卫生系统为抗沙眼工作提供了基础。第二，"四结合"为抗沙眼工作提供了原则：①抗沙眼工作与卫生运动相结合；②教育与改善个人卫生相结合；③卫生与促进生产相结合；④传统疗法和现代疗法相结合。第三，需要培训干部来增加抗沙眼工作人员的数量。第四，通过教育宣传和爱国卫生运动，向群众普及预防治疗沙眼的知识（通过电影、无线电广播、电视、报纸等）。每个人都有自己的小毛巾，并用流水洗脸和手。第五，继续进行抗沙眼工作所需的科学研究。作为第一个分离衣原体的研究小组成员，张晓楼教授向卫生当局提出了这些建议。

1958 年中华人民共和国卫生部发布《全国沙眼防治规划》。防治沙眼工作的方针任务为坚持依靠群众，结合爱国卫生运动，推行讲卫生为中心的综合防治措施，力争在十年或者更短的时间内基本消灭沙眼，以保证工农业生产的大跃进。力争在十年或者更短的时间内基本消灭沙眼，是各地都要努力以赴的目标，也是防治沙眼应当力争的上游。在十年或者更短的时间内基本消灭沙眼的含意是：消灭沙眼流行的严重性，达到有效地控制沙眼的传染；消灭沙眼对广大群众的危害性，达到早日消灭重症沙眼，消灭因沙眼而致盲的严重后果，并使一切可以救治的盲人复明；同时还要达到基本消灭轻症沙眼。

全面防治沙眼的基本原则和基本措施有：

（1）防治沙眼必须与爱国卫生运动相结合：沙眼问题的根本解决，必须通过讲究卫生的途径。目前在全国各地都已掀起了爱国卫生运动的高潮。根据党中央的指示，除四害、讲卫生的根本要求是要达到"消灭疾病、人人振奋、移风易俗、改造国家"的目的。自运动开展以来，全国各地的卫生面貌已经有了根本改善，并且还正在继续改善着；人民群众的许多不卫生习惯也都正在消除，讲究卫生、注意清洁已经成了广大群众的新风气。这是防治沙眼极为有利的条件，也是消灭沙眼的根本保证。因此，防治沙眼必须与爱国卫生运动紧密结合地进行，并应把防治沙眼看作是爱国卫生运动的重要内容之一，应当把防治沙眼看作是除四害、讲卫生和消灭主要疾病的重要组成部分。为了从根本上控制沙眼的传播，各地在爱国卫生运动中，在大力改善环境卫生和个人卫生的基础上，必须尽快地做到下列各点：

①提倡一人一巾。某些地区如果在短期内确难办到时，最低限度应当要求沙眼患者与健康人分开使用，并且应当经常保持毛巾的清洁。

②推广流水洗脸的办法，尽快地改变一家人合用一个脸盆甚至是合用一盆水洗脸的不卫生习惯。在有条件的地区，应当设计和创造洗脸、洗澡用的瓷钵、瓦罐等卫生用具，以供

应广大群众(特别是农村)的需要。仍用脸盆洗脸的家庭,沙眼患者所使用的脸盆必须与健康人分开。

③注意保护眼睛,不要用手揉眼睛,勤洗手脸,常剪指甲;养成讲卫生、爱清洁的习惯。

④注意改善水质,保持用水清洁。农村特别是山区的水源卫生条件较差,甚至用水缺乏,这种情形应当积极设法及早改善。

⑤应对服务性行业进行严格的卫生监督。理发馆、浴室、旅游所备用的面具,应当严格作到每用一人消毒一次。各地应订出具体办法,加强管理。

⑥工厂、学校、托儿所等集体生活单位的集体预防很重要,在这些集体生活的单位,应当大力改善卫生条件,订立必要的卫生制度,以防沙眼的传播。

⑦在预防的对象上,对于儿童应当给予特别重视。每个家庭和托儿所、幼儿园、小学校等都应注意培养儿童的卫生习惯,并为他们单独准备面具。在可能的情况下,托儿所、幼儿园、小学校等保育和教育机构,应把患者有沙眼的儿童与无沙眼的儿童分别编办,以防接触传染。

(2)防与治紧密结合:防和治是解决沙眼问题最重要的二个方面,二者必须紧密结合地进行,齐施并重,不可偏废,实际上也就是坚持综合性的措施。在结合爱国卫生运动、大力推行以讲卫生为中心的预防措施的同时,对沙眼的治疗工作,必须给予足够重视。鉴于我国沙眼患者特多,在治疗工作上除了必须大力发挥各级医疗卫生机构,发挥全体中、西医药卫生人员的力量之外,还必须依靠群众,依靠群众当中的卫生积极分子;提倡各工厂、学校、托儿所等集体生活单位的集体治疗,提倡沙眼患者的自家点眼。各级医疗卫生机构负责组织该工作,并且应当在技术上经常给予指导。在治疗的对象上,应当特别注意儿童患者的治疗,以便首先消灭儿童当中的沙眼,保护下一代的健康。为了全面展开治疗沙眼的工作,应当提倡多种多样的治疗方法,特别是应当大力推行那些疗效显著、价钱便宜、简便易行的治疗方法。在治疗过程中,还必须通过反复地宣传解释,取得患者的合作。对于已经治愈的患者,应当告诉他们注意巩固治疗成果,防止再感染。

在防治沙眼工作中,对于发病情况的调查,应当给予应有重视,各地应当有计划地妥善地组织这方面的工作,必须注意使调查与治疗相结合,应当尽可能地作到边查、边治,普查、普治。

(3)防治沙眼必须加强防沙宣传与卫生教育。为了在全国范围内普遍推行以讲卫生为中心的综合防治措施,使防治沙眼的工作迅速见效,关键问题在于普及防治沙眼的卫生知识,把防治沙眼的办法教给群众。因此就必须大力开展经常性的宣传教育工作。宣传的内容应着重说明沙眼的危害性、沙眼的传染方式以及防治沙眼的办法,特别是应当针对当地的具体情况,针对当地群众对沙眼的看法,进行生动有力的宣传。全国百余万中西医药卫生工作者,人人都应当作宣传员,他们应当站在防治沙眼宣传队伍的最前列。宣传的形式应当是多种多样的,广播、报刊、宣传画、小册子、幻灯、电影、大字报、黑板报、展览会、街道宣传、挨户宣传、群众大会、居民小组会等各种宣传形式,都应该尽量采用。各省、自治区、市都必须编印通俗易懂的防治沙眼的小册子和宣传画,大量发行到基层去。

防治沙眼必须紧密地结合工农业生产;防治沙眼是防盲的基础,防治沙眼是根本解决致盲因素的一个重要方面。防盲、治盲不但能够解放生产力,使人民群众免遭盲目的危害或者是把盲人从盲眼的痛苦中解放出来,而且通过防盲也必然会促进对沙眼的防治。

(4)防治沙眼必须依靠各级卫生医疗机构,充分发挥城乡卫生医疗工作网的作用。普设沙眼防治所和诊疗队。各级卫生医疗机构,包括各级医院、各级卫生防疫站、各级妇幼保健机构、门诊部、县卫生院、区卫生所、联合诊所、工厂和农业社的保健站等,都应当把防治沙眼的工作列入本单位的工作日程,加以妥善安排,并应订出年度的和长期的防治沙眼的计划。

防治沙眼必须坚持中西医并举的原则,充分发挥各级卫生医疗机构作用:防治沙眼必须彻底依靠中西医的力量,防治沙眼是全体中西医药卫生工作者的共同任务;每个中西医药卫生人员都应当积极参加防治沙眼的工作,都应当站在向沙眼作斗争的最前线。此外,还必须特别注意搜集、整理和发扬祖国医学对沙眼的治疗经验,组织西医学习中医治疗沙眼的宝贵遗产,特别是首先应把老年中医的学术经验继承下来,以便把中医治疗沙眼的各种有效方法充分运用到防治工作中去。

(5)大力组织专业技术的训练,提高防治人员的质量;这是一项非常重要的工作各地必须给予应有重视。首先,各地应当根据需要尽快地训练一批眼科医师(或医生),充实到县卫生院(医院)、工矿医院、或其他医疗机构里去,使他们专做或兼做防治沙眼和其他眼病的诊疗工作。其次,应当有计划地分期分批地抽调基层医疗预防机构(主要是区卫生所,工厂保健站、联合诊所等)的医务人员,加以短期专业训练。通过训练,使他们都能熟练的掌握沙眼的治疗技术和矫治内翻、倒睫等简单手术,训练之后仍回原单位专做或者兼做沙眼防治工作。

为了更好地发挥防治人员的作用,各地还必须经常注意提高防治人员的质量,特别是应当经常组织城市医院和医学院的讲师、主治医师以上的人员,采用定期下乡巡回讲学的方法,深入县区医疗预防机构,进行防治沙眼和诊治其他常见眼病的技术指导。

(6)加强科学研究,普遍推广试验田:为了使防治沙眼的工作迅速见效,必须同时使技术力量赶上去,因此就必须加强科学研究工作。沙眼的研究工作应当与防治工作紧密结合,研究工作的重点,应当是根据防治工作的需要。从防治工作的研究和消灭沙眼的综合预防措施的研究为中心,并结合进行沙眼的病因学、流行病学和病理学的研究。在治疗方面,各地应积极研究中西医的各种有效疗法,特别是应注意研究和发掘新的治疗沙眼的特效疗法。

突尼斯在每年流行之前进行眼卫生宣传活动"抗结膜炎的两周"(Quinzaine ANTI-RMAD)。他们集中于简单的卫生方法,并使用了各种媒体和学校计划。随后,将间歇性四环素治疗与卫生教育和倒睫手术相结合。还在当地提供了有补贴的眼药膏。在 20 年期间,5~7 岁儿童中的沙眼平均患病率,从 24% 降低到了 1.4%。

在澳大利亚进行的三项小型研究中,将在学校洗澡和使用口服磺胺和局部用四环素、局部用四环素或 co-trimethoxozol 的抗生素治疗相结合。后两项研究显示:沙眼减少超过50%,但效果均不持续。

在 1973 年,世界卫生组织发表了《沙眼控制现场方法》(*Field Methods for the Control of Trachoma*),阐明了抗生素的作用,并说明了倒睫手术、培训卫生干部和促进卫生教育的重要性。它提到了对学龄儿童进行教育和在妇女儿童诊所提供宣传资料的作用。仅提供了卫生教育所涉及领域的一些例子,但个人卫生和供水被包括在内。

在 1981 年,世界卫生组织还发表了更新的《沙眼控制指南》(*Guide to Trachoma Control*),提出了沙眼控制计划中应当包括的 7 个要素:①对问题进行评估,并确定优先顺序;②分配资源;③化学治疗干预;④手术治疗矫正眼睑畸形;⑤培训和使用当地的卫生辅助人员和其他非专业的卫生工作人员;⑥卫生教育和社会参与;⑦对干预计划进行评价。

要素①、②、⑥和⑦实际上针对的是程序问题。建议的化学治疗方案为局部使用四环素眼膏 6 周，或使用两个间歇性治疗计划之一（每日 2 次，每月用药 5 天，或每日 1 次，每月用药 10 天，用药 6 个月，并根据需要重复治疗）。替代治疗方案包括口服四环素或强力霉素 3 到 4 周，或使用口服磺胺药 2 到 3 周。红霉素被作为另外一种替代疗法。对于倒睫的矫正，建议使用拔毛、电解和冷冻疗法；对于睑内翻和倒睫，推荐了 8 种不同的手术。

有关卫生教育的建议是高水平、非常综合的。幼儿母亲被作为卫生教育的重点目标，卫生教育强调了供水、减少拥挤和往眼睛上飞的苍蝇繁殖地点的识别与控制。应积极鼓励和帮助改善个人卫生。影片、学生和教师均被建议作为传递信息的途径。对于沙眼控制计划，这些建议被认为是分散的、暂时的，但是在缅甸、泰国、突尼斯、前苏联和越南等国例外，在这些国家，小规模的有计划的沙眼活动继续在有组织的国家基础上进行。

在二十世纪八十年代，对面部清洁重要性的了解导致提倡进行更具针对性的沙眼干预计划，集中于更具体的"动机信息"。对于这样计划的需求是持续的；需要在社区内，进行长期的适当社会医学研究。其他研究人员也发现：没有社会经济的改善或行为变化，单独广泛应用抗微生物剂不会减少地方流行性沙眼。

1990 年 5 月北京同仁医院北京市眼科研究所即 WHO 防盲合作中心，在孙葆忱教授的组织协调下，举办了 WHO 新的沙眼分级标准培训班，到会 22 位眼科医生，来自全国 20 个市县，学习 5 天（包括现场实习）主讲人为 WHO 顾问 Dr.konyama（图 9-2），培训班结束后有 5 个市县对该地区按 WHO 新的分类进行了调查，结果表明，该分类标准的沙眼体征易于辨认，含义明确，对制定防沙眼计划很有帮助，易于在初级眼保健水平上推广。

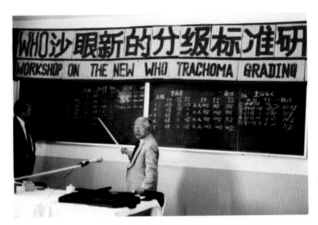

图 9-2　WHO 的简化沙眼分级标准培训班

1991 年 11 月初，孙葆忱教授与 WHO 顾问 Dr.Konyama 去云南省昆明市、弥勒县禄丰县考察防盲工作 1 周，并推广 WHO 新的沙眼分级标准。

1991 年 3 月在河南省郑州市河南省眼科研究所举办了 WHO 新的沙眼分类讲习班，到会有全国 12 个省市的 25 名眼科医生。学习班结束后有 5 个县市进行了沙眼调查，汇总报告表明在我国部分农村地区按 WHO 分类，活动性沙眼患病率为 4.8%～9.5%，某些地区沙眼合并症—倒睫发生率相当严重，如云南禄丰县，倒睫占沙眼患者的 7.26%

1991 年 11 月 1 日—4 日同仁与 WHO、卫生部一起在云南昆明举办了 WHO 新的沙眼分级培训班，WHO 代表 2 人，WHO 中心 4 人，日本中心 2 人，澳大利亚中心 1 人，NGO 代表 1 人，GBM 1 人，以及来自全国 10 个省市的学员 28 名，内容：介绍各省沙眼发病情况；沙眼控制计划；WHO 新的沙眼分级系统；WHO 推荐的沙眼倒睫矫正手术；WHO 推荐的沙眼防治措施。自此，我们在各省市广泛推广 WHO 沙眼分级标准及防治策略。

在 1993 年，世界卫生组织发表了新的现场工作指南《实现沙眼控制的社会支持，地区卫生工作指南》（*Achieving Community Support for Trachoma Control, a Guide for District Health Work*），这被称作"绿皮书"。这本指南将最近完成的有关倒睫手术和面部清洁的对照临床试验汇集到了一起。它以世界卫生组织建议沙眼分级、最新发表的出版物《倒睫手术医生的最后评估》（*Final Assessment of Trichiasis Surgeons*）和流行病学研究发现的环境危险因素为基础，提出了 SAFE 战略（图 9-3），包括沙眼倒睫矫正手术（Surgery for Trichiasis，S）、活动性沙眼的抗生素治疗（Antibiotic Treatment，A）、洗脸来保持儿童的脸干净（很快变为面部清洁）（Face Washing，F）以及集中于供水、厕所和减少苍蝇的一般清洁措施的环境改善（Environmental Improvements，E）。这项战略有一个巧妙的简称"SAFE"（战略四项内容英文首字母的组合），但简称中四项要素的顺序与它们对公共卫生的重要性正好相反。但简称 EFAS 不易让人记住。巧合的是，SAFE 翻译为法文为"CHANCE"（机会）。

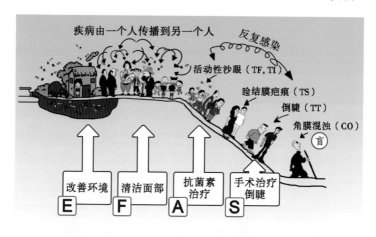

图 9-3　SAFE 战略（此图由胡爱莲设计、田宁绘制）

世界卫生组织发表了重要的 SAFE 战略手册，包括《在初级眼保健水平中沙眼的处理》（*Primary Health Care Level Management of Trachoma*）、《控制沙眼的未来途径》（*Future Approaches to Trachoma Control*）、《获得社区对沙眼控制的支持——地区卫生工作指南》（*Achieving Community Support for Trachoma Control*）、《双层睑板旋转式沙眼倒睫手术》（*Trichiasis Surgery for Trachoma The Bilamel-lar Tarsal Rotation Procedure*），共 4 本。SAFE 战略简明地集合了解决沙眼问题所需的行为、药物治疗和手术治疗措施。面部清洁、环境改善结合有效的抗生素治疗能够提供高度针对性的干预措施来降低感染程度，并减少再感染。这一综合战略基于从实地研究和对照试验获得的证据。它提供了宝贵的工具，相对于之前控制沙眼的措施，是一重大进步。

北京同仁医院作为中国的 WHO 防盲合作中心，孙葆忱教授团队申请获得 WHO 日内瓦总部的书面许可及资助，将 WHO 出版的有关控制沙眼的 SAFE 战略手册译成中文，并印刷这四本手册发放到我国各省市自治区有关机构与单位；举办消灭致盲性沙眼培训班，通过讲解 WHO 的简化沙眼分级标准，通过播放制作的手术录像或现场示教 WHO 的双层睑板旋转式沙眼倒睫手术；举办防治沙眼研讨会直到至今，这个团队协助各省深入基层到学校、村庄筛查沙眼（图 9-4），坚持不懈地在全国范围推广世界卫生组织的防治沙眼的 SAFE 防治策略。

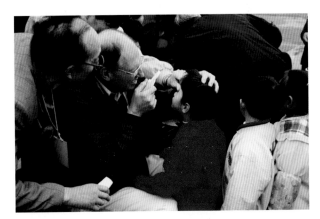

图 9-4　国内外专家深入基层到学校村庄筛查沙眼

在 1996 年，世界卫生组织召集了第一届全球学术会议对 1966 年以来的沙眼情况进行回顾。工作组利用现有数据（许多数据都过时了）确定了 47 个已知存在致盲性沙眼的国家，13 个怀疑有致盲性沙眼的国家，以及另外 16 个怀疑有非致盲性沙眼的国家和一些太平洋岛屿。这些国家分布在非洲撒哈拉以南地区、中东、拉丁美洲和亚洲。总之，全世界 10% 的人口（或五亿九千万人）有沙眼的危险，有一亿四千六百万活动性沙眼病例、一亿零六百万倒睫患者和五百九十万因沙眼致盲的患者。

该工作组强烈支持采用 SAFE 战略。它还对最近使用阿奇霉素的研究结果进行了回顾，并建议使用阿奇霉素来预防沙眼。工作组宣布"2020 年全球消除致盲性沙眼"是一个可以实现的目标，并呼吁世界卫生组织引导成员国建立国际协作，共同努力来解决沙眼问题。

在召开这一会议并进行了大量工作后，在 1998 年，世界卫生大会通过了全球消除致盲性沙眼的提案。随后，致盲性沙眼被定义为：

持续时间和严重程度足以引起会导致倒睫和视力丧失的睑结膜瘢痕的活动炎症性沙眼。当在特定地区，1～9 岁儿童中活动炎症性沙眼患病率保持在低于 5% 的水平，并且没有需要手术的未矫正倒睫病例时，那么在该地区，实现并保持了致盲性沙眼的消除。

此外，建立了世界卫生组织全球消灭致盲性沙眼联盟，来监督这一简称为 GET 2020 的雄心勃勃的计划。自从 1997 年以来，联盟每年都会举行会议。国家代表、非政府组织、世界卫生组织工作人员和这一领域的其他专家都会参加会议。它已经形成了成功的公私合作伙伴关系，辉瑞公司就是代表。联盟将正在进行的运用研究和其他现场研究的结果相结合，回顾了沙眼控制活动的进展，并提供了指导。为了支持这一工作，世界卫生组织和各种非政府组织撰写了一系列手册和报告。

在 1999 年，世界卫生组织和国际防盲协会（IAPB）共同发起了一场新的全球行动"视觉 2020：享有看得见的权利"（Vision 2020: the right to sight），旨在到 2020 年消除可避免的盲。视觉 2020 有三项主要战略：疾病控制，人力资源开发，以及基础设施建设和技术开发。疾病控制已经确定了 5 种疾病，其中之一为沙眼，并且视觉 2020 完全采用了 GET2020 计划和 SAFE 战略。SAFE 战略还已经获得了国际眼科理事会的支持，被包括到了它们的国际临床指导原则中。中国政府在 1999 年 IAPB 大会上签署了"视觉 2020"，并承诺到 2020 年消灭

5 种可避免盲。继《全国防盲和眼保健七五规划》、《1991—2000 年全国防盲和初级眼保健工作规划》后,《全国防盲治盲规划(2006—2010 年)》和《全国防盲治盲规划(2012—2015 年)》均将沙眼的防治纳入到规划中。

第二节　S 部分：倒睫手术

手术矫正沙眼倒睫(TT)是防止沙眼致盲的最后一道防线。我国在较早之前就有手术治疗方面的研究(见本书第七章第五节)。SAFE 战略的手术部分以 1993 年 WHO 出版物中介绍的双板层睑板翻转术(见第七章第五节)为基础。

一、手术效果

Mark Reacher 是一名在阿曼工作的年轻英国眼科医生,他遇到了许多倒睫病例。他对文献的综述表明:目前提出了超过 47 种不同的手术方法。一些手术方法为对 100 年前的旧式手术方法的改进,但许多手术方法是在之前 20 或 30 年中提出的。他进行了一项初步研究,对 5 种最常用的手术方法进行了考查,各手术组中包括大约 30 人。根据这项研究的结果,他进行了更具决定性的研究,研究包括了轻度倒睫(与眼睛接触的睫毛少于 5 根)患者、重度倒睫(与眼睛接触的睫毛超过 5 根)患者,以及之前手术不成功、眼睑闭合缺损的患者。对于轻度和重度倒睫,双板层睑板翻转术无疑是很好的手术方法;在 2 年时,82% 的重度倒睫患者没有再复发(图 9-5,图 9-6)。在四分之三的复发病例中,与眼球接触的睫毛少于 5 根。他还证明:在术后两年,视力有小而显著的改善(平均提高了 Snellen 视力表的半行),这与该人群年龄增加 10 岁时观察到的视力降低几乎相等。在双板层睑板翻转术之后,没有患者有眼睑闭合缺损,在 150 名患者中,仅 2 名患者的美观受到了影响。

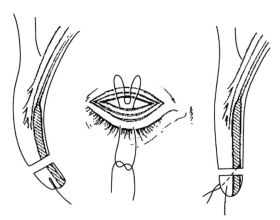

图 9-5　双板层睑板翻转术示意图(Reacher 1990,经 BMJ 出版集团有限公司许可后翻印)

根据这些结果,双板层睑板翻转术成为了 SAFE 战略中的推荐手术方法。在说法语的非洲西部,常使用 Trabut 手术方法,而在越南常使用 Cuenod Nataf 手术方法。在他们正在进行的国家计划中,已经长期使用了这两种手术方法。有关是否应当在临床试验中,将它们与双板层睑板翻转术进行比较,曾经有过讨论。这些比较试验没有发表,但已有报告指出,使用 Cuenod Nataf 方法,获得了良好的 1 年结果。

在摩洛哥,双板层睑板翻转术获得了良好的效果,84% 的倒睫被矫正。在其他国家,13.4% 的病例再次发生了轻度倒睫,2.4% 的病例睫毛与角膜接触。大多数复发发生在术后第 1 年。2.3% 的病例出现了过矫,18% 的病例报告视力显著改善,52% 的病例报告流泪减少。

GET 2020 联盟最初集中于提供手术成套工具,并确保能够在社区提供手术。特别注意了手术医生培训和认证以及对手术计划进行持续监测和评估的重要性。据报告,复发率为 15%～50%,这引起了相当大的担心。一些研究人员报告,10%～30% 的被提供手术的人拒绝接受手术。由于手术失败率高达 50%,因此人们的拒绝并非不合理。

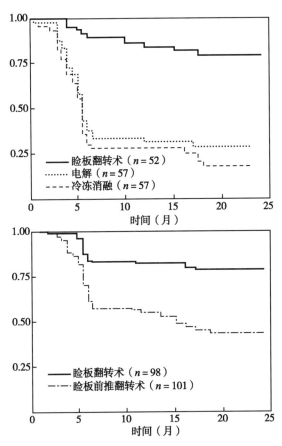

图 9-6 随机对照倒睫手术试验的结果(Reacher 等,1992。经美国医学会许可后翻印)
上图 在完成随机分配的手术后,轻度倒睫手术成功的 Kaplan-Meier 生存分析。电解和冷冻消融的相对危险分别为 6.1(95% 置信区间[CI],2.9 到 12.8)和 7.5(95% 置信区间,3.6 到 15.4)
下图 在完成随机分配的手术后,重度倒睫手术成功的 Kaplan-Meier 生存分析。相对危险为 3.1(95% 置信区间,1.9 到 5.2)

二、影响倒睫复发的因素

在不可接受的高复发率报告后,进行了许多专门的研究来确定为什么会出现高复发以及可以采取哪些措施来预防复发。妇女通常瘢痕性倒睫的患病率更高,并且对再感染暴露的比率更高,因此要考查的一个明显因素是性别。尽管一项研究发现,妇女复发的危险高 30%,但另外一项研究发现男性复发的危险高 60%。超过 40 岁的人复发的危险较高,但这并不显著,有严重倒睫的患者复发的危险高大约三倍。

手术时炎症的存在是一个主要危险因素,会导致复发危险增加 2～6 倍。有时,复发与细菌性结膜炎有关。PCR 检查发现衣原体的存在没有增加复发的危险,但在尼泊尔进行的一项小型研究发现了显著的相关性。同样,复发与家庭内沙眼的存在无关,但如果两人或更多的人患有活动性沙眼,复发的危险有一些增加。

由于细菌或衣原体感染的可能重要性,进行了三项研究来对手术时给予阿奇霉素的影响进行了评价。在冈比亚进行的一项研究发现治疗无效,复发率很高,1 年复发率高达 41%。很可能护士们的手术技术欠佳,掩盖了抗生素治疗的可能影响。在埃塞俄比亚进行的研究中,接受四环素眼膏的患者和接受阿奇霉素的患者的 1 年复发率分别为 10.3% 和 6.9%,这一差异在统计上显著。在尼泊尔进行的最终研究也发现,使用阿奇霉素治疗显著减少了重度倒睫患者的复发,即使 1 年时的总复发率为 29%。

这些结果表明:炎症的存在是再次手术的重要危险因素。在重度倒睫患者中,炎症更常见,并常伴有慢性细菌性结膜炎。衣原体似乎在维持手术患者的炎症方面,没有显著的作用,因为 PCR 检测到衣原体或家庭有沙眼存在(家中某人有活动性沙眼,或进行了基于家庭的治疗)不会改变手术结果。之前的组织学研究也没有能够证明在接受倒睫手术的眼中有衣原体存在,即使眼睛有炎症。很可能阿奇霉素的围术期使用对结膜细菌性病原体有作用,而不是特异的抗衣原体作用。

倒睫复发的另外一个重要危险因素似乎是手术医生、他们的培训水平和对手术技术的注意。一些研究已表明没有显著的手术变异,其他一些研究已证明护士也可以获得很好的手术结果。然而,一些研究已显示:在不同手术医生之间,复发率存在巨大的变异,手术技术也存在变异。

对复发危险有影响的重要因素包括切口长度、手术无菌性和对缝合的注意。左眼的复发率更高,并且复发更常见于左眼颞侧和右眼鼻侧,这与惯用右手的手术医生准确放置缝线的困难增加一致。

最近已经完成了有关倒睫手术的 Cochrane 综述,这很有用。这一综述具有 Cochrane 评价方法的优点和缺点,但可得出结论,双板层睑板翻转术很可能是最佳的手术方法。

尽管有阿曼随机试验的结果,许多计划继续主张利用拔毛来治疗轻度倒睫。当然,这是一种被大众广泛使用的、由来已久的方法,例如,在衣索比亚,78% 的倒睫手术患者接受了拔毛术。在冈比亚进行的一项研究表明:在 12 个月内,三分之一的倒睫少于 5 根的患者的倒睫加重,三分之一的患者的角膜瘢痕也出现进展。Bowman 也注意到:与没有接受手术的患者相比,术后患者视力改善的可能性增加了两倍。尽管当时四分之一的人自己拔毛,拔毛通常由朋友或家人进行。大多数使用当地制造的镊子,但也有使用手指拔毛,20% 的患者使用热灰作为辅助,20% 使用传统眼药。

在埃塞俄比亚进行的一项大型病例对照研究表明:在轻度睑内翻(倒睫)的眼中,拔毛不会降低角膜混浊的危险。然而,在重度倒睫的眼中,拔毛可能能够降低角膜混浊发生率,防止角膜混浊发展。

两项研究均表明:轻度倒睫患者应尽快接受倒睫手术。然而,在患者等待手术期间拔除睫毛,以及在术后拔除复发的睫毛,似乎是有意义的。拔毛必须小心操作,避免损伤角膜或弄断睫毛。断开的睫毛可能比摩擦眼睛的完整睫毛损伤更大,因为它们经常形成会快速摩擦角膜的短而硬的毛。

三、手术接受比例

研究已表明：许多患者拒绝接受倒睫手术。数量可能变化很大，但范围通常在 8%～35% 之间。在村庄中进行手术可增加接受手术的患者数量，几项研究已显示：与男性相比，女性很少会接受手术。在坦桑尼亚中部，仅 18% 的患有倒睫的妇女在 2 年期间接受了手术。妨碍女性接受手术的障碍包括费用、需要留在家照顾孩子以及需要其他人陪她们来到卫生所。在接受手术的患者中，三分之二报告疼痛减轻、主观视力改善以及进行日常活动的能力改善。在越南进行的进一步研究表明：尽管在女性中，倒睫的比率高 2～6 倍，但男女之间，接受手术的比率近似相等。这进一步证明了性别差异。

在马拉维进行的一项研究中，Courtright 发现接受手术治疗的方便性和对其他成功手术的患者的了解是妇女接受手术可能性的重要指标。在尼日利亚，费用是主要障碍。从印度获得了类似的发现；在印度，在接受手术之前患者有症状的平均持续时间为 30 个月（标准差 ±46 个月）。未手术的倒睫对生活质量有很大影响，这与视力降低无关。它对身体、心理和环境等方面都有影响，但对社会关系没有影响。在手术后，这三个受影响的方面均有显著的改善。

在 1998 年，在冈比亚进行的经济分析发现：未治疗的倒睫给社会带来的平均费用负担为 89 美元。包括运输在内的手术费用为每例 6.13 美元，而患者愿意支付的费用为 1.43 美元。这表明：在整个社会，个人对倒睫手术的价值不了解。

四、前景

在 2003 年，世界卫生组织估计有七百六十万人患有倒睫，需要接受手术。即使目前最大型的国家计划也仅对所需倒睫手术的数量有很小的影响。很明显，对倒睫手术的需求在不断增长。因此，需要实施一些计划来提高他们的能力，并扩展他们的服务。由于在沙眼地方流行地区，老年人的数量在增加，需要倒睫手术的人数将继续增加。在 30 年中，预计将增加 3 倍。在活动性沙眼消失后很长时间，将仍需要手术，因为最后一群在儿童期患重度活动性沙眼的人在逐渐变老。

应当对手术时有活动性结膜炎的患者进行治疗。由于这一炎症似乎由于细菌感染引起，在手术时使用阿奇霉素或其他适合的抗生素是可行的。接受培训的手术医生需要实际上进行他们被培训的手术。对过去 10 年中接受培训的 95 名医生的手术量进行了追踪考查，另外 28 名接受培训的医生找不到、已经死亡或退休。倒睫手术量中位数仅为 7 例 / 年，范围在 0 例（22 名医生）到超过 100 例（5 名医生）。参与沙眼控制活动的医生进行了较多的手术。良好的管理和全面的手术成套工具是提高手术量的重要影响因素。

手术结果的范围很大，1 年内复发率在 5% 或 6% 到 40% 之间。迫切需要确保每名手术医生都接受过手术方法和无菌技术的正确培训。世界卫生组织已经发表了一本最新的手册《倒睫手术医生的最后评估》（*Final Assessment of Trichiasis Surgeons*），这会提高手术的标准化程度和质量。很明显，在可预见的将来，计划的一个挑战为确保能够一致地实施高质量的倒睫手术，并力争将复发率降低到 10% 以下。

最后，由于下述两个理由，各手术医生应当积极地对接受手术的患者进行监测。作为质量控制，手术医生应当对自己的手术进行监测或检查，从而向他们自己提供重要的反馈。这是最佳的基本外科规范。更重要的是，必须记住，瘢痕和倒睫可以是一种进行性疾病，倒睫容易复发。

来自阿曼的资料表明：在 17 年的随访中，约 47% 的轻度倒睫患者可能最后复发，即使短期（两年）结果很好。超过一半的最初没有倒睫的未手术眼也出现了倒睫。这反映了这种疾病的进行性。

遗憾的是，许多参与沙眼现场计划的人员受到他们白内障手术经验的影响。在一方面，现代白内障手术是一个奇迹；在术后几小时内，视力可以得到恢复，并且患者、患者家人甚至全村的人都会欢庆视力的恢复。然而，倒睫手术不是这种情况。术后眼睑看起来很滑稽。尽管视力可能有统计学上的改善，视力进一步丧失的危险降低，但这些间接的未来利益常常没有被患者、患者家人或社会察觉到。相比之外，白内障术后视力的恢复令人惊讶，让人无话可说。此外，根据定义，倒睫手术是在有严重瘢痕的受损组织内进行，不能恢复正常的解剖结构或功能，Negrel 将倒睫手术称作"将圆形改成方形"的尝试。他认为理想手术方法的标准是简单、快速；费用低；持久；在功能、解剖和美观方面是有效的；安全；可以在社区环境中，由医务辅助人员实施。

倒睫手术实际上是严重损坏、变形组织的最后处理手段。一些研究者已经提出应当开发新的倒睫手术。在过去 2000 年中，许多聪明的手术医生试图建立新的、更好的手术方法。白内障手术得益于麻醉技术、无菌技术、显微外科技术的发展，倒睫手术也同样。白内障手术的一个巨大突破为人工晶状体的开发。对于倒睫手术，我们未见到同样水平的重大突破。将来的发展方向似乎为使用我们目前已有的工具和技术，扩大手术覆盖面，提高手术质量。通过进行沙眼控制活动，很可能在倒睫手术出现新的突破之前，倒睫就会已经不再是一个公共卫生问题。

第三节　A 部分：抗生素治疗

从发现沙眼起就开始了治疗沙眼的历史。

沙眼衣原体被成功分离出来，开启了有效治疗沙眼的新时代。张晓楼、金秀英等为了寻找有效治疗沙眼的药物，将常用一些眼药如利福平、磺胺剂、中药等对沙眼衣原体的作用进行了实验，筛查了 220 种中草药以及国内十九种中药滴眼剂，找到了有效治疗沙眼药物，对我国有效控制沙眼做出了重大贡献。

在沙眼病例，使用抗生素降低衣原体感染水平，中断再感染反复发作的循环。当然，抗生素还会减少伴随的细菌感染。一疗程的抗生素可能不会完全消除衣原体。在沙眼是这样，在生殖道感染也是这样。尚不清楚这是否是由于依从性差，再感染，抗生素水平持续时间比最慢的复制时间短，在"持续"、不敏感的状态中有衣原体存在，或使用了仅是衣原体抑菌剂而不是杀菌剂的抗生素引起。无论什么原因，70 年的经验表明：抗生素治疗需要重复许多次。如果沙眼地方流行地区的唯一变化是使用抗生素治疗，那么一旦停止抗生素分发，将没有东西来阻止沙眼复发，恢复到之前的水平。从非洲撒哈拉以南地区到中东再到澳大利亚中部，有许多这样的例子。

值得强调的是：世界卫生组织 SAFE 战略中 A 抗生素治疗不同于临床特征的仅针对个体治疗，SAFE 战略中 A 抗生素治疗不仅针对个体局部或全身用药，而且还注重家庭局部抗生素治疗以及集体抗生素治疗（表 9-2）。这对控制沙眼传播有非常重要的作用。

表 9-2　沙眼治疗，世界卫生组织，1993

患沙眼的年龄在 1～10 岁之间的儿童比例	基本治疗	附加治疗
TF：至少 20%；TI：至少 5%	集体局部抗生素治疗	对严重病例进行选择性全身抗生素治疗
TF：5%～20%	集体或个体／家庭局部抗生素治疗	同上
TF：少于 5%	个体局部抗生素治疗	未给出

集体治疗：（社区所有家庭的所有成员）使用 1% 四环素眼膏，每日 2 次，用药 6 周，或间歇治疗，使用眼膏每日 2 次，每月连续用药 5 天，或每日 1 次，每月连续用药 10 天，每年至少连续治疗 6 个月。

家庭治疗：找出有至少 1 名成员患 TF 或 TI 的家庭，对其进行治疗；按照上述集体局部抗生素治疗方案，对整个家庭进行治疗。

选择性全身抗生素治疗：找出患 TI 的个体。给予下述治疗之一：

　　　　　口服四环素：250mg×4／天，用药 3 周

或　　　强力霉素：100mg，每日 1 次，用药 3 周

或　　　红霉素：250mg×4／天，用药 3 周

或　　　磺胺甲基异噁唑：2 片×2／天，用药 3 周

促进改善家庭和个人卫生，特别是要保持儿童面部清洁。有用的一般措施包括改善供水、苍蝇控制、为有眼分泌物的急性结膜炎病例分发抗生素眼膏。

　　因此，世界卫生组织主张将抗生素治疗与 SAFE 战略的其他三个部分相结合来实现对沙眼的持续控制。在 SAFE 战略首次发布时，局部用四环素是可用的唯一选择。

一、四环素

　　1952 年，四环素被世界卫生组织推荐首选使用。

　　在 1945 年首次发现的新抗生素四环素能够有效预防衣原体，当应用于眼睛时，可被良好耐受。在巴基斯坦，对使用硝酸银、硫酸铜、磺胺醋酰、氯霉素、三种四环素、三种抗生素联合疗法进行的局部治疗以及刮除术进行了比较。使用四环素眼膏联合刮除术和硫酸铜的治疗获得了最佳的结果，在 6 个月时的治愈率为 55%。在南非进行的一项大型研究中，使用包括磺胺醋酰、四环素、新孢霉素和类固醇在内的各种局部药物疗法，对 36 个学校中的10 000 名儿童进行了治疗。仅对上学的儿童进行了治疗。在各种抗生素治疗之间，没有观察到差异；在 6 或 12 个月，沙眼患病率降低了约 25%。添加类固醇激素似乎没有增强或妨碍抗生素治疗。在中国进行的一项研究发现：局部用四环素优于硫酸铜，并且尽管口服磺胺药有助于急性沙眼治疗，但长期控制不需要口服磺胺药。

　　在突尼斯，Dawson 进行了两项研究，对局部用四环素、局部用红霉素和硼酸（对照）进行了比较。第一项研究使用每日 1 次的疗法，对 6～9 岁儿童进行了 60 天的治疗。尽管抗生素减少了细菌繁殖，抑制了衣原体感染，但在 4 个月时，在 3 组之间没有观察到差异，所有 3组的沙眼都有所减少。第二项研究使用了每日 2 次的间歇治疗，每月连续用药 5 天，连续用药 6 个月。此外，没有观察到差异，在两组中，沙眼减少后又反弹。在美国印第安人高中生中，进行了进一步的研究，对口服四环素和安慰剂的三周治疗进行了比较。免疫荧光细胞学检查证明：在两组中，感染大幅度减少。炎症严重程度迅速降低，但滤泡变化比较缓慢。

　　1952 年，世界卫生组织建议局部使用四环素，每日 4 次，用药 2 个月，并给予口服磺胺

治疗 2 个月。如果疾病没有缓解,继续使用四环素,并根据需要,重复给予 3 周的磺胺治疗 2~3 次。对于选定的病例,仍然主张使用硝酸银和硫酸铜治疗。在 1956 年,局部用四环素的建议用药频率被减少到每天 2 次。在 1962 年,还建议将红霉素作为替代治疗,并主张每月治疗 1 周,每周局部间歇使用四环素 3~6 天,治疗 6 个月。应当在停止治疗后至少 3 个月或 6 个月,对治疗的影响进行评估。

世界卫生组织已经支持在印度、巴基斯坦、缅甸、摩洛哥和埃及等国进行大规模的沙眼控制活动。还在印度对间歇性局部用四环素治疗计划进行了试验。总体上,当在监督下给药时,各治疗更加有效。在 6 个月时,在年纪大的人和沙眼严重程度轻的人中,获得了更好的结果。在 12 个月时,有复发的趋势。由于使用了 MacCallan 分级方法,结果难以解释,但记录到的总治愈率约为 35%。建议使用间歇性治疗计划,因为它有效,并且被认为更实用。小学教师帮助对学生们进行了治疗。抗生素治疗也与卫生教育活动(包括村庄会议、宣传单、宣传画和拍摄专门的影片"沙眼")有关。

在摩洛哥南部,进行了令人印象深刻的工作。Reinhards 对使用四环素眼膏每日 2 次、每月治疗 3 天、治疗 6 个月的间歇疗法和口服磺胺 4 天的疗法进行了比较。对苍蝇控制的影响、不同的联合疗法和未经治疗的对照村庄进行了比较。在 10 年期间,在三个地区中,进行了广泛的研究。大量的数据还是难以解释,部分是因为使用了 MacCallan 分级,部分是由于缺乏目前成为了标准的多元分析计算能力。总体上,Reinhards 发现:单独苍蝇控制没有给沙眼带来好处,但苍蝇控制减少了细菌性结膜炎的数量。将口服磺胺药添加到局部用四环素疗法,仅观察到了少量好处。Reinhards 注意到:间歇疗法推迟了感染发病时间,减轻了感染的严重程度。一个结果测量指标为首次观察到瘢痕形成的年龄;这被用作活动性沙眼消失的指标。在一项研究中,首次观察到瘢痕形成的年龄从 8 岁降低到了 3 岁,这被认为是显著改善。活动性沙眼的起病年龄还被从 3 个月推迟到了 3 岁。尽管还没有针对婴儿和幼儿给予充分的治疗,但已注意到了对婴儿进行治疗的困难。这项 10 年的研究还表明:需要每年重复治疗,治疗许多年。尽管最初每月分发局部用四环素给家庭,但在计划的第 2 年,在每年夏天开始时,向家庭提供药物,并在当地的烟草商店里,提供有补贴的眼药膏。

在世界卫生组织的研究中,摩洛哥的研究是最大的,也是最详细的,但在 1976 年,Yuri Maitchouk 对东地中海地区 15 国局部用四环素治疗的经验进行了概括。已经使用了不同的间歇治疗方案,包括每日 1 次,每月连续用药 6 天,治疗 6 个月;每日 1 次,每月用药 2 周,治疗 3 个月;每日治疗 1~2 次,每月用药 5 天,治疗 6 个月;或每日 1 次,每月用药 10 天,治疗 6 个月。所有治疗方案疗效均相同,似乎由当地决定特定的治疗方案。然而,在苏丹治疗 10 年后,小于 10 岁的儿童中活动性沙眼患病率从约 60% 降低到了不到 10%。通过 3 年的治疗,重度沙眼几乎从叙利亚消失,并且在几个研究地区,细菌性结膜炎大幅度减少。在埃塞俄比亚,使用局部用四环素获得了类似的结果。一名公共卫生工作人员被派去对 25 到 30 人进行治疗,在 1 年内,重度活动性沙眼减少了 45%。

二、磺胺

早期磺胺药被广泛使用。在 1972 年,Hollows 在澳大利亚使用口服三甲氧苄氨嘧啶对土著社区中所有年龄超过 6 周的成员进行了一个月的治疗。两个月后,炎症病例数量显著减少,在 3 年时,活动性沙眼患病率从 75% 降低到了 5%,残留病例仅有轻微的滤泡。

根据这一经验,Hollows 和 NTEHP 使用三甲氧苄氨嘧啶进行了大规模的治疗。在 4 项大型计划中，总共 25 000 名年龄超过 3 个月的人接受了治疗。分发的平均剂量为 26/40，目标为每日给药两次，用药 20 天。在 20 到 40 岁的男性中，依从性最差。副作用发生率约为 5%；四分之三的副作用为轻度，最常见的副作用为恶心和呕吐或皮疹。在治疗后 6～12 个月，对超过 2000 名儿童再次进行了检查。在儿童中，活动性沙眼总患病率降低了 48%，从 52% 降低到了 27%，严重疾病的总患病率降低了 80%。在对这些干预措施进行评价时，Hollows 认为，抗生素治疗是有足够家庭卫生硬件设施可供使用之前的临时措施。

集体分发口服磺胺药也是在马耳他消除沙眼的关键部分。在埃塞俄比亚，还使用口服磺胺药进行了广泛的研究，包括使用较低剂量的长效药物，每隔一周给药一次。这种疗法仍然被感染反复发作所烦扰。此外，使用局部用磺胺药伴有频繁的过敏反应。

三、强力霉素

作为局部用四环素的替代疗法，使用口服强力霉素（一种长效四环素）进行了研究。在伊朗，Jones 进行了一项基于社区的研究，每周分发强力霉素两次，用药 3 周，在治疗 2 年后，中重度活动性沙眼的患病率减少了一半。此外，在巴勒斯坦进行的一项研究采用了基于家庭的治疗，结果发现，口服强力霉素和四环素或口服磺胺同样有效，1 年治愈率均为 80%。

Hollows 和 NTEHP 进行了一项基于社区的治疗研究，分发口服强力霉素对一个土著社区的沙眼进行治疗。每次 100mg，每日 3 次，治疗两周；还对更高剂量的强力霉素治疗全地方流行性梅毒的疗效进行了研究。由于依从性差，这项未发表过的研究没有得出结论。由于早晨的剂量普遍被空腹服用，出现了许多胃肠道不适的报告。

每日 1 次口服强力霉素，用药两三周是间歇性局部四环素治疗的长期、困难的治疗计划的有效替代方案。在 Schachter 和 Dawson 对口服强力霉素的好处（减少失明）和副作用（牙齿改变、长骨沉积和光过敏）进行权衡时，他们得出结论：强力霉素治疗"可用于治疗儿童活动性感染性沙眼"。当活动性沙眼患病率降低到低于 20% 时，他们认为，使用强力霉素对所有中重度患儿进行治疗，在经济上更合算。

四、阿奇霉素

1997 年全球联盟第一次开会时，已经成功进行了使用阿奇霉素防治沙眼的临床试验，阿奇霉素被推荐使用。

（一）阿奇霉素的疗效评估试验

使用阿奇霉素治疗沙眼前将阿奇霉素与局部用四环素眼膏进行了三项试验比较。尽管在冈比亚和沙特阿拉伯进行的研究对单剂量的疗效进行了考查，在埃及进行的研究还对隔 1 周给药 1 次的 3 个重复剂量和每月给药 1 次的 6 个剂量进行了考查。这些研究显示：阿奇霉素治疗和四环素局部治疗同样有效（图 9-7）。没有发现多剂量的阿奇霉素有什么好处。这些研究均对选择的个别孩子进行治疗。没有对其他家庭成员进行治疗，因此再感染的可能性不可能得到控制。两项研究均对临床疾病和结膜涂片中感染的存在情况进行了评估，结果均表明，衣原体减少得更多，而临床沙眼减少得比较缓慢。

随后在埃及、坦桑尼亚和冈比亚进行了一项多中心试验："沙眼的阿奇霉素控制（ACT）"研究。在这项试验中，村庄被随机分组，接受社区范围的口服阿奇霉素治疗（共给予 3 剂量，间隔 1 周给药），或四环素局部治疗（每日 1 次，用药 6 周）。在阿奇霉素村庄中，育龄妇女接受了两周的红霉素或羟氨苄青霉素治疗。除了在埃及的四环素治疗之外，依从性超过 90%。在 3 个月和 12 个月，与四环素局部用药相比，阿奇霉素更有效地减少了临床活动性沙眼。在 3 个月时，在三个国家中的每一个，阿奇霉素也更有效地减少了 LCR 检测到的感染。尽管在 1 年时，各地区的沙眼总数减少了大约一半，并且重度炎症患病率降低到了治疗前三分之一或六分之一的水平，但没有给出对临床沙眼的详细分析。本研究分析基于 LCR 检查阳性，但由于在两个研究地点，30% 没有患病的儿童 LCR 检查阳性，这妨碍了对结果的解释。在第三个地点，这一比率为 1.8%。这强烈表明在两个地点有假阳性或标本污染的可能性，这显著降低了确定疗效的能力（图 9-8）。

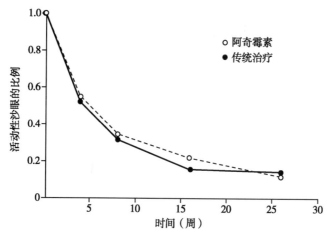

图 9-7　与 6 周的"传统治疗"（对于严重病例，给予四环素和红霉素局部治疗）相比，单剂量阿奇霉素口服治疗后，在冈比亚，沙眼临床体征减少（Bailey 等，1993。经荷兰 Elsevier 多媒体出版集团许可后翻印）

在 ACT 研究中，对埃及村庄进行了 10 年的随访，结果表明，不管治疗分配如何，在所有三个村庄中，沙眼均显著减少。这被归因于社会经济发展。随着患病率降低，沙眼的家庭聚集性变得更加明显，这表明需要进行基于家庭的治疗。

已经对抗生素治疗对沙眼的影响，进行了 Cochrane 综述。它包括 1966 年以来的 15 项研究，其中一半研究在 1973 年之前完成。此研究得出结论："有一些证明表明抗生素减少了活动性沙眼，但结果不一致，不能合并"。选定的研究"符合抗生素没有作用的观点，但这些研究还表明，在治疗后 3 个月和 12 个月，活动性疾病和实验室检查发现的感染的时间点患病率均有所降低"。此外，这一分析表明：口服治疗和局部治疗同样有效。

Cochrane Collaboration 通过对前瞻性随机对照试验进行严格评估，并使用公开披露的标准，提供了很强的证明效力。这为疗效提供了可靠的证据基础。然而，Cochrane 综述的严格标准和程序既有优点也有缺点。自从综述以来，已经报告了 4 项大型的定群研究，各研究均显示：在社区范围的治疗后，活动性沙眼和感染患病率有所降低。在 Cochrane 综述中，没有包括其他几项定群研究。综述既没有对确定和治疗个体患者的方法进行评估，也没有对研究受试者暴露于再感染持续发作的可能性进行评估。例如，开始在寄宿学校上学的学生被从家庭感染库中除去。因此，难以对包括这些学生的安慰剂对照研究进行解释。同样，难以对继续生活在家中的学龄儿童进行治疗，因为尽管这些儿童仍然可能在家中暴露于再感染，但他们的沙眼患病率很可能在降低。不对小于 1 岁或 6 个月的儿童进行治疗的"集体治疗"研究在家庭内留下了未经治疗的重要再感染来源。

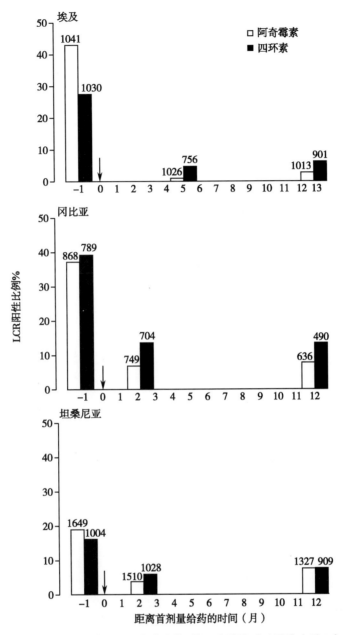

图 9-8　ACT 研究的结果。在治疗前、第一次随访时以及治疗后 1 年，
各国和各治疗组结膜沙眼衣原体感染的比率（Schachter 等，1999。经
荷兰 Elsevier 多媒体出版集团许可后翻印）

　　抗生素试验的设计需要反映沙眼是"一种托儿所的疾病"。这意味着，应当对家庭单位
进行治疗，而不是对个体进行治疗。另外一个推论是可能不需要进行基于社区的研究来评
价抗生素治疗的影响，因为沙眼传播的单位是家庭，而不是社区。对家庭进行研究，而不是
对村庄或社区进行研究将大幅度简化将来的研究设计。目前，研究通常对相对数量较少的
村庄进行随机分组。他们最后进行了一项规模很大的研究，但统计检验效能仍然有限。如
果使用家庭，可能对更多数量的家庭进行随机分组，从而降低研究的规模和复杂性，并大幅
度增加研究的统计检验效能。

在坦桑尼亚北部沙眼中度地方流行的 Rombo 地区进行的一项定群研究表明感染大幅度地减少。在基线,活动性沙眼患病率为 20%,在各随访检查时活动性沙眼的患病率约为基线患病率的一半。各年龄组儿童的患病率最初显著降低,然后出现了一些变化。使用简易分级方案,对沙眼进行了分级,但没有给出如何在现场进行建议分级的信息,也没有给出用于控制观察者变异或偏倚的措施。大部分数据分析基于 PCR,包括定量 PCR。在治疗后,感染负荷大幅度逐渐降低,因此在两年时,仅 1 名儿童仍然 PCR 检查阳性,而在治疗之前,91 人 PCR 检查阳性(图 9-9)。

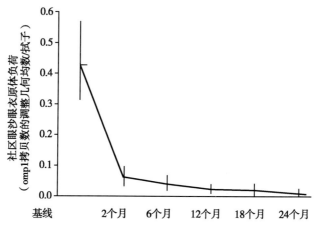

图 9-9 Rombo 研究中不同时间 PCR 测定的社区感染负荷
(Solomon 2004© 感谢马萨诸塞医学会)

在本研究中,向所有年龄超过 12 个月的患者提供了阿奇霉素。向小于 12 个月的儿童和孕妇提供了 6 周的四环素眼膏治疗。治疗覆盖率高达 97.6%。重要的是,除了在每次复查时之外,在任何检查中发现有活动性临床沙眼的人均被给予另外一疗程的四环素眼膏治疗。本研究实际上没有对单剂量阿奇霉素的作用进行考查,而是对阿奇霉素 + 使用局部用四环素对活动性沙眼进行每 6 个月 1 次的再治疗进行考查。一些人误以为本研究证明了单剂量口服阿奇霉素可以消除感染。即使最初治疗时患者的依从性非常好,也不能消除感染,每 6 个月对大量的儿童进行了再次治疗。这些结果可用于证明每 6 个月使用四环素或阿奇霉素进行再次治疗的作用。值得注意的是,本研究没有实施 SAFE 战略的任何其他部分。

在 5 年前的一项报告显示:在 Rombo 的 1~9 岁儿童中,没有残留感染,TF 患病率最后终于降低。已经在 24 个月时,使用阿奇霉素对社区进行了重复治疗,但没有再次分发四环素。结果表明:衣原体传染已降低到低于再感染发作所需的临界阈值(所谓的“Allee 效应”)。

在坦桑尼亚中部沙眼高度流行地区进行的另外一项定群研究的结果显著不同:单剂量阿奇霉素没有消除感染。与 Rombo 不同,没有给予随访治疗。这项研究旨在使用阿奇霉素对年龄超过 6 个月的每个人进行治疗。没有对小于 6 个月的儿童进行治疗,没有临床疾病的孕妇被给予四环素局部治疗,或者接受阿奇霉素治疗。总体上,覆盖率为 86%。尽管在初步报告中没有给出治疗对临床沙眼影响的数据,据计算,小于 10 岁的儿童中沙眼基线患病率为 72%。然而,在基线,PCR 检查发现 57% 的参与者有衣原体感染,在两个月时,这一比例被降低到了 12%。大多数残留感染负荷在小于 10 岁的个体内。对这个村庄的进一步研究表明:1~7 岁儿童临床沙眼患病率从基线时的 77% 降低到了 12 个月时的 47%,在 18 个月时又返回到了 57%。这一年龄组中实验室检查阳性的受试者百分比在基线时为 68%，在 2、6、12 和 18 个月时约为 21%。有关这项研究的另外一份报告使用了略微不同的年龄范围。

在埃塞俄比亚，进行了一些其他的定群研究。在一项研究中，使用阿奇霉素对 24 个村庄所有年龄大于 1 岁的居民进行了治疗，向孕妇提供了四环素眼膏，但小于 1 岁的儿童没有接受治疗。治疗对合格受试者的覆盖率为 92%。没有提供临床分级的随访数据。在基线时，PCR 检查阳性率为 56%，在两个月时降低到了 7%，在 6 个月时又升高到了 11%。在 Cochrane 综述后发表的另外一项研究对已经接受治疗的 8 个村庄和用作非同期对照的另外 15 个未接受治疗的村庄进行了调查。此外，没有给出临床数据，并且在接受治疗的村庄基线检查和 12 个月时的检查之间，用于采集 PCR 标本的方法存在变化，12 个月时的检查与对照村庄的基线检查一致。接受治疗的村庄的平均感染水平从治疗前的 44% 降低到了两个月时的 5%，在 12 个月时又小幅度反弹到了 7%，在 24 个月时升高到了 11%。在 8 个村庄中的 1 个，感染似乎已经消失。对照村庄表现出了稳固的"长期趋势"，因为它们的基线感染率仅为 17%。两个"基线"标本采集方法的变化可能是这一差异的部分原因。这些研究得出结论：单剂量阿奇霉素不足以消除沙眼。在没有实施 SAFE 战略其他部分或更频繁使用抗生素的情况下，在 24 个月内，沙眼会回来。他们还证明：沙眼感染可以从很低的水平增加。数学模拟表明：在这一地区，应当每 6 个月重复 1 次治疗。

在没有接受过治疗的年龄小于 12 个月的埃塞俄比亚儿童和阿奇霉素分发后出生的儿童中进行的一项早期研究显示：在治疗后 6 个月，感染的危险显著降低。在坦桑尼亚，尽管在间隔 18 个月给予两个疗程的治疗后，学龄前儿童感染水平和临床沙眼发生率均低于治疗前，但找不到人群保护作用的证据。

在冈比亚的沙眼低度流行地区，也进行了一项定群研究，对 14 个村庄进行了研究。活动性沙眼的基线患病率为 8%，PCR 检查感染率为 7%。对每个年龄超过 6 个月的人进行了治疗，年龄小于 6 个月的儿童被给予了四环素眼膏，育龄妇女被给予两周的口服红霉素治疗。因此抗生素覆盖率为 83%。在两个村庄中，由于许多村民旅行朝圣，结果和不良反应情况是变化的。然而，在 14 个村庄中的 12 个，平均感染患病率从最初的 3% 降低到了 0.3%。其他 2 个村庄的基线感染率为 24%，在 17 个月时，感染率降低到了 11%。这些数据表明：在沙眼低度流行地区，在没有其他干预措施的情况下，单剂量阿奇霉素可以有持久的作用，但可以见到持续的感染，特别是在感染负荷高的幼儿中。在感染水平低或卫生相对好的住宅中，单剂量阿奇霉素能够消除感染，但在幼儿中存在高度再感染危险的地方，需要重复治疗。

在尼泊尔进行的另外一项定群研究将对所有 1～10 岁儿童的治疗与对活动性沙眼患儿全家的针对性治疗进行了比较。对于家庭治疗，使用阿奇霉素对年龄超过 6 个月的儿童进行了治疗，使用红霉素或四环素对孕妇进行了治疗。基线沙眼患病率为 29%，覆盖率为 95%。在两个治疗策略之间，没有观察到差异，在各组中，沙眼患病率均约为 50%。还进行了 LCR 检查，但没有给出数据。其他研究已经报告了在选定亚组中阿奇霉素的使用，通常为学生，有时还包括学生的家庭。然而，由于研究设计问题，这些研究的结果难以解释。

（二）抗生素耐药性

迄今为止，沙眼衣原体没有出现对任何已被大规模使用来治疗衣原体感染的抗生素的获得性耐药性。这些药物包括已使用 70 年的磺胺、已使用约 50 年的四环素和红霉素以及已使用 15 年的阿奇霉素。在文献中有一项从生殖道拭子标本三次分离到对多种药物耐药的沙眼衣原体的报告。尽管衣原体有质粒，但由于它的独特复制周期，抗菌剂耐药因子的交换不被认为是问题。一些猪衣原体天然对四环素耐药。基因插入技术表明：这一耐药性由整合到衣原体染色体中的质粒内包含的新型耐药基因引起。

已经表示了对其他细菌变得对阿奇霉素耐药可能性的担心。红霉素耐药的革兰氏阳性菌对阿奇霉素有交叉耐药性，但尽管多年来红霉素被广泛使用，在之前敏感的细菌中，对红霉素仅有有限的和分散的细菌耐药暴发。阿奇霉素长时间的组织浓度水平降低了不完全治疗疗程后引起细菌耐药的可能性，但这会有助于对之前存在的耐药菌进行选择。尽管注意到了莫拉菌的消失，局部使用后眼部细菌对四环素耐药的出现不被认为是问题。

在冈比亚，在使用阿奇霉素口服治疗之后，口咽肺炎链球菌的携带率显著降低。流感嗜血杆菌的发生率没有变化，四环素的作用略小一些。

在中澳大利亚的一个社区进行了一项重要的研究，在阿奇霉素治疗两个月后，肺炎链球菌的鼻咽携带率显著降低，但在 6 个月时，携带率又有所反弹。在治疗前，在 54 个肺炎链球菌分离株中，仅 1 株对阿奇霉素耐药。在治疗后两周，在 11 个分离株中，6 株耐药；在两个月时，在 29 个分离株中，10 株耐药；在 6 个月时，在 34 个分离株中，2 株耐药（表 9-3）。阿奇霉素的选择作用似乎使得之前存在的阿奇霉素耐药株能够生长和传播，强烈建议对这一作用进行进一步监测。然而，在基线存在的侵袭性肺炎链球菌血清型明显减少，并出现了不同血清型的再定殖。来自相同社区的后续报告发现：在治疗后 2 周，A 组链球菌的定殖率已经显著降低，但到 2 个月时，又返回到了治疗前的水平。没有观察到对阿奇霉素耐药。在 2 个月和 6 个月时，治疗使得皮肤溃疡的发生率减少了一半。在尼泊尔，也报告了皮肤感染和腹泻的例数减少。

表 9-3 肺炎链球菌的鼻咽携带：在使用阿奇霉素（AZM）治疗沙眼前后耐阿奇霉素株的发生率和比例

	检查的儿童数量	肺炎链球菌阳性儿童总数（%）	耐阿奇霉素肺炎链球菌		
			细菌定殖的儿童数量*	发生率（占被检查儿童的百分比）†	比例（占带菌者百分比）
治疗前	79	54（68）	1	1.3	1.9
治疗后 2～3 周	38	11（29）	6	15.8	54.5
2 个月	37	29（78）	10	27.0	34.5
6 个月	39	34（87）	2	5.1	5.9

*在治疗后，肺炎球菌携带者比率先降低，然后升高：$\chi^2_2 = 13.3$，$P < 0.001$
†在治疗后，耐肺炎球菌发生率先升高，然后降低：$\chi^2_2 = 18.9$，$P < 0.001$
'在治疗后，耐肺炎球菌发生率先升高，然后降低：$\chi^2_2 = 22.4$，$P < 0.001$

在尼泊尔进行阿奇霉素治疗前，没有发现肺炎链球菌有耐药性，但在治疗后两周分离到的 7 株中，3 组有耐药性。这些菌株中的两株来自在基线时有对阿奇霉素敏感的肺炎链球菌的儿童。随后的研究对阿奇霉素治疗后 1 年获得的鼻咽分离物进行了检查，结果没有发现有残留的耐药性。

最近来自西澳大利亚 Kimberley 地区的一份报告表明肺炎链球菌继续对建议的一线治疗青霉素敏感。在这一地区，阿奇霉素被常规用作怀疑有性传播疾病的患者及其伴侣的初步治疗。由于阿奇霉素没有被推荐用于治疗肺炎链球菌感染，肺炎链球菌对阿奇霉素的耐药性似乎实际上并不是问题。

尽管有监测细菌对阿奇霉素耐药性的全球系统,但来自沙眼地区的资料很有限。还在澳大利亚收集了资料,但没有对分发阿奇霉素地区的资料进行过专门分析。在这些研究中,和其他地方一样,对红霉素的耐药性被用于代表对阿奇霉素的耐药性。总体上,肺炎链球菌的耐药比例从 1994 年的 8% 增加到了 2005 年的 23%。

Tom Lietman 及其合作者已经对尼泊尔一个村庄中的总体抗生素使用情况进行了研究。在前一年中,三分之一的小于 3 岁的儿童和一半的小于 10 岁的儿童接受了抗生素治疗。其中三分之二的儿童使用抗生素有效地防止了衣原体感染。每年孩子们平均接受了 3.0 规定日剂量的抗生素治疗,有效地预防了衣原体感染。每年阿奇霉素的集体分发将使得这一剂量增加 2.6。

(三) 感染复发

世界卫生组织有关抗生素使用(这是 SAFE 战略的一部分)的建议为"最初使用抗生素(最好使用阿奇霉素)进行至少 3 年的集体治疗,直到 10 岁以下儿童 TF 患病率小于 5% 才可以停止集体治疗"。如果 TF 患病率超过 5%,应当继续进行集体治疗,并每 1 到 3 年重复进行调查。如果患病率低于 5%,应当考虑基于个体或家庭的治疗。这些建议的目的旨在为制定更有效的计划提供指导。很明显,A(抗生素治疗)是全部 SAFE 战略不可分割的一部分。

尽管有这些建议并且几乎没有例外,但迄今为止引用的研究单独对抗生素治疗进行了评估,没有包括 SAFE 战略的其他部分。面部清洁和环境部分旨在降低再感染的可能性,并持续地减少沙眼。没有这些部分来降低传染的危险,预计在抗生素治疗后,沙眼会很快再次出现。

在埃塞俄比亚的一个沙眼高度流行地区,已经观察到了感染以惊人的指数速率(12.3%/月)反弹。在这项研究中,小于 1 岁的儿童没有接受治疗,并且孕妇仅接受了四环素局部治疗。在坦桑尼亚中部的另外一个沙眼高度流行地区,最初感染水平降低到了相当低的水平,但是从 2 个月起开始逐渐升高,并在 12 个月加速升高。如果另外一名家庭成员也被感染,在 6 个月时,偶然感染的发生率要高 3.5 倍。旅行、访客、性别或个体是否已接受治疗不会使危险增加。再次出现或复发的感染发生在家庭内。使用空间分布进行的进一步分析证实了感染的家庭聚集性,仅在 12 个月后观察到沙眼从一个家庭传染给另外一个家庭。

已经报告,在抗生素治疗后,在没有明显再感染的情况下,衣原体眼部感染仍持续存在。例如,32% 的已接受四环素局部治疗和红霉素口服治疗两周的新生儿咽拭子标本可培养出衣原体。在坦桑尼亚进行的一项研究中,沙眼患儿鼻咽携带衣原体似乎没有引起治疗后感染,但最近在三个地点进行的一项研究已表明,感染的鼻分泌物可能起到了更重要的作用。

抗生素治疗的一个意外的并发症为在不列颠哥伦比亚省观察到的衣原体性传播疾病的数量。Brunham 发现:在早期发现病例,并实施感染控制计划和进行治疗之后,感染和再感染明显增加。他推测:早期治疗可能会防止完全的保护性免疫形成,从而让人们对后来的再感染更敏感。一些动物实验为这一观点提供了一些支持;在这些动物实验中,在接种前 3 天,对小鼠进行治疗能够清除感染,从而没有时间来形成对再激发的正常部分免疫。因此,在再次激发时,动物的表现和没有感染过的小鼠基本上相同。然而,尚不清楚是否人疾病治疗计划能够在接种 3 天内发现生殖道感染患者并对其进行治疗。其他研究人员已经报告了衣原体试验变化后阳性报告率的显著变化,并警告应避免对这些趋势过度解释。

当沙眼传播减少后,首先观察到感染严重程度降低,然后新感染的发生率降低,最后非活动性疾病的患病率降低。除了最近的一个例外,这些沙眼地方流行社区没有 Brunham 推测的反弹现象的表现。

在 2006 年年末,来自越南的一份报告介绍了在三个干预村庄进行 3 年沙眼控制活动的发现:一个村庄采用了 S 部分,另外一个村庄采用了 S、A 和 F 部分,第三个村庄采用了 S、A、F 和 E 部分。作者报告:与使用四环素局部治疗的第三个村庄相比,在分发阿奇霉素两年的两个村庄中,PCR 检测到的感染率增加了 4 倍。他们得出结论:"再感染率的增加表明治疗可中断形成免疫所需的感染持续时间,从而增加了对再感染敏感的个体数量,对随着时间的疾病患病率产生不利影响"。换句话说,阿奇霉素治疗(在两个村庄中与 S 和 F 结合应用,在一个村庄中与 E 结合应用)使得沙眼情况更糟。这一异常发现引起了大量通过文章和电子邮件的交流讨论。社论和给编辑的信指出了这一研究和分析的一些方法学缺点。它们包括对 PCR 试验和临床分级诊断准确性,最高感染患病率(21%)见于活动性沙眼很少(4%)的高龄组,患病组和未患病组感染患病率相似等问题的质疑。此外,还提出了 PCR 标本污染的问题。以学生们作为治疗目标人群导致抗生素治疗的总覆盖率很低,因此接受治疗的人中仅 11% 有感染(PCR 阳性),不到一半有活动性沙眼。所有村庄的沙眼患病率均较低(<5%),每组仅包括 1 个村庄,没有对基线村庄间变异进行分析。此外,没有对免疫反应进行测量,因此他们的推断是推测性的。如果其他设计良好、小心实施的研究能够重复这些异常的发现,将会很有意义。

(四)需要解决的问题

尽管使用阿奇霉素进行了 15 年的试验并且分发了几千万剂,但对于阿奇霉素分发,即使没有 Cochrane 综述那样尖刻的看法,仍然有一些重要问题需要阐明。至少有 6 个重要问题需要解决:

(1)对谁进行治疗?(对婴儿和孕妇如何治疗?)。

(2)如何治疗?(基于家庭或基于社区的治疗)。

(3)为什么治疗?(患病率 >10%、>5% 或 <5%)。

(4)什么时候治疗?(每 6 个月 1 次或每 12 个月 1 次)。

(5)治疗什么?(感染、临床沙眼、致盲性沙眼)。

(6)什么时候停止治疗?(使用什么检查?患病率多少时停止治疗?)。

很明显,需要在已经实施了 F 和 E 部分的地区,对这些答案进行确认。

1. 对谁进行治疗?

使用定量 PCR 技术的几项研究已证实了早期的观察结果:最高水平的感染衣原体见于最小的孩子,特别是有重度活动性沙眼的孩子。实际上,大部分这样的感染发生在小于 1 岁的孩子中。如前所述,尽管 CDC 建议将阿奇霉素用于治疗小于 6 个月的婴儿的衣原体感染和百日咳,许多研究没有对小于 1 岁的儿童进行治疗,几乎没有研究对小于 6 个月的儿童进行治疗。这似乎是我们目前的阿奇霉素分发方案的主要缺陷。对我而言,不对家庭的婴儿感染源进行治疗完全是违反直觉的。

同样,应当使用阿奇霉素对所有妇女进行治疗,而不是依靠她们对四环素的可能使用或使用红霉素或阿莫西林的两周复杂治疗。世界卫生组织指出:阿奇霉素是 B1 类药物,没有对胎儿有不良作用的证据,但也没有充分的数据表明可以明确推荐将其用于妊娠,除非没有合适的替代治疗。然而,CDC 推荐将阿奇霉素用于治疗妊娠期间的生殖道衣原体感染。孕妇(特别是有其他幼儿患有活动性沙眼的孕妇)也是家庭内的可能再感染来源。她们很可能有眼外感染,这会给她们未出生的婴儿带来很大的危险。这时,单剂量口服阿奇霉素很有意义。

2. 如何治疗?

已经反复说明了沙眼基于家庭的传染的重要性。据此推测,基于家庭的治疗也很重要。当患病率高(>5% 或 10%)时,建议对整个社区进行治疗实际上是基于后勤原因;与设法逐一对每个家庭进行检查和治疗相比,对整个社区进行集体治疗费用更低,并且更容易实施和组织。然而,这不意味着将来的治疗研究不能将家庭作为治疗单位。研究已经明确显示:家庭是沙眼传播的单位,也是感染复发的来源。

对于幼儿,需要根据体重,对药物混悬液的剂量进行调整(20mg/kg),为此,最初需要对每名儿童进行称重。借用分发伊维菌素来治疗盘尾丝虫病计划的成功经验,对于阿奇霉素,也采用了根据身高调整剂量的方法(表 9-4,表 9-5)。

表 9-4 估计希舒美需要量

	片剂	儿科用口服混悬液 / 毫升	毫克 / 治疗
成人	4		1000
儿童 >35 千克	4		1000
儿童 25~35 千克	3		750
儿童 17~25 千克	2		500
儿童 15~20 千克		10ml	400
儿童 10~15 千克		7.5ml	300
儿童 7~10 千克		5ml	200

一瓶 POS=4 名儿童(小于 5 岁)
一箱 POS/48 瓶 =192 名儿童
一瓶药片 =7 名成人或 11 名≥5 岁的儿童
一箱药片 /48 瓶 =360 名成人或 528 名儿童

表 9-5 用于接受阿奇霉素治疗的 6 个月到 15 岁沙眼患儿的基于身高的标准化治疗计划

身高(厘米)	剂量
接受口服混悬液治疗的 6 到 59 个月的儿童	
50.6~53.7	80mg(2ml)
53.8~65.4	160mg(4ml)
65.5~76.4	240mg(6ml)
76.5~87.4	320mg(8ml)
87.5~98.3	400mg(10ml)
98.4~110.2	480mg(12ml)
110.3~122.2	560mg(14ml)
122.3~130.0	640mg(16ml)
接受片剂治疗的 6 个月到 15 岁的儿童	
74.0~87.8	250mg(1 片)
87.9~120.3	500mg(2 片)
120.4~137.6	750mg(3 片)
≥137.7	1000mg(4 片)

此外，借鉴了伊维菌素分发的经验，采用了针对社区的治疗。在南非和坦桑尼亚的早期沙眼控制活动成功地利用了社区志愿者来分发抗生素。伊维菌素成功的基于社区的治疗需要社区领导者的支持。覆盖率与分发人员数量与要治疗的人数的比例有关；2：250 似乎是最佳的比例。在没有给予直接的鼓励（现金或其他形式的补偿）时，效果（覆盖率）更好一些。分发志愿者似乎被政治荣誉、个人满足感和利他主义所驱动。

世界卫生组织将阿奇霉素分发的目标覆盖率设定为 80%。一些研究报告的覆盖率更高，另外一些研究报告的覆盖率较低。很明显，覆盖率很重要；在计划活动中，覆盖率可能较低。按照覆盖率对治疗影响进行的 meta 分析表明：在 6 个月时，影响最大，覆盖率超过 90%，但在 12 个月时，没有观察到这一差异。

3. 为什么治疗？

由于后勤原因，世界卫生组织建议将沙眼集体治疗的阈值设定在 10%，因为当患病率大于 10% 时，对整个社区进行治疗比对个体家庭进行治疗更便宜，更有效。使用局部用四环素的计划最初建议使用 20% 作为阈值。然而，从摩洛哥和马里大型计划中使用阿奇霉素获得的实地经验表明：由于后勤和费用原因，对于阿奇霉素分发，10% 是一个更适当的阈值。

请记住，世界卫生组织建议或推荐的阈值是广泛的指标，用于提供指导，这很重要。这经常被误解为如果活动性沙眼患病率小于 10%，不可进行治疗，或 3 年后可以不治疗，或 3 年是任何地区需要治疗的最长时间。这两种看法都明显是错误的。

患病率阈值的一个问题是分母（确定患病率的基准人群）的定义。这已经被设定为"社区"，在非洲一般包括 1000～5000 个人。这种社区或村庄应当是被给予集体治疗的最小人群。当患病率低于 5% 时，由于各种原因，可能不适合继续进行基于社区的集体药物分发治疗。然而，继续进行基于家庭的治疗是很适当的，也是合乎伦理的。当然，应当对有重度沙眼患儿的家庭或有多名活动性沙眼患儿的家庭给予基于家庭的治疗。请记住，在英国和美国，沙眼控制计划继续进行到最后一例活动性沙眼消失。他们不愿意接受他们的孩子中 5% 甚至 1% 的活动性沙眼患病率。

4. 什么时候治疗？

感染复发率似乎与活动性沙眼的起始患病率有关。在沙眼高度流行地区（患病率超过 50%），主张每 6 个月再治疗 1 次。尽管在 Rombo 取得的成功基于每 6 个月进行 1 次的选择性重复治疗，但在中度和高度流行地区，单次抗生素治疗可能是足够的。有趣的是，在阿奇霉素分发后 6 个月，如果孩子们实际上接受了治疗，患活动性沙眼的危险显著降低（优势比 0.3）。在 1 年时，这一作用已经消失（优势比 1.18）。这还表明每 6 个月重复 1 次治疗比每年重复 1 次治疗更适当。使用埃塞俄比亚数据进行的一项有趣的模拟分析表明：最有效的每年 1 次的抗生素治疗方式应当在"低潮"季节之前 3 个月给予。根据对沙眼数据的模拟，Lietman 明确指出："单次集体治疗不能消除沙眼"（图 9-10）。

5. 治疗什么？和 6. 什么时候停止治疗？

沙眼控制的最终目标毫无疑问是消除致盲性沙眼。此外，活动性沙眼（特别是儿童中的 TF）患病率是变化相对较慢的指标，特别是如果存在进行性的再感染时。所有测量了 TI 患病率的治疗研究均已发现：TI 患病率比 TF 患病率降低得更快。TI 分级困难在于过度诊断问题（参见第三章）。然而，可能 TI 应当被用做评估干预的短期效果的临床指标，因为与 TF 相比，它对变化更敏感，并且变化得更快。此外，TI 是疾病严重程度以及瘢痕形成和盲的可能性的更好指标。将需要对分级进行标准化以及使用照片记录来提高这一关键指标的精确度。

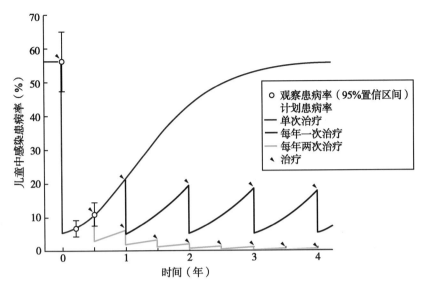

图 9-10 经验性治疗前以及治疗后 2 和 6 个月沙眼患病率的数学投影图

（Melese 等，2004。经许可后翻印，© 2004，American Medical Association，版权所有）

许多研究人员主张使用实验室检查作为衣原体感染和沙眼存在的指标。尽管实验室检查已经被广泛用于临床试验，但费用增加和技术复杂性已经成为了它们在计划活动中被广泛使用的障碍。如果要使用它们，可以选择一个指标组，例如小于 1 岁的儿童，作为监测社区感染负荷的方式。NAAT 试验的替代方法可能是新开发的干化学（"dip stick"）EIA 试验。这可能是一种便宜、容易操作、适合在现场使用的实验室检查方法，我们很有兴趣地期待对这一新试验进行进一步评估的结果。然而，当重复进行成千上万次或几百万次试验时，即使最便宜的试验的花费也会很多。

为了帮助指导阿奇霉素分发，世界卫生组织撰写了一本手册《沙眼控制：计划管理者指南》（Trachoma Control，A Guide for Program Managers），这本手册详细介绍了评估阿奇霉素需要量的方法和分发的程序。这是对国际沙眼行动早期出版物的补充。

第四节　F 部分：面部清洁

尽管面部清洁被认为是各种环境因素影响沙眼危险的关键最后共同途径，但面部清洁是 SAFE 战略中被注意的最少的部分。部分这可能是因为它需要行为改变，这是不容易实现的。进入当地钻井，或让人们服药，甚至修建坑式厕所，再离开，这更加容易。行为改变难以实现，可能需要长时间的现场工作，但最后这正是所需要的。如 Fred Hollows 所述，"这是一种需要全心全意的工作"。

我国在面部清洁方面也采取了一系列的措施。前面已经讲过，沙眼的传染，一为直接传染，即沙眼病毒依藉接触而传染的；另一类为间接传染，即通过许多间接的媒介侵入眼内而引起感染。因此如果能做到不让任何不洁的东西和我们的眼睛接触，经常保持眼部的清洁，则沙眼的感染将无从发生。在许多和眼发生经常接触的不洁物体中，手居其首，面巾及洗脸用具次之。为了避免传播沙眼起见，上述各种事物，都应经常保持清洁。个人预防的方法即注意个人身体,衣服,毛巾、手帕,尤其是手的清洁,因为手常接触眼睛,又常不自觉的接触看得见或看不见的,可能带来传染病原的不洁物体。

(1)手的清洁:在任何情况下,不要用手指抹或揉擦眼睛。这事情看起来好像是简单,但实行起来却非常不易。沙眼主要是靠患者的眼(目多)来传染的,沾有沙眼(目多)的手,常在不知不觉中,就可以将沙眼毒素擦入眼内,所以用手摸眼是一个最不好的习惯。同时洗脸之前,必先洗手,洗手后的水,不要用来洗脸,因为脏水洗脸,眼内容易侵入不洁的东西。给小孩洗脸时,应先把自己的手洗净,然后再给他们洗。

(2)面巾的清洁:

①面巾要用自己的,不要用他人的。这样一方面可以避免人家的眼病传染给自己,另一方面自己如果有眼病也不会传给旁人,并使沙眼的面积不致扩大。

②洗脸面巾不可充当洗澡洗脚之用。洗澡洗脚时如果用洗脸面巾擦,很易使不洁的东西侵入眼内而引起感染。所以在这方面绝对不可俭省,否则可能会招致重大的损失。

③洗脸面巾,应常用肥皂洗涤,经常保持清洁。煮沸消毒是最理想的办法,其他如洗涤干净后暴露在阳光下或其他通风的地方亦佳。

(3)洗用具的清洁:原则上每人应有各自的脸盆,倘若不得已而多人共用,权宜的办法是第二人洗脸之前,须将脸盆刷洗干净,同时一盆水不要供二人洗。但就我国目前的一般经济情形而论,每人自备一只脸盆可能还有些困难,而共同脸盆则洗脸一次要刷盆一次,大家往往觉得手续麻烦而难以做到,所以学者间有人主张在条件许可的情况下,可废除脸盆,采用直接在自来水龙头下洗脸的方法,用双手捧水洗脸,洗后用自己的毛巾捏干。对于没有自来水设备的地方,提倡"吊桶式洗面具"可用木桶盛水置于高处,桶底接竹管或金属管,在管的侧面钻一小孔,再装上开关或木塞,桶内可盛以小石块、木炭、细沙等作为过滤之用。

(4)养成良好的卫生习惯

①外出回家或大小便后,一定要洗手。由于工作或外出活动,两手和外界接触频繁,容易弄脏,回家后应先取水洗手;大小便时两手易传染,所以应洗手。

②手指甲应常洗常剪。指甲长,容易埋藏污垢,其中当然不限于沙眼毒素,可能夹杂许多各种不同的病菌,而手指甲又难免接触眼部,实在太不卫生,所以应当经常修剪,并用肥皂洗净。

③注意公共器具及拒用公共毛巾。公共器具如娱乐游戏场所的门窗把手,公共汽车和电车的拉手等,由于经常有大批客人往来,容易埋藏污物,最好尽量避免接触。在公共场所如旅店、饭店、浴室、理发店以及戏院等内,我国习俗先以毛巾招待客人揩面,这是最易导致沙眼的广泛传播,所以每个人尤应拒绝使用。

④旅行时自带洗用具和被单。绝对不要用沙眼患者使用过的东西,如患者的手巾、洗脸盆千万不可大家互相使用。倘非用患者的东西不可时,至少应先以肥皂洗净,煮沸或晒干后使用。我国有串门留客的习惯,应特别注意沙眼的传染。旅行时最好自带洗用具。被头携带不便,但可自带清洁被单,在入睡时将其裹在被头上面,使面部不与被头接触,借以减少沙眼传染的机会。

⑤烟和尘埃多的地方,如东北地区,冬季取暖,烟气满屋;春秋两季,比较多风。所以应改善取暖方式,风大出门时宜戴风镜。至于蒸气及其他气体多的工厂,宜装安全设备,改善环境卫生。

⑥生活环境方面,房屋要光线充足,空气畅通。屋小人挤,则有利于沙眼的传播,均属不妥。

⑦理发时除拒绝使用公共毛巾外,并应拒绝搓眼,因为搓眼也同样容易传染眼疾的。

在我国小学生课本中有专门章节教育学生预防沙眼,养成良好的个人卫生习惯(图9-11)。

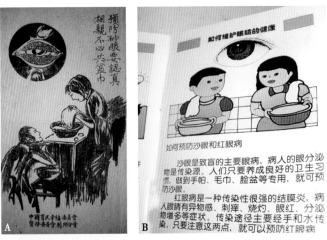

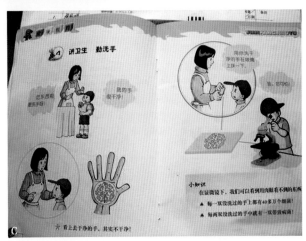

图9-11　小学健康教育纳入了预防沙眼

西方文化中个人卫生的一个有意义的明显变化为使用卫生纸。在19世纪之前,纸的使用情况实际上不清楚。在1857年,首次出现了专门生产的卫生纸,到1900年,它已经被普遍使用。在没有明显的或协调的公共卫生教育的情况下,发生了这一惊人的变化。所需的是卫生"硬件设施"。例如,增加提供室内管道设备与卫生纸的使用增加有关。在这种情况下,"软件"自然出现了。

许多包括面部清洁(F部分)的计划也包括SAFE战略的其他部分,将在本章的最后一节,对它们进行回顾。在本节中,我想对明确支持改善面部清洁很重要的观点的证据进行回顾。

如前所述,在澳大利亚土著儿童中进行的几项早期研究中,鼓励在学校洗脸,在埃塞俄比亚也进行了类似的研究。在一年中,在有或没有抗生素治疗的情况下,在学校洗脸减少了学生中沙眼的数量。对36个土著社区的学生进行的更大规模研究使用析因设计来对四环素滴眼液治疗和洗脸进行了评估。这一不全面的研究没有发现在 3 个月时学生沙眼患病率有变化,非常短的随访时间给这项研究带来了限制。

在坦桑尼亚中部,进行了里程碑式的、有关面部清洁的随机对照试验。各村庄的所有成员接受了局部四环素治疗,每日 1 次,治疗 30 天。随机选择了 3 个干预村庄来实施集中于儿童面部清洁的附加计划。在 12 个月末,干预村庄中(在至少两次访问时)有持续干净的脸的儿童比例已经增加了超过 60%。在干预村庄的全部儿童(无论他们的脸是否干净)中,重度活动性沙眼(TI)患病率降低了 38%(优势比 0.62,95% 置信区间 0.40~0.97)(表 9-6)。对 TF 的影响相似,但不那么显著(0.81,0.42~1.59)。更重要的是,在脸持续干净的儿童中,活动性沙眼和重度沙眼患病率分别降低了 42%(0.52,0.47~0.73)和 65%(0.35,0.21~0.59)(表 9-7)。必须记住,面部清洁的这一作用是在全部村庄社区范围抗生素治疗的已有显著影响基础上另外的。此外,与轻度沙眼(TF)减少相比,重度沙眼(TI)减少发生的更早,并且也更显著。

表 9-6　与对照村庄相比,在干预村庄中,1 年时儿童的沙眼优势比

	重度沙眼(TI)的优势比(95% 置信区间)	沙眼(TF/TI)的优势比(95% 置信区间)
干预村庄	0.62(0.40~0.97)	0.81(0.42~1.59)
年龄	0.76(0.68~0.85)	0.85(0.80~0.90)
基线时的沙眼*	5.21(3.51~7.74)	5.07(3.26~7.84)
牛	—	1.62(1.22~2.15)

*相关分类的沙眼

表 9-7　在 1 年时儿童保持面部清洁对沙眼的影响

	重度沙眼(TI)的优势比(95% 置信区间)	沙眼(TF/TI)的优势比(95% 置信区间)
保持面部清洁	0.35(0.21~0.59)	0.58(0.47~0.72)
年龄	0.81(0.72~0.91)	0.89(0.82~0.96)
基线时的沙眼	4.74(3.28~6.83)	4.69(2.91~7.57)
干预	0.59(0.38~0.91)	—
牛	—	1.45(1.04~2.03)

最近发表的两项研究对卫生教育对阿奇霉素分发的额外影响进行了评估。在埃塞俄比亚,将 40 个村庄随机分成 4 组。所有村庄收听了无线电广播卫生教育信息。3 组村庄还接受了阿奇霉素分发和"非政府组织活动"。在其中一组,分发了印刷资料、教育和交流(IEC)材料;在另外一组村庄中,除了分发了 IEC 材料之外,还提供了 BBC World Service Trust 准备的视频材料。非政府组织活动包括特别注意洗脸和环境改善,在广播和视频信息中,对这些进行了进一步强调。在这些村庄中,活动性沙眼的起始患病率在 64%~72% 之间,1 年患病率在 22%~24% 之间。在不同干预村庄之间,在沙眼患病率方面,没有显著差异,但是对沙眼和眼卫生的了解有了显著增加,但行为变化较不明显。这项研究表明可能需要更强烈的基层干预措施来改变卫生行为。

在越南进行的另外一项行为学研究对同时接受 S 和 A 部分措施的两个村庄进行了比较,但在干预村庄中,主要计划还包括卫生教育和提供卫生硬件设备。向超过 250 套住房提供了厕所浴室、水井和水槽。没有报告面部清洁数据。在 1 年时,在"对照村庄"和"干预

村庄"中,儿童活动性沙眼患病率分别从 10.2% 降低到了 5.5% 和从 13.8% 降低到了 2.3%。这些发现支持了改善卫生和面部卫生教育是有益的观点,但由于仅对两个地点进行了研究,其他解释也是可能的。

在坦桑尼亚进行的人种学研究已经表明:母亲往往会过高估计给孩子洗脸所需的用水量,并且未经她们丈夫的同意和得到社会支持,她们不能改变她们的用水优先顺序。这意味着卫生教育计划需要阐明对所需水量的误解,并对整个社区采取措施,而不是单独集中于妇女。McCauley 详细叙述了当提供用葫芦装的一升水时,男人们估计仅能用这些水洗一两张脸,但实际上却洗了 12 张脸。妇女们认为她们仅能用一升水洗五六张脸,但实际上洗了 30 到 35 张脸。McCauley 接着指出:"当妇女们知道男人们比她们洗的脸少时,她们评论说,男人们对待水,总是没有负责打水的妇女们那样小心"。随后,制定了卫生教育计划所需的部分,这些被用于面部清洁临床试验。世界卫生组织和全球联盟成员已经撰写了几本有用的、有关 SAFE 战略 F 和 E 部分的背景资料小册子。

需要强调的是:广义理解 F 为洁净。对于每一个人,养成良好个人生活习惯,保持个人洁净,防止被传染;同时也要遵守公共卫生道德,不要使用别人的面盆、面巾、手帕;不要随便把自己眼部的分泌物沾污或接触公共设施或器具等,保持公共洁净,以防止传染他人。

第五节　E 部分:环境改善

E 部分包括一大类可能的活动,在某些方面,它是 SAFE 战略中最难理解和定义的部分。世界卫生组织已经发表了上述几个小册子来提供这方面的详细信息,但大多数现场工作和计划的工作集中于提供厕所、苍蝇控制或供水。

已经在冈比亚进行了几项有关苍蝇控制的研究。在初步研究中,对两对村庄进行了随机分组,一对村庄使用极低使用量的溴氰菊酯喷雾来控制苍蝇。在 3 个月时,往眼睛上飞的苍蝇(山蝇)数量减少了 75%,同时沙眼新病例的预期季节性增加减少了 75%。随后进行了一项规模更大的研究,7 组村庄(3 个村庄 1 组)被随机分配了下列措施:苍蝇控制,提供新厕所,或不采取另外的措施。患有重度沙眼的患者接受了四环素或阿奇霉素治疗。在 6 个月后,苍蝇控制和新厕所分别使得孩子们脸上山蝇的数量减少了 88% 和 30%。在 6 个月时,在苍蝇控制和提供新厕所的村庄中,儿童沙眼患病率分别从 14% 降低到 7% 和从 11% 降低到 8%,但在对照村庄,儿童沙眼患病率从 9% 增加到 10%。后来,Emerson 证明:安装冈比亚改进式家庭厕所可以大幅度降低山蝇的数量,并且新厕所通常获得了好评。

然而,最近在坦桑尼亚沙眼高度流行地区进行的一项大型研究没有为苍蝇控制对于阿奇霉素分发的重要性提供支持。在一项前瞻性研究中,16 个居民组(balozi)被随机分配接受 12 个月的集中苍蝇控制。向这些居民组的所有居民提供了阿奇霉素治疗。尽管干预措施显著减少了苍蝇数量,但在各组干预村庄之间,在临床沙眼患病率或通过 PCR 方法测得的感染率方面,没有显著差异(表 9-8)。这项研究强烈表明:集中杀虫剂喷雾灭蝇对基于社区的阿奇霉素治疗没有附加的好处(图 9-12)。

在埃塞俄比亚进行的一项研究显示:集体阿奇霉素治疗大幅度降低了苍蝇中检测到衣原体 DNA 的概率。在治疗后 1 年,在来自未接受治疗的村庄的苍蝇中,23% PCR 阳性,而在来自接受治疗的村庄的苍蝇中,仅 0.3% PCR 阳性。在儿童和苍蝇 PCR 检查阳性率之间,存在强相关性。

表 9-8 灭蝇剂干预居民组（balozi）和对照居民组孩子的基线特点

	干预	对照
居民组（balozi）数量	8	8
调查儿童的平均百分比	82	86
女孩的平均百分比	52	45
儿童的平均年龄（岁）	3.4	3.5
每个家庭 1～7 岁儿童的平均数量	2.0	2.2
TF、TI 或 TF 和 TI 两者的平均百分比	63	68
衣原体感染的平均百分比	29	35
接受阿奇霉素治疗的平均百分比	84	94
每天每块板上苍蝇的平均数	2.3	3.9

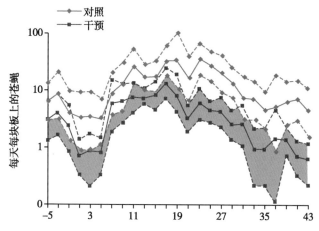

图 9-12 在坦桑尼亚中部，在干预和对照居民组不同时间的平均苍蝇计数（West 等，2006。经荷兰 Elsevier 多媒体出版集团许可后翻印）

马里进行的卫生教育研究使用了析因设计，结果发现，除了局部四环素治疗之外，每周 1 次的卫生教育课导致沙眼的 6 个月发病率显著降低，从 7.6% 降低到了 4.2%。有关这一问题的 Cochrane 综述得出结论：杀虫剂喷雾能够显著减少沙眼，但提供厕所不会。他们还得出结论：卫生教育可能能够有效减少沙眼。

最近在西澳大利亚，人们异乎寻常地努力改善环境。在与土著社区"共负责任协议"计划中，澳大利亚政府致力于提供汽油泵（汽油加油车）。作为交换，社区居民同意使得他们的孩子保持干净的脸，并采取其他改善环境的措施来减少沙眼和皮肤感染。在大约 18 个月后，没有安装汽油箱，沙眼患病率也没有降低。没有面部清洁比率的数据提供。后来，澳大利亚政府已做出了新的承诺，决定对沙眼控制方法进行评估，目前已经发表了新的指导原则，其中包含更综合的沙眼控制方法。

沙眼防治在新中国卫生建设中相当受重视。政府部门大量训练沙眼防治人员，普设沙眼防治所和诊疗处，对沙眼实行重点防治。沙眼的传染率和环境卫生的条件的恶劣，具有密切关系，由于城市的卫生条件较优，乡镇较差，所以凡是愈接近市中心区，则感染率愈低，愈接近郊区或乡镇，则感染率越高。环境卫生中，给水问题最为重要。大家知道，自来水是经过加工处理的,所以要比河水干净得多,同时取用时也较河水方便,因此大家都能勤于洗澡,保持清洁卫生,沙眼就难以传染。建国初期,有自来水处,仅限于各大都市,而且供给的对象和面积也都有限,所以当时我国大部分的居民只能取用不净河水。西北地势较高,水源不便,洗脸水常有数人共同及多次使用不卫生的情况;而且内地有些偏僻地竟经常取用池塘堰坝的积水,既未过滤,也没有加以沉清,甚至人畜共用,严重影响整个地区的身体健康,更增加了沙眼传染的机会。

因此在改善环境卫生中,首先在各地城市都可能多建自来水厂,在农村则须普遍提倡水井,解放以来,我国政府已将自来水设备逐渐普及到中等城市中去,已有的则扩大其供给对象与面积,对棚户区则首先加以改善。我国农村占全国面积的绝大部分,要普遍改善农村的用水,当然不是一件容易的事,但是这个问题如果不能解决,传染性眼病的预防工作便无法推行,所谓"防盲"将成为纸上空文,一般认为在农村中普遍提倡用井,可使家家户户都有足够的清洁水,以供使用,从基本上改善环境卫生。

农村卫生常识普遍缺乏,有的甚至人畜共居,且一般保守迷信观念仍未彻底消除是沙眼在农村进行预防需要解决的主要问题。在农村,沙眼防治工作的实施包括:

(1)为了适应农村分散居住的特点,可采取一面治疗,一面预防的办法。在不妨碍生产的原则下,予以早期突击治疗,并以经常性预防工作来加以巩固。

(2)定期实施检查,对沙眼患者一律免费治疗。在学校中及其他团体中可进行集体治疗,家庭中则发给自家滴眼液或软膏。治愈富有传染性的病例,尤为限期治愈。

(3)尤应奖励普遍盘井,在开始掘水井以前,必先选择适当的地形,估计有足够的取水量,地质以沙土为宜,石灰石地质因有裂隙,过滤不能完全,不甚适用。此外,或装置如郭炳宽氏设计的家庭滤水器,使家家户户都有足够的清洁用水,便于洗涤和饮用。

(4)所以在农村中,为了预防疾病的传染,包括沙眼在内,必须动员经常挖蛹、减虫、打苍蝇。

(5)发动群众时常举行大扫除,平时每人尤应勤洗手和沐浴,切勿用洗脸用具及毛巾,有病早就诊治疗。患沙眼者不可将自己眼部分泌乱丢,以免传染他人。

(6)农村中不能解决的病例,可设法送城市中的眼科专门医疗机构,一面可以保证群众健康得到最可靠的程度,另一方面并能学习上级解决困难病例的办法,以提高自己的业务水平。

(7)医务工作者绝不能处于被动地位,单凭病人上门,应该经常主动深入农村,以预防为主,结合群众运动来抑制沙眼传播,乃至消减。

此外,郭军宽设计一个农村家庭的滤水器(图 9-13),制造容易,装置简单,符合农村的经济条件,而借此可以解决农村家庭的吸收和洗脸用水的问题,值得采用,现将其制法与用法介绍如下:设计中的首要部分是一个大的木桶,装在三尺高的架子上,内装木炭和细砂,作为滤水之用。农村居民多吸取田中种水为洗净之用,很不卫生,当有过滤的必要,桶的底部设有一圆洞,接以竹管,管的另一端倾斜向下,在最近出口的最后一个"间隔",不予间破,而穿以无数小孔,作筛状板,使水在流出时,作淋雨状,不至奔放无阻,消耗过多水量,竹管的末端,装以木塞,取水时方予拔去。桶中积水,可随需要加添,细沙和木炭在一定时间内加以洗净,但不必更换,以便保持滤器的最高效能。郭氏并指出:这种设计的特点,第一在于水之必须通过滤器,而后流出,故可使之清洁;第二在使用时,水在不断流动,故不至遭受污染。农村家庭,有了这样一个简便的"自来水"装置,无论洗手洗脸,都感到莫大的

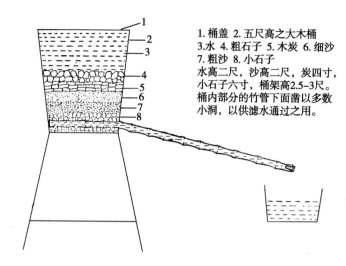

1. 桶盖 2. 五尺高之大木桶
3. 水 4. 粗石子 5. 木炭 6. 细沙
7. 粗沙 8. 小石子
水高二尺，沙高二尺，炭四寸，
小石子六寸，桶架高2.5~3尺。
桶内部分的竹管下面凿以多数
小洞，以供滤水通过之用。

图9-13 农村家庭滤水器简明设备

方便。尤其在人口众多，脸盆不够分配的情况下，每个人可站在竹管底下，用水直接擦拭脸上，擦肥皂，再用毛巾擦干，可无使用盛水器具的必要，既简便，又卫生，真是一举两得，至于滤过的清水，可同时作为烹饪之用，更无待言。以上设计，亦可推广到学校方面，以便农村学童洗漱之用。农村中的医院诊所，亦可根据同样原则，仿照装置，作为洗手设备，对于门诊及实施手术的各项任务，将予莫大便利。

我国海岸线很长，江河四布，支流繁多，寓居水上为家者为数不少。水上居民大多以捕鱼、运输、载客、渡江等为生。解放前这种行业常被人视为低贱，长期受到压迫，经济上他们绝大多数生活都贫困，多是全家合住一船，且多数以几尺见方的舱为全部的生活范围，同时他们大多均未受过教育，对于清洁卫生并不注意，污秽便溺经常弃于江河，而饮洗用水亦复随及取自源处，且船上起居各物，也大多共用，毫无个人卫生环境之可言，在这种情况下，自有利于传染病的滋生与蔓延，所以对于水上为家的居民间的沙眼防治应关注以下有关方面。

1. 开办水上学校及夜校，逐渐扫除文盲，同时并尽量普及卫生常识。使大家重视健康。知所预防。

2. 普设水上卫生所，每天用清洁艇清除河面积秽，劝告水上居民饮用清洁水，并说明随便取用河水后可能引起的种种危险。

3. 广泛动员宣传，平时要勤洗手和沐浴，切忌随便以手拭目，面巾和面盆常用肥皂擦洗暴露在阳光下，并在可能范围内避免互相混用。

4. 发现眼病有特异感时即去医疗机构检查，进行治疗，医务人员并应劝导患者动员全家都来检诊，对他们最好做到免费治疗。

Pages 曾经说过：家庭以外的传染是在马路上、公共场所、学校、海陆军队、作坊和工厂中实现的，不应该轻视家庭以外的感染。

沙眼患者不可与健眼者共用被褥，同时有沙眼者不许进入公共游泳池。

军队富于流动性，特别在行军和作战时，对于饮用清洁水尤成问题，除驻在大城市内的能取用自来水外，一般常用的还是井水，其次是河水、池塘水；在山地行军或作战时多用泉水、小河水；在缺乏时有时用冰水、雪水或雨水。选择与保护水源应注意以下几点：

（1）水源最好选择距离居民住房、厕所、垃圾堆、污水池等较远的地方，至少再 50 公尺以外，以防脏东西污染水源。同时在水源近旁不准洗衣服、洗蔬菜、倒垃圾等，也不可解大小便。必要时有人看守水源，特别是厂区和新区，最好和老百姓商量由部队专用一个水源。

（2）井水：井水是地面上经过地层滤出来的水，所以比较干净，尤其是深的井水过滤得较为彻底，水更干净。在井上可建设一个公用汲水桶，进口上加盖，用毕就盖好。

（3）河水与湖水：用河水时最好选择大而深、水色清、水流急、无臭无味的河流。能把河流按着次序划分成下面六段来使用比较合理：①人饮用水段，在河水身的中部取水最好；②人员洗澡段；③牲畜饮用水段；④牲畜洗澡和洗衣服段；⑤机械汽车水洗涤段；⑥倒脏水段。每段都有要插上标牌。湖水也同样要分段。

（4）池塘水：南方在乡下的部队常用这种水。这种水不清洁，应特别注意卫生管理。如果池塘多可分为：一个专作人饮用，一个作洗蔬菜和饮马用，另一个作洗衣物用。如果池塘不多，可在离水源 5～10 公尺的岸旁建"滤过壕式水井"（图 9-14）。

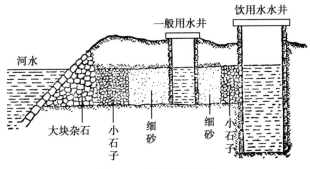

图 9-14　滤过壕式水井

（5）泉水：选择水流快的。最好是汽油桶或砖石做一个集水桶，上面加盖，在一侧面开一个流水口，如此既干净又方便。

中国政府在建国以来，坚持改水改厕，通过加大投入增加自来水使用的区域覆盖率，在山区挖井取水，尤其 1978 年以来中国政府实行改革开放政策以后，中国经济快速发展，人民生活水平不断提高，同时政府加大农村改水改厕工作力度，城乡卫生状况有了很大改观，至今几乎居民都可使用到洁净水（表 9-9，图 9-15）。

表 9-9　2003 年中国农村改水统计年报

	农村总人口（万）	累计受益人口（万）	百分比（%）
总数	94 254.77	87 386.63	92.71
北京	346.8	364.76	99.99
天津	377.61	377.61	100
湖北	5399.69	5277.19	97.73
山西	2361.74	2210.43	93.69
内蒙古	1539.93	1348.75	87.59
辽宁	2363.71	2300.16	97.31
吉林	1594.49	1564.31	98.11
黑龙江	2234.61	2188	97.91

续表

	农村总人口（万）	累计受益人口（万）	百分比（%）
上海	462.77	462.77	100
江苏	5585.25	5501.92	98.51
浙江	3667.25	3537.58	96.46
安徽	4490.75	4382.07	97.58
福建	2755.94	2686.35	97.47
江西	3518.82	3345.4	95.07
山东	7019.69	6963.27	99.2
河南	7912.66	7669.87	96.93
河北	4424.86	4058.03	91.71
湖南	4698.48	4523.63	96.28
广西	3941.14	3568.54	90.55
广东	6018.59	5920.81	98.38
海南	607.6	560.15	92.19
四川	7000.87	6483.72	92.61
重庆	2570.79	2324.64	90.43
贵州	3091.19	2097.35	67.85
云南	3526.6	2980.83	84.52
陕西	2746.06	1521.53	55.41
甘肃	2069.19	1666.16	80.52
青海	336.6	287.91	85.53
宁夏	395.09	361.03	91.38
新疆	1196	869.86	72.73

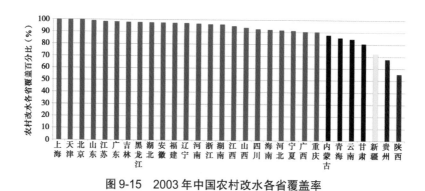

图 9-15　2003 年中国农村改水各省覆盖率

　　2009 年，国家启动重大公共卫生项目——农村改水改厕项目。项目实施后，全国农村饮水安全集中供水工程在各省开展并对水质卫生保持监测和评估。截至 2011 年，在 9.6 亿农村人口中，改水累计受益人口为 8.9 亿，受益率达 94.18%。改厕项目覆盖了全国 31 个省、市、自治区的大部分农村，农村卫生厕所覆盖率达到了 69.2%。截至 2013 年底，全国累计农村改水受益人口 8.99 亿人，改水受益人口占农村总人口 95.6%。农村自来水普及率 76.4%，比上年提高 1.8 个百分点。农村累计使用卫生厕所 19 400.6 万户，其中：当年新增卫生厕所 648.3 万户。农村卫生厕所普及率 74.1%，比上年提高 2.4 个百分点。

第六节　沙眼的社区评估

唯一确定沙眼患病率的方法是进行患病率调查，但基于人群的患病率调查可能很难，并且既费时又费钱。

对患病率的良好估计被许多人认为即使不是必须的，也是人们希望的，以用于监测什么时候需要确定基线患病率，并定期重复患病率调查。致盲性沙眼消除认证的建议标准要求进行多次患病率调查。概念上，大型患病率调查会让许多人忙碌很长时间，但常常到调查结束，仍然没有达到最终目的。在程序性活动中，与研究活动不同，需要仔细考虑是否需要详细的基于人群的患病率调查，或其他采样或指示方法是否是足够的。

世界卫生组织已经发表了有关患病率调查方法的全面指导方针，包括随机抽样和数据分析方法的选择。《2006 沙眼控制，管理人员指南》(2006 *Trachoma Control, A Guide for Managers*) 是之前的许多版本的有用更新。患病率调查有许多已经发表的良好范例。然而，基于人群的患病率调查对低水平沙眼和无沙眼的区分能力相对较弱，除非进行大样本调查。当疾病像沙眼这样呈波浪起伏分布并且一般发生在小块地区，这点尤其重要。在患病率降低时，沙眼的局灶性变得尤其明显。

为了向确定某些地区是否仍然有沙眼以及做出初步评估以确定干预的优先次序的程序提供一些灵活性，世界卫生组织制订了《沙眼快速评估方法》(Trachoma Rapid Assessment Methodology, TRA)。已建议利用批次质量保证抽样（一种用于监测生产过程的方法），对此进行进一步改善。这种方法称作非对称抽样的沙眼快速评估法 (Asymmetric Sampling Trachoma Rapid Assessment, ASTRA)。另外，还试图在没有全面的基于人群的研究的情况下，估计社区内的患病率。

在 1997 年世界卫生组织"2020 全球消除致盲性沙眼联盟"(GET 2020) 计划开始时，55 个国家被已知或认为有地方性沙眼流行。在其中一些国家，在过去，沙眼已经成为了一个严重的问题，但没有过去 10 年或 20 年的数据可用。在这些国家，可以选择进行基于人群的患病率调查，以确定在该国是否仍然有沙眼存在。这几乎是一个不可能的任务，它势必花费很大，各种专门的卫生干预计划会使用许多宝贵的资源。或者，可以使用更具针对性的方法，查找并访问最可能仍然有沙眼的地区，并对患沙眼危险最大的儿童进行检查。如果这些儿童没有沙眼，那么别处也不大可能有沙眼。

已经制订了详细的快速评估方法，利用两阶段方法在最可能有沙眼的社区的"最差地方"，获得"偏倚最大"的样本。利用从过去沙眼记录和当前社会经济与卫生条件获得的信息，在地区内选择有沙眼存在危险的社区。在这些社区中，对卫生条件最差、患沙眼危险最高的家庭的儿童进行检查。

需要强调的是，沙眼快速评估方法 (TRA) 不会给出患病率，但它很可能提供了患病率的上限，也就是说，如果检查的 50 名儿童中有 10 名在 TRA 期间患沙眼 (20%)，沙眼的真实患病率不大可能超过这一比例。如果对患沙眼危险最高的儿童进行了检查，那么其他儿童的危险较低，即使有沙眼，沙眼的患病率也较低。这仅会降低总患病率。因此，TRA 可表示沙眼存在和最高患病率，但它不能给出患病率的下限。

ASTRA 评估使用快速调查的折衷方案，利用随机抽样方法以提高患病率估计的精确度。它使用"停止规则"，直到检测出预定数量的沙眼患儿后，才停止检查。此时，不需要对其余样本进行检查,因为真实患病率会在预先设定的范围内。例如,如果阈值设定为 50 名儿童中 4 名患有沙眼,不需要对其余 46 名进行检查。使用 ASTRA,可以确定社区内沙眼的真实患病率是否在预先选择的患病率上下限确定的范围内。已经使用了进一步的混合方法,利用 ASTRA 提供的方法但没有使用停止规则来选择儿童随机样本。这是基于人群的调查的变异,它提供了检查的年龄组内沙眼的真实患病率。

许多调查使用下述方法:随机选择开始家庭,然后有系统地移到下一个最近的家庭或指定方向上的下一个家庭(称作"随机行走")。在家庭选择上,这种抽样方法仍然有一定主观性,特别当使用村庄向导时。"有帮助的"村庄向导可能通过将调查小组带到特定家庭,给样本带来偏倚。

所有这些对沙眼的评估以临床分级为基础。其他研究者认为衣原体感染存在情况的实验室检查可以使用 NAAT 检测或新的 dipstick(干化学检测)。另外一项建议为利用定量 PCR 来确定社区眼衣原体沙眼负荷(COCTL)。还没有对这些用于评估沙眼的新实验室检查使用情况进行完全评价;应了解沙眼临床和实验室指标的相对重要性、哪种方法是进行干预以防出现沙眼性盲所需的更好指标。

努力控制沙眼,以防因沙眼导致视力丢失,或消除沙眼性盲。已经发现:沙眼性盲的出现与之前临床疾病的存在和严重程度强相关。活动性临床疾病通常与感染负荷有关,但也有明确的例外。有更严重的"活动性沙眼"的患者很可能衣原体检查阳性,但还没有确定他们的感染负荷是否更高。对于更严重的活动性疾病(也就是说 TI 与 TF 相比),实验室检查阳性的发生率(可证明的病原体发生率)显著增加。然而,无论是利用细胞学检查还是 NAAT 检查测定,最高水平的感染(脱落的病原体数量)常见于幼儿。

费用是在对临床和实验室诊断进行比较时考虑的另外一个因素。实验室检查总是比现场检查花费多。无论使用什么检查方法,将检查小组带到现场的后勤费用和检测儿童标本的费用是相同的,但一旦检查小组到达现场并且对孩子进行了检查,临床检查基本上没有另外的费用。然而,即使包括人力成本在内的总费用仅为每名儿童 1 美元,对于大规模的评估,仍然会增加大量的费用。

第七节　SAFE 战略的回顾与展望

有关全面实施 SAFE 战略四个部分有效性的第一份评估报告终于发表了。第一份报告对国际沙眼行动主办的活动进行了回顾,但仅涉及程序指标。在埃塞俄比亚、加纳、马里、摩洛哥、尼泊尔、尼日尔、坦桑尼亚和越南进行了评估。在摩洛哥,在所有沙眼地方流行地区,全面实施了 SAFE 战略,但在其他国家,仅在一小部分沙眼地方流行社区实施了 SAFE 战略。

在大多数国家,仅进行少量的倒睫手术。通常有足够的倒睫手术医生,但是由于社会和供应障碍,每名手术医生的手术量很低。在大多数情况下,对手术结果的评价不够充分。在大多数地区,阿奇霉素的集体分发通常做得很好,覆盖率超过 80%。综述报告:在妇女和幼儿治疗方面,分发政策存在差异。

面部清洁和卫生宣传计划的影响变化更大,经常会导致肤浅的了解,而不是行为改变。环境活动也很难进行,需要和其他合作者的密切协作,例如政府机构和非政府组织。遗憾的是,没有照这样对这些活动对沙眼患病率的影响进行评价。

在苏丹南部，对 SAFE 战略的全面实施进行了 3 年的评价，结果很令人鼓舞。对 4 个地区的进展情况进行了回顾。在所有 4 个地区，手术覆盖率均很低（0.5%～6%），明显需要进一步的工作。在 4 个地区中的 3 个，抗生素覆盖率相对较高，87% 到 94% 的家庭至少接受了每年三个剂量中的一个。这些地区面部清洁率也很高（72%～90%）。两个地区有适当的供水设施，但在所有四个地区，厕所拥有率均很低（3%～16%）（表 9-10、图 9-16）。

表 9-10　在苏丹南部，在基线时和干预 3 年后 SAFE 战略组成部分的采用比例和沙眼状态

	Area 1	Area 2	Area 3	Area 4
手术比例	6%	5%	0.5%	3%
抗生素覆盖比例 *	35%	92%	94%	87%
卫生教育 *	49%	90%	72%	76%
水 <30 分钟 *	64%	19%	43%	39%
厕所 *	4%	6%	16%	3%
TF/I+				
基线	81%	68%	52%	74%
3 年	73%	43%	4%	6%
减少	10%	37%	92%	92%
TI+				
基线	55%	59%	21%	40%
3 年	36%	6%	0.5%	0.2%
减少	35%	90%	98%	100%
不干净的脸				
基线	61%	80%	31%	45%
3 年	55%	67%	4%	28%
减少	10%	16%	87%	38%

*家庭
+1～9 岁的儿童

两个地区具有良好的抗生素使用率，面部清洁和供水设施显著提高了面部清洁度，活动性沙眼（TF）大幅度减少。在另外两个社区，面部清洁度和 TF 的变化较不明显。在三个抗生素覆盖率和面部清洁度高的地区，TI 患病率大幅度降低。

这些结果非常令人鼓舞，尽管对正在进行的干预计划的评估缺乏正式临床试验的精确度，但它提供了现实世界环境中非常令人鼓舞的结果。如果在其他地区可以重复这些发现，将很有意义。

在赞比亚南部地区，也全面实施了 SAFE 战略，在 26 个村庄中，提供了新水井。由于费用差异，罗红霉素被用于代替阿奇霉素。为了对整个社区进行治疗，每个人被给予 5 剂量的罗红霉素。对患者进行筛查来寻找倒睫病例；根据需要，这些病例被提交接受手术。卫生教育信息包括面部清洁和通过清洁村庄和修建牲畜圈来控制苍蝇。根据需要，修建了厕所。在两年后，小于 10 岁的儿童中的沙眼患病率从 55% 降低到了 11%。活动性沙眼新病例数量显著减少。没有干预措施接受比例或面部清洁等指标变化的记录。尽管如此，此研究仍证明，通过完全实施 SAFE 战略，大幅度降低了沙眼患病率。

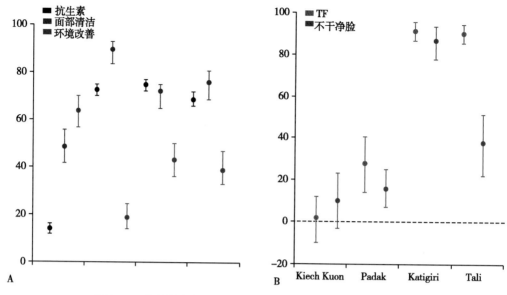

图9-16 在苏丹南部SAFE战略干预3年的结果（Ngondi 2006）

A. 抗生素、面部清洁和环境改善干预的比例，以及

B. 在4个干预地区，在年龄1到9岁的儿童中，TF和不干净的脸减少的百分比

（翻印自 The Lancet, ©（2006），经荷兰 Elsevier 出版集团许可）

在中澳大利亚，已经进行了两项 SAFE 战略研究。Ewald 进行的研究是在单个社区中进行的纵向研究，而 Lansingh 进行的研究将一个社区中 A、F 和 E 的影响与另外一个社区中 A 和 F 的影响进行了比较。在每个社区中，已经有手术服务提供。第一项研究表明：在干预期间，活动性沙眼患病率轻度降低，环境条件变化很小，有充分卫生硬件设施的住宅比例从 0% 增加到了 16%。

第二项研究很有意义，但由于仅包括两个社区，统计检验效能有限。在两个社区中，阿奇霉素覆盖率很高，在总共 403 名居民中，已知仅 1 名婴儿没有接受治疗。在学校中，已经进行了积极的卫生教育活动，强调了面部清洁的重要，还使用了广播音频、宣传画和连环画等宣传方式，面部清洁率有了大幅度改善。

在一个社区中，实施了改善环境的综合计划。在该社区的 22 个住宅中的 16 个进行了与《国家土著人住宅指南》（National Indigenous Housing Guide）所述 9 个健康居住规范相关的改进。简而言之，这些规范包括洗澡；洗衣服和床上用品；安全地消除垃圾；改善营养；减少拥挤；减少人与动物、害虫或昆虫的负面接触；减少灰尘的负面影响；控制生存环境的温度；减少住宅和生活环境周围的创伤。环境干预措施包括道路密封；拆毁建造或维护得不好的房子，建造设计合理的房子；每周收集 2 次垃圾；修理加热 / 冷却系统；改进下水道和输水管道；安装雨水槽；用栅栏将住宅和道路隔开，在有风和灰尘的地区种树、种草、种本地植物；进行土方工程和引水，形成小集水沟，进行围水养护；在学校和医疗所安装饮用水喷水器。这些措施用于减少灰尘和苍蝇数量，促进水的合理使用和处理。总计，这些改进费用月为一百二十五万澳元。

在 3 个月时，两个社区的活动性沙眼（TF）患病率分别从 48% 和 50% 降低到了 21% 和 24%，在 12 个月时，又增加到了 24% 和 30%。在两个社区之间，没有显著差异（图9-17）。

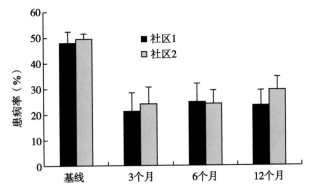

图 9-17　在干预前后，在土著社区中，年龄小于 15 岁的儿童中 TF 的患病率（翻印自 Lansingh 2005）

从这些发现，可以得出两个结论。为了控制这些地区的沙眼，需要更持续地努力，可能需要对更多的地区进行治疗以减少"迁移"的影响，每 6 个月重复治疗 1 次，并更长时间地继续 A 和 F 部分。尽管进行了昂贵而多方面的努力来改善 E，在本研究中，环境改善没有给活动性沙眼患病率带来可识别的改善。

在加纳，对 SAFE 战略不同部分的相对成本进行了研究。他们估计，S 部分将花费约 60 万美元，A 部分将花费 85 万美元，F 部分将花费 80 万美元，而 E 部分将花费 2250 万美元。E 部分活动的巨额费用包括供水和下水道系统的基础设施费用，这部分的花费比所有其他部分花费总和的 10 倍还多！这与前文引用的澳大利亚研究中 E 部分不成比例的花费相似。随着更精确地集中于面部清洁，而不是普遍提供新井和厕所，很可能能够大幅度减少 E 部分所需的资源。此外，提供这些基本服务是农村发展的必需组成部分，而其他合作者（政府和非政府组织）很可能能够提供帮助。这一发展很明显与千年发展目标有关。参与沙眼控制活动的各方需要鼓励开发机构将这些活动整合到他们的工作中去，并优先在沙眼地区进行开发活动。

除了这些已经发表的有关 SAFE 战略成果的报告，世界卫生组织和全球联盟还对实施沙眼控制活动的各国的年报进行了回顾。在 2006 年 4 月，46 个被认为有地方流行性沙眼的国家中的 36 个继续在进行沙眼控制活动，在其中差不多一半的国家，已经设立了最终干预目标（UIG）。特别令人印象深刻的是在摩洛哥取得的成绩：在那里，在过去 10 年中，儿童中的沙眼患病率从超过 80% 降低到了 0.2%～8% 之间。由于在 5 个沙眼地方流行省份实施了一项 10 年的大型专门计划，妇女中的倒睫患病率也大幅度降低。这一计划首先在各省进行先导性试验，包括 SAFE 战略的所有 4 个部分，并扩展覆盖各省的地方流行地区。还实施了为妇女扫盲、兴建学校、修建道路、增加收入和地方社区开发等计划。尽管沙眼计划得到了国家的集中支持，但它主要由基层分散管理。除了 SAFE 战略之外，还实施了为妇女扫盲、兴建学校、修建道路、增加收入和地方社区开发等其他发展计划。在仅仅 10 年中，摩洛哥现在接近于实现了 GET 2020 的目标，消除了致盲性沙眼这个公共卫生问题。在 2006 年，停止了集体治疗。随着大型国家计划的发展，在伊朗、马里和阿曼正在取得同样令人印象深刻的进展。有人提出，在 2007 年，在冈比亚、伊朗和阿曼，在 2010 年，在加纳、缅甸和尼泊尔，以及在 2015 年，在柬埔寨、尼日尔、巴基斯坦和塞内加尔，活动性沙眼作为公共卫生问题可能会被消除。

最近，来自苏丹、赞比亚和阿曼的报告给出了 SAFE 战略完全实施能够实现的效果的范例。这些报告表明：阿曼的活动性沙眼发生率已大幅度降低，沙眼几乎被根除。

总之，SAFE 战略为 2020 年消除沙眼提供了可行的方法。

S 部分需要逐渐增加资源投入，并通过教育和仔细的术后随访，密切注意手术质量。

A 部分要求大幅度增加抗生素投入，在所有地区广泛分发并实现 UIG。阿奇霉素的出现也是一大进步。分发一年（或两年）口服剂量的阿奇霉素是一个现实的目标，而使用局部四环素或几周的口服抗生素的长期间歇治疗策略不现实。

需要将 F 改变成为长期行为，以持续消除致盲性沙眼这个公共卫生问题。作为关键部分或关键途径的面部清洁是重要进步，环境和社会经济状况就是通过面部清洁对沙眼产生影响。这使得计划专门集中于明确而可完成的目标，即确保"每个孩子都有一张干净的脸"。

E 部分与其它发展计划的战略联盟和协作是实现环境变化的关键。我们还可以将 E 从"改变环境"改为特别注重于面部清洁和个人卫生的"教育"。我们需要与沙眼地方流行地区已有的发展活动进行双赢的合作，并鼓励对地方流行地区的新发展计划活动进行优化。

Negrel 指出，S 和 A 部分大概是 SAFE 战略中最容易实施的部分。它们都是医疗措施，可以通过"垂直"计划实施和管理。另一方面，F 和 E 部分涉及到更广泛的卫生和发展问题。它们需要"水平"实施和跨部门合作。这使得它们更难实施，要求更多。

世界卫生组织和全球联盟伙伴已经准备了有关这些有效方法的综合、可理解的背景课程和学习材料。这为计划管理者、相关领域工作人员以及决策者提供了必需的信息和实用的技术方法。

参 考 文 献

1. Mackenzie W. A Practical Treatise on the Diseases of the Eye. London: Longman, Rees, Orme, Brown & Green, 1830

2. Cuenod A, Nataf R. Le Trachome. 120, Boulevard Saint-Germain, Paris（Ⅵ）: Masson etCie, Editeurs, Libraires de l'Academie de Medecine, 1930

3. 周诚浒，邓一题. 我国北部的沙眼. 中华医学杂志, 1930, 16（6）: 555-565

4. 周诚浒，张文山. 论上海之沙眼—中国红十字会第一医院眼科近四年来四千五百二十五病例之统计报告, 1934, 20（6）: 775-793

5. 汤飞凡，周诚浒. 沙眼杆菌与沙眼之研究, 1934, 22（10）: 867-878

6. 张文山. 西北之沙眼（西安卫生署西北医院眼科三年间八千五百九十九病例之统计）中华医学杂志, 1943, 29（4）: 347-369

7. 纪秀香. 沙眼致盲之检讨. 中华医学杂志, 1944, 30（2）: 66-75

8. Nataf R. Organization of Control of Trachoma and Associated Infections in Underdeveloped Countries. Geneva: WHO, 1951

9. World Health Organization. Expert Committee on Trachoma. First Report. Geneva: WHO, 1952

10. World Health Organization. Expert Committee on Trachoma. Second Report. Geneva: WHO, 1956

11. Ponghis G. Quelques observations sur le role de la mouchedans la transmission des conjonctivitessaisonnieresdans le Sud-Marocain. Bull World Health Organ, 1957, 16: 1013-1027

12. Alimuddin M. Incidence and treatment of trachoma in Pakistan. Br J Ophthalmol, 1958, 42: 360-366

13. Scott JG. Mass treatment of trachoma: field trials of different drugs in 10,033 Bantu children. SA Med J,

1960，83：442-444

14. Damato FJ. The fight against trachoma in the Island of Malta. Br J Ophthalmol，1961，45：71-74

15. World Health Organization. Expert Committee on Trachoma. Third Report. Geneva: WHO，1962

16. Elphinstone JJ. Health of the Kimberley natives. Appendix XVI: Report of Commission of Public Health WA，Perth，1963

17. Chang HL，Chang E. Achievements in research on trachoma virus and prevention and treatment of trachoma in China.（Contributions at the 301-17）. In: GEN: 142，Peking Symposium，1964，Peking: 30l-317

18. Nichols RL，Bobb AA，Haddad NA，et al. Immunofluorescent studies of the microbiologic epidemiology of trachoma in Saudi Arabia. Am J Ophthalmol，1967，63：1372-1408

19. Bietti G，Werner GH. Trachoma Prevention and Treatment. Springfield，Illinois: Charles C Thomas，1967

20. Hardy D，Surman PG，Howarth WH. The cytology of conjunctival smears from Aboriginal school children at Yalata，South Australia. Am J Ophthalmol，1967，63：1538-1540

21. Reinhards J，Weber A，Nizetic B，et al. Studies in the epidemiology and control of seasonal conjunctivitis and trachoma in southern Morocco. Bull World Health Organ，1968，39：497-545

22. Dawson CR，Elashoff RM，Hanna L，et al. The evaluation of a controlled trachoma therapy trial with oral tetracycline. // Nichols RL，editor. Trachoma and related disorders. Amsterdam: ExcerptaMedica，1971：545-548

23. Dawson CR，Ostler HB，Hanna L，et al. Tetracyclines in the treatment of chronic trachoma in American Indians. J Infect Dis，1971，124：255-263

24. Tarizzo ML. Field methods for the control of trachoma. Geneva: World Health Organization，1973

25. Dawson CR，Daghfous T，Messadi M，et al. Severe endemic trachoma in Tunisia. II. A controlled therapy trial of topically applied chlortetracycline and erythromycin. Arch Ophthalmol，1974，92：198-203

26. Maitchouk IF. Report on blindness in the Middle East. Regional Office for the Eastern Mediterranean: World Health Organization，1976

27. Jones BR，Darougar S，Mohsenine H，et al. Communicable ophthalmia: the blinding scourge of the Middle East. Yesterday，and tomorrow. Br J Opbthalmol，1976，60：492-498

28. Daghfous MT，Romdhane K，Kamoun M，et al. Le trachome en Tunisieapres 20 ans de controle. In: Shimizu K，Oosterhuis JA，editors. International Congress Series No. 450，XXIII ConciliumOphthalmologicum. Amsterdam-Oxford: ExcerptaMedica，1978：516-522

29. Royal Australian College of Ophthalmologists. The National Trachoma and Eye Health Program of the Royal Australian College of Ophthalmologists. Sydney: Royal Australian College of Ophthalmologists，1980

30. Darougar S，Jones BR，Viswalingam N，et al. Family-based suppressive intermittent therapy of hyperendemic trachoma with topical oxytetracycline or oral doxycycline. Br J Ophthalmol，1980，64：291-295

31. Dawson CR，Jones BR，Tarizzo ML. Guidet to trachoma control. Geneva: World Health Organization，1981

32. Dawson CR，Daghfous T，Whitcher J，et al. Intermittent trachoma chemotherapy: a controlled trial of topical tetracycline or erythromycin. Bull World Health Organ，1981，59：91-97

33. Schachter J，Dawson CR. Chlamydial infections，a worldwide problem: epidemiology and implications for trachoma therapy. Sex Trans Dis，1981，8：167-174

34. Rees E，Tait IA，Hobson D，et al. Persistence of chlamydial infection after treatment for neonatal conjunctivitis. Arch Dis Child，1981，56：193-198

35. Cerulli L, Cedrone C, Assefa C, et al. Evaluation of treatment against trachoma in two regions of Ethiopia. Rev IntTrachPatholOcul Trop Subtrop, 1983, 60: 67-77

36. Sutter EE, Ballard RC. Community participation in the control of trachoma in Gazankulu. SocSci Med, 1983, 17: 1813-1817

37. WHO. Strategies for the prevention of blindness in national programmes: a primary health care approach. Geneva: WHO, 1984: 40

38. 杨敬文, 施人瑞, 崔燕芳, 等. 上海市 664 万人基本消灭沙眼. 眼科新进展, 1984 (04): 257-260

39. Dawson CR, Schachter J. Strategies for treatment and control of blinding trachoma: cost effectiveness of topical or systemic antibiotics. Rev Infect Dis, 1985, 7: 768-773

40. Banks JR, Braun P. Trachoma treatment in Aborigines. Med J Aust, 1985, 142: 376

41. Taylor HR. Report of a workshop: research priorities for trachoma. J Infect Dis, 1985, 152: 383-388

42. Radovanovic M, Lal M. Final report on trachoma control pilot project in India. WHO Project: India 101. 1956-1959. SEA/TRACH, 1986, 10: 1-75

43. Peach HG, Piper SJ, Devanesen D, et al. Northern Territory trachoma control and eye health committee's randomised controlled trial of the effect of eye drops and eye washing on follicular trachoma among aboriginal children. Annual Report of the Menzies School of Health Research, 1986: 74-76

44. Cooper RL, Cold D, Constable IJ. Trachoma: 1985 update in Western Australia. Aust N Z J Ophthalmol, 1986, 14: 319-323

45. 张晓楼. 我国的防盲工作. 实用眼科杂志, 1986, 4 (8): 450

46. Taylor HR. Trachoma research: laboratory and epidemiologic aspects. Int Rev Track, 1987: 23-58

47. 魏志学. 防盲工作手册. 哈尔滨: 黑龙江省眼病防治所, 1987: 2

48. Chumbley LC, Viswalingam ND, Thomson IM, et al. Treatment of trachoma in the West Bank. Eye, 1988, 2: 471-475

49. Hughes WT. A tribute to toilet paper. Rev Infect Dis, 1988, 19: 218-222

50. De Sole G, Martel E. Test of the prevention of blindness health education programme for Ethiopian primary schools, IntOphthalmol, 1988, 11: 255-259

51. World Health Organization. Primary health care level management of trachoma. Geneva: WHO, 1988: 11-12

52. Programme for the Prevention of Blindness, WHO. Primary health care level managent of trachoma. Geneva: WHO, 1988: 7-9

53. Taylor HR, West SK, Mmbaga BBO, et al. Hygiene factors and increased risk of trachoma in Central Tanzania. Arch Ophthalmol, 1989, 107: 1821-1825

54. Courtright P, Sheppard J, Schachter J, et al. Trachoma and blindness in the Nile Delta: current patterns and projections for the future in the rural Egyptian population. Br J Ophthalmol, 1989, 73: 536-540

55. Hollows FC. Trachoma down the track. Med J Aust, 1989, 151: 182-183

56. Ward M, Bailey R, Lesley A, et al. Persisting inapparent chlamydial infection in a trachoma endemic community in The Gambia. Scand J Infect Dis, 1990, 69: 137-148

57. Schachter J, Dawson CR. The epidemiology of trachoma predicts more blindness in the future. Scand J Infect Dis, 1990, 69: 55-62

58. Reacher MH, Huber MJE, Canagaratnam R, et al. A trial of surgery for trichiasis of the upper lid from trachoma. Br J Ophthalmol, 1990, 74: 109-113

59. McCauley AP，Lynch M，Pounds MB，et al. Changing water-use patterns in a water-poor area：lessons for a trachoma intervention project. SocSci Med，1990，31：1233-1238

60. Reacher MH，Taylor HR. The management of trachomatoustrichiasis. Rev IntTrach，1990，67：233-261

61. 胡铮. 防盲的战略. 中华眼科杂志，1990，26（3）：174-177

62. Reacher MH，Pe'er J，Rapoza PA，et al. T cells and trachoma. Their role in cicatricial disease. Ophthalmology，1991，98：334-341

63. Mabey DCW，Downes RM，Downes B，et al. The impact of medical services on trachoma in a Gambian village：antibiotics alone are not the answer. Ann Trop Paediatrics，1991，11：295-300

64. Reacher MH，Munoz B，Alghassany A，et al. A controlled trial of surgery for trachoma toustrichiasis of the upper lid. Arch Ophthalmol，1992，110：667-674

65. Négrel AD，Khazraji YC，AkalayO. Le trachomadans la province de Ouarzazate，Maroc. Bull I'Organis Mondiale Sante，1992，70：451-456

66. Taylor HR，Duke BOL，Muñoz B. The selection of communities for treatment of onchocerciasis with ivermectin. Trop Med Parasitol，1992，43：267-270

67. McCauley AP. Household decisions among the Gogo people of Tanzania：determining the roles of men，women and the community in implementing a trachoma prevention program. Soc. Sci Med，1992，34：817-824

68. 卫晶仙. WHO 新的沙眼分级标准在中国可行性探讨. 中华眼科杂志，1992，28（5）：270-272

69. 王利华，隗开旭. WHO 新的沙眼分级标准应用探讨. 中华眼科杂志，1992，28（5）：273-275

70. World Health Organization. Primary Health Care Level Management of Trachoma. Geneva：WHO，1993

71. Bailey RL，Arullendran P，Whittle HC，et al. Randomised controlled trial of single-dose azithromycin in treatment of trachoma. Lancet，1993，342：453-456

72. West S，Munoz B，Bobo L，et al. Nonocular chlamydia infection and risk of ocular reinfection after mass treatment in a trachoma hyperendemic area. Invest Ophthal Vis Sci，1993，34：3194-3198

73. Francis V，Turner V. Achieving Community Support for Trachoma Control. Geneva：World Health Organization，1993

74. Reacher M，Foster A，Huber J. Trichiasis Surgery for Trachoma - The Bilamellar Tarsal Rotation Procedure. Geneva：World Health Organization，1993

75. Bog H，Yorson D，Foster A. Results of community-based eyelid surgery for trichiasis due to trachoma. Br J Ophthalmol，1993，77：81-83

76. West S，Lynch M，Muñoz B，et al. Predicting surgical compliance in a cohort of women with trichiasis. IntOphthalmol，1994，18：105-109

77. Courtright P. Acceptance of surgery for trichiasis among rural Malawian women. East Afr Med J，1994，71：803-804

78. West S，Muñoz B，Lynch M，et al. Impact of face-washing on trachoma in Kongwa Tanzania. Lancet，1995，345：155-158

79. Hoepelman IM，Schneider MME. Azithromycin：the first of the tissue-selective azalides. Int J Antimicrob Agents，1995，5：145-167

80. Adegbola RA，Mulholland EK，Bailey R，et al. Effect of azithromycin on pharyngeal microflora. Ped Infect Dis J，1995，14：335-336

81. WHO Expert Committee on Onchocerciasis Control. Onchocerciasis and Its Control. Report of a WHO

Expert Committee on Onchocerciasis Control. Geneva: World Health Organization, 1995

82. World Health Organization. Future Approaches to Trachoma Control-Report of a Global Scientific Meeting. Geneva: WHO, 17-20 June 1996

83. Tabbara KF, El-Asrar AM, Al-Omar O, et al. Single-dose azithromycin in the treatment of trachoma. A randomized, controlled study. Ophthalmology, 1996, 103: 842-846

84. World Health Organization. Planning for the Global Elimination of Trachoma (GET). Geneva: WHO, 25 & 26 Novemher 1996

85. Currie B. The rationale for restricting azithromycin use in the Northern Territory. The Northern Territory Communicable Diseases Bulletin, 1996, 3: 16-17

86. World Health Organization. Global Initiative for the Elimination of Avoidable Blindness. Geneva: WHO, 1997

87. World Health Organization. Report of the First Meeting of the WHO Alliance for the Global Elimination of Trachoma. Geneva: WHO, 30 June-1 July 1997

88. Dawson CR, Schachter J, Sallam S, et al. A comparison of oral azithromycin with topical oxytetracycline/ polymyxin for the treatment of trachoma in children. Clin Infect Dis, 1997, 24: 363-368

89. Leach AJ, Shelby-James TM, Mayo M, et al. A prospective study of the impact of community-based azithromycin treatment of trachoma on carriage and resistance of Streptococcus Pneumoniae. Clin Infect Dis, 1997, 24: 356-362

90. Global Elimination of Blinding Trachoma. World Health Organization 51st World Health Assembly. Geneva: WHO, 1998

91. World Health Organization. WHA51.11 Global elimination of blinding trachoma. Geneva: WHO, 1998

92. World Health Organization. Report of the Second Meeting of the WHO Alliance for the Global Elimination of Trachoma. Geneva: WHO, 12-14 January 1998

93. World Health Organization. Report of the Third Meeting of the WHO Alliance for the Global Elimination of Trachoma. Geneva: WHO, 19-20 October 1998

94. Negrel AD. The Winning Hand to Defeat Trachoma. RevIntTrach, 1999, 76e Annee nouvelle serie: 71-125

95. World Health Organization. Report of the Fourth Meeting of the WHO Alliance for the Global Elimination of Blinding Trachoma. Geneva: WHO, 1 & 2 December 1999

96. Chern KC, Shrestha SK, Cevallos V, et al. Alterations in the conjunctival bacterial flora following a single dose of azitrhomycin in a trachoma endemic area. Br J Ophthalmol, 1999, 83: 1332-1335

97. Su H, Morrison R, Messer R, et al. The effect of doxycycline treatment on the development of protective immunity in a murine model of chlamydial genital infection. J Infect Dis, 1999, 180: 1252-1258

98. Lietman T, Porco T, Dawson C, et al. Global elimination of trachoma: How frequently should we administer mass chemotherapy Nat Med, 1999, 5: 572-576

99. Emerson P, Lindsay SW, Walraven GEL, et al. Effect of fly control on trachoma and diarrhoea. Lancet, 1999, 353: 1401-1403

100. 国际防盲协会. 国际防盲协会第六届全体大会论文集. 北京: 1999

101. Laming AC, Currie BJ, DiFrancesco M, et al. A targeted, single-dose azithromycin strategy for trachoma. Med J Aust, 2000, 172: 163-166

102. Mariotti SP, Pruss A. The SAFE Strategy - Preventing trachoma. Geneva: World Health Organization, 2000

103. World Health Organization. Report of the Fifth Meeting of the WHO Alliance for the Global Elimination of Blinding Trachoma. Geneva: WHO, 5-7 December 2000

104. Negrel AD, Chami-Khazraji Y, Arrache ML, et al. The quality of trichiasis surgery in the kingdom of Morocco. Sante, 2000, 10: 81-92

105. Bowman RJC, Sillah A, van Dehn C, et al. Operational comparison of single-dose azithromycin and topical tetracycline for trachoma. Invest Ophthalmol Vis Sci, 2000, 41: 4074-4079

106. Somani J, Bhullar VB, Workowski KA, et al. Multiple drug-resistant Chlamydia trachomatis associated with clinical treatment failure. J Infect Dis, 2000, 181: 1421-1427

107. Dicker LW, Mosure DJ, Levine WC, et al. Impact of Switching Laboratory tests on reported trends in Chlamydia trachomatis infections. Am J Epidemiol, 2000, 151: 430-435

108. 鹿庆, 崔彤彤, 孙葆忱, 译. 控制沙眼的未来途径, 2000-01. http://www.eyecarechina.com/index.asp

109. 李毅斌, 降丽娟, 孙葆忱, 译. 获得社区对控制沙眼的支持, 2000-01. http://www.eyecarechina.com/index.asp

110. 孙葆忱, 译. 在初级眼保健水平中沙眼的处理, 2000-01. http://www.eyecarechina.com/index.asp

111. 胡爱莲, 郑远远, 孙葆忱, 译. 双层睑板旋转式沙眼倒睫手术, 2000-01. http://www.eyecarechina.com/index.asp

112. WHO. Guidelines for Rapid Assessment for Blinding Trachoma. http://www.who.int/blindness/TRA-ENGLISH.pdf? ua=1, 2001

113. Schachter J, West S, Mabey D, et al. Azithromycin in control of trachoma. Lancet, 1999, 354: 630-635

114. Negrel AD, Taylor HR, West S. Guidelines for the Rapid Assessment for Blinding Trachoma. Geneva: World Health Organization, 2001

115. Limburg H, Bah M, Johnson GJ. Trial of the trachoma rapid assessment methodology in the Gambia. Ophthalmic Epidemiol, 2001, 8: 73-85

116. Paxton A. Rapid assessment of trachoma prevalence - Singida, Tanzania. A study to compare assessment methods. Ophthalmic Epidemiol, 2001, 8: 87-96

117. Rabiu MM, Alhassan MB, Abiose A. TriaI of Trachoma Rapid Assessment in a subdistrict of northen Nigeria. Ophthalmic Epidemiol, 2001, 8: 263-272

118. World Health Organization. Report of tile Sixth Meeting of the WHO Alliance for the Global Elimination of Blinding Trachoma. Geneva: WHO, 2001

119. Frick KD, Keuffel EL, Bowman RJ. Epidemiological, demographic, and economic analyses: measurement of the value of trichiasis surgery in The Gambia. Ophthalmic Epidemiol, 2001, 8: 191-201

120. Holm SO, Jha HC, Bhatta RC, et al. Comparison of two azithromycin distribution strategies for controlling trachoma in Nepal. Bull World Health Organ, 2001, 79: 194-200

121. Solomon AW, Akudibillah J, Abugri P, et al. Pilot study of the use of community volunteers to distribute azithromycin for trachoma control in Ghana. Bull World Health Organ. 2001, 79: 8-14

122. Liu, H., Ou, B, Paxton, et al. Rapid assessment of trachoma in hainanprovince, china: validation of the new world health organization methodology[J]. Ophthalmic Epidemiol, 2002, 9 (2): 97-104

123. Liu H, Ou B, Paxton A, et al. Rap id assessment of trachoma in Hainanprovince, China: validation of the new World Health Organizationmethodology[J]. Ophthalmic Epidemiol, 2002, 9: 97-104

124. Schemann J-F, Sacko D, Malvy D, et al. Risk factors for trachoma in Mali. Int J Epidemiol, 2002, 31: 194-201

125. Bowman RJC, Faal H, Adegbola R, et al. Longitudinal study of trachomatoustrichiasis in the Gambia. Br J Ophthalmol, 2002, 86: 339-343

126. Zithromax. Zithromax in the Control of Blinding Trachoma - A Program Manager's Guide. New York: International Trachoma Initiative, 2002

127. Fry AM, Jha HC, Lietman TM, et al. Adverse and beneficial secondary effects of mass treatment with azithromycin to eliminate blindness due to trachoma in Nepal. Clin Infect Dis, 2002, 35: 395-402

128. Shelby-James TM, Leach AJ, Carapetis JR, et al. Impact of single dose azithromycin on group A streptococci in the upper respiratory tract and skin of Aboriginal children. Ped Infect Dis J, 2002, 21: 375-380

129. Ridgway GL. Antibiotic Resistance in Humann Chlamydial Infection: Should We Be Concerned? In: Schachter J, Christiansen G, Clarke IN, et al., editors. Chlamydial Infections. Proceedings of the Tenth International Symposium on Human Chlamydial Infections, June 16-21, 2002, Antalya - Turkey. San Francisco, CA94110: International Chlamydia Symposium, 2002: 343-352

130. Lietman T, Bird M, Farell V, et al. Why is Trachoma Disappearing From Nepal? In: Schachter J, Christiansen G, Clarke IN, et al., editors. Chlamydial Infections. Proceedings of the Tenth International Symposium on Human Chlamydial Infections, June 16-21, 2002, Antalya - Turkey. San Francisco CA 94110: International Chlamydia Symposium, 2002: 523-526

131. Gaynor BD, Yi E, Lietman T. Rationale for mass antibiotic distribution for trachoma elimination. IntOphthalmolClin, 2002, 42: 85-92

132. World Health Organization. Report of the 2nd Global Scientific Meeting on Trachoma. Geneva, Switzerland: WHO, 25-27 August 2003

133. Solomon AW, Holland MJ, Burton MJ, et al. Strategies for control of trachoma: observational study with quantitative PCR. Lancet, 2003, 362: 198-204.

134. Burton MJ, Holland MJ, Faal N, et al. Which members of a community need antibiotics to control trachoma? Conjunctival Chlamydial trachomatis infection load in Gambian villages. Invest Ophthalmol Vis Sci., 2003, 44: 4215-4222

135. Myatt M, Limburg H, Minassian D, et al. Field trial of applicability of lot quality assurance sampling method for rapid assessment of prevalence of active trachoma. Bull World Health Organ, 2003, 81: 885-887

136. World Health Organization. Report of the Seventh Meeting of the WHO Alliance for the Global Elimination of Trachoma. Geneva: WHO, 2003

137. Khandekar R, Mohammed AJ. Outcome of azithromycin treatment of active trachoma in Omani schoolchildren. La Revue de Sante de la Mediterranee orientale, 2003, 9: 1026-1033

138. Gaynor BD, Halbrook KA, Whicher JP, et al. Community treatment with azithromycin for trachoma is not associated with antibiotic in Streptococcus pneumoniae at 1 year. Br J Ophthalmol, 2003, 87: 147-148

139. Lynch M, West S, Munoz B, et al. Azithromycin treatment coverage in Tanzanian children using community volunteers. Ophthalmic Epidemiol, 2003, 10: 167-175

140. Solomon AW, Holland MJ, Alexander NDE, et al. Mass treatment with single-dose azithromycin for trachoma. N Engl J Med, 2004, 351: 1962-1971

141. West S, Nguyen MP, Mkocha H, et al. Gender equity and trichiasis surgery in the Vietnam and Tanzania national trachoma control programmes. Br J Ophthalmol, 2004, 88: 1368-1371

142. Emerson PM, gindsay SW, Alexander N, et al. Role of flies and provision of latrines in trachoma control:

cluster-randomised controlled trial. Lancet, 2004, 363: 1093-1098

143. Melese M, Chidambaram JD, Alemayehu W, et al. Feasibility of eliminating ocular chlamydia trachomatis with repeat mass antibiotic treatments. JAMA, 2004, 292: 721-725

144. World Health Organization. Report of the Eighth Meeting of the WHO Alliance for the Global Elimination of Blinding Trachoma. Geneva: WHO, 29-30 March 2004

145. Thanh TTK, Khandekar R, Luong VQ, et al. One year recurrence of trachoma toustrichiasis in routinely operated Cuenod Nataf procedure in Vietnam. Br J Ophthalmol, 2004, 88: 1114-1118

146. Zhang H, Kandel RP, Sharma B, et al. Risk factors for recurrence of post-operative trichiasis: implications for trachoma blindness prevention. Arch Ophthalmol, 2004, 122: 511-516

147. Alemayehn W, Melese M, Bejiqa A, et al. Surgery for Trichiasis by Ophthalmologists versus Integrated Eye Care Workers: A Randomized Trial. Ophrhalmology, 2004, 111: 578-584

148. Chidambaram JD, Melese M, Alemayehu W, et al. Mass antibiotic treatment and community protection in trachoma control programs. Clin Infect Dis, 2004, 39: 95-97

149. Dugan J, Rockey DD, Jones L, et al. Tetracycline Resistance in Chlamydia suis Mediated by Genomic Islands Inserted into the Chlamydial inv-Like Gene. Antimicrob Agents Chemother, 2004, 48: 3989-3995

150. Mariotti SP. New steps toward eliminating blinding trachoma. N Engl J Med, 2004, 351: 2004-2007

151. Konyama K. History of Trachoma Control in Asia. Rev IntTrach, 2004-2005, 82Annee nouvelle serie: 107-168

152. Burton MJ, Kinteh F, Jallow O, et al. A randomised controlled trial of azithromycin following surgery for trachomatoustrichiasis in the Gambia. Br J Ophthalmol, 2005, 89: 1282-1288

153. West ES, Munoz B, Mkocha H, et al. Mass Treatment and the Effect on the Load of Chlamydia trachomatis Infection in a Trachoma-Hyperendemic Community. Invest Ophthalmol Vis Sci, 2005, 46: 83-87

154. Ngondi J, Onsarigo A, Adamu L, et al. The epidemiology of trachoma in Eastern Equatoria and Upper Nile States, southern Sudan. Bull World Health Organ, 2005, 83: 1-12

155. Wright HR, Taylor HR. Clinical examination and laboratory tests for estimation of trachoma prevalence in a remote setting: what are they really telling us? Lancet Infect Dis, 2005, 5: 313-320

156. Burton MJ, Holland MJ, Makalo P, et al. Re-emergence of Chlamydia trachomatis infection afer mass antibiotic treatment of a trachoma-endemic Gamblan community: a longitudinal study. Lancet, 2005, 365: 1321-1328

157. World Health Organization. Report of the Ninth Meeting of the WHO Alliance for the Global Elimination of Blinding Trachoma. Geneva: WHO, 21-23 March 2005.

158. Myatt M, Mai NP, Quynh NQ, et al. Using lot quality-assurance sampling and area sampling to identify priority areas for trachoma control: Viet Nam. WHO Bulletin OMS, 2005, 83: 756-763

159. Alexander ND, Solomon AW, Holland MJ, et al. An index of community ocular Chlamydia trachomatis load for control of trachoma. Trans R Soc Trop Med Hyg, 2005, 99: 175-177

160. West SK, Munoz B, Mkocha H, et al. Infection with Chlamydia trachomatis after mass treatment of a trachoma hyperendemic community in Tanzania: a longitudinal study. Lancet, 2005, 366: 1296-1300

161. Emerson PM, Simms VM, Makalo P, et al. Household pit latrines as a potential source of the fly Muscasorbens- a one year longitudinal study from The Gambia. Trop Med Int Health, 2005, 10: 706-709

162. Melesc M, West ES, Alemayehu W, et al. Characteristics of trichiasis patients presenting tor surgery in rural

Ethiopia. Br J Ophthalmol，2005，89：1084-1088

163. Cevallos V，Donnellan C，Zhou Z，et al. Conjunctival Flora in Patients with Trichiasis Due to Trachoma. In：Association for Research in Vision and Ophthalmology 2005；Fort Lauderdale，Florida，USA

164. West SK，Bedri A，Thanh TKT，et al. Final Assessment of Trichiasis Surgeons. Geneva：World Health Organization，2005

165. West ES，Mkocha H，Munoz B，et al. Risk factors for postsurgical trichiasis recurrence in a trachoma-endemic area. Invest Ophthalmol Vis Sci.，2005，46：447-453

166. Merbs SL，West SK，West ES. Pattern of recurrence of trachoma toustrichiasis after surgery. Ophthalmology，2005，112：705-709

167. Centers for Disease Control and Prevention，Tiwari T，Murphy TV，Moran J，National Immunization Program，CDC. Recommended antimicrobial agents for the treatment and postexposure prophylaxis of pertussis：2005 CDC Guidelines. MMWR Recomm Rep，2005，54：1-16

168. Mabey D，Fraser-Hurt N，Powell C. Antibiotics for Trachoma. Cochrane Database Syst Rev，2005：CD001860

169. Summerskill W. Cochrane Collaboration and the evolution of evidence. Lancet，2005，366：1760

170. Brunham RC，Pourbohloul B，Mak S，et al. The unexpected impact of a Chlamydia trachomatis infection control program on susceptibility to reinfection. J Infect Dis，2005，192：1836-1844

171. Basilion EV，Kilima PM，Mecaskey JW. Simplification and improvement of height-based azithromycin treatment for paediatric trachoma. Trans R Soc Trop Med Hyg，2005，99：6-12

172. Turner A，Islam A，Taylor H. Factors influencing the outcome of azithromycin mass treatment for trachoma，Unpublished 2005

173. Lee DC. Chidambaram AD，Porco TC，et al. Seasonal effects in the elimination of trachoma. Am J Trop Med Hyg，2005，72：468-470

174. Simms VM，Makalo P，Bailey RL，et al. Sustainability and acceptability of latrine provision in The Gambia. Trans R Soc Trop Med Hyg，2005，99：631-637

175. Kuper H，Solomon AW，Buchan JC，et al. Participatory evaluations of trachoma control programmes. Trop Med Int Health，2005，10：764-772

176. Lansingh VC. Primary health care approach to trachoma control in Aboriginal communities in Central Australia [PhD]. Melbourne：University of Melbourne，2005

177. Solomon AW，Zondervan M，Kuper H，et al. Trachoma Control - A Guide for Programme Managers. Geneva：World Health Organization，2006

178. Michel CEC，Solomon AW，Magbanua JPV，et al. Field evaluation of rapid point-of-care assay for targeting antibiotic treatment for trachoma control：a comparative study. Lancet，2006，367：1585-1590

179. Taylor HR，Wright HR. Dip-stick test for trachoma contolprogrammes. Lancet，2006，367：1553-1554

180. Mesfin MM，de la Camera J，Tareke IG，et al. A community-based trachoma survey：prevalence and risk factors in the Tigray. region of Northern Ethiopia. Ophthalmic Epidemiol，2006，13：173-181

181. Khandekar R，Mohamed AJ，Raisi AL，et al. Prevalence and distribution of active trachoma in children of less than five years of age in trachoma endemic regions of Oman in 2005. OphthalmicEpidemiol，2006，13：167-172

182. Ngondi J，Ole-Sempele F，Onsarigo A，et al. Prevalence and Causes of Blindness and Low Vision in

Southern Sudan. PLoS Med，2006，3：2416-2423

183. Kuper H，Gilbert C. Blindness in Sudan：Is It Time to Scrutinise Survey Methods? PLoS Med，2006，3：2192-2193

184. Solomon AW，Foster A，Mabey DCW. Clinlcal examination versus Chlamydia trachomatis assays to guide antibiotic use in trachoma control programmes. Lancet Infect Dis，2006，6：5-6

185. Broman AT，Shum K，Munoz B，et al. Spatial clustering of ocular chlamydial infection over time following treatment，among households in a village in Tanzania. Invest Ophthalmol Vis Sci，2006，47：99-104

186. Gower EW，Solomon AW，Burton MJ，et al. Chlamydial positivity of nasal discharge at baseline is associated with ocular chlamydial positivity 2 months following azithromycin treatment. Invest Ophthalmol Vis Sci，2006，47：4767-4771

187. Khandekar R，Nga NH，Mai P. Blinding trachoma in the northern provinces of Vietnam - a cross sectional survey. Ophthalmic Epidemiol，2006，13：183-189

188. West SK，Emerson PM，Mkocha H，et al. Intensive insecticide spraying for fly control after mass antibiotic treatment tor trachoma in a hyperendemic setting：a randomised trial. Lancet，2006，368：596-600

189. Burton MJ，Bowman RJC，Faal H，et al. The long-term natural history of trachomatoustrichiasis in the Gambia. Invest Ophthalmol Vis Sci，2006，47：847-852

190. Emerson P，Frost L，Bailey R，et al. Implementing the SAFE Strategy for Trachoma Control. Geneva：The Carter Centre - International Trachoma Initiative，2006

191. World Health Organization. Report of the Tenth Meeting of the WHO Alliance fot the Global Elimination of Blinding Trachoma. Geneva：WHO，12 April 2006

192. <http://www.icoph.org/guideintro.html>，viewed June 2006. International Clinical Guidelines Trachoma，2006

193. West SK，Mkocha H，Munoz B，et al. Chlamydia trachomatis Infection and Trachoma in Children Born into a Trachoma-hyperendemic Village after Two Rounds of Mass Treatment：Evidence for Modest Protection. In：Chernesky M，Caldwell H，Christiansen G，et al. editors. Chlamydial Infections. Proceedings of the Eleventh International Symposium on Human Chlamydial Infections，Niagara-on-the-Lake，Ontario，Canada，June 18-23，2006. San Francisco，CA 94110：International Chlamydia Symposium，2006：329-332

194. Wright HR，Keeffe JE，Taylor HR. Elimination of trachoma：are we in danger of being blinded by the randomised controlled trial? Br J Ophthalmol，2006，90：1139-1340

195. Shapiro B，Dickersin K，Lietman T. Trachoma，antibiotics and randomised controlled trials. Br J Ophthalmol，2006，90：1443-1444

196. Harding-Esch E，Solomon A，Massae P，et al. Five year Impact of Mass Azithromycin Treatment on Trachoma in Rombo District，Tanzania. In：Chernesky M，Caldwell H，Christiansen G，et al. editors. Chlamydial Infections. Proceeding of the Eleventh International Symposium on Human Chlamydial Infections，Niagara-on-the-Lake，Ontario，Canada，June 18-23，2006. San Francisco，CA 94110：International Chlamydia Symposium，2006：333-336

197. Schachter J，Dawson C，Sallam S，et al. Follow-up Studies 10 years after community-wide treatment for trachoma in rural Egypt. In：Chernesky M，Caldwell H，Christiansen G，et al. editors. Chlamydial Infections. Proceedings of the Eleventh International Symposium on Human Chlamydial Infections，Niagara-on-the-Lake，Ontario，Canada. San Francisco，CA 94110：International Chlamydia Symposium，

2006: 337-340

198. Sarkar M, Woodland C, Koren G, et al. Pregnancy outcome following gestational exposure to azithromycin. BMC Pregnancy Childbirth, 2006, 6: 18

199. Centers for Disease Control and Prevention, Workowski KA, Berman SM. Sexually Transmitted Diseases Treatment Guidelines, 2006. MMWR Recomm Rep, 2006, 55: 1-94

200. Khandekar R, Al-Hadrami K, Sarvanan N, et al. Recurrence of trachomatoustrichiasis 17 years after bilamellar tarsal rotation. Am J Ophthalmol, 2006, 141: 1087-1091

201. Nagpal G, Dhaliwal U, Bhatia MS. Barriers to acceptance of intervention among patients with trachomatoustrichiasis or entropion presenting to a teaching hospital. Ophthalmic Epidemiol, 2006, 13: 53-58

202. Dhaliwal U, Nagpal G, Bhatia MS. Health-related quality of life in patients with trachomatoustrichiasis or entropion. Ophthalmic Epidemiol, 2006, 13: 59-66

203. El Toukhy E, Lewallen S, Courtright P. Routine bilamellar tarsal rotation surgery for trachomatoustrichiasis: short-term outcome and factors associated with surgical failure. OphthalPlastReconstr Surg, 2006, 22: 109-112

204. Yorston D, Mabey D, Hatt S, et al. Intervention for trachoma trichiasis. Cochrane Database Syst Rev, 2006, 3: 004-008

205. West ES, Munoz B, Imeru A, et al. The association between epilation and corneal opacity among eyes with trachomatoustrichiasis. Br J Ophthalmol, 2006, 90: 171-174

206. Zhang H, Kandel RP, Atakari HK, et al. Impact of oral azithromycin on recurrence of trachomatoustrichiasis in Nepal over 1 year. Br J Ophthalmol, 2006, 90: 943-948

207. West SK, West ES, Alemayehu W, et al. Single-dose azithromycin prevents trichiasis recurrence following surgery. Arch Ophthalmol, 2006, 124: 309-314

208. Coleman K, Mcin J. Characterising Kimberley invasive pneumococcal infections and vaccine covelage, 2003-2005, Kimberley Population Health Unit Bulletin - January 2006: 5

209. The Australian Group on Antimicrobial Resistance. Antimicrobial Susceptibility Report on Streptococcus pneumoniaeIsolates from the Australian Group on Antimicrobial Resistance (AGAR), 2005 Surveillance Report, 2006

210. Clinical and Laboratory Standards Institute. Performance Standards for Antimicrobial Susceptibility Testing, Sixteenth Informational Supplement, 2006

211. Atik B, Thanh TTK, Luong VQ, et al. Impact of annual targeted treatment on infectious trachoma and susceptibility to Reinfection. JAMA, 2006, 296: 1488-1497

212. Anderson I. Findings from trachoma study cast doubts on SAFE strategy. Lancet Infect Dis, 2006, 6: 690

213. Ngondi J, Onsarigo A, Matthews F, et al. Effect of 3 years of SAFE (surgery, antibiotics, facial cleanliness, and environmental change) strategy for trachoma control in southern Sudan: a cross sectional study. Lancet, 2006, 368: 589-595

214. Edwards T, Cumberland P, Hailu G, et al. Impact of Health Education on Active Trachoma in Hyperendemic Rural Communities in Ethiopia. Ophthalmology, 2006, 113: 548-555

215. Mak DB. Better late than never: a national approach to trachoma control. Med J Aust, 2006, 184: 487-488

216. Lee S, Alemayehu W, Melese M, et al. Chlamydia on children and flies after mass antibiotic treatment for trachoma. Am J Trop Med Hyg, 2007, 76: 129-131

217. Burton MJ, Adegbola RA, Kinteh F, et al. Bacterial Infection and Gene Expression in Cicatricial Trachoma in The Gambia. In: Eleventh Meeting of the WHO Alliance for the Global Elimination of Trachoma by 2020; Eastern Mediterranean Regional Office, Cairo, Egypt, 2007

218. Mahande M, Tharaney M, Kirumbi E, et al. Uptake of trichiasis surgical services in Tanzania through two village-based approaches. Br J Ophthalmol, 2007, 91: 139-142

219. Lewallen S, Mahande M, Tharaney M, et al. Surgery for trachomatoustrichiasis: findings from a survey of trichiasis surgeons in Tanzania. Br J Opthalmol, 2007, 91: 143-145

220. Malhotra-Kumar S, Lammens C, Coenen S, V, et al. Effect of azithromycin and clarithromycin therapy on pharyngeal carriage of macrolide-resistant streptococci in healthy volunteers: a randomised, double-blind, placebo-controlled study. Lancet, 2007, 369: 482-490

221. Mabey D, Bailey R, Solomon A, et al. Letter to the Editor: Targeted Treatment of Active Trachoma. JAMA, 2007, 297: 588

222. Dawson CR, Schachter J. Letter to the Editor: Targeted Treatment of Active Tlachoma. JAMA, 2007, 297: 588-589

223. Amazigo U, Okeibunor J, Matovu V, et al. Performance of predictors: evaluating sustainability in community-directed treatment projects of the African programme for onchocerciasis control. SocSci Med, 2007, 64: 2070-2082

224. Jie Y, Xu L, Ma K, et al. Prevalence of trachoma in the adult Chinese population. The Beijing Eye Study [J]. Eye, 2008, 22 (6): 790-791

225. Allen SK, SembaRD. Thetrachoma "Menace" in the United States, 1879-1960. SurvOphthaimol, 2002, 47: 500-509

226. CR S, JS K, CA F, et al. Screening young adults for prevalent chlamydial infection in community settings, 2008, 18 (7): 560-571

227. JK O, S F, BK K, et al. Prevalence of human papillomavirus and Chlamydia trachomatis infection among women attending cervical cancer screening in the Republic of Korea, 2009, 18 (1): 56-61

228. 胡爱莲, 杨晓慧, 崔彤彤, 译. 第一届中国沙眼评估与管理全国研讨会. 世界卫生组织, 2012. 6. http://www.eyecarechina.com/index.asp

229. Yang G J, Liu L, Zhu H R, et al. China's sustained drive to eliminate neglected tropical diseases.[J]. Lancet Infectious Diseases, 2014, 14 (9): 881-892

230. 王雅东, 张文芳, 夏多胜, 等. 沙眼的流行现状及防治的研究进展. 国际眼科杂志, 2014, 14 (10): 1815-1817

231. 王雅东, 张文芳, 夏多胜, 等. 甘肃省农村小学生沙眼快速评估的初步调查报告. 国际眼科杂志, 2014, 14 (08): 1504-1505

第十章　沙眼的今天与明天

　　沙眼曾经在全球广泛流行。沙眼曾经是各国的非常重要的公共卫生问题之一。为了使人类视觉不受沙眼的危害，我们竭尽全力对沙眼全面防控。目前在很多国家沙眼已不再致盲。那么，在我们消灭沙眼之前，沙眼是否会消失？

第一节　面临的挑战

一、沙眼患病人数的正确评估

　　有多少人患有沙眼？有多少沙眼患者需要治疗？有多少沙眼倒睫需要接受倒睫手术？有时，世界卫生组织会对活动性沙眼患者数量进行估计。尽管使用了最佳的数据，数据仍然经常有大的缺陷，并且数据质量有很大变异。然而，可以见到，自1981年以来，活动性沙眼患者的估计数量有了大幅度降低；在1981年，五亿人患有活动性沙眼（图10-1）。在2003年，这一数字下降到了八千四百万。沙眼致盲病例的数量也显著减少。1981年估计沙眼致盲病例数量为六百万到七百万，而2003年的估计数量为一百六十万。

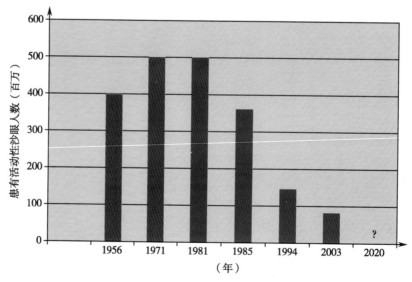

图 10-1　世界卫生组织沙眼会议以及1956年以来世界卫生组织对活动性沙眼患者总数的估计值

在对 2003 年的数据进行评估后，世界卫生组织学术小组将地方流行国家的数量修订为
56 个。由于最新资料显示致盲性沙眼不再是公共卫生问题，几个国家已经被从这一名单中
剔除。为了进一步改善估计值，如果可能，可使用省或地区水平的数据。对于没有数据可
用的国家，可使用类似国家的患病率数据和该国农村人口数量推算。当前的估计数字见
表 10-1。使用全球数据绘制了沙眼的分布图。

表 10-1　地区和全球的沙眼患者数量，世界卫生组织，2003

WHO 地区	估计患者数量 2000 年 UN Demographic Services	居住在特定地方流行地区的患者数量	所有年龄段的 TF/TI 病例数量（占总数的百分比）	所有年龄段的 TT 病例数量（占总数的百分比）
AFR	485 784 687	236 202 330	24 559 043（29）	2 297 247（30.2）
EMR	420 731 490	175 383 205	9 788 816（11.5）	1 715 007（22.5）
SEAR	1 079 726 212	745 002 385	20 791 760（24.5）	336 517（4.4）
WPR	1 404 434 386	688 897 001	28 601 516（33.7）	3 236 310（42.5）
AMR	181 789 829	268 689	1 066 467（1.3）	26 952（0.4）
总计	3 572 466 604	1 845 753 609	84 807 602	7 612 034

印度的数据表现出高度的不确定性。由于印度人口非常多，即使患病率的微小变化也
会导致患者的估计数量有很大变化。2003 年的估计值是基于最近一些小规模调查和历史
数据，在印度，估计有一百一十四万人患有沙眼，但这一数字也需要改进。现在，非正式报
告表明，印度活动性沙眼的患病率很低。

澳大利亚应当是被世界卫生组织列为有地方流行性致盲性沙眼的唯一发达国家，这是
不正常的。一些研究人员认为：如果还是现在的方式，澳大利亚有可能是最后一个有沙眼
的国家。居住在澳大利亚的欧洲人的卫生情况与居住在西欧和北美洲的有平行的变化，在
100 多年前，沙眼就已经从澳大利亚的沿海城市消失。然而，在澳大利亚农村和内陆地区的
澳大利亚土著居民中，沙眼仍然流行。

在 1997 年，Hugh R.Taylor 为联邦政府撰写了一份有关土著人眼卫生情况的报告。除
了考虑到与眼卫生有关的各种问题之外，还专门收集了有关沙眼的资料。在某些地区，沙
眼的患病率和严重程度已经显著减少；在一些大城镇和地区中心，沙眼几乎已经消失。在
其他地区，活动性沙眼变得不太常见，但老年人仍然有瘢痕性眼睑和倒睫。然而，当回到西
部沙漠和中澳大利亚地区的一些社区时，几乎没有改善，沙眼高度地方性流行的发生率没
有变化。在 1997 年，在一个社区中，70% 的儿童患有沙眼。许多人似乎已经忽视了沙眼，
最近有关活动性沙眼的数据低估了这一问题，因为这些数据常常来自不全面的一些年长儿
童。缺少有关倒睫的资料，在某些地区，没有积极地对病例进行调查。需要综合的初级卫
生方法来控制沙眼。这应当将筛查、阿奇霉素抗生素治疗、个人卫生和环境改善相结合。
这种方法已经在"SAFE"战略中被世界卫生组织应用。沙眼在澳大利亚仍然是一种致盲性
疾病，这是不合理的。在 1998 年，完成了这些建议的最简单部分，列出了阿奇霉素的清单。
在 2001 年，制定了供土著居民和 Torres 海峡岛民使用的眼卫生指南，其中包含有关沙眼控
制的章节。这些指导原则主张使用世界卫生组织建议分级，并实施包括双板层睑板翻转术、
阿奇霉素集体分发和面部清洁的 SAFE 战略。他们还建议收集基本健康信息，并重申了之

前的建议。这些建议包括制定临床实践指导原则，通过国家药物受益计划提供阿奇霉素治疗，进一步完善地区住宅、基础设施以及维持这些的方法。报告还建议建立国家信息网络，以提供双向信息流动，作为向本领域工作人员提供技术信息以及收集有关眼护理活动（程序）和眼状态（结果）中心数据的途径。建议应当通过地区公私合作模式，向澳大利亚土著人提供眼护理。

在土著社区中，沙眼发生率存在波动。例如，一份报告使用了在 24 年期间通过三项使用不同分级系统的调查收集的数据。结果表明：在这些社区中，在 2 到 9 岁儿童中活动性沙眼的发生率从大约 50% 降低到了 30%。在 1999 到 2003 年之间的学校筛查报告表明：仅 15% 的儿童患有活动性沙眼。然而，在 2000 年，在相同的一些社区中进行的基于人群的检查显示：在 1 到 10 岁的儿童中，活动性沙眼的患病率为 49%。此外，在一年期间，多达 79% 的儿童至少出现过一次 TF。使用 12 年期间收集的数据的另外一份报告证实了反映样本选择变异的这些差异。

Pilbara 11 个社区的一项基于人群的报告表明：在年龄小于 5 岁的儿童中，TF 患病率在大约 12% 到几乎 100% 之间。在靠近海岸的社区中，沙眼患病率最低。这份报告还强调：40% 土著人没有淋浴、厕所或洗衣机，并且几乎普遍缺乏热水。这些社区令人吃惊的眼卫生状况的一个表现是非性传播淋菌性结膜炎的暴发，它感染了从澳大利亚东北部到北领地和南澳大利亚州的居民。

倒睫的报告也是分散的，尽管有眼外科医疗队，但患病率仍然显著较高。在 Kimberley，在年龄超过 50 岁的人中的地区总患病率为 2.8%，但在一些社区，倒睫的发生率高达 11%。来自中澳大利亚地区的另外一份报告显示：在年龄超过 40 岁的人中，8% 有倒睫。在南澳大利亚州，最近报告的沙眼患病率为 1.3%。出诊的眼科医生为边远地区提供定期的眼科服务。需要治疗的白内障、倒睫或糖尿病视网膜病患者通常被转移到地区或州的手术中心。这意味着发现后可手术矫正倒睫，但还没有系统地对倒睫进行筛查。在 Adelaide，土著人接受眼睑手术的比率比非土著人高六倍，土著人接受最多的眼睑手术为倒睫手术。

最近在中澳大利亚地区一个社区进行的一项基于人群的调查发现在 1~9 岁的儿童中，TF 患病率为 55%。在年龄小于 40 岁的成人中，74% 有 TS（沙眼性瘢痕），11% 有 TT（沙眼性倒睫），5% 有 CO（角膜混浊）。在年龄超过 40 岁的成人中，2% 双眼失明，其中 40% 由于沙眼引起。

沙眼的抗生素治疗计划也很分散，主要集中在个体干预。一些计划使用阿奇霉素对儿童进行了针对性的治疗，但这些治疗的作用很有限。

已经在 Kimberley 实施沙眼控制计划 15 年，对患有沙眼的学生们及其一些家属进行治疗。然而，在 2005 年，活动性沙眼的患病率仍高达 23%，与 1991 年相比没有变化。在 38 所学校中，32 所学校有 2005 年的数据，其中 18 所的患病率超过 20%，仅 4 所没有沙眼。这些数据显示：尽管有良好的意图并付出了努力，但没有实施 SAFE 战略的其他部分，这导致阿奇霉素治疗无效（图 10-2）。它们与同时来自苏丹或赞比亚的报告形成了鲜明的对比。

在中澳大利亚地区的两项短期计划已尝试实施完全的 SAFE 战略。之前已经采取了倒睫控制措施。在第一项研究中，抗生素覆盖相对有限，E 部分改善没有真正的进展。有足够设施的房子的比例从 0 增加到了 16%。然而，另外一项研究显示，显著而全面的环境改善努力不会比 A 和 F 部分多带来另外的好处。两项研究均表明：要持续地减少沙眼，需要更持续的努力。它们还表明：在沙眼高度流行地区，最好每 6 个月治疗 1 次。此外，考虑到许多土著人的高流动性，基于地区的干预措施将优于集中在单个社区的治疗。他们还强调了在许多这些社区中，卫生设施的糟糕状态。因此，需要投入更多的时间和精力。

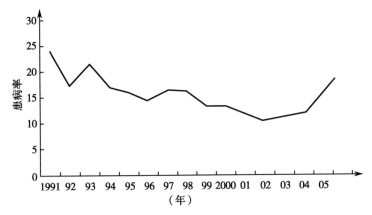

图 10-2　1991 到 2005 年之间 Kimberley 地区学生们中沙眼的患病率
（Johnson GH et al. © 2003，经澳大利亚医学杂志许可后翻印 Collinson 2006）

在 2004 年，发布了一份报告，对土著眼卫生计划的实施情况进行了回顾。这一报告发现，尽管有几个澳大利亚指导原则建议使用 SAFE 战略来控制沙眼，但这些建议没有被系统实施。他们发现：收集到的数据很少，并且这些数据在质量和类型上存在高度变异。尽管如此，报告认为，在一些社区，沙眼的患病率仍然较高，并且 PCR 证实有衣原体存在。他们还发现：已经在一些社区进行了超过 10 年的阿奇霉素分发活动，但没有记录到不良影响。他们认为：在一些社区中，倒睫患病率较高，并且许多人（包括一些眼科医生和公共卫生人员）不重视沙眼控制活动。他们的建议其中 1 项是：控制沙眼应当是政府和地方公共卫生机构的责任，应当在人口流动大的地区基础上组织。初级健康保健服务部门应当在与公共卫生机构协作下，参与沙眼的检查和治疗。

联邦政府承认需要进行跨地区安排来解决沙眼问题，以便"……在全国采取一致的方法来收集和报告患病率数据"。政府还表示：沙眼活动可以包括在正在进行的婴儿和成人健康检查中。决定由"Communicable Diseases Network Australia"（澳大利亚传染病网络）作为协调澳大利亚沙眼活动的机构。

由于不良的个人和社区卫生导致感染的眼分泌物从一名儿童传播给另外一名儿童，在土著社区中，地方流行性沙眼持续存在。如果要减少土著社区的沙眼，必须通过改善生活条件（如同在 100 多年前，在居住在澳大利亚的欧洲人身上所发生的），停止感染眼分泌物的传播。居住在市区和农村地区的澳大利亚人需要健康生活所需的基础设施，即房子、电、干净的自来水、下水道、封闭的道路和垃圾收集。报告表明：北领地州一半的土著人没有足够的房子，六分之一的社区没有饮用水。地方政府和州政府应当向澳大利亚每个人提供这些基础设施。然而，当考虑到在 20 世纪 60 年代在美国西南部印地安人社区中遇到的情况以及随后如果通过持续的努力消除了沙眼时，在澳大利亚的类似结果毫无疑问是可能的，并且是必须的。

在 2006 年，澳大利亚政府采取了一些有意义的措施来让大家了解并重视沙眼控制活动。

最明显的措施为发表了被期待已久的澳大利亚国家沙眼公共卫生管理指导原则（表10-2）。

这些指导原则给出了在澳大利亚控制沙眼的最佳方法，并提供了各州和地区居民卫生机构所应遵循的建议。他们主张协调与相应团体的活动，并加强当地社区的参与。他们为SAFE战略的实施（包括阿奇霉素的分发）提供了明确的指导原则。澳大利亚的指导原则与世界卫生组织的建议有一些差异，特别是在集体社区治疗的应用方面。尽管如此，这仍然是一个很大的进步。政府还将支持建立国家沙眼数据集，监测沙眼各项活动，并培训一支适当的沙眼控制工作人员队伍。

表 10-2 沙眼公共卫生管理指导原则关键建议摘要，CDNA，2006

建议：
组织 应当由地区居民卫生机构、初级卫生服务机构、社区代表和其他相关人员在地区基础上组织沙眼控制活动。 应优先考虑活动性沙眼患病率最高的地区。 应按照国家沙眼数据集收集数据。
手术 应当在相关人员完全参与的条件下，组织对倒睫的检查和治疗。 应当对沙眼地方流行地区的倒睫患病情况进行定量分析。 在沙眼地方流行地区，应当每两年对年龄在40～54岁之间的土著人和Torres海峡岛民的倒睫进行筛查，对于年龄≥55岁人，应当每年对倒睫进行一次筛查，作为成人健康检查的一部分。应将倒睫患者转给眼科医生进行手术，并每年进行随访。
抗生素 活动性沙眼筛查至少要包括居住在沙眼地方流行社区/城镇内的年龄在5～9岁之间的土著儿童。 建议每年对活动性沙眼进行筛查，直到活动性沙眼患病率连续5年小于5%。 应使用单剂量阿奇霉素，对所有活动性沙眼［TF和（或）TI］患儿进行治疗。 如果患病率≥10%并且患者不集中，所有年龄在6个月～14岁的儿童和所有家庭接触人员应接受单剂量阿奇霉素治疗。 如果患病率≥10%，病例明显集中在几个家庭内，并且医护人员容易确定所有家庭接触人员，建议使用单剂量阿奇霉素对所有家庭接触人员进行治疗。需要进行社区范围的治疗。 如果患病率<10%，建议使用单剂量阿奇霉素对所有家庭接触人员进行治疗。 应当在筛查后2周内，完成抗生素治疗。 在人口流动性大的地区内，应当在尽可能短的时间内完成筛查和治疗活动，以减少再感染和实现高覆盖。
面部清洁 应通过将定期洗脸作为整体个人卫生计划的一部分，加强儿童的面部清洁。
环境卫生 在地区居民卫生机构和初级卫生服务部门计划和实施沙眼控制活动时，应将环境卫生、学校和卫生宣传人员作为关键因素，从而可以实施与社区/地区适合的"F"和"E"战略。

对澳大利亚北部地区沙眼控制计划实施中的障碍的研究显示：成功的计划需要政府、地区卫生网络、地方卫生工作人员和社区的参与。尽管需要各级机构的参与和投入，但一项成功计划的关键在于政府政策和重视，其次为在外围机构有足够的资源可供使用。没有这些，外围机构可能不能实施计划，或感到失望并放弃。在地方水平，必须提供足够的时间和工作人员来进行沙眼相关活动。数据整理和反馈也很重要。

对澳大利亚沙眼分布的一份综述强调了数据收集方式的变异。报告的活动性沙眼社区患病率在 5%～50% 之间，但其他研究人员报告，在一些学生中间，活动性沙眼患病率在 60% 或 70%。报告的倒睫患病率在 1%～19% 之间。

总体上，澳大利亚政府的这些令人鼓舞的解决沙眼问题的行动与土著人卫生的其他进步相匹配。这些包括更集中在有针对性的运用研究上，更有效地使用土著卫生工作人员，适当地让专家到偏远的土著社区出诊，提供有效的专业治疗。在倒睫手术的提供中，后者特别有意义。

在澳大利亚消除致盲性沙眼真正所需的是各级政府的政治承诺。在全球，我们无疑有消除沙眼的工具可用；在澳大利亚，也有消除沙眼的手段可利用。消除沙眼这一致盲疾病所需的是持久的政治意愿和应遵循的承诺。

二、沙眼发展的长期趋势

研究人员已经注意到全球沙眼患者数量在逐渐、进行性减少，并认为这是与随着社会经济发展，生活条件改善有关的"长期趋势"。这些非特异的变化导致在 20 世纪中期，在西欧和北美，沙眼已经消失。许多其他地区已经报告了类似的变化，包括快速发展的地区以及发展不那么明显的地区，例如沙特阿拉伯、巴布亚新几内亚、冈比亚、马拉维和尼泊尔。

引起这一长期趋势、导致沙眼缓慢消失的因素，值得仔细思考。要考虑的明显因素包括家庭和市区卫生的大范围改善；自来水、良好的下水道系统、垃圾收集、灭蝇；减少与动物的接触，包括农村的牛和城市的马，它们被汽车代替。铺有路面的道路和灰尘的减少也促进了沙眼的消除，电力引起了住宅的改善。卧室与生活区和厨房的分离，卧室变得更宽敞，孩子们不再睡同一张床（由于家庭人口数减少并且使用了采暖设施），有足够的热水，室内带浴室，这些都有助于沙眼的消除。教育（特别是对母亲的教育，并非专门着重于卫生的教育）也有一定影响。这些可能的改变只能通过增加阻断传播机会、降低传播发生率来对沙眼产生影响。最后的共同途径还是围绕着面部清洁和影响面部清洁的因素。

针对与社会经济发展有关的变化，必须增加抗生素治疗。在 1949 年，Lindner 写道："许多年前，沙眼曾经是最严重的眼病之一。由于磺胺的出现，不再是这种情况"。抗生素的使用导致了在英国和美国沙眼的最后消除。其他研究人员已经注意到为了其他目的广泛使用抗生素对沙眼的影响。在尼泊尔，Lietman 及其研究小组已证实：有抗衣原体作用的抗生素每年的"背景"使用量几乎等于阿奇霉素集体治疗每年的用量。计算机模型表明：阈值水平的抗生素使用能充分减少沙眼传播，最终令沙眼消失（所谓的"Allee 效应"）。

考虑到这些，如果我们坐等足够长的时间，随着致盲性沙眼高度流行的贫穷村庄也慢慢有了发展，很有可能沙眼将最后自行消失。然而，如 1978 年的阿拉木图宣言所述，"健康状况的不公平在政治、社会和经济上是不可接受的"。在 1998 年世界卫生大会有关沙眼的决议中，重申了这一意见（表 10-3）。

最近，世界卫生组织 GET 2020 协调员 Silvio Mariotti 博士尖锐地质问："国际社会能让上百万的人因在等待经济发展过程中而不必要地因沙眼失明吗？答案当然是不"。

然而，即使今天有可能消除活动性沙眼，仍然会有儿童目前患有活动性沙眼，并且他们的哥哥和姐姐由于瘢痕很多而处于倒睫和失明的高度危险中。据估计，由于人口变化，在过去 20～30 年之间，埃及的倒睫患者数量可能增加了 2 倍甚至 3 倍。很明显，即使在活动性沙眼消失后，仍然需要长时间对倒睫进行监测，并提供矫正手术。20 世纪 60 年代在圣路易斯，由于沙眼后遗症的残存效应，泪道手术的发生率是美国其余地区的 2 倍。

表 10-3　世界卫生大会有关沙眼的决议，WHA 51.11, 1998

WHA51.11 全球消除致盲性沙眼
第五十一届世界卫生大会， 决定撤销有关防盲的决议 WHA22.29、WHA25.55 和 WHA28.54，以及有关残疾预防和康复的决议 WHA45.10； 我们察觉到了之前在全球针对感染性眼病（特别是沙眼）的斗争中做出的努力和取得的进步； 我们注意到致盲性沙眼仍然是 46 个沙眼地方流行国家最穷人口中一个严重的公共卫生问题； 目前有 1.46 亿沙眼活动性病例，主要发生在儿童妇女中，此外，接近六百万人因沙眼失明或视力下降； 我们认识到在剩余的地方流行国家中，持续的以社区为基础的措施[包括倒睫手术、抗生素使用、面部清洁和环境改善（SAFE 战略）]对于消除致盲性沙眼的重要性； 最近在沙眼简易评估和强化治疗方面（包括大规模预防措施，特别是针对易患沙眼的人群）取得的进步，使我们受到了鼓舞； 我们满意地看到最近成立了世界卫生组织全球消除沙眼联盟，包括某些非政府组织、基金会和其他有关方面的合作。 **1. 呼吁各会员国：** （1）应用新方法对其余地方流行地区的致盲性沙眼进行快速评估，并绘制致盲性沙眼分布地图； （2）根据需要实施用于消除致盲性沙眼的战略[包括倒睫手术、抗生素使用、面部清洁和环境改善（SAFE 战略）]； （3）在世界卫生组织全球消除沙眼联盟以及有关方面网络内合作，协调采取行动和具体支持措施； （4）考虑用于地方流行地区社区发展的所有可能的跨部门方法，特别是向相关人群提供清水和基本卫生的方法。 **2. 要求总干事：** （1）加强与沙眼地方流行会员国合作，以消除致盲性沙眼； （2）通过运用研究，以及对用于安全大规模应用的可能抗生素或其他治疗方案进行研究，进一步对用于消除沙眼的 SAFE 战略的组成部分进行改进； （3）加强跨部门协作，特别是与联合国儿童基金会（UNICEF）和世界银行的合作，以获得所需的全球支持； （4）促进预算外资金的使用； 根据情况向执行委员会和卫生大会报告进展情况。 （第十届全会，1998 年 5 月 16 日—委员会 A，第四份报告）

三、经济因素

早在 1951 年，经济学论证已经被用于推动沙眼的控制活动。Nataf 指出："与国家能够得到的利益相比，沙眼和感染性疾病的控制活动相对便宜"，但他没有可靠的证据来支持这一主张。由于沙眼患者估计数量的不确定，难以对全球沙眼带来的经济负担进行初步估计。使用 2003 年的估计数据进行的更精细的分析表明：在 2003 年，沙眼的总花费可能为五十三亿美元。这一对生产力损失的计算考虑了失明和低视力的影响。在倒睫引起视力下降前，单独倒睫的存在也会伴有程度与视力下降相似的显著功能受限和残疾。当倒睫和视力下降一起发生时，残疾进一步加重。如果还包括残疾和倒睫，沙眼的总费用估计要另外增加 50%，达到几乎八十亿美元。然而，这些估计值可能太低，因为它们没有完全考虑到间接费用和由于健康受损（或"疾病负担"）产生的费用。

Frick 指出：在 1998 年，与没有沙眼的国家相比，有地方流行致盲性沙眼的国家其贫穷（即每名农业工人的年平均产值少于 1000 美元）的可能性要高，大约为 1.6 倍。尽管这没有说明原因或结果，但它再次强调了经济和致盲性沙眼患病率之间的相反关系。

已经证明倒睫手术的成本效益是很高的。在缅甸,每残疾调整生命年(Disability Adjusted Life Year, DALY)倒睫手术矫正的花费为 10 美元。在冈比亚,按照 1998 年的美元计算,倒睫手术可使得一个人其一生的生产力提高 89 美元。使用国际元(I\$)进行的进一步分析显示,每残疾调整生命年倒睫手术的花费为 I\$13,如果 80% 的倒睫患者接受矫正手术,每年将节省 1100 万 DALY(每残疾调整生命年)。此外,这些数字没有考虑到视力丧失的全部成本,也没有考虑到倒睫手术的长期效果。

阿奇霉素分发费用模型显示:集体分发比有针对性的家庭治疗更经济。阿奇霉素分发的总成本效益很大程度上取决于药物本身的费用和分发程序。Frick 还模拟了阿奇霉素价格对分发程序成本效益的影响。使用所列价格的阿奇霉素药片和混悬液(每片药片 I\$7.50,每份混悬液 I\$29.51),在非洲进行集体治疗每 DALY 的费用为 I\$9.01。如果阿奇霉素以目前的价格计算(每片药片 I\$0.47,每份混悬液 I\$1.84),每 DALY 的费用为 I\$4.24。使用捐赠的药物,虽然分发费用仍然显著,但治疗成本效益更好,每 DALY 的费用为 I\$3.92。80% 活动性沙眼患儿的集体治疗每年将节约 400 万 DALY。在坦桑尼亚进行的一项研究显示:尽管三分之二的患者准备为阿奇霉素至少支付一些钱,但仍有三分之一不会支付分文。这一问题将对通过成本回收法来分发阿奇霉素构成严重限制。

已经建立了一个模型来评估疫苗的可能作用。这一模型显示:在地方流行地区,即使相对低效的疫苗也会获得相当大的经济利益。不过,现在对疫苗过高期望还为时过早。

第二节　全球性控制沙眼的战略行动

视觉 2020(Vision 2020)是世界卫生组织和国际防盲协会(IAPB)共同实施的一项重大全球性行动。世界卫生组织集合了各国政府和技术专家的力量,而国际防盲协会集合了非政府机构和眼护理和防盲领域的专业机构的力量。

视觉 2020:享有看见的权利(Vision 2020: the right to sight)旨在到 2020 年消除可避免的盲。它有三个主要活动领域:疾病控制、人力资源开发和基础设施建设。疾病控制主要解决五个主要问题:白内障、沙眼、盘尾丝虫病、儿童期盲以及屈光不正和低视力。之所以选择了这些情况是因为它们在公共卫生上很重要,并且有可用的公共卫生干预措施可以解决这些问题。视觉 2020 为 2020 全球消除致盲性沙眼联盟(GET 2020)的计划提供了支持,制定了沙眼最终干预目标(Ultimate Intervention Goals, UIG)(表 10-4),并正在与全球联盟的成员合作来实现这一目标。

表 10-4　沙眼的最终干预目标

启动沙眼控制计划的标准	分母最初为地区,后来为社区	沙眼作为致盲性疾病被控制的指导原则(UIG)
TF 为 10% 或更高	1~9 岁的人群	TF 小于 5%
TT 为 1% 或更高	15 岁和年龄更大的人群	TT 小于 0.2%
沙眼是一种致盲性疾病	全体人口	每 1 万人中由于沙眼引起角膜混浊的新病例不到 1 例

2020 全球消除致盲性沙眼联盟(GET 2020)的成立也是一项重要的措施,因为它汇集了主要的非政府组织、研究人员、各国政府和公司的代表以及世界卫生组织专家。GET 2020

可帮助地区流行国家设定目标,提供技术援助,监测进展情况,或进行运用研究来改进计划的活动,或改变计划活动的焦点。这些活动大幅度增加了成功消除致盲性沙眼的可能性。

Edna McConnell Clark 基金会和辉瑞公司创建了国际沙眼行动(International Trachoma Initiative,ITI)。ITI 是一个单一目标的非政府机构(NGO),旨在全球消除致盲性沙眼。最初,ITI 有多个作用,包括为 Clark 基金会的研究活动提供支持、启动具体的国家计划和协调 Zithromax(阿奇霉素)捐赠计划。随着时间的过去,ITI 的焦点缩小,它逐渐扩大了现有国家计划的规模,并增加了涉及国家的数量。ITI 总共已分发了接近五千四百万剂量的阿奇霉素(表 10-5)。

表 10-5　从开始起 ITI 计划的进展(到 2006 年 12 月 31 日止)

国家	手术	抗生素
埃塞俄比亚	76 198	8 497 725
加纳	3905	2 258 167
马里	22 545	11 799 524
毛里塔尼亚	961	1 126 471
摩洛哥	29 905	4 372 459
尼泊尔	11 302	2 681 176
尼日尔	26 439	8 506 793
塞内加尔	1761	701 627
苏丹	8052	1 405 352
坦桑尼亚	18 273	10 153 687
越南	77 312	205 438
总计	276 653	53 557 362

GET 2020 与视觉 2020 之间的稳固联系具有重大意义。增加对防止视力丧失的认识的努力将有助于增加对沙眼的了解、对沙眼的干预和筹集资金。很明显,视觉 2020 行动的时机以及行动与沙眼之间的密切联系具有重要的意义,尽管需要密切而持续的合作,但它增加了最后消除致盲性沙眼的可能性。

除了视觉 2020 和防盲活动的天然联系之外,沙眼也与许多其他发展目标密切相关。沙眼与有关贫穷、妇女权利、儿童健康或水的计划,以及有关被忽视的疾病、非洲或行为改变的更具体的计划有明显的联系。

联合国各成员国采用千年发展目标(MDG)作为到 2015 年消除全球不平等的一项策略(表 10-6)。

沙眼控制与发展目标 7,具体目标 10("到 2015 年,将没有持续的安全饮用水和基础卫生设施的人口比例减少一半")有很大关系。很明显,有足够的供水是面部清洁的必要条件,基础卫生设施将会降低苍蝇密度。

发展目标 8,具体目标 17("与制药公司合作为发展中国家提供价格可承受的基本药物")也与沙眼有关。需要建立价格可承受的阿奇霉素的长期持续供应,可以到达各受影响国家的沙眼流行地区。这可能需要更多充分发展的公私合作伙伴关系,以确保能够向需要处提供足够的阿奇霉素。

通过许多途径,沙眼活动还使得目标 2("普及初等教育")和目标 3("促进性别平等,提高妇女地位")成为了可能,与这两个目标相互影响,并最终有助于目标1("消除极端贫穷")
的实现。

重要的是沙眼控制活动应当与努力实现千年发展目标的各国政府、国际组织以及民间
团体密切合作,将资源集中用于解决与SAFE战略环境和行为部分有关的问题,这是一种有
效的途径。与视觉2020的密切联系进一步增强了这一跨部门协作途径。

世界卫生组织正在和其他机构一同制定新的计划,以解决非洲被忽视的热带疾病问题。
也将以公私合作伙伴关系(PPP)和千年发展目标(MDG)作为基础。这一计划已经确定了
13种由原生动物、蠕虫或细菌引起的、被忽视的热带感染性疾病。这一计划包括沙眼,并强
调这些被忽视的疾病出现在贫困地区,并进一步导致贫穷。这些疾病常同时存在,需要迅
速采取干预措施。据计算,每人每年的费用大约0.40美元,针对这些疾病的计划会对这些
贫困的非洲人的健康和经济情况产生重大影响。

表 10-6　千年发展目标和具体目标

目标 1:	**消除极端贫穷和饥饿**
	具体目标1:将每天生活费不到1美元的人口比例减少一半。
	具体目标2:将忍受饥饿的人口比例减少一半。
目标 2:	**普及初等教育**
	具体目标3:保证所有男孩和女孩完成小学教育之所有课程。
目标 3:	**促进性别平等,提高妇女地位**
	具体目标4:到2005年首先消除初等教育和中等教育的性别差异,到2015年消除各级教育的性别差异。
目标 4:	**降低儿童死亡率**
	具体目标5:将小于5岁的儿童的死亡率降低三分之二。
目标 5:	**提高产妇健康水平**
	具体目标6:将产妇死亡率降低三分之二。
目标 6:	**与 HIV、艾滋病、疟疾和其他疾病的斗争**
	具体目标7:阻止减少HIV/艾滋病传播。
	具体目标8:阻止减少疟疾和其他主要疾病的发生。
目标 7:	**确保环境的可持续性**
	具体目标9:将可持续发展原则结合到国家政策和计划中;减少环境资源丢失。
	具体目标10:将没有持续的安全饮用水的人口比例减少一半。
	具体目标11:到2020年显著改善至少一亿贫民区居民的生活。
目标 8:	**建立全球发展合作伙伴关系**
	具体目标12:进一步建立开放的、基于规则的、可预测的、非歧视贸易和金融系统,包括在国内和国际上致力于良好的管理、发展、减少贫穷。
	具体目标13:满足最不发达国家的特殊需求。这包括免关税和无限额的出口;免除负债严重的贫穷国家的债务;免除官方双边债务;提供慷慨的政府开发援助来帮助穷国消除贫穷。
	具体目标14:满足属于内陆国和小岛国的发展中国家的特殊需要。
	具体目标15:通过国家和国际措施,使得债务长期可以承受,全面地解决发展中国家的债务问题。
	具体目标16:与发展中国家合作,为年轻人提供体面而有价值的工作。
	具体目标17:与制药公司合作,为发展中国家提供价格可承受的基本药物。
	具体目标18:与私营部门合作,提供新技术,特别是信息和通信技术。

对于典型的非洲国家,这可能仅相当于用于治疗 HIV 阳性患者的抗病毒药物的当前卫生预算的十分之一。在沙眼和其他疾病同时存在的地区,这为沙眼控制计划与其他疾病控制行动的协作提供了另外的机会。许多其他"热带"疾病发生在热带地区,与水、盘尾丝虫病(河盲)、血吸虫病和丝虫有关。因此,沙眼也是一种沙漠的疾病。

第三节 消灭致盲性沙眼

在埃塞俄比亚和苏丹等国,在表面上成功的干预之后,沙眼又大量复发。世界卫生组织报告,在 20 世纪 70 年代实施使用抗生素疗法的控制计划后,沙眼例数显著减少,而这些区域最近的调查显示,沙眼的患病率又变得非常高。同样,在 20 世纪 60 年代,世界卫生组织在摩洛哥实施的计划使得沙眼数量显著减少,但在 20 世纪 80 年代,患病率又再次升高。在澳大利亚土著社区中,也反复见到过类似的控制沙眼失败。抗生素治疗(有时结合健康教育和环境信息)可能有短期的影响,但没有包括让儿童有干净的面部在内的持续改变,沙眼将会恢复。世界卫生组织正在建立用于对沙眼控制计划的成功进行监测和对致盲性沙眼消除进行认证的程序。

第一步为制定最终干预目标(UIG)。制定了 UIG,用以表示为了消除致盲性沙眼各项干预措施需要实现的最终目标。这些目标为根据当前疾病负荷最佳估计值确定的动态数字。UIG 源自于致盲性沙眼作为公共卫生问题的定义,目的在于将患病率降低到比这一阈值低 80%。在操作上,已经建立了年度干预目标(AIO),用于确立 UIG(图 10-3)。

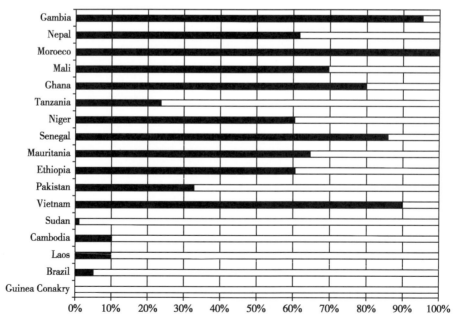

图 10-3 向世界卫生组织提供覆盖数据的 17 个国家 2006 年实现年度干预目的的百分比
(GET 2020 2007,开罗 © 2007 WHO,经许可后翻印)

在年龄≥15 岁的人群中,沙眼性倒睫(TT)的阈患病率被设定在 1% 或更高。因此,UIG 为总人口中每 1000 人有 1 例 TT。在 1 到 9 岁的儿童中,利用 A、F 和 E 部分对活动性沙眼进行社区干预的建议阈值为 10% 或更高的 TF 社区患病率。使用阿奇霉素的集体治疗应当继续进行到 TF 社区患病率降低到低于 5%，此时，建议进行基于家庭的治疗。A 和 F 的运行目标为阿奇霉素分发至少覆盖 80% 的社区，并且 80% 的儿童有清洁的面部。

E 部分的监测依赖于教育、环境可持续性、贫穷的改善，这些均与千年发展目标密切相关。因此，E 的监测应当遵循千年发展目标框架，以衡量发展情况。

最后，用于定义这一目标的患病率被设定在"社区水平"。社区定义为"可以实施集体沙眼控制的最小组的个体，例如一组家庭、一个村庄或一组相邻的村庄"。操作上，1000 到 5000 人可以构成一个社区。

Dominique Negrel 拥有几十年在西非从事沙眼方面工作的经验，他在给国际防沙眼组织的一份报告中概括了成功消除沙眼的四个要点：知识、技术、资源和政治意愿。他认为现在已有了必需的知识和技术，它们包括简易分级；从流行病学调查、有针对性的快速评估和现代地理信息系统获得的知识；双板层睑板翻转术；阿奇霉素；以及将这些整合到 SAFE 战略中去。他认为这些是我们拥有的"王牌"，是"击败沙眼的胜利之手"。

尽管这些"王牌"很重要，但它们仍然需要另外两个因素作为补充：资源和政治意愿。全球联盟成员和视觉 2020 参与者的动员与合作，政府、非政府机构、私营部门、营利性公司的联合行动，来提高人民的健康水平，其价值已经被广泛认可和赞同。政治意愿的反映包括 1998 年世界卫生组织专门的有关沙眼的决议和 2006 年世界卫生大会反复声明对视觉 2020 行动的支持。世界卫生大会上这些被正式采纳的决议至少反映了各国政府解决致盲性沙眼问题的官方承诺。沙眼地区流行国家政府还承诺继续参与，并在每年的 GET 2020 会议上，提供报告。在 2006 年，大约 34 个国家提供了更新的报告。大约一半的国家已经制定了最后干预目标，很多国家将沙眼与千年发展目标（特别是千年发展目标 7）结合到了一起。似乎现在已同时拥有了必需的资源、政治意愿、知识和技术，可能我们确实已有了足够的王牌。

如我们所见到，在没有专门干预的情况下，沙眼已经从西欧和北美洲消失，在另外一些国家，仅少量干预就使得沙眼消失。在英国或美国实施的相对有限的沙眼干预措施不足以完全解释这些国家沙眼的消除，但仍然继续进行这些措施，直到不再发现沙眼病例。在欧洲其余地区，很可能也有类似的情况。然而，在其他一些国家，虽然社会经济情况同时也有了平行的发展，但在沙眼消失方面，专门针对沙眼的计划可能起到了更重要的作用。这些国家包括日本、马耳他、突尼斯和缅甸。这些范例给了我们一些乐观的理由，专门的沙眼干预措施将能消除沙眼，特别是在社会经济状况也同时平行发展的情况下。

如果说沙眼已经被消除，必须确信它已经被消除。在国际卫生领域，这称作"认证"。已经启动了致盲性沙眼消除认证程序，但还没有完成。实际的认证将是一个复杂的过程，在世界卫生组织内，有许多技术问题需要解决。

一个非正式的工作组确定了国家的三个可能分类：A 类，沙眼地方流行性国家，至少一个地区 TF（沙眼性炎症 - 滤泡）患病率大于 5%，或 TT（沙眼性倒睫）患病率大于千分之一（目前的重点国家）；B 类，仍然有 TT 问题，但 TF 患病率小于 5%（例如阿拉伯联合酋长国或沙特阿拉伯）；C 类，尽管沙眼过去可能曾经是一个问题，但最近没有出现过 TF 或 TT（例如英国、法国和意大利）。

有人已经提出，要接受认证的国家需要证明至少连续 3 年 TF 患病率保持在低于 5% 的水平，有能力和体系来处理 TT 的偶发病例，并且沙眼监测和控制活动已经被包括到公共卫生体系中。这一程序需要在停止集体抗生素分发后 3 年进行有针对性的患病率调查。这一认证程序的费用和复杂性被认为是主要障碍,因此需要在这一领域进行更多的工作。

Edward Jackson(1856—1942)是美国眼科的领军人物。在 1925 年的一篇评论中,他列出了根除沙眼需要采取的三项主要措施:避免感染和未感染的人拥挤在一起;对活动性病例进行局部治疗;以及在这方面最有意义的"长期监督,在已经可靠地改善之前,不会停止监督,将继续留意复发情况"。MacCallan 还认为:"在沙眼国家,要想证明某人没有沙眼,必须翻转他的眼睑"。

当前的情况可以概括如下:我们似乎已经有了实际消灭致盲性沙眼所需的正确工具、许多手段和政治意愿的表达。然而,仍然需要建立方法来证明我们实际上已经实现了这一目标。

目前,在世界的许多地区,沙眼这一全世界的灾难已经被消灭,或被报告已消除。希望沙眼广泛存在地区获得有力的国际合作与支持,致力于视觉 2020 全球消灭致盲性沙眼目标的实现。

参 考 文 献

1. Jackson E. To Eradicate Trachoma. Am J Ophthalmol,1925,8:497-499

2. 周诚浒,邓一题. 我国北部的沙眼. 中华医学杂志,1930,16(6):555-565

3. 周诚浒,张文山. 论上海之沙眼—中国红十字会第一医院眼科近四年来四千五百二十五病例之统计报告,1934,20(6):775-793

4. MacCallan AF. Trachoma. London:Butterworth & Co.(Publishers)Ltd,1936

5. Sorsby A. The Treatment of Trachoma. With special reference to local sulphonamide therapy. Br J Ophthalmol,1945,29:98-102

6. Sidky MM,Freyce MS. World distribution and prevalence of trachoma in recent years. Epidem Vital Stat Rep,1949,II:230-277

7. Lindner K. Trachoma. In:Berens C,editor. The Eye and Its Diseases. Second ed. Philadelphia:W. B. Saunders Company,1949:399-413

8. Nataf R. Organization of Control of Trachoma and Associated Infections in Underdeveloped Countries. Geneva:WHO,1951

9. 刘新民. 关于沙眼的预防、分类以及早期诊断问题. 中华眼科杂志,1954,4:161

10. 陈学穆. 有关扑灭我国沙眼的几个问题. 中华眼科杂志,1954,4:178

11. 中华眼科杂志编辑委员会. 社论——为消灭我国沙眼而斗争. 中华眼科杂志,1954,4:81

12. Siniscal AA. The trachoma story. Public Health Rep,1955,70:497-507

13. World Health Organization. Expert Committee on Trachoma. Second Report. Geneva:WHO,1956

14. 卫生部医疗预防司. 全国防治沙眼现场会议资料汇编. 人民卫生出版社,1958,1-214

15. 石增荣. 黑龙江省几年来防治沙眼防盲和学术活动的情况介绍. 中华眼科杂志,1958,8:600

16. 贺彪. 在全国防治沙眼现场会议上的讲话. 黑龙江医刊,1958(01):1-8

17. 郭秉宽,新中国十年来的沙眼研究. 中华眼科杂志,1959,第6号:334-336

18. 党群,孙令芝. 沙眼防治与防盲工作观察报告. 中华眼科杂志,1960,10:141

19. 李永年,尉守德. 沙眼防治工作初步总结报告. 人民军医,1960(01):35-39

20. Damato FJ. The fight against trachoma in the Island of Malta. Br J Ophthalmol. 1961,、45:71-74

21. 石增荣,魏志学. 开展防治沙眼、防治盲人工作的几点体会. 中华眼科杂志,1965,12(2):102-104

22. 党群. 农村防盲工作十年观察报告. 中华眼科杂志，1965，12：472

23. Reinhards J，Weber A，Nizetic B，et al. Studies in the epidemiology and control of seasonal conjunctivitis and trachoma in southern Morocco. Bull World Health Organ，1968，39：497-545

24. Tarizzo ML. Field methods for the control of trachoma. Geneva: World Health Organization，1973

25. Portney GL，Portney SB. Five-Year Perspective on Trachoma in the San Xavier Papago Indian. Arch Ophthalmol，1974，92：211-212

26. Jones BR. The prevention of blindness from trachoma（Bowman Lecture）. Trans OphthalmolSoc UK，1975，95：16-33

27. Iay K，Kyaw TA，Gyi K，et al. Trachoma control in Burma. Rev IntTrachPatholOcul Trop Subtrop，1976，53：119-156

28. Maitchouk IF. Report on trachoma control in the eastern Mediterranean region（evaluation）. Regional Office for the Eastern Mediterranean: World Health Organization，1976

29. World Health Organization. Alma-Ata 1978 Primary Health Care. Report of the International Conference on Primary Health Care，Alma-Ata，USSR，6-12 September 1978. Geneva: WHO，1978

30. Daghfous MT，Romdhane K，Kamoun M，et al. Le trachome en Tunisieapres 20 ans de controle. In: Shimizu K，Oosterhuis JA，editors. International Congress Series No. 450，XXIII ConciliumOphthalmologicum. Amsterdam-Oxford: ExcerptaMedica，1978：516-522

31. 孙葆忱，李平余. 北京市农村盲人发生率和致盲原因的调查分析. 中华眼科杂志，1978，2：116-119

32. Dawson CR，Jones BR，Tarizzo ML. Guidet to trachoma control. Geneva: World Health Organization，1981

33. Dethlefs R. The trachoma status and blindness rates of selected areas of Papua New Guinea in 1979-80. Aust J Ophthalmol，1982，10：13-18

34. 张晓楼. 眼科流行病学. 国外医学眼科学分册，1983，7（4）：196

35. 杨敬文，施人瑞，崔燕芳，等. 上海市664万人基本消灭沙眼. 眼科新进展，1984（04）：257-260

36. Dawson CR，Schachter J. Strategies for treatment and control of blinding trachoma: cost effectiveness of topical or systemic antibiotics. Rev Infect Dis，1985，7：768-773

37. ThyleforsB，et al. A simple system for the assessment of trachoma and its complications. Bull: WHO，1987，65：477

38. World Health Organization. Primary health care level management of trachoma. Geneva: WHO，1988：11-12

39. Courtright P，Sheppard J，Schachter J，et al. Trachoma and blindness in the Nile Delta: current patterns and projections for the future in the rural Egyptian population. Br J Ophthalmol，1989，73：536-540

40. Schachter J，Dawson CR. The epidemiology of trachoma predicts more blindness in the future. Scand J Infect Dis，1990，69：55-62

41. Négrel AD，Khazraji YC，AkalayO. Le trachomadans la province de Ouarzazate，Maroc. Bull I'Organis Mondiale Sante，1992，70：451-456

42. Van Buynder PG，Graham PJ. Trachoma in Australian Aboriginals in the Pilbara. Med J Aust，1992，156：811

43. 卫晶仙. WHO新的沙眼分级标准在中国可行性探讨. 中华眼科杂志，1992，28（5）：270-272

44. 王利华，隗开旭. WHO新的沙眼分级标准应用探讨. 中华眼科杂志，1992，28（5）：273-275

45. World Health Organization. Primary Health Care Level Management of Trachoma. Geneva: WHO，1993

46. Francis V，Turner V. Achieving Community Support for Trachoma Control. Geneva: World Health Organization，1993

47. ReacherM, FosterA, Huber J. Trichiasis Surgery for Trachoma - The Bilamellar Tarsal Rotation Procedure. Geneva: World Health Organization, 1993

48. Federal Race Discrimination Commissioner. Water: a report on the provision of water and sanitation in remote Aboriginal and Torres Strait Islander communities. Canberra: AGPS, 1994

49. Thylefors B, Négrel A-D, Pararajasegaram R, et al. Global data on blindness. Bull World Health Organ, 1995, 73: 115-121

50. Ranson MK, Evans TG. The global burden of trachomatous visual impairment: I. Assessing prevalence. IntOphthalmol, 1995-1996, 19: 261-270

51. Evans TG, Ranson MK. The global burden of trachomatous visual impairment: II. Assessing burden. IntOphthalmol, 1995-1996, 19: 271-280

52. Stocks NP, Hiller JE, Newiand H, et al. Trends in the prevalence of trachoma, South Australia, 1976 to 1990. Aust N Z J Public Health, 1996, 20: 375-381

53. Evans TG, Ranson MK, Kyaw TA, et al. Cost effectiveness and cost utility of preventing trachomatous visual impairment: lessons from 30 years of trachoma control in Burma. Br J Ophthalmol, 1996, 80: 880-889

54. Wallace T. Trachoma treatment program in the Katherine region. The Northern Territory Communicable Diseases Bulletin, 1996, 3: 13-15

55. World Health Organization. Global Initiative for the Elimination of Avoidable Blindness. Geneva: WHO, 1997

56. Dolin PJ, Faal H, Johnson GJ, et al. Reduction of trachoma in a sub-Saharan village in absence of a disease control programme. Lancet, 1997, 349: 1511-1512

57. Tabbara KF, Al-Omar OM. Trachoma in Saudi Arabia. Ophthalmic Epidemiol, 1997, 4: 127-140

58. Thylor HR. Eye Health in Aboriginal and Torres Strait Islander Communities. Canberra: Commonwealth of Australia, 1997

59. World Health Organization. WHA51. 11 Global elimination of blinding trachoma. Geneva: WHO, 1998

60. Matters R, Wong I, Mak D. An outbreak of non-sexually transmitted gonococcal conjunctivitis in Central Australia and the Kimberly region. Comm Dis Intell, 1998, 22: 52-58

61. Negrel AD. The Winning Hand to Defeat Trachoma. RevIntTrach, 1999, 76e Annee nouvelle serie: 71-125

62. Laming AC, Currie BJ, DiFrancesco M, et al. A targeted, single-dose azithromycin strategy for trachoma. Med J Aust, 2000, 172: 163-166

63. Mariotti SP, Pruss A. The SAFE Strategy - Preventing trachoma. Geneva: World Health Organization, 2000

64. 鹿庆, 崔彤彤, 孙葆忱. 译. 控制沙眼的未来途径 [EB/OL], 2000-01. http://www.eyecarechina.com/index.asp

65. 李毅斌, 降丽娟, 孙葆忱. 译. 获得社区对控制沙眼的支持 [EB/OL], 2000-01. http://www.eyecarechina.com/index.asp

66. 孙葆忱. 译. 在初级眼保健水平中沙眼的处理 [EB/OL], 2000-01. http://www.eyecarechina.com/index.asp

67. 胡爱莲, 郑远远, 孙葆忱. 译. 双层睑板旋转式沙眼倒睫手术 [EB/OL], 2000-01. http://www.eyecarechina.com/index.asp

68. Taylor HR. Trachoma in Australia. Med J Aust, 2001, 175: 371-372

69. Lansingh VC, Weih LM, Keeffe JE, et al. Assessment of trachoma prevalence in a mobile population in Central Australia. Ophthalmic Epidemiol, 2001, 8: 97-108

70. Frick KD, Melia M, Buhrmann RB, et al. Trichiasis and disability in a trachoma-endemic area of Tanzania.

Arch Ophthalmol, 2001, 119: 1839-1844

71. Frick KD, Lietman TM, Holm SO, et al. Cost-effectiveness of trachoma control measures: comparing targeted household treatment and mass treatment of children. Bull World Health Organ, 2001, 79: 201-207

72. Bailey R, Lietman T. The SAFE strategy for the elimination of trachoma by 2020: will it work? Bull: World Health Organ, 2001, 79: 233-236

73. Office for Aboriginal and Torres Strait Islander Health. Specialist Eye Health Guidelines for use in Aboriginal and Torres Strait Islander Populations. Canberra: Commonwealth of Australia, 2001

74. Mak DB, Plant AJ. Trichiasis in Aboriginal people of the Kimberley region of Western Australia. ClillFxpOphthalmol, 2001, 29: 7-11

75. Hoechsmann A, Metcalfe N, Kanjaloti S, et al. Reduction of trachoma in the absence of antibiotic treatment: Evidence from a population-based survey in Malawi. Ophthalmic Epidemiol, 2001, 8: 145-153

76. WHO. Guidelines for Rapid Assessment for Blinding Trachoma. http://www.who.int/blindness/TRA-ENGLISH.pdf?ua=1, 2001

77. Allen SK, Semba RD. The Trachoma "Menace" in the United States, 1897-1960-History of Ophthalmology. SurvOphthalmol, 2002, 47: 500-509

78. Jha H, Chaudary JS, Bhatta R, et al. Disappearance of trachoma from Western Nepal. (Brief Report). Clin Infect Dis, 2002, 35: 765-768

79. Liu H, Ou B, Paxton A, et al. Rapid assessment of trachoma in Hainanprovince, China: validation of the new World Health Organization methodology. Ophthalmic Epidemiol, 2002, 9 (2): 97-104

80. World Health Organization. Report of the 2nd Global Scientific Meeting on Trachoma. Geneva: WHO, 25-27 August 2003

81. Frick KD, Hanson CL, Jacobson GA. Global Burden of Trachoma and Economics of the Disease. Am J Trop Med Hyg, 2003, 69: 1-10

82. Ewald DP, Hall GV, Franks CC. An evaluation of a SAFE-style trachoma control program in Central Australia. Med J Aust, 2003, 178: 65-68

83. Melese M, Gaynor B, Yi E, et al. What more is there to learn about trachoma? Br J Ophthalmol, 2003, 87: 521-522

84. Schiedler V, Bhatta RC, Miao Y, et al. Pattern of antibiotic use in a trachomaendemic region of Nepal: implications for mass azithromycin distribution. Ophthalmic Epidemiol, 2003, 10: 31-36

85. Gaynor BD, Miao Y, Cevallos V, et al. Eliminating trachoma in areas with limited disease. Emerging Infect Dis, 2003, 9: 596-598

86. Frick KD, Lynch M, West S, et al. Household willingness to pay for azithromycin treatment for trachoma control in the United Republic of Tanzania. Bull: World Health Organ, 2003, 81: 101-107

87. Kumaresan JA, Mecaskey JW. The global elimination of blinding trachoma: progress and promise. Am J Trop Med Hyg, 2003, 69: 24-28

88. World Health Organization. Resolution of the World Health Assembly on the Elimination of Avoidable Blindness Resolution. World Health Assembly, 2003, WHA56. 26

89. Johnson GH, Mak DB. An evaluation of a SAFE-style trachoma control program in central Australia. Med J Aust., 2003, 179: 116-117

90. Konyama K. History of Trachoma Control in Asia. Rev IntTrach, 2004-2005, 82Annee nouvelle serie: 107-168

91. Mariotti SP. New steps toward eliminating blinding trachoma. N Engl J Med, 2004, 351: 2004-2007

92. Chidambaram AD, Bird M, Schiedler V, et al. Trachoma decline and widespread use of antimicrobial drugs. Emerging Infect Dis, 2004, 10: 1895-1899

93. Taylor HR, Keeffe JE, Vu HTV. Clear Insight: the Economic Impact and Cost of Vision Loss in Australia. Melbourne: Centre for Eye Research Australia, 2004

94. Frick KD, Colchero MA, Dean D. Modeling the economic net benefit of a potential vaccination program against ocular infection with Chlamydia trachomatis. Vaccine, 2004, 22: 689-696

95. Taylor V, Fwald D, Liddle H, et al. Review of the Implementation of the National Aboriginal and Torres Strait Islander Eye Health Program. Canberra: Commonwealth of Australia, 2004

96. Resnikoff S, Pascolini D, Etya'ale D, et al. Global data on visual impairment in the year 2002. Bull: World Health Organ, 2004, 82: 844-851

97. Australian Government, Response to the Review of the Implementation of the National Aboriginal and Torres Strait Islander Eye Health Program. Canberra: Commonwealth of Australia, 2004

98. Polack S, Brooker S, Kuper H, et al. Mapping the global distribution of trachoma. Bull World Health Organ, 2005, 83: 913-919

99. Ngondi J, Onsarigo A, Adamu L, et al. The epidemiology of trachoma in Eastern Equatoria and Upper Nile States, southern Sudan. Bull World Health Organ, 2005, 83: 1-12

100. World Health Organization. Report of the Ninth Meeting of the WHO Alliance for the Global Elimination of Blinding Trachoma. Geneva: WHO, 21-23 March 2005

101. Cumberland P, Hailu G, Todd J. Acrive trachoma in children aged three to nine years in rural communities in Ethiopia: prevalence, indicators and risk factors. Trans R Soc Trop Med Hyg, 2005, 99: 120-127

102. Lansingh VC. Primary health care approach to trachoma control in Aboriginal communities in Central Australia [PhD]. Melbourne: University of Melbourne, 2005

103. Chidambaram JD, Lee DC, Porco TC, et al. Mass antibiotics for trachoma and the Allee effect. Lancet Infect Dis, 2005, 5: 194-196

104. Baltussen RM, Sylla M, Frick KD, et al. Cost-effectiveness of trachoma control in seven world regions. Ophthalmic Epidemiol, 2005: 91-101

105. Well come Trust. Topics in International Health - Trachoma 2nd Edition: A guide to trachoma and the SAFE strategy, May 2005

106. Molyneux DH, Nantulya V. Public-private partnerships in blindness prevention: reaching beyond the eye. Eye, 2005, 19: 1050-1056

107. WHO. State of the World's Sight: VISION 2020: the Right to Sight: 1999-2005. Geneva: World Health Organization, 2005

108. <http://www.un.org/milleniumgoals>. UN Millennium Goals, 2005, viewed September 2006

109. Carrin M. The Millennium Development Goals and Vision 2020. IAPB News, 2005

110. Molyneux DH, Hotez PJ, Fenwick A. rapid-impact how a policy of integrated control for Africa's neglected tropical diseases could benefit the poor. PLoS Med, 2005, 2: 1-13

111. Landers J, Kleinschmidt A. Wu J, et al. Prevalence of cicatricial trachoma in an indigenous population of Central Australia: the Central Australian TrachomatousTrichiasis Study(CATTS). ClinExpOphthalmol, 2005, 33: 142-146

112. Solomon AW, Zondervan M, Kuper H, et al. Trachoma Control - A Guide for Programme Managers. Geneva: World Health Organization.2006

113. Khandekar R, Mohamed AJ, Raisi AL, et al. Prevalence and distribution of active trachoma in children of less than five years of age in trachoma endemic regions of Oman in 2005. OphthalmicEpidemiol, 2006, 13: 167-172

114. Mak DB, O'Neill LM, Herceg A, et al. Prevalence and control of trachoma in Australia, 1997-2004. Comm Dis Intell, 2006, 30: 236-247

115. Emerson P, Frost L, Bailey R, et al. Implementing the SAFE Strategy for Trachoma Control. Geneva: The Carter Centre - International Trachoma Initiative, 2006

116. World Health Organization. Report of the Tenth Meeting of the WHO Alliance fot the Global Elimination of Blinding Trachoma. Geneva: WHO, 12 April 2006

117. Ngondi J, Onsarigo A, Matthews F, et al. Effect of 3 years of SAFE (surgery, antibiotics, facial cleanliness, and environmental change) strategy for trachoma control in southern Sudan: a cross sectionalstudy. Lancet, 2006, 368: 589-595

118. Mak DB. Better late than never: a national approach to trachoma control. Med J Aust, 2006, 184: 487-488

119. Astle WF, Wiafe B, Ingram AD, et al. Trachoma control in southern Zambia - an international team project employing the SAFE strategy. Ophthalmic Epidemiol, 2006, 13: 227-236

120. International Trachoma Initiative, viewed: <http://www.trachoma.org>. September 2006

121. Rheingans R, Dreibelbis R, Freeman MC. Beyond the Millennium Development Goals: Public health challenges in water and sanitation. Global Public Health, 2006, 1: 31-48

122. WHO. Resolution of the World Health Assembly on prevention of avoidable blindness and visualimpairment. Geneva: <http://www.who.int/blindness/publications/WHA_EB/en/index.html>; 2006, viewed September 2006

123. Durkin SR, Casson RJ, Selve D, et al. Prevalence of trachoma among a group of Aboriginal school children in remote South Australia. ClinExpOphthalmol, 2006, 34: 628-629

124. Laforest C, Durkin S, Selva D, et al. Aboriginal versus non-Aboriginal ophthalmic disease: admission characteristics at the Royal Adelaide Hospital. ClinExpOphthalmol, 2006, 34: 324-332

125. Collinson H, Mein J, Coleman K. Trachoma Control Program 2005. Kimberley Population Health Unit Bulletin, 2006: 8-9

126. Communicable Diseases Network Australia. Guidelines tor the public health management of trachoma in Australia. Canberra: Commonwealth of Australia, March 2006

127. Thomas DP, Anderson IP. Getting the most from Indigenous health research. Med J Aust, 2006, 184: 500-501

128. Si D, Bailie RS, Togni SJ, et al. Aboriginal health workers and diabetes care in remote community health centres: a mixed method analysis. Med J Aust, 2006, 185: 40-44

129. Gruen RL, Bailie RS, Wang Z, et al. Specialist outreach to isolated and disadvantaged communities: a population-basedn study. Lancet, 2006, 368: 130-138

130. International Trachoma Initiative. 2006 Annual Report. New York: International Tachoma Initiative, 2006

131. Kain S, Morgan W, Riley D, et al. Prevalence of trachoma in school children of remote Western Australian communities between 1992 and 2003. ClinExpOphthalmol, 2007, 35: 119-123

132. Wright H. Trachoma is still a significant public health concern: evaluation of the SAFE Strategy and the

barriers to its implementation in Australia [PhD]. Melbourne: University of Melbourne, 2007

133. Bailie R. Housing. In: Carson B, Dunbar T, Chenhall RD, et al., editors. Social Determinants of Indigenous Health. Crows Nest: Allen &Unwin, 2007: 203-230

134. VC L, MJ C. Trachoma surveys 2000-2005: Results, recent advances in methodology, and factors affecting the determination of prevalence, 2007, 52（5）: 535-546

135. 胡爱莲, 杨晓慧, 崔彤彤. 译. 第一届中国沙眼评估与管理全国研讨会. 世界卫生组织, 2012. http://www.eyecarechina.com/index.asp

附录1：全国防治沙眼及防盲文件汇集

建国初期，沙眼肆虐，我国政府为了对沙眼群防群治制定了第一个新中国的全国防治沙眼规划，相继制定了《全国防盲和眼保健七五规划》、《1991—2000年全国防盲和初级眼保健工作规划》、《全国防盲治盲规划（2006—2010年）》和《全国防盲治盲规划（2012—2015年）》。

一、1958年全国防治沙眼规划

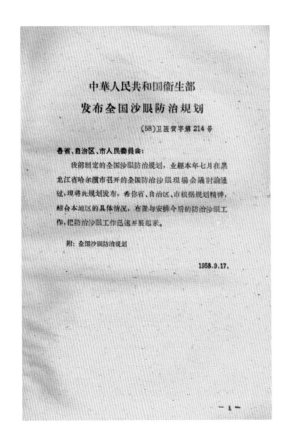

中華人民共和國衛生部
发布全国沙眼防治规划
（58）卫医贺字第214号

各省、自治区、市人民委员会：
　　我部制定的全国沙眼防治规划，业经本年七月在黑龙江省哈尔滨市召开的全国防治沙眼现场会议讨论通过，现将此规划发布，希你省、自治区、市根据规划精神，結合本地区的具体情况，布置与安排今后的防治沙眼工作，把防治沙眼工作迅速开展起来。

附：全国沙眼防治规划

1958.9.17.

— 1 —

全国沙眼防治规划

　　一、几年来沙眼防治工作的基本情况　沙眼是我国流行最广，患病率最高，也是危害人民最严重的一种眼病。全国沙眼的平均患病率究竟多高，目前尚无确实的统計，但据文献报告，約为50%左右。以此推算，在我国六亿人口中，就有三亿人口正在患着沙眼。沙眼是致盲的主要原因之一，不少人因为沙眼而致盲目，丧失了劳动能力。由此可见，沙眼问题也是直接影响社会主义建设的一个严重问题。

　　解放后，对于防治这一危害人民健康的沙眼，党和政府给予了一定的重视和关怀，沙眼防治工作也在许多地区逐步开展起来。几年来各地训練了不少沙眼或眼病防治人员，如上海市八年来共培养了654名高、中级沙眼防治人员，并对5,000多名学校的保健老师、工厂的車間保健員、红十字会会員和街道卫生員进行了防治沙眼的簡易技术的訓練；黑龙江省已有的县配备了专职或兼职的眼科医師（医士）；某些重点省市还建立了沙眼或眼病的专业防治机构，开展了沙眼患病率的調查、宣傳和防治工作；此外，北京、上海等地还进行了沙眼的治疗方法和病原学、病理学等方面的科学研究工作。近几年来，由于爱国卫生运动的开展和人民群众文化生活水平的提高，并由于重点地开展了沙眼防治工作，某些地区的沙眼患病率已有所下降，并已治愈了不少沙眼患者和盲人。但就全国来说，沙眼防治工作还未普遍开展，許多省、自治区、市的卫生部門，对于防治沙眼缺乏应有重视，还未列入工作日程，加以全面规划和安排；某些地区在防治沙眼工作中組織发揮广大中西医的作用还不够，存在着专业机构或专业人員单干的現象，在具体工作中，又多偏重于治疗，此外，目前还有不少医务人員对于防治沙眼缺乏信心或者是根本不相信沙眼能够清灭，認为多快好省不适用于防治沙眼，也还有不少医务人員（甚至是眼科高級医師）对于危害人民最严重的沙眼熟視无睹，認为防治沙眼是无关重要的

— 2 —

小事。这些观点都是错误的，这同时也是迷信思想在防治沙眼问题上的具体反映。上述问题严重地影响了沙眼防治工作的开展，到目前为止，沙眼仍在继续传播蔓延。在这全党全民大搞技术革命和文化革命的建设社会主义的新的历史时期，为了适应工农业生产和其他建设事业的全面大跃进，沙眼防治工作的落后状况必须很快地加以改善，必须把防治沙眼的工作在全国范围内广泛深入地开展起来。

二、防治沙眼工作的方针任务 为了在防治沙眼工作中认真贯彻鼓足干劲、力争上游、多快好省地建设社会主义的总路线，贯彻党中央发布的《全国农业发展纲要(修正草案)》所提出的积极防治沙眼的指示，今后的沙眼防治工作必须坚持依靠群众，结合爱国卫生运动，推行讲卫生为中心的综合防治措施，力争在十年或者更短的时间内基本清灭沙眼的方针，以保证工农业生产的新的大跃进。

力争在十年或者更短的时间内基本清灭沙眼，是各地都要努力以求的目标，也是防治沙眼应当力争的上游。在十年或者更短的时间内基本清灭沙眼的含意是：清灭沙眼流行的严重性，达到有效地控制沙眼的传染；清灭沙眼对广大群众的危害性，达到早日清灭重症沙眼，清灭因沙眼而致盲目的严重后果，并使一切可以治的盲人复明；同时还要达到基本清灭轻症沙眼。

十年计划看五年，五年看三年，各地应当积极争取在3～5年内做出成效来，为实现基本清灭沙眼这一总目标打下巩固的基础。

三、防治沙眼的基本原则和基本措施

(一)防治沙眼必须与爱国卫生运动相结合：沙眼问题的根本解决，必须通过讲卫生的途径。目前在全国各地都已掀起了爱国卫生运动的高潮。根据党中央的指示，除四害、讲卫生的根本要求是要达到"消灭疾病、人人振奋、移风易俗、改造国家"的目的。从运动以来，全国各地的卫生面貌已经有了根本改善，并且还正在继续改善着；人民群众的许多不卫生习惯也正在清除，讲究卫生、注意清洁已经成了广大群众的新风气。这是防治沙眼极为有利的条件，也是清灭沙眼的根本保证。因此，防治沙眼必须与爱国卫生运动紧密结合地进行，并应把防治沙眼看作是爱国卫生运

— 3 —

动的重要内容之一，应当把防治沙眼看作是除四害、讲卫生和清灭主要疾病的重要组成部分。

为了从根本上控制沙眼的传播，各地在爱国卫生运动中，在大力改善环境卫生和个人卫生的基础上，必须尽快地做到下列各点：

1. 提倡一人一巾。某些地区如果在短期内确难办到时，最低限度应当要求沙眼患者与健康人分开使用，并且应当经常保持毛巾的清洁。

2. 推广流水洗脸的办法，尽快地改变一家人合用一个脸盆甚至是合用一盆水洗脸的不卫生习惯。在有条件的地区，应当设计和创造洗脸、洗漱用的瓷缸、瓦罐等卫生用具，以供广大群众(特别是农村)的需要。仍用脸盆洗脸的家庭，沙眼患者所使用的脸盆必须与健康人分开。

3. 注意保护眼睛，不要用手揉眼睛，勤洗手脸，常剪指甲；养成讲卫生、爱清洁的习惯。

4. 注意改善水质，保持用水清洁。农村特别是山区的水源卫生条件较差，甚至用水缺乏，这种情形应当积极设法及早改善。

5. 应对服务性行业进行严格的卫生管理。理发馆、浴室、旅店所备用的面具，应当严格作到每用一人消毒一次。各地应当订出具体办法，加强管理。

6. 工厂、学校、托儿房等集体生活单位的集体预防很重要，在这些集体生活的单位，应当大力改善卫生条件，订立必要的卫生制度，以防止沙眼的传播。

7. 在预防的对象上，对于儿童应当给予特别重视。每个家庭和托儿所、幼儿园、小学校等都应注意培养儿童的卫生习惯，并为他们单独准备面具。在可能的情况下，托儿所、幼儿园、小学校等保育和教育机构，应当把有沙眼的儿童与无沙眼的儿童分别编班，以防接触传染。

(二)防与治必须紧密结合：防和治是解决沙眼问题最重要的两个方面，二者必须紧密结合起来进行。在防治沙眼工作中，只重治而忽视或者是放弃预防是错误的；同样，只重预防忽视或者是抛

— 4 —

弃治疗也是错误的。防和治必须齐施并重，不可偏废。防与治相结合，防治并重，实际上也就是综合措施的问题，在沙眼防治工作中，我们必须坚持综合性的措施。

为了在全国范围内普遍推行以讲卫生为中心的综合防治措施，使防治沙眼的工作迅速见效，关键问题在于普及防治沙眼的卫生知识，把防治沙眼的办法教给群众。因此就必须大力开展经常性的宣传教育工作。宣传的内容应当着重说明沙眼的危害性、沙眼的传染方式以及防治沙眼的方法，特别是应当针对当地的具体情况，针对当地群众对沙眼的看法，结合具体人具事，进行生动有力的宣传。在进行宣传工作时，应当强调勤俭节约精神，就地取材，就地物品利用的原则，例如要求一人一巾，没有毛巾也可以用布条代替，要求脸盆分用，没有瓷盆也可以用瓦盆或大碗。为了把防治沙眼的宣传工作广泛深入地开展起来，做到人人皆知、家喻户晓，必须把工会、妇联、青年团、红十字会、科普等组织和各种文化教育机构动员起来，把一切宣传力量动员起来，组织各方面的力量，积极参加防治沙眼的宣传工作。全国百余万中西医药工作者，人人都应当作宣传员，他们应当在防治沙眼宣传队伍的最前列。宣传的形式应当是多种多样，广播、报刊、宣传画、小册子、幻灯、电影、大字报、黑板报、展览会、街道宣传、挨户宣传、群众大会、居民小组会等各种宣传形式，都应尽量采用。各省、自治区、市都必须编印通俗易懂的防治沙眼的小册子和宣传画，大量发行到群众基层去。

在结合爱国卫生运动，大力推行以讲卫生为中心的预防措施的同时，对沙眼的治疗工作，必须给予足够重视。鉴于我国沙眼患者特多，在治疗工作上除了必须大力发挥各级医疗卫生机构、发挥全体中、西医药卫生人员的力量之外，还必须依靠群众，依靠群众当中的不卫生积极分子；提倡各工厂、学校、托儿所等集体生活单位的集体治疗，提倡沙眼患者的自家点眼。各级医疗卫生机构应当负责组织这方面的工作，并且应当在技术上经常给予指导。在治疗的对象上，应当特别注意儿童患者的治疗，以便首先清灭儿童当中的沙眼，保护下一代的健康。为了全面展开治疗沙眼的工作，应当提倡多种多样的治疗方法，特别是应当大力推行那些疗效显著、价

— 5 —

钱便宜、简便易行的治疗方法。不论是中医的方法、西医的方法、新办法、老办法、洋办法、土办法，只要符合上述要求，都应当广泛采用。中西药的制药和药品供应部门应当大量制造、供应既经济又有效的眼药水和其他成药，以适应广大群众的需要。在治疗过程中，还必须通过反复地宣传解释，取得患者的合作。对于已治愈的患者，应当告诉他们注意巩固治疗成果，防止再感染。

在防治沙眼工作中，对于发病情况的调查，应当给予应有重视，各地应当有计划地委托地委等地组织的工作。在作法上必须注意使调查与治疗相结合，应当尽可能地作到边查、边治、查查、查治。调查的方法，可以因地制宜，可以组织力量进行沙眼的专业调查，也可以在门诊的就诊病人中，在健康检查或者是调查其它疾病时，结合进行沙眼的调查。对于调查出的沙眼患者，应当通知其本人，并亚劝导和督促他们早期进行治疗。

(三)防治沙眼必须与防盲相结合，防治沙眼必须紧密地结合工农业生产：防治沙眼是防盲的基础，防治沙眼是根本解决致盲因素的一个重要方面。防盲、治盲不但能解除生产力，使人民群众免遭盲目的危害或疾病的痛苦中解放出来，而且通过防盲也必然会促进对沙眼的防治。

为了从根本上解决致盲问题，各地在防治沙眼工作中，应当尽快地防治和清灭那些能以致盲的重症沙眼和其他眼病，特别是应当早清灭内障和倒睫，以便通过防治，大力降低盲的发生率。在调查沙眼发病情况的同时，应当结合进行防盲的工作，发现了盲人即应登记，对于那些可以救治的盲人，应当积极设法在短期内给予突击治疗。

为了使沙眼防治工作紧密结合工农业生产，使防治沙眼直接为生产建设服务，除了在城乡各地(主要是广大农村)结合防治沙眼大力开展防盲、治盲工作外，在工厂和矿山，应当使防治沙眼同劳动卫生、安全生产、防治眼外伤切实结合起来；在学校，则应使防治沙眼同预防近视眼相结合。城乡各级医疗预防机构，特别是基层医疗预防机构，应当推行结合生产、便利群众的医疗制度，加强巡回医疗，举办简易病床和家庭病床，简化就诊手续。此外，各

— 6 —

级医疗预防机构，还必须大力降低治疗沙眼的收费标准，某些不合理的收费制度必须立即加以改进。

（四）防治沙眼必须坚持中西医并举的原则，充分发挥各级卫生医疗机构的作用：防治沙眼必须彻底依靠中西医的力量，防治沙眼是全体中西医药卫生工作者的共同任务，每个中西医药卫生人员都应当积极参加防治沙眼的工作，都应当站在向沙眼作斗争的最前线。为此，对于在医务人员中存在的对防治沙眼的种种迷信和对防治沙眼漠不关心的态度，必须通过整风予以批判，以破除迷信，解放思想，真正打到政治挂帅，敢想、敢说、敢干，发挥个人的干劲。此外，各级卫生主管机关，应当经常组织当地的中西医务人员学习防治沙眼的专业技术知识，组织他们担任宣传教育和调查、预防、治疗等工作。

为了充分发挥中医的作用，贯彻党的中医政策，各地在防治沙眼工作中，必须很好地调动和安排中医的力量，加强中西医的团结合作和学术交流。此外，还必须特别注意搜集、整理和发扬祖国医学对沙眼的治疗经验，组织西医学习中医治疗沙眼的经验和方法，组织中西医合作和发扬祖国医学对于治疗沙眼的宝贵遗产，特别是首先应把老年中医的学术经验继承下来，以便中医治疗沙眼的各种有效方法充分运用到防治工作中去。

防治沙眼必须很好依靠各级卫生医疗工作网的作用。各级卫生医疗机构，包括各级医院、各级卫生防疫站、各级妇幼保健机构、门诊部、县卫生院、区卫生所、联合诊所、工厂和农业社的保健站等等，都要把防治沙眼的工作列入本单位的工作日程，加以妥善安排，并应订出年度的和长期的防治沙眼的计划。各级医院都应当成为本地区沙眼防治工作的技术指导中心，例如县卫生院（医院）应当是全县沙眼防治工作的技术指导中心，市、专区医院应当是市、专区沙眼防治工作的技术指导中心。

在设有沙眼专业机构的地区，应当很好地发挥专业机构的作用，但必须防止专业机构包办一切的作法。未设专业机构的省、自治区，则应指定省、自治区医院或医学院把全省、自治区的沙眼防治工作的业务技术指导任务切实担当起来。

— 7 —

（五）大力组织专业技术的训练，提高防治人员的质量：这是一项非常重要的工作，各地必须给予应有重视。首先，各地应当根据需要尽快地训练统一批眼科医师（或医士），充实到县卫生院（医院）、工矿医院、或其它医疗机构里去，使他们专做或兼做防治沙眼和其他眼病的诊疗工作。其次，应当有计划地分期分批地抽调基层医疗预防机构（主要是区卫生所、工厂保健站、联合诊所等）的医务人员，加以短期专业训练。通过训练，使他们都能熟悉地掌握沙眼的诊疗技术和矫治内翻、倒睫等简单手术，训练之后返回原单位专做或者兼做沙眼防治工作。

训练防治人员的工作，可由专业机构或者委托医学院的眼科教研组担任，市医院院长担负，也可以委托其他有条件的医疗卫生机构担任。沙眼防治专业机构和各医学院的眼科教研组或者、市医院的眼科，应当成为培养眼科专业人员的中心。训练的方式，可以集中办班，也可以带徒弟。

为了更好地发挥防治人员的作用，各地还必须经常注意提高防治人员的质量，特别是应当经常组织城市医院和医学院的讲师、主治医师以上的人员，采用定期下乡巡回教学的方法，深入县医疗预防机构，进行防治沙眼和防治其他常见眼病的技术指导。

（六）加强科学研究，普遍推广试验田：为了使防治沙眼的工作迅速见效，必须同时依靠技术力量赶上去，因此就必须加强科学研究工作。沙眼的研究工作应当与防治工作紧密结合，研究工作的重点，应当是防治工作的需要。从防治工作的需要出发，今后对于沙眼的研究，应当以治疗沙眼的有效方法的研究和消灭沙眼的综合预防措施的研究为中心，并结合进行沙眼的病因学、流行病学和病理学的研究。在治疗方面，各地应积极研究中西医的各种有效疗法，特别是应当注意研究和发展新的治疗沙眼的特效疗法。目前摆在我们面前最重要的问题是输疗疗法：中西医都要设法，都要跃进，旧的常规一定要打破。

在防治沙眼工作中，应当普遍推广试验田的工作方法。省、市、专区、县级医疗卫生机构都应当有自己的防治沙眼的试验田。一切眼科工作者，特别是眼科高级医师（包括专家、教授），都必须

— 8 —

走出医院、走出研究室，深入到工矿、农村、学校里去搞试验田，参加群众性的沙眼的实际斗争，并同时在参加实际工作的过程中锻炼自己，改造思想。防治沙眼的各项措施，包括新的治疗方法的试用和其它新的技术组织措施的实施，都要在试验田里先行一步。要求省、市、专区、县各级医疗卫生机构，应通过搞试验田，力争在短期内培养出消灭沙眼的典型地区和典型单位来，以便树立旗帜，组织参观访问，推动全县，促进沙眼防治工作的全面开展。

四、加强领导，依靠群众，为消灭危害人民最严重的沙眼而奋斗　消灭沙眼的决定关键在于党的领导。建议各级党委和政府，应当把防治沙眼的工作纳入除四害、讲卫生的运动之中，纳入当地消灭疾病的总规划之中，统一领导起来，结合开展爱国卫生运动和防治其他疾病，加以统筹安排。各地在计划和布置除四害、讲卫生运动时，应当把提倡一人一巾、推广流水洗脸，注意保护眼睛等预防沙眼的各项基本措施结合进去，使这些措施成为除四害、讲卫生运动的主要内容之一。此外，各地还应订出适合本地区情况的消灭沙眼的具体规划，提出本地区消灭沙眼的期限及其具体步骤，组织和推动各有关部门认真贯彻实施。在开展防治沙眼工作的过程中，可以结合爱国卫生运动，适当地安排一些突击活动，使经常工作和突击运动相结合，在一年中间，一般都要搞几次（至少搞1～2次）大的战斗，以便通过突击运动推动防治沙眼工作不断前进。同时，为了使防治工作坚持经常，各地还要建立必要的制度，特别是应当抓紧成乡的群众性的基层卫生组织，督促每个工厂，每一个学校，每一个居民委员会，每一个农业社、甚至每一家一户，尽量把单位的、家庭的以及个人的防治沙眼的计划逐步订立起来（可以结合除四害、讲卫生的计划），并应经常进行检查、评比、总结、交流经验，对防治沙眼的工作，可由各级党委的防治疾病的领导小组和各级爱国卫生运动委员会统一抓起来，也可以在党委直接领导下，组织各有关部门成立地区性的沙眼防治委员会，并指定专门机构或专人负责经常性的工作。各地党政领导机关，应经常加以检查督促，抓宣传、抓典型、抓检查评比，以推动防治工作的开展。

向沙眼作斗争，必须彻底依靠群众的力量，坚持走群众路线。

— 9 —

在我国，沙眼是一种最普遍流行的群众性的疾病，防治沙眼的工作是关系着几亿人口健康的大事，是关系着改变广大群众数千年来不良卫生习惯的移风易俗的大事，必须把它看作群众性的工作。必须充分发动群众，使沙眼防治工作形成一个大规模的有六亿人民参加的群众运动。红十字会会员、城市居民委员会的卫生员和卫生积极分子、工厂和农业社保健员（卫生员）的保健员（卫生员）下放干部、学校的保健老师以及其他群众的卫生积极分子，他们都是群众中的卫生工作的骨干，必须组织他们投入在沙眼防治工作的前哨战，促进防治工作的发展。为了充分发挥他们的作用，应当采用速成教学、政治挂帅、急用先学、造就的方法，对他们进行教学，学练结合，急用先学是最好最经济和最省的方法，训练他们担任宣传教育和点眼药水等工作，并且通过他们，一传十、十传百把防治沙眼的简易方法传授给群众，使得人人都懂得预防沙眼的卫生常识，人人都会点眼药水，人人都来参加防治沙眼的斗争。

— 10 —

二、全国防盲和眼保健七五规划

全国防盲和眼保健七五规划

发文单位：卫生部
发布日期：1988-7-14
执行日期：1988-7-14

为加强防盲的宏观管理和业务指导，根据全国防盲计划大纲，在全国防盲工作规划要点基础上，特制订本计划。该计划拟由 1988 年至 1990 年，用 3 年时间有计划，分步骤地从事眼科卫生保健工作，发展防盲事业。

一、防盲奋斗目标

七五期间，各省、自治区、直辖市要有 1 个以上的县把初级眼卫生保健工作纳入农村三级医疗卫生防治网中，在此基础上，进行白内障手术，开展防盲工作，建设防盲先进县。

二、防盲主要任务

1.制订眼卫生保健计划。

（1）人力计划（人员培养）

A.每年或隔年全国办 1 期全国性讲习班或培训班。

B.每年或隔年各省办 1 期临床眼科讲习班。

通过办班，提高县医院眼科医务人员的防治水平。

C.县每年举办 4－6 周短期培训班，培训乡一级眼保健人员。

（2）卫生保健服务能力计划

A.防盲机构的组织、管理、发展、建设及部门协作。

B.防盲人力、物力、财力的调配使用、设备供应及后勤保证。

C.宣传教育工作。

（3）卫生学校把眼病防治知识纳入教材。

2.初级眼卫生保健计划

（1）编写初级眼保健教材，举办临床眼科和初级眼保健培训班，培训乡、村基层卫生人员。

（2）通过办班，有目的收集盲和低视力等基本资料。

（3）编写防盲宣传卡片，普及防盲治盲知识。

（4）建立有效的转诊制度。

3.其它工作：

（1）建立情报监测系统，健全登记报告、资料收集制度，逐步形成网络，重点收集试点区的防盲情况。

（2）在全国统一标准的流行病学基础上开展普治工作，统一组织适当规模的眼科医疗队帮助试点区治疗白内障，并实行专业机构和当地初级眼保健人员相结合，不断提高手术率，使经治盲人占现有可治盲人的 60%。

（3）建立健全研究系统，有条件的省可建立科研中心（所），重点解决防盲急需解决的技术问题。

三、试点区的选择

各地根据具体情况，选择 2 个县作为试点。试点地区需具备以下条件：

1.人口约为 20－50 万。

2.领导重视，卫生机构可以独立并能积极开展此工作。

3.具有较健全的三级医疗卫生防治网。

四、措施保证

1.各省、自治区、直辖市根据试点区条件要求，做好选点工作并加强领导，各地要充分发挥各级防盲指导组的作用，争取有关部门的积极配合，合理安排防盲费用，还要认真总结经验，改进工作。

2.试点区卫生部门要把防盲试点作为卫生事业发展的重要工作之一，制订切实可行的眼卫生保健和初级眼卫生保健的具体实施计划，扎扎实实地做好防盲工作，并在物质和经费上给予支持，保证计划的顺利施行。

3.试点工作采用 WHO 防盲合作中心（北京市眼科研究所）提供的标准和方法，以便监督，各地也要明确监督项目，制定适当的管理监督办法。计划完成后，由省防盲指导组组成评审小组，进行评价，评价报告送全国防盲指导组办公室，如有新出现问题，将在下期五年计划中进行调整。

卫生部

三、1991—2000年全国防盲和初级眼保健工作规划

【卫生部、国家教委、中国残联关于下发《1991～2000年全国防盲和初级眼保健工作规划》的通知】

卫医发〔1992〕第1号　　　　1992年1月17日

各省、自治区、直辖市计划单列市卫生厅（局）、教委、教育厅（局）、残疾人联合会；卫生部直属单位：

现将《1991～2000年全国防盲和初级眼保健工作规划》发给你们，请根据当地情况参照执行。

1991～2000年全国防盲和初级眼保健工作规划

一、前言

"2000年人人享有卫生保健"是世界卫生组织提出的全球性战略目标。我国政府已宣布支持世界卫生组织实现这一目标。开展防盲和初级眼保健是这一战略目标的重要组成部分。

根据1987年全国残疾人抽样调查，在1579316人中，双眼视力在0.05以下的盲人有6826人。平均盲率为0.43%，按此标准推算全国有盲人近500万人。随着人口总数的增加和人口老龄化，新发盲人也迅速增加。全国现有眼科医师20262名（1990年），平均每6万人口中只有一名眼科医师。因此，我国面临的防盲治盲任务是十分艰巨的。

我国幅员辽阔，各地自然环境和经济、文化、医疗条件有明显的差别，盲率差别也很大。大部分省、自治区、直辖市的盲率为0.30%～0.40%，少数省和自治区盲率高于0.60%。

致盲原因前4位的为白内障（41.06%）、角膜病（15.38%）、沙眼（10.87%）和青光眼（8.80%），这是当前眼病防治工作的重点。现有盲人中80%以上是50岁以上人群，其中35.7%为男性，64.3%为女性。

我国政府十分重视防盲治盲工作。50年代就开了防治沙眼工作。1984年成立全国防盲指导组，初步建立了由上而下的防盲指导体系。在世界卫生组织和其它国际组织的协助下，多次举办眼病流行病学讲习班，培养了一批防盲骨干，积累了一定的创建防盲先进县的经验，并有21个县(市)达到了防盲治盲先进县标准。中国残疾人联合会成立以后，推动了包括白内障复明在内的三项康复工作。经国务院批准实施的《中国残疾人事业五年工作纲要（1988～1992）》规定：五年内为50万白内障患者施行复明手术，这一目标已经提前完成。这些都为进一步实现防盲和初级眼保健十年工作规划奠定了一定的基础。

目前存在的主要问题是：

1　我国的眼科医师多数集中在大城市的省市级医院和科研、教学单位。全国约有三分之一以上的县医院（有的省、自治区50%以上）尚未建立眼科，既无眼科医生，又无眼科仪器设备。

务。到2000年以前，争取达到设有眼科或五官科内有眼科医生的县医院占县医院总数的70%以上。

(2) 没有专职眼科医生的乡、镇卫生院要有受过眼科培训的医生兼做眼科，负责全乡初级眼保健的实施和培训工作。

(3) 初级卫生保健示范县应将初级眼保健做为初级卫生保健工作的一项考核内容。

(4) 凡有甲级卫生室的行政村，应认真落实初级眼保健的有关要求。

(5) 各地卫生行政部门应结合城市医院对口支援农村工作，要求城市医院眼科和眼科专科医院参与农村的防盲治盲工作。

4　继续发展和巩固防盲治盲先进县。

(1) 各省、自治区、直辖市在创建防盲先进县的过程中，可因地制宜开展防盲试点县或城市市区的工作。试点县(区)以中等人口数的县为宜。通过试点总结关于组织领导，盲人调查、防治措施、人员培训、建立县乡村三级防治网及眼病监测等方面的经验，以指导本地区防盲工作的开展。

(2) 各省、自治区、直辖市应在普及防盲工作的基础上，有计划地建立全国防盲先进县及市区。防盲先进县(市区)的标准及评价、申报方法均按全国防盲指导组制定的标准及方法执行。

(3) 各地应根据实际情况，解决白内障复明手术后廉价眼镜的供应问题，争取达到双眼术后一个月配镜率80%。

(4) 已建成的防盲先进县要继续探索巩固先进县的途径，并及时总结工作经验。

5　预防常见眼病，减少新发盲人。

(1) 开展优生优育，减少遗传性眼病和先天性盲人。

(2) 改善环境和个人卫生，降低沙眼的患病率。对于沙眼患病率高于20%的地区，应普遍进行人群治疗。

(3) 劳动部门、交通部门和乡镇企业等要开展安全教育及采取相应措施，防止事故性眼外伤。

(4) 配合国家教委开展视力保护宣传周活动，大力宣传视力卫生。积极开展中、小学健康教育，讲授近视、沙眼和眼外伤的防治知识。卫生部将与国家教委共同制订包括沙眼在内的学生常见病防治方案。

(5) 同各有关部门协调，尽快制订眼镜卫生监督方案。

(6) 加强单眼盲人、老年人和麻疹患儿等高危人群的监测和防治。

(7) 组织编写、出版初级眼保健教材。利用广播、电视、电影、录相、壁报等多种形式宣传眼病防治知识。做到家喻户晓，动员全社会参与眼病防治工作。

6　加强防盲治盲的科学研究，使初级眼保健工作规范化

(1) 建立必要的监测、统计制度和数据库，以便及时了解主要眼病的患病情况，积累有关防盲治盲工作进度方面的资料。

(2) 积极开展主要致盲眼病（白内障、青光眼、角膜病、沙眼等）的流行病学，早期诊断及防治方法的研究，扩大盲的可治范围。

(3) 进行防盲治盲理论、工作程序、工作方法和初级眼保健评价指标的研究。

(4) 有条件的地区要建立眼库。

2　眼病是各地普遍存在的疾病之一。但不少地区对防盲和初级眼保健工作不够重视，也未纳入初级卫生保健工作中，没有专项防治经费。

3　急需制订有关政策，以保证防盲和初级眼保健工作后继有人。

二、战略目标

1　到2000年争取全国平均盲率降到0.30%以下，在2000年底以前，完成110万例白内障复明手术。

盲率在0.40%以下的省、自治区、直辖市要降到0.25%以下；盲率在0.40%～0.60%的要降到0.25～0.40%以下；盲率在0.60%以上的要降到0.50%以下。

2　基层医疗预防保健网能开展眼病防治工作，实现初级眼保健服务覆盖率60%。

3　到2000年全国建成200个防盲治盲先进县(区)和10个防盲治盲先进地区或先进市。

4. 50%以上的急重症沙眼患者得到治疗。

5. 基本消灭角膜软化症（患病率低于1／100万）。

三、措施

1　加强领导，将防盲和初级眼保健纳入各级卫生部门的议事日程。

(1) 加强全国防盲指导组的建设，完善其指导防盲工作的职能。

(2) 各省、自治区、直辖市卫生厅（局）要建立全省防盲指导组、成立防盲办公室，负责本地区防盲和初级眼保健工作的业务指导、专业人员培训和情报交流等工作。

(3) 各省、自治区、直辖市卫生厅（局）要按照全国防盲和初级眼保健工作规划的要求，在总结防盲工作经验的基础上，结合当地实际情况，制订本地区5年或10年防盲和初级眼保健工作规划。

2　建立防盲队伍，培训专业人员。

(1) 各地行政部门委托省防盲指导组，按照防盲工作规划要求，举办眼病流行学讲习班，眼科基本技能培训班，进行有关防盲治盲工作方法、盲人调查、初级眼保健、白内障复明手术及眼科新技术、防盲资料的积累与分析和验光配镜等方面的培训。

(2) 各地可根据防盲和临床工作需要，开办眼科医生提高班、成人教育眼科班，合理安排基层眼科医生到上级医院进修，提高眼科专业人员的业务水平。到2000年以前，至少要对县医院未经培训的眼科医生普遍进行一次半年以上的培训。

(3) 省或地区有条件的中等卫生专业学校可通过继续教育的途径办眼科培训班，以充实县、乡两级医院专科医生的需要。

(4) 各级卫生部门在落实《1991～2000年全国乡村医生教育规划》时，应按照统一教学大纲的要求，在眼科教学中主要进行初级眼保健知识的培训。

3　将初级眼保健纳入初级卫生保健，使眼病防治工作成为各级卫生部门的工作内容之一。

(1) 必须加强县医院眼科的建设，使之成为全县防盲治盲的指导中心。要配备专业人员和相应的设备，使其能够开展常见眼病的手术、验光和眼科急救等业

四、防盲治盲工作的形式与进度

由于各省、自治区、直辖市的盲率、经济、文化、人口密度、医疗条件有很大差别，甚至在同一省、自治区各县情况也不尽相同，因此应采取与本地区相适应的工作形式。

(1) 盲率较高、基层医疗力量薄弱及边远的少数民族地区，初期应以组织医疗队深入县、乡开展以白内障复明为重点的突击治疗工作，以迅速降低盲率，并在此基础上逐步开展初级眼保健工作。

(2) 盲率较低、基层医疗力量较强及开展防盲治盲病较好的省，应在建立三级防治网，特别是在建立初级眼保健，进行盲人调查的基础上有计划地进行防治工作，力求达到防盲先进县标准。

(3) 大中城市应以区医院为中心，组织区内的各级医院眼科参加，通过地段医疗系统分片进行居民的盲人调查和防治工作。

十年防盲治盲总规划，大体上应分为三个阶段：

(1) 第一阶段(1991～1992)：主要任务是建立与健全各级防盲指导组、确立眼病防治指导中心，制订防盲工作执行计划、培训防盲骨干力量、创建防盲试点县、探索行之有效的工作方法，总结防盲工作经验，为扩大防盲工作面打好基础。

(2) 第二阶段(1993～1995)：要求累计完成防盲任务量的40%(基本完成防盲工作指标的县占50%，包括当地人口总数的40%)。

(3) 第三阶段(1996～2000)：全面实现规划指标。在进行调查分析的基础上进行全面评价与总结。

四、视觉 2020

WORLD HEALTH ORGANIZATION

VISION 2020: THE RIGHT TO SIGHT
GLOBAL DECLARATION OF SUPPORT

The Issue　　There are 45 million blind people and a further 135 million people with serious visual impairment in the world today.

If urgent action is not taken these numbers will double over the next 20 years. This is unacceptable both from a humanitarian and socio-economic point of view.

Cost-effective interventions are available for all major blinding conditions.

The Problem　The resources available are insufficient to tackle the problem, particularly in developing countries where nine out of 10 of the world's blind live. There is a lack of trained eye personnel, medicines, ophthalmic equipment, eye care facilities and patient referral systems.

The Solution　**VISION 2020** – an international partnership between those working for blindness prevention has been formed. This is a new initiative to raise awareness, mobilise resources and develop national blindness prevention programmes with governments to prevent an additional 100 million people from being blind by 2020.

Launched in Geneva on 18th February 1999, **VISION 2020: The Right to Sight** is an unprecedented global partnership aiming to eliminate avoidable blindness by the year 2020. The partnership involves the World Health Organization, the Task Force of the International Agency for the Prevention of Blindness (currently consisting of the International Agency for the Prevention of Blindness, Christoffel-Blindenmission, Helen Keller International, Inc., ORBIS International, Inc., and Sight Savers International), international non-governmental organisations, philanthropic institutions and other bodies and individuals working with national governments.

VISION 2020's mission is:

"to eliminate the main causes of blindness in order to give all people of the world, particularly the millions of needlessly blind, the right to sight."

In recognition of the fact that 100 million people will needlessly go blind by the year 2020 unless joint global action is taken now, please endorse this initiative by signing below.

Signature: ＿＿＿＿＿＿＿＿＿＿　　　Date: September 6, 1999

Name: 　Zhang Wenkang　　　Position: Minister of Health

五、全国防盲治盲规划（2006—2010年）

卫 生 部
中国残疾人联合会 文件

卫医发〔2006〕282号

关于印发《全国防盲治盲规划(2006～2010年)》的通知

各省、自治区、直辖市卫生厅局、残联，新疆生产建设兵团卫生局、
残联：

为进一步推进我国防盲治盲工作，为最终实现到2020年消除
可避免盲的战略目标奠定坚实基础，保障人民群众身体健康，促进
经济社会协调发展，我们组织制定了《全国防盲治盲规划(2006～
2010年)》，现印发给你们，请遵照执行。

附件:全国防盲治盲规划(2006～2010年)

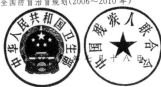

卫生部办公厅　　　　　　　　2006年7月20日印发

校对:高学成

附件:

全国防盲治盲规划(2006～2010年)

一、现状和问题

盲严重影响我国人民群众身体健康和生活质量，加重了家庭和社会的
经济负担。建国以来，党和政府一直高度重视防盲治盲工作，经过多方面
共同努力，我国的首要致盲病因已由以沙眼为主的传染性疾病转变为以白
内障为主的非传染性疾病。1999年，世界卫生组织、国际防盲机构和非政
府组织提出"视觉2020，享有看见的权利"的防盲治盲全球性战略目标，到
2020年要在全球消除包括白内障、沙眼、儿童盲、低视力与屈光不正等导
致的可避免盲，我国政府做出承诺并积极参与实现这一目标。

我国现有盲人约500万，低视力人口约710万，是世界上盲和视力损
伤最严重的国家之一。随着经济社会的发展、人口的增加和老龄化，新发
盲人数也在不断增加，我国防盲治盲工作面临巨大挑战。目前，我国防盲
治盲工作中存在着经费投入不足、人才缺乏且分布不平衡、基层眼科服务
能力和水平较低、初级眼保健工作薄弱、信息系统不完善、群众防盲治盲意
识不强等问题。手术是解除白内障盲的有效手段，我国百万人口白内障手
术数为450，手术量还比较低。要实现到2020年消除可避免盲的战略目
标，任重道远。

二、指导思想和工作原则

（一）指导思想。树立和落实以人为本，全面、协调、可持续的科学发展
观，贯彻国家的卫生工作方针，实施中国残疾人事业"十一五"发展纲要，以
农村和贫困人口为重点，防治结合，全面加强防盲治盲工作。

（二）工作原则。坚持政府主导;加强部门协调和合作，调动各方面的
积极性，吸收多方资源共同参与;统筹规划，突出重点;明确目标，分步实
施，量力而行，重在落实。

三、工作目标

到2010年底，争取达到以下目标:

（一）初级眼保健服务覆盖率以县（区）为单位达到80%以上。

（二）设有眼科或具有眼科专科医师的县级医院达到全国县级医院总
数的80%以上。

（三）全国创建200个防盲治盲示范县（区）和10个防盲治盲示范地区
（市），以及500个白内障无障碍县（区）。

（四）百万人口白内障手术率达到800，白内障手术人工晶体植入率争
取达到85%以上。

（五）控制滤泡性沙眼（TF）患病率小于5%，沙眼性倒睫（T T）患病率
小于1‰，消除致盲性沙眼。

（六）70%的视力小于0.3的屈光不正患者能够配戴合适的眼镜。

（七）地市级及以上行政区要有至少一家低视力门诊或低视力康复部，
10万低视力患者得到视觉康复。

（八）积极预防儿童盲，家长对儿童盲防治知识的知晓率达到80%以
上。

（九）糖尿病患者糖尿病视网膜病变防治知识知晓率达到80%以上。

四、保障措施

（一）加强领导，健全组织机构，整合社会资源。

1.把防盲治盲工作纳入卫生工作和残疾人康复规划，加强领导，增加
投入。

2.加强全国防盲指导组和防盲办公室的建设，增强其指导防盲工作和
协调防盲治盲资源、组织实施全国性的防盲治盲活动的功能。

3.加强省级防盲指导组和防盲办公室的建设，使其更有效地协调本地
区防盲治盲和相关工作的组织管理、业务指导、专业人员培训、信息收集等
工作。

4.调动和发挥社会力量的积极性，建立机制，完善制度，加强协调，充
分发挥各种防盲治盲资源的作用。

（二）加强防盲治盲队伍建设。

1.各省（自治区、直辖市）卫生行政部门、残联要确定专人，按照职责分
工，负责本行政区域内的防盲治盲工作。

2.每省(自治区、直辖市)至少确定一家实力较强的三级医院眼科或眼科专科医院作为依托,指定具体工作人员,协助卫生行政部门、残联承担防盲治盲有关任务。

3.采取多种措施,加强对管理人员政策法规、眼病流行病学调查、防盲治盲资料的积累与分析、初级眼保健等方面知识和工作技能的培训。

4.根据防盲治盲和临床工作需要,安排基层眼科医师到上级医院进修,掌握白内障复明手术技巧,开展眼科新技术、新业务,提高业务技能。

(三)加强基层防盲治盲工作能力。

1.将初级眼保健纳入初级卫生保健,村卫生室、乡镇卫生院和社区卫生服务站(中心)积极宣传眼保健和防盲治盲知识,对辖区内主要眼病的患者能够进行筛查、建卡、登记、转诊,并及时报送有关信息。

2.加强县医院眼科能力建设,发挥其作为全县防盲治盲技术指导中心的作用。加大对基础薄弱县医院的支持力度,使之具备常见眼病诊治和急诊处理能力。

3.结合城市卫生支援农村卫生工作,城市三级医院眼科和眼科专科医院积极参与基层防盲治盲工作。

(四)创建防盲治盲示范县(区)和白内障无障碍县(区)。

1.在总结创建防盲工作先进县活动经验的基础上,结合当前实际情况,开展创建防盲治盲示范县(区)活动。继续开展创建白内障无障碍县(区)活动。

2.研究制订创建防盲治盲示范县(区)的评价指标体系。建立和完善工作制度,对创建工作进行评估和监督。

(五)加强对贫困视力残疾人的医疗救助和康复工作。有条件的地方,为贫困白内障患者减免费用进行白内障复明手术。

(六)做好防盲治盲的宣传教育工作。

通过多种形式,加强宣传教育,提高群众防盲治盲的意识。组织编写、出版初级眼保健和防盲治盲知识读物。利用广播、电视、互联网等新闻载体宣传常见致盲眼病防治知识。

(七)加强防盲治盲的调查研究,建立防盲信息系统。

开展主要致盲眼病的流行病学调查或筛查,及时掌握全国和各地主要眼病的患病情况,积累有关防盲治盲工作资料。进一步完善监测、统计制度和眼病数据上报制度,加强数据库的建设。

五、工作进度和形式

各省(自治区、直辖市)根据本地的盲率及视力残疾现状、经济社会发展状况、人口密度及医疗条件等,因地制宜地开展防盲治盲活动,推进防盲治盲工作。

(一)2006年各省(自治区、直辖市)要以加强防盲指导组及其办公室建设为重点,同时要抓紧制订防盲治盲工作规划。2007-2010年要认真组织实施,落实责任,完成任务,并开展检查评估。

(二)盲率较低、基层医疗力量较强、防盲治盲工作基础较好地区,以建立三级防盲治盲网为重点,逐步建立防盲治盲工作长效机制。

(三)盲率较高、防盲治盲力量薄弱、贫困白内障患者积存量大及贫困边远和少数民族地区,在巩固三级防盲治盲网的同时,积极组织医疗队协助开展白内障复明手术,完善医疗队定期支援机制。

(四)三级医院和有条件的二级医院眼科及眼科专科医院要在当地防盲办的组织协调下,积极参与所在地的盲情调查、人员培训、白内障复明手术等工作。

六、全国防盲治盲规划（2012—2015年）

卫　生　部

中国残疾人联合会　　文件

卫医政发〔2012〕52号

关于印发全国防盲治盲规划
（2012—2015年）的通知

各省、自治区、直辖市卫生厅局、残联，新疆生产建设兵团卫生局、残联：

为进一步全面推动我国防盲治盲工作，满足人民群众眼保健服务需求，保障人民群众身体健康，在我国实现"2020年前消除可避免盲"的目标，我们组织制定了《全国防盲治盲规划（2012—2015年）》。现印发给你们，请遵照执行。

2012年7月27日

（信息公开形式：主动公开）

—1—

全国防盲治盲规划（2012—2015年）

一、现状和问题

盲和视力损伤严重影响人民群众的身体健康和生活质量，加重了家庭和社会负担，是重大的公共卫生问题。1999年，世界卫生组织和国际防盲协会提出"2020年前消除可避免盲"的防盲治盲全球性战略目标，到2020年要在全球消除包括白内障、沙眼、河盲、儿童盲、屈光不正和低视力导致的可避免盲，我国政府做出承诺并积极参与实现这一目标。

"十一五"期间，我国政府高度重视防盲治盲工作，通过制定实施防盲治盲规划、建立防盲治盲工作体系和开展防盲治盲项目，大力推动此项工作，取得显著成绩。目前，我国已基本形成国家、省（区、市）以及部分地（市）的防盲治盲管理和技术指导体系，并通过组织实施"中西部地区儿童先天性疾病和贫困白内障患者复明救治"、"视觉第一 中国行动"和"百万贫困白内障患者复明工程"等项目，进一步提高了白内障手术的覆盖率，加强了基层眼保健网络和防盲治盲队伍的建设。目前我国94%的县医院可以开展眼科医疗服务，其中84%的县医院可以开展白内障复明手术，为建立我国防盲治盲长效工作机制奠定坚实基础。此外，每年6月6日在全国范围内举办"爱眼日"宣传活动，也营造了全社会爱护眼睛的良好氛围。2010年，我国百万人口白内障手术率（CSR）已经达到900，白内障盲人数量显著减少。

虽然防盲治盲工作在过去的5年中取得显著的成绩，但是目

—2—

前仍面临着巨大挑战。我国仍然是世界上盲和视力损伤最严重的国家之一，还存在着眼科医疗资源总量不足、分布不均和质量不高，基层眼保健工作薄弱、信息系统不完善等问题。此外，各级政府对防盲治盲工作重视程度、群众防盲治盲意识还需要继续增强，在全国范围内实现"2020年前消除可避免盲"的目标，任重道远。

二、指导思想和工作原则

（一）指导思想。坚持以人为本，将逐步消除可避免盲、提高人民群众的眼健康水平作为开展防盲治盲工作的出发点和落脚点。以深化医药卫生体制改革为契机，以"2020年前消除可避免盲"为目标，按照"十二五"期间深化医药卫生体制改革规划暨实施方案》和《中国残疾人事业"十二五"发展纲要》要求，全面加强眼科特别是县级综合医院眼科服务能力建设，构建布局合理、功能完善的眼科健康服务网络，满足人民群众眼保健服务需求。

（二）工作原则。坚持政府主导、多部门协作、全社会参与，将防治主要致盲性眼病与加强眼科服务能力建设，特别是基层眼科服务能力建设相结合，推广眼科适宜技术，逐步建立防盲治盲长效工作机制；立足国情，明确工作目标，分步实施、分级负责，确保各项工作措施取得实效。

三、工作目标

到2015年底，争取达到以下目标：

（一）完善防盲治盲网络。

1.国家、省、市三级防盲治盲工作网络进一步健全，服务能力进一步提高。

2.设有眼科或具有眼耳鼻喉科医师的县级综合医院达到全国

—3—

县级综合医院总数的90%以上，其中85%的县级综合医院眼科能够开展白内障复明手术。

3.基本形成适合我国国情的防盲治盲工作模式。基层医疗卫生机构能够对主要致盲性眼病进行初步筛查并及时转诊。

（二）加强防盲治盲人员队伍建设。建立国家级和省级防盲治盲管理人员和专业技术人员规范化培训制度。各省级防盲治盲管理人员全部接受规范化培训。

（三）防治主要致盲性眼病。

1.继续开展白内障盲的防治工作，到2015年底全国CSR达到1300。全国创建600个白内障无障碍县（区）。

2.根治致盲性沙眼。

3.医疗机构普遍重视糖尿病视网膜病变和青光眼的早期筛查和早期治疗，加强健康教育，社会公众防治意识进一步提高。

4.医务人员对早产儿视网膜病变防治的知晓程度进一步提高，降低早产儿视网膜病变发病率。

5.落实《国家基本公共卫生服务规范（2011年版）》，在城乡居民健康档案管理、0—6岁儿童健康管理和老年人健康管理中开展视力检查。

（四）开展低视力康复工作。在省级残疾人康复机构建立"低视力康复中心"，为50万名低视力患者免费配用助视器，培训低视力儿童家长20万名。

四、主要工作内容

（一）进一步建立完善防盲治盲工作网络。

1.把防盲治盲工作纳入国家、省级卫生工作和残疾人工作规

—4—

划,统筹安排,加强领导,增加投入。

2.加强国家级、省级、设区的市级防盲技术指导组的能力建设,发挥其组织管理和技术指导作用,协助卫生行政部门开展基层眼科业务指导、专业人员培训、信息收集等工作。卫生行政部门对防盲技术指导组的工作情况实施绩效考核评估。

3.加强县级综合医院眼科能力建设,发挥其作为基层防盲治盲技术指导中心的作用。鼓励城市三级医院眼科、眼科医院与县级综合医院眼科建立紧密的合作关系,通过技术指导、人员培训等方式,使县级综合医院眼科具备常见眼病诊治和急诊处理能力,落实双向转诊。

4.开展城市农村防盲治盲网络建设试点工作,以城市大医院优质眼科医疗资源为龙头,以县医院为依托,探索建立适合我国国情的城乡眼病防治工作模式。

5.鼓励社会各界积极参与防盲治盲工作。建立政府主导的合作机制,鼓励非政府组织、民营眼科医疗机构等社会力量参与防盲治盲工作,进一步优化政策,加强统筹协调和资源整合,充分发挥各级各类防盲治盲资源的作用。

(二)加强防盲治盲人员队伍建设。

1.成立国家级、省级防盲治盲培训专家队伍,制定防盲治盲管理人员和基层专业技术人员培训大纲和课程体系,探索建立国家级或区域培训中心。

2.卫生部组织对各省级防盲治盲管理人员开展规范化培训,各省(区、市)对市、县以及基层相关工作人员开展培训,提高各级防盲治盲管理人员的工作能力。

— 5 —

3.充分发挥眼科专业学协会的专业优势,加强对县级综合医院眼科医师和基层医疗卫生人员的培养和培训,使其能够掌握适宜技术预防、治疗常见眼病。

(三)防治主要致盲性眼病。

1.继续开展贫困白内障患者复明工作,消除新发白内障盲,进一步提高我国白内障复明手术率。建立白内障手术质量评价和术后随访制度,提高手术质量。继续加强白内障手术信息报告工作。

2.继续实施"视觉第一 中国行动"项目三期,开展致盲性沙眼根治工作,力争2015年底在我国根治致盲性沙眼。

3.通过培训,提高医疗机构眼科和相关临床学科专业人员对糖尿病视网膜病变和青光眼的早诊早治能力。开展针对糖尿病视网膜病变和青光眼的健康教育,大力推动早期筛查和早期治疗。

4.进一步贯彻落实《早产儿治疗用氧和视网膜病变防治指南》,对眼科、妇产科、儿科等专业的医务人员开展早产儿视网膜病变防治相关知识培训,对高危患儿进行早期筛查和早期治疗。

5.乡镇卫生院、村卫生室和社区卫生服务中心(站)要认真落实《国家基本公共卫生服务规范(2011年版)》,在城乡居民健康档案管理、0—6岁儿童健康管理和老年人健康管理中开展视力检查,并按照规定做好检查结果的记录。

(四)开展低视力康复工作。

1.各省省级残疾人康复机构均建立"低视力康复中心",加强"低视力康复中心"服务能力建设。

2.对眼科专业技术人员开展低视力相关知识培训,提高低视力筛查诊断水平。加强眼科医疗机构与低视力康复中心的合作,

— 6 —

通过技术指导等方式,提高低视力患者的康复服务质量。

3.对低视力助视器验配师开展培训,推行"一对一"助视器验配工作模式。

4.建立低视力助视器生产供应服务网络,提高低视力患者的生活质量。

5.组织开展低视力康复相关学术交流。普及低视力康复知识。鼓励社会各界广泛参与低视力康复工作。

(五)开展防盲治盲宣传教育工作。发动社会各界广泛开展眼病防治健康教育,根据不同人群特点,以电视、广播、报纸、期刊及网络等群众喜闻乐见和易于接受的方式,普及眼保健知识。充分利用全国爱眼日、世界视觉日、世界青光眼周等健康宣传日开展宣传活动,形成全社会支持、参与防盲治盲工作的良好氛围。

(六)制订基层常见致盲性眼病防治工作指南。

(七)进一步完善白内障复明手术信息报送制度。加强"白内障复明手术信息报告系统"数据库的建设,进一步完善眼科医疗机构信息报送工作制度,做到手术一例,上报一例。

五、保障措施

(一)密切协作,完善政策。各级卫生行政部门、残联要充分认识防盲治盲工作的重要意义和社会属性,与相关部门密切协作,积极制订有利于防盲治盲工作的政策措施,探索建立防盲治盲长效工作机制,加大宣传力度,努力营造全社会关注、支持防盲治盲工作的社会环境。

(二)以点带面,推动落实。各级卫生行政部门、残联要依据本《全国防盲治盲规划(2012—2015年)》(以下简称《规划》),结合本

— 7 —

地实际,制订本地区的《防盲治盲规划》,因地制宜地开展工作。注重挖掘、推广辖区内防盲治盲先进工作经验,带动本地区防盲治盲工作有计划、分步骤地达到《规划》要求。

(三)实行目标管理,建立定期评估制度。卫生部负责制订《规划》评价指标及评价方法,对各地实施情况进行督导评估。针对《规划》实施过程中出现的新问题、新情况,卫生部将对有关内容进行调整和补充。各省级卫生行政部门负责制订本地区《防盲治盲规划》评价指标及评价方法,分解任务,落实责任,对本地区工作开展情况定期进行检查评估。

抄送:中华医学会,全国防盲技术指导组。

卫生部办公厅   2012年7月30日印发

           校对:张 睿

— 8 —

附录 2：我国沙眼专著与文献

誌雜學醫華中

原著　我國北部的沙眼

我國北部的沙眼

周誠滸著　鄧一趙譯

在北平協和醫院眼科一年中（自一九二八年五月一日至一九二九年四月三十日）的一千三百九十三個沙眼病案統計的研究

我國醫界人士無不知沙眼一症，極為嚴重，誠以沙眼為害人羣，旣廣且衆，且又消耗金錢也。然沙眼的種類以及其併發病，在我國內向無精確的統計，殊覺可惜，至於此種重要疾病，其未能引起統計的注意者，亦不外下列理由。

一，難得確繫的診斷，苦至專家有時亦難免錯誤。

二，一眼中同時能有多項疾病存在。欲使統計正確，例如一輕症沙眼，係因角膜白斑或黏膜性的角膜白斑而致目盲，若歸咎於沙眼則覺不安。

三，沙眼症狀的複雜。平常以粒狀結合膜炎卽認為沙眼。而結合膜上之粒狀或濾泡，遂成為診斷沙眼的要素。其實在我中國，粒狀或濾泡的存在，不能定為沙眼，卽或粒狀濾泡消滅，亦未能言其已經全愈。皮拉特氏（Pillat）會謂粒狀或濾泡的存在，乃由任何原因所發生之慢性結合膜之中，濾泡的沙眼，僅佔一小部份，且又為一種輕和性沙眼。若眼或為瞼結合膜之乳頭肥大，則可謂為診斷沙眼正確的病徵。

五五五

原著

論上海之沙眼

中國紅十字會第一醫院眼科近四年來四千五百二十五病例之統計報告

TRACHOMA IN SHANGHAI

A Statistical Study of Four Thousand Five Hundred Twenty-five Cases in Last Four Years in The Ophthalmology Department of Chinese Red Cross First Hospital, Shanghai.

國立上海醫學院眼科系

周誠滸　張文山

〔本會二屆大會論文之一〕

結合膜粒炎，卽吾人通稱沙眼之一病，其在吾國傳播之普遍與為害之劇烈，非惟醫家所公認，且為肚會各界人士所感受而承認者也。其關于經濟上之損失，無論國家與個人，皆蒙無形之奇害。非有特殊之調查研究不足發露此為害之事實；蓋以沙眼之為病也，起於不覺，歷于無形，待它初起之病無顯明之病狀徵擾與不適，常易罹患者所忽視，迨至年流淚，瞼紅上眼瞼，畏光及視力矇矓諸症起時，往往為病已複雜，雖于治療之時期，則費時耗事，牧效緩而少矣。語云：「星星之火，可以燎原」其矣哉，勿以沙眼之為病

原著

沙眼桿菌與沙眼之研究

STUDIES ON THE RELATION OF BACTERIUM GRANULOSIS TO TRACHOMA

湯飛凡　周誠滸

野口氏研究沙眼之病源，曾發現一種桿菌，並以此菌卽係發生沙眼之主因，而名之為沙眼桿菌 Bacterium Granulosis。野口氏之理論，完全以猴實驗為根據，此種桿菌，係從北美印地安人之患有沙眼者取得用此菌之純粹注入猴眼結合膜內，乃發生與人類相同之沙眼。自野口氏逝世後，此項工作仍由羅氏研究院之霍泰二氏（Tilden and Tyler）繼續探討所得結果與野口氏完全符合。至各處之研究此項問題者意見大概可列為兩派：能證實野口氏之說者，如阿氏（Olitsky），愛氏（Einnoff），賽氏（Thygeson）及斯氏（Stepanows）等，均以此菌為致沙眼之病源。其他諸人，如韋氏（Weiss），麥氏（McCallum），梅氏（Mayou），維氏（Rowland Wilson）以及程氏（Morax）等則否認之。林氏（Lindner）曾親自至美蔡襄野口之猴，並發表意見云：蔬猴所得之眼疾，殊不似沙眼，蓋沙眼之主要特徵並不可見。雷皮二氏（Reimann and Pillat）曾在沙眼病者五人中取得沙眼桿菌一次，據皮氏云：該菌在猴身上所發生之眼疾，不類眞正之沙眼。

著者亦曾作同樣之試驗，然迄無所獲，後以此病究為中國

沙眼致盲之檢討

范秀奇

（成都華西寶骨聯合醫院眼耳鼻喉科）

甲，緒言

中國沙眼之普遍，雖無確實之統計，但由各文獻中，可見其大概。患者深感苦痛，甚至官目，個人幸福被奪，而社會國家之經濟損失尤距。又由文獻中得知在中國致官之原因，首推沙眼，故沙眼消滅，則官之主因以除。在實行消誠沙眼以前，應對裝症加以研究，預防之治療之。本文就成都聯合醫院眼耳鼻喉科自一九四〇年一月至一九四二年十二月之三年間所有住院患者九百四十三病案，爲一普通之分析。關於患沙眼者致盲之人數，及沙眼致官之原因，初步得一數字上之統計。

乙，病案之分析及討論

（一）沙眼之病發數：眼科住院病人之總數共2124人，患沙眼之總數計913人，所佔之百分數為42.9％。

沙眼在中國爲很常見之眼病，傳播頗廣。但不知其確實之罹病率，今所知者，僅爲其概數耳。各文獻中所見之沙眼，係根據住院之病人，或門診之病人，或學校之一部分人。此等數目不能代表病實及總個中國所有沙眼之罹病率，因有許多病者不一定赴醫院就治，而住院病人多爲嚴重者。

由其他文獻之報告，沙眼之罹病率平均為30～40％，由下列文獻可見其大概：

「沙眼在中國傳播頗廣，南方居民患者約80％，北方約50％。眷科病人65％，皆由患本病而來就診，而眷霍平均約80％」（1）。

「於中國南方沙眼之病發約10～20％之間，而北方則不比30％少。根據此等沙眼之病發，則中國人至少有一高高患沙眼者」（2）。

「上海顏民沙眼之統計，其病發數爲41.4％」（6）。

何以中國北方之沙眼病發數較南方及中部高？此必與人民之生活習慣，生活狀態，及氣候有關，由下兩點卽可見之。

沙眼病原研究

1957年 第2号　　·81·

著　述

沙眼病原研究

（Ⅴ）沙眼病毒分离技术的改进

汤飞凡* 张晓楼** 黄元桐* 王克乾*

我們使用鷄胚卵黃囊接种的方法，从沙眼病人标本中分离出三株病毒。根据一系列生物学性質研究的結果，我們認为这三株病毒都是沙眼病毒，已在另一文[1]中报告。在前一阶段的病毒分离工作中，却却我們使用青霉素、鏈霉素兩种抗生素同时加入标本中以控制細菌。用这样处理方法在25次試驗中只分离出病毒2株。分离鷄率很低，后来的實驗証明，青霉素对沙眼病毒确实有强烈的抑制和杀灭作用，而鏈霉素則无此不良影响。为了使在后一时期标本中不再有霉素仅用鏈霉素对待细菌。但鏈霉素的制菌及杀菌力比较薄弱，以当时应用的方法鷄胚卵黃面死亡的要在一步以上，这样鷄胚的威胁还阻碍了沙眼病毒分离工作的順利进行，故必须作进一步的努力以求得分离更多的病毒株。本报告揭露本方面工作的結果。

材料及方法

肉湯液-盐水之作为稀釋液和卵黃囊接种方法，同前[1]。

鏈霉素：Didromycine Specia-paris 用肉湯浸液盐水稀释成 10,000 单位/毫升，分装于小試管中，每管兩盎升，塞以橡皮塞保存于-50℃ 低温冰箱中，用時放入冷水中融化，当日即用不再回冻，如此可使用2个月。

沙眼标本的採取：选择早期典型沙眼病例，期开睑时，每股分别先作一擦片，以供接种包埋体之用，然后每隻作一个眼－用棉棒在上穹窿内及眼睑眼睑上輕輕擦数次，將两支棉棒一起投入一含有一毫升卵黃浸液盐水的小試管中，放入冰盒內带到實驗室，当日即行接种鷄胚。

标本处理：將标本管中的棉棒及液体移贮于玻璃双碟内，取下棉棒上之棉花在液体內反复抓压，以挑下棉花上之标本材料，然后用扁嘴鑷子将棉花压干，所弃得的液体約 0.8－0.9毫升，將标本被移置試管中加一倍量的每毫升含 5,000 或 10,000 单位的鏈霉素，混合后即刻接种或置 4℃ 冰箱中 1 或 4 小时，然后接种6－8 天的鷄胚，每株由卵黃囊内注入 0.2 毫升，每胚即带鏈霉素 600 或 1,000 单位。

鷄胚接种及傳代：沙眼病人标本經鏈霉素处理后，接种鷄胚 8 隻，開成 6 只，是为第一代。接种后將鷄胚置 35℃（眼結膜温度）培养箱中培育，每天觀察一次，培育 6－8 天，收取 8 只鷄胚的卵黃囊，分別放入小試管中，置 4℃ 冰箱中保存，另取少許卵黃液予即接种擦片涂面作涂片試驗。次日将鏈霉素的卵黃囊材料合併加入一装有玻璃珠的广口小瓶中，加肉浸液盐水（pH 7.2－7.4）10 毫升，震搖三分鐘，制成約 10－20% 温悬液，然后將悬液直接加入第二代鷄胚 6 只，每个接种量增至 0.3 毫升，如此传递至第三代。沙眼病毒分离試驗一般传至三代为止。各代鷄胚每天观察一次，遇12－14 天尚未死亡，即行分查不见病毒感染者即传作为陰性結果。病毒分离陽性的标本，对鷄胚均导致死亡，且卵黃囊涂片在 MacChiavello 氏染色法[1] 染色后，可見大量的病毒原体。

實驗結果

（一）病毒分离

自 1956 年 6 月至 9 月我們共做分离試驗39 次，每次所用的标本均采自单独的一病人。結果是表一。

表一結果指出，每胚用鏈霉素 600 单位时，即刻种入，或置 4℃ 1 小时后接种，均不能很好

* 衛生部生物製品研究所
** 北京市同仁医院

·334·　　　　中华眼科杂志

新中国十年来的沙眼研究

上海第一医学院眼科　郭秉宽

沙眼是危害劳动人民健康的常見眼病，严重地影响生产，其罹患病亦甚。1958年党中央提出全国农业发展纲要（草案），提出了保障劳动人民健康的防治指标，其中沙眼也列为今后的研究对象之一。因此在沙眼的各項研究工作上，得到蓬勃的十年来，了有可喜的發展，除在大规模防治工作上取得基本及疫的一阶段，病原研究方面，也有了一定成就。以下仅就沙眼的临床研究，預防措施，以及病原三个方面，作一些的介绍。

沙眼的临床研究

沙眼的临床研究可分为，（1）沙眼的临床诊断与分类标準的属定，（2）药物治疗的研究。

一、沙眼的分期与临床诊断标准的确定。

沙眼的分期标准，十年来先后作了三次的修正。1950 年下首次被攻突央明，后来 I 与 II 期的范围，而加以标准化。此后于 1956 年下提出了新的标准化分级法，把沙眼分为三期，分别以 I、II 表示及 III 为急性期則，是分 II 期為慢性期則。1958 年下全国沙眼防治现場会議又改以新的三期性充分[1] 进行期，和分 II 的進行期，而和 III 的全部臉被開，進行不用。

二、沙眼药物治疗的研究。

新中国的沙眼药物疗法目前最为以抗虞素和磺胺类为主。發現現在的發展趨勢，是應用几乎完全以磺胺和抗虞素来代；并在大规模的农村沙眼防治过程中，磺胺和抗虞素用于临床比较经济而用的剂疗较有更大的發展性。磺胺剂在中国一般以局部点眼，以以 10－15% 的磺胺钠溶液（Albucid）为主。其疗效可达48.6%[4]，抗虞素，（如用广角治素的应用最为广泛），疗效最佳，根据上海第一医学院眼科材料，四季度的在上海区儿童儿外以多种合併的约，104 用应用国产金霉素的二膳溶，疗效可达 51.57%，好转者达 80.4% 相過四個治療了，全治者治达 78.51%，好转者达 14.08%。

国产四环素也是在上海就模成功的，疗效更过过金霉素，自由于产量少，一般，为了对于各种药物的疗效進行系統的比較起見，上海第一医学院眼科制组目前在於 1956 年和1958年下，通過临床观察和給殊用药环磷酰基环素疗法，一方面对于磺胺剂和枯石炭酸，一方面对于硫液磺、枯石炭酸、金霉素和土霉素的疗效，完成了临床用数据于上的观察。主要的結果是，金霉素和土霉素較适合急性的眼症，而硫液磺则消退快，对硫液磺初感里很好，以為有機会較安全，不过于广泛适行，临床上验配为治愈的病例，在经细切片上切然存在着一定程度的細胞样質和上皮組織的改变，与 3 A. Comesa 氏[18] 的原理可以基本符合。

在大规模的沙眼防治运动中，当設疗以几万人当几十万的当为的疗对病例，我們显然不能享用一朴，而必须同时以药品的疗效和险性上来有逐問過。在相应之的"毒眼學醫制国医学"的苏行下[7]，国内眼科异也就处于应用中药的治疗沙眼的阶值。北京医学院第三院眼科教研组最先报道了使用中药"化甦丹"（共主要成分为 Ca²⁺、Fe³⁺、Fe³⁺、Fe³⁺、Na⁺、SO₄²⁻、Cl⁻ 及 OH⁻），檸檬酸、苹果酸及草[7] 治疗沙眼，在 15 天中有 48.6%涨变的了效[8]。上海沙眼中心防治所用中药，对海腰结的烏賊骨的磨末削沙眼的結膜表面，起了和細膜底的剔除作用，显著地缩短了愈沙眼的疗程。

沙眼的防治措施

本着預防为主，催生工作必須与羣众运动相結合的力量下，解决新中国的眼工作是治疗和防疫进步，两必须同时以药品的疗效上来有逐問。（1）腹病率的調查研究，（2）有关所面六给的总合情况為。

一、沙眼腹病率的調查研究。

十来来，在在中华眼科杂志上正式發表的沙眼腹病率報告是，其中最大多数是基于了来部門診断人的的全國統計，这些零散的或没有的統計，显然不足以的成全国腹病率，而且多有沙眼的腹病率。中在 1954年作者就在《現阶段眼部沙眼問題研[11]》中指出了过去 48.6%涨变的了效的原因，就是由于街道居民的的病情面，显然有着大的疫恶性质也随物流行，而造成疫病，加重在人力、物力与時间了二方面去看就是很大的图难，自这种規律，在大跃進的这次在上海巳是大部分安完成了。1955年下，行动上依靠羣众，1958年下上海市的沙眼普查工作[17]，是很广泛而有效，到 1958 年如约之，市各区区也完成了近 300 万人口的普查工作，沙眼腹病率比較緊较和特数的物約60%左右，其中工人沙眼腹率44.3%，农民沙眼率低35.1%，農学樣的

一定要消滅沙眼

健康報 1958年7月19日社論

全国防治沙眼现場会議已經胜利地結束了。这次会議根据党的总路綫的精神，在破除迷信、解放思想、全面論虛、以虛代实的基礎上，討論并一致通过了《全国沙眼防治規划》（初稿），提出了"鼓足干勁，力争在十年或者更短的时間內基本消灭沙眼"的奋斗目標。某些市的代表并在会議上表示了力争在四年或者五年内基本消灭沙眼的决心，全体代表一个个都是斗志昂揚，干勁十足，对一定要消灭沙眼充滿着信心。这次会議是一个促进沙眼防治工作的躍进的会議，是一个破除迷信、解放思想的会議。可以預料，在这次会議以后，全国各地的沙眼防治工作必然会掀起一个蓬蓬勃勃的大躍进的高潮。

在我們的国家里，沙眼是一种流行最广、患病率最高、也是危害人民最严重的一种眼病，許多人因为沙眼而致盲目，丧失了劳动能力。全国的沙眼患病率，根据文献报告，約为 50% 左右，这就是說，在我国的六亿人口中，約有三亿人口正在患着沙眼，这是多么严重的問題！在这全党全民大搞技术革命和文化革命的新时代，为了适应工农业生产和其他建设事业全面大躍进的需要，为了保障人民的健康、解放生产力，必须根据党的总路綫的精神，把几千年来一直危害我国人民的沙眼尽快地消灭掉！

有没有可能在十年或者更短的时間內基本上清灭沙眼呢？黑龙江省兰西县的防治沙眼和防官工作的实践，作了肯定的回答。最近半年来，中共兰西县委和县人民委员会，发动全县医务人员，依靠羣众的力量，結合除四害、耕卫生运动，开展了羣众性的防治沙眼和救治盲人的突击运动，已取得显著的成績。现在，又訂出了防治沙眼和防官的躍进規划，更进一步地提出了"40天突击，20天扫尾，大干 60 天，实現无盲人县"和"二年突击，一年扫尾，苦战三年，

中华医学会第3卷第3期

中华医学会第一届全国眼科学术会議总结

通过这次会議，貫彻了党中央和卫生部对这项工作的指示精神；重点交流了怎样学用毛泽东著作。全心全意为人民服务，深刻地领会社会主义的著指导思想研究实践的精神，交流了对材料研究防治沙眼的工作的经验；并总結了几年来对材料研究材料应用新材料防治沙眼的突出的学术成果。在交流疑难的基础上，制订了对材料研究防治工作的方案（草案）。依据是很大的。

沙眼专題组总結

超过学習领会党中央关于把工业工作重点放到农村的指导精神和卫生部历年来的防治沙眼工作，这次代表進述眼科了了很大的提高。超过大跃進和沙眼于上海普查当設眼科工作的进行，也就这几个区的年来全面沙眼发病率，多要重点放后的下降，沙眼有我国的农村沙眼是受病率很高，七是重要的疾病問題之一。可广大的沙眼的意義严重。自从 1958 年全国沙眼現場会議以来，材料工作者了得的众多基本疾痛大，在解不沙眼工作者了了不少工作的，沙眼疫病率基本得的了显著下降，这类对眼种和显著这大年这次显著的下降。黑龙江等区，上海、广州、新疆、沙眼等几数的材料疾情疾得出显著下降，眼疾病的的患病率一定得到了下降，病率发病逐步得到下降，全国病率发病逐步得到下降，沙眼比降 40% 较过，13%，15%，10%，同代表对材料眼疾医学的新疾防率沙眼个个材料沙眼情系下降，十年来患者了，过以解眼病人率眼降病的的医疾有率沙眼越病，这种情疾眼疾越病越来的的病率眼。材料了些沙眼的病率眼疾沙眼上越病过的材料沙眼病率眼疾沙眼越疾病疾病的疾疾材料的了些疾病的沙眼病率眼疾。

一、應該以什么态度对待眼科沙眼問題

材料了大会的今后关于对眼科的了过来材料了过疾病疾眼疾病的了的同态度过去这过这材料一定一中行対眼疾，治疗在現行一个度过来材料了，眼科沙眼疾是一个大、大、早、眼疾，不对不过来有人眼沙眼況特点，为了人力物力不自自己以来材料，看眼疾沙眼率本疾病疾眼了沙眼疾眼了过那材料。迟有一很多的同人材料也对着沙眼沙眼，了的同眼疾沙眼了的的沙眼眼疾眼了沙眼的的。黑龙江上海了沙眼疗沙眼了材料沙眼材料疾病疾了沙眼的材料沙眼的沙眼沙眼眼疾病疾疾沙眼沙眼疾疾病疾眼疾眼了沙眼沙眼疾病了沙眼眼疾病。

二、沙眼防治的科学研究

随着沙眼研究工作的也有了一定的發展，这次会議上材料了眼科有了 17 篇有关材料材料

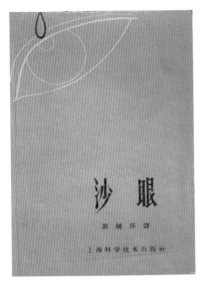

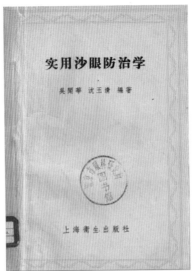

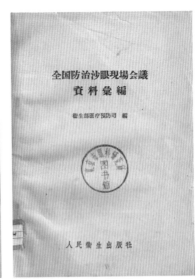

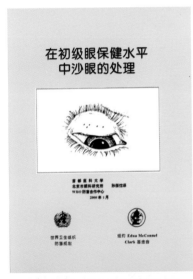

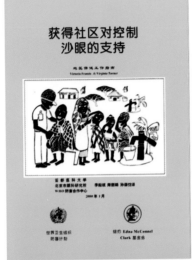

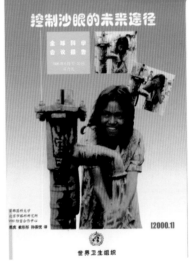

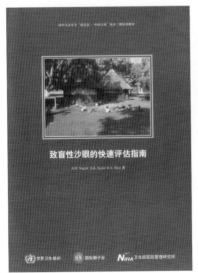

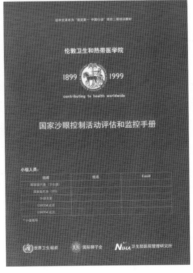

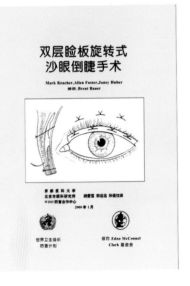

附录3：北京市眼科研究所微生物室沙眼实验研究图片集

北京市眼科研究所微生物室在张晓楼和金秀英教授的引领下，微生物室的科研人员对沙眼病原体利用细胞刮片、电镜等手段进行了细致地研究。本附录图片由金秀英教授、孙旭光教授、罗时运教授、王智群教授提供。因历史久远，图片均为翻拍。

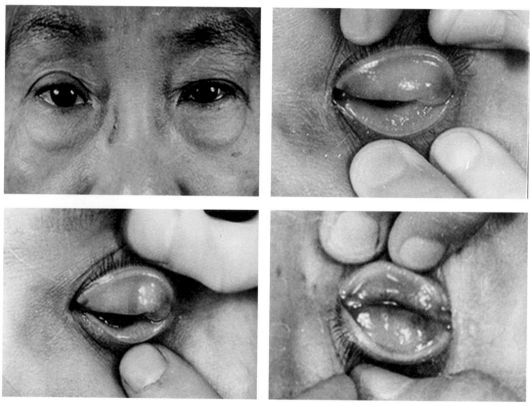

附录图3-1　沙眼衣原体人体感染试验

眼科研究所科研人员在自己结膜上接种沙眼衣原体，进行沙眼衣原体人体感染试验

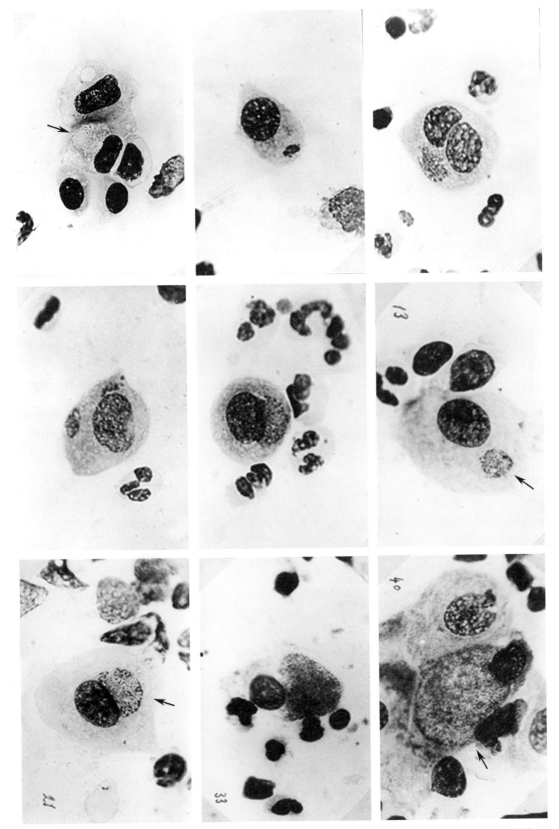

附录图 3-2　眼研所科研人员自体感染沙眼衣原体后结膜刮片结果　上皮细胞内包涵体（光学显微镜）

345

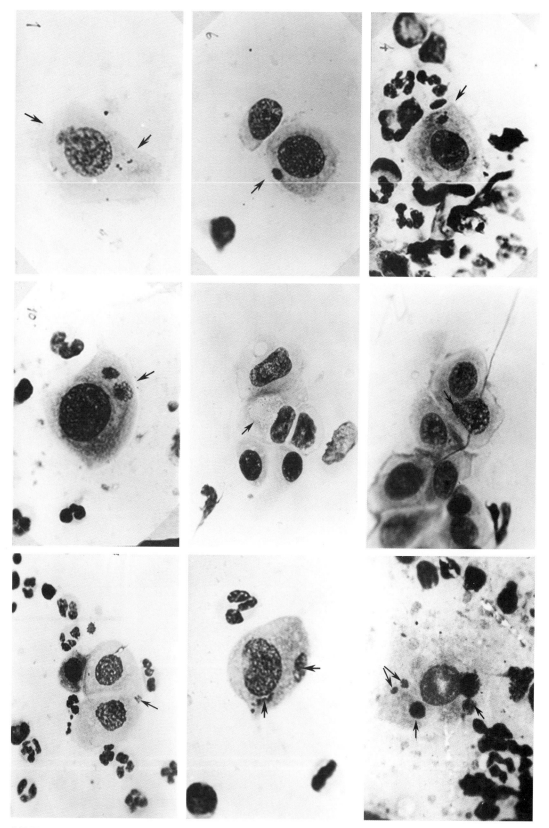

附录图 3-2　眼研所科研人员自体感染沙眼衣原体后结膜刮片结果　上皮细胞内包涵体（光学显微镜）（续）

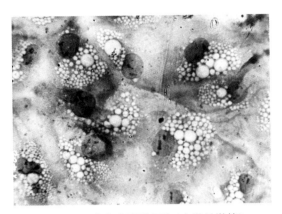

附录图 3-3　正常卵黄囊膜细胞（光学显微镜）

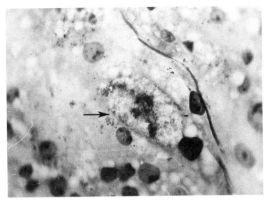

附录图 3-4　卵黄囊膜内胚层细胞：培养包涵体
（光学显微镜）

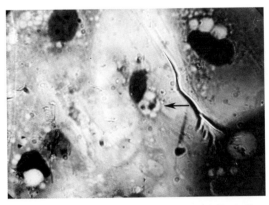

附录图 3-5　沙眼衣原体卵黄囊膜组织培养，初期
始体斑（光学显微镜）

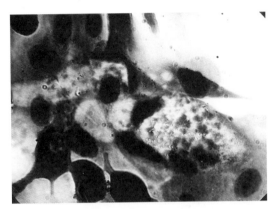

附录图 3-6　沙眼衣原体卵黄囊膜组织培养，沙眼
包涵体（光学显微镜）

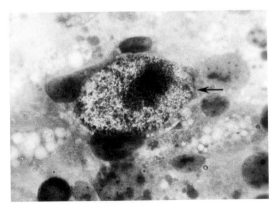

附录图 3-7　沙眼衣原体卵黄囊膜组织培养，成熟包
涵体（光学显微镜）

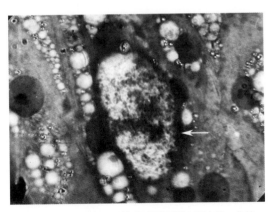

附录图 3-8　沙眼衣原体卵黄囊膜组织培养，成熟
包涵体（光学显微镜）

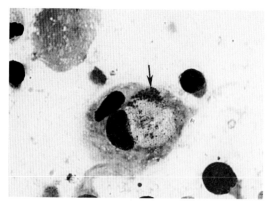

附录图 3-9　急性沙眼,结膜刮片,上皮细胞浆内原体、始体混合型包涵体。吉姆萨染色(光学显微镜)

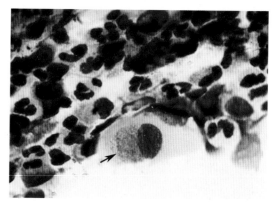

附录图 3-10　急性沙眼,结膜刮片,上皮细胞浆内帽型包涵体。吉姆萨染色(光学显微镜)

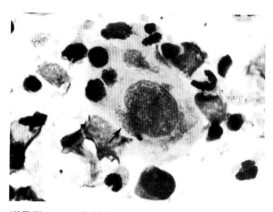

附录图 3-11　急性沙眼,结膜刮片,上皮细胞浆内包涵体。吉姆萨染色(光学显微镜)

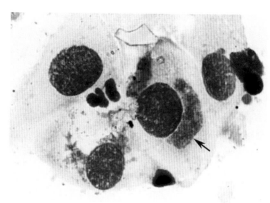

附录图 3-12　急性沙眼,结膜刮片,上皮细胞浆内包涵体。吉姆萨染色(光学显微镜)

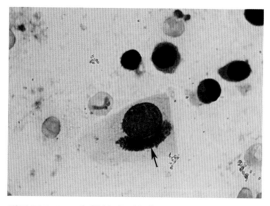

附录图 3-13　急性沙眼,结膜刮片,上皮细胞浆内包涵体。吉姆萨染色(光学显微镜)

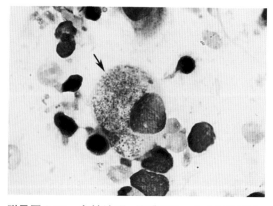

附录图 3-14　急性沙眼,结膜刮片,上皮细胞浆内原体、始体混合型包涵体,胞界已消失。吉姆萨染色(光学显微镜)

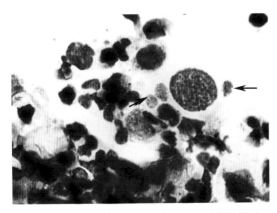

附录图 3-15　急性沙眼，结膜刮片，上皮细胞浆内
蓝色始体型包涵体。吉姆萨染色（光学显微镜）

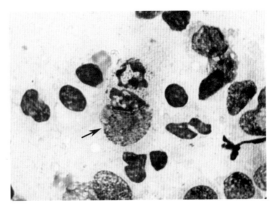

附录图 3-16　急性沙眼，结膜刮片，上皮细胞浆内
原体、始体混合型包涵体（填塞型）。吉姆萨染色
（光学显微镜）

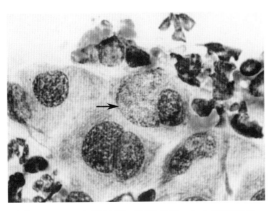

附录图 3-17　急性沙眼，结膜刮片，上皮细胞浆内
原体、始体混合型包涵体（填塞型）。吉姆萨染色
（光学显微镜）

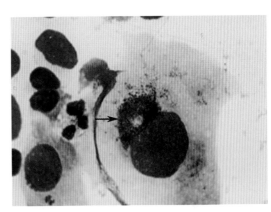

附录图 3-18　急性沙眼，结膜刮片，上皮细胞浆内
包涵体。吉姆萨染色（光学显微镜）

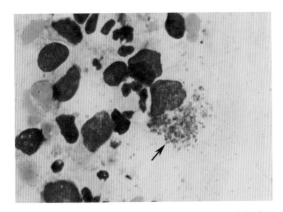

附录图 3-19　急性沙眼，结膜刮片，上皮细胞浆内
原体型包涵体，上皮细胞的胞界已消失，原体散落
细胞外。吉姆萨染色（光学显微镜）

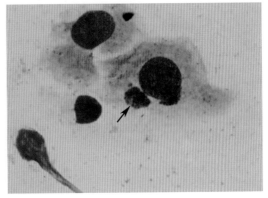

附录图 3-20　急性沙眼，结膜刮片，上皮细胞浆内
包涵体。吉姆萨染色（光学显微镜）

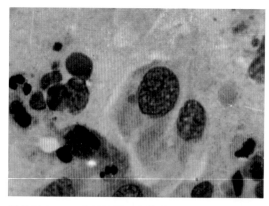

附录图 3-21　急性沙眼，结膜刮片，上皮细胞胞浆内原体、始体混合型包涵体。吉姆萨染色（光学显微镜）

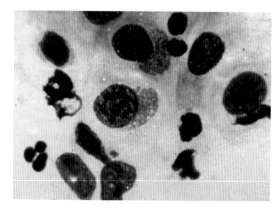

附录图 3-22　急性沙眼，结膜刮片，上皮细胞胞浆内帽型包涵体。吉姆萨染色（光学显微镜）

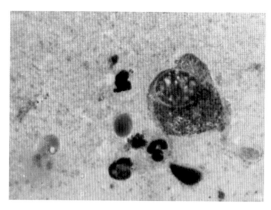

附录图 3-23　急性沙眼，结膜刮片，上皮细胞胞浆内包涵体。吉姆萨染色（光学显微镜）

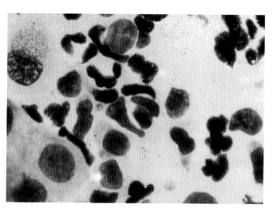

附录图 3-24　急性沙眼，结膜刮片，上皮细胞胞浆内包涵体。吉姆萨染色（光学显微镜）

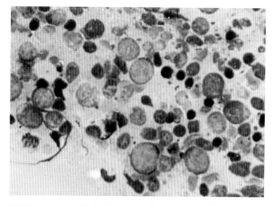

附录图 3-25　急性沙眼，结膜刮片，上皮细胞胞浆内包涵体。吉姆萨染色（光学显微镜）

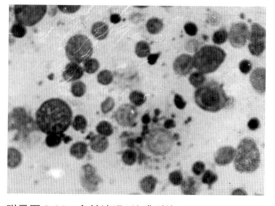

附录图 3-26　急性沙眼，结膜刮片，上皮细胞胞浆内原体、始体混合型包涵体，胞界已消失。吉姆萨染色（光学显微镜）

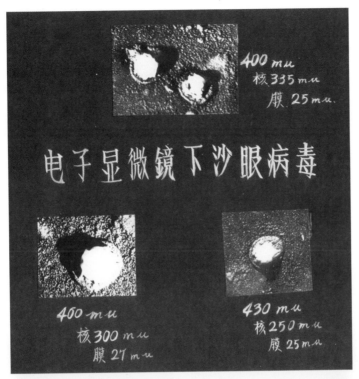

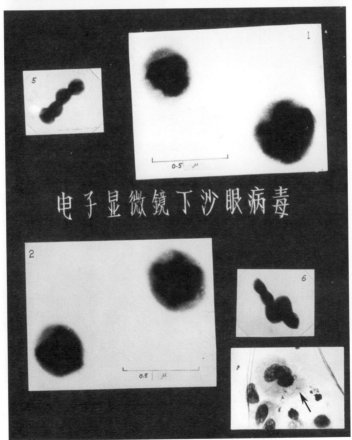

附录图 3-27　电子显微镜下"沙眼病毒"

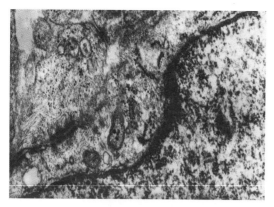

附录图 3-28　沙眼衣原体对结膜上皮细胞、桥粒、浓板、细丝的影响（电子显微镜）

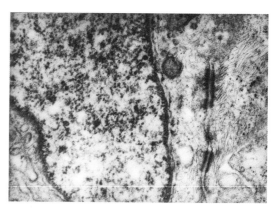

附录图 3-29　沙眼衣原体对结膜上皮细胞、桥粒、浓板、细丝的影响（电子显微镜）

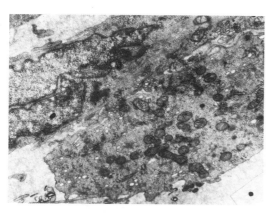

附录图 3-30　沙眼衣原体所致的细胞坏死：染色质固缩块状、线粒体空泡化（电子显微镜）

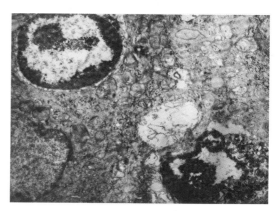

附录图 3-31　沙眼衣原体所致的细胞坏死：核固缩、中央空区、嗜饿颗粒、线粒体空泡化（电子显微镜）

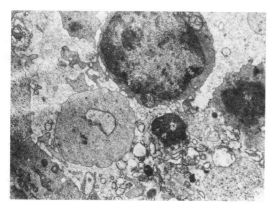

附录图 3-32　沙眼衣原体所致的细胞坏死（电子显微镜）

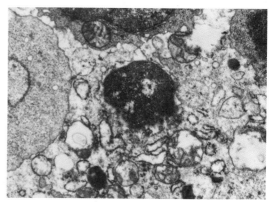

附录图 3-33　沙眼衣原体所致的细胞外变性（电子显微镜）

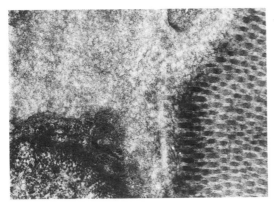

附录图 3-34　沙眼衣原体所致的基质水肿、胶原纤维（电子显微镜）

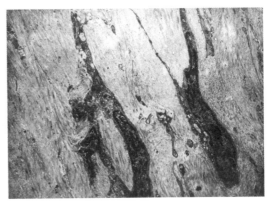

附录图 3-35　沙眼衣原体对成纤维细胞、胶原纤维的影响（电子显微镜）

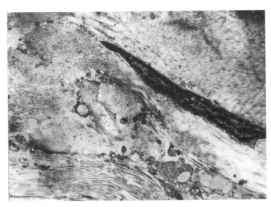

附录图 3-36　沙眼衣原体对纤维细胞、胶原纤维的影响（电子显微镜）

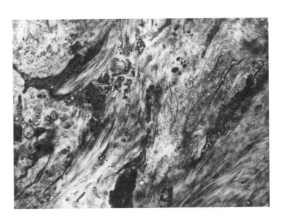

附录图 3-37　沙眼衣原体对胶原纤维的影响（电子显微镜）

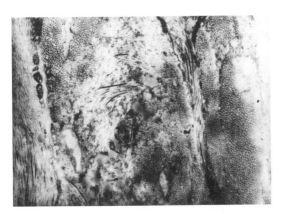

附录图 3-38 沙眼衣原体对胶原纤维的影响（电子显微镜）

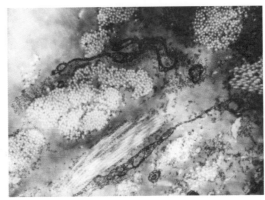

附录图 3-39　沙眼衣原体对胶原纤维的影响（电子显微镜）

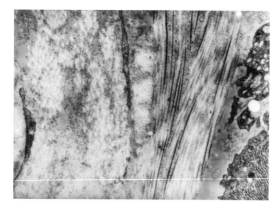

附录图 3-40　沙眼衣原体对胶原纤维的影响（电子显微镜）

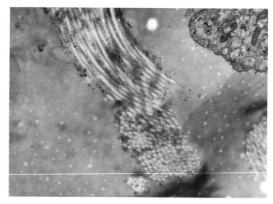

附录图 3-41　沙眼衣原体对胶原纤维的影响（电子显微镜）

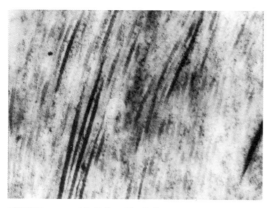

附录图 3-42　沙眼衣原体对胶原纤维的影响（电子显微镜）

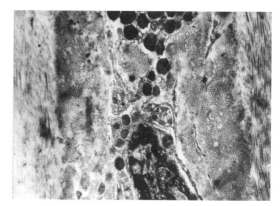

附录图 3-43　沙眼衣原体对肥大细胞、胶原纤维的影响（电子显微镜）

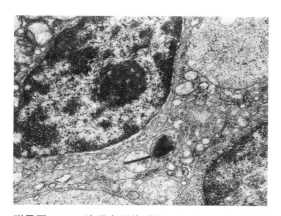

附录图 3-44　沙眼衣原体对淋巴细胞、巨噬细胞的影响：溶酶体内结晶颗粒（电子显微镜）

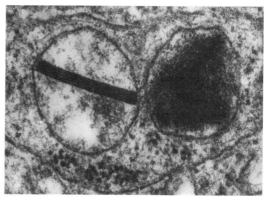

附录图 3-45　沙眼衣原体所致的溶酶体内结晶颗粒（电子显微镜）

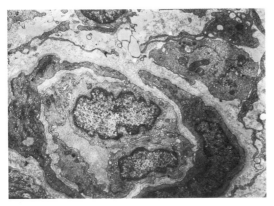

附录图 3-46　沙眼衣原体对毛细血管前动脉的影响：血管内皮细胞、基底膜、周细胞（电子显微镜）

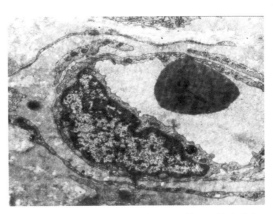

附录图 3-47　沙眼衣原体对毛细血管、血管内皮细胞的影响（电子显微镜）

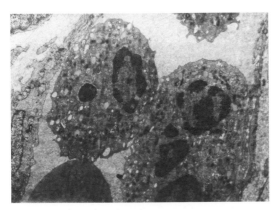

附录图 3-48　沙眼衣原体所致的毛细血管扩张、嗜中性粒细胞趋化（电子显微镜）

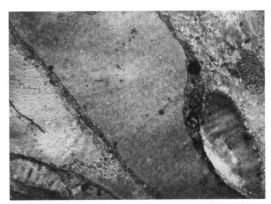

附录图 3-49　沙眼衣原体所致的淋巴管扩张（电子显微镜）

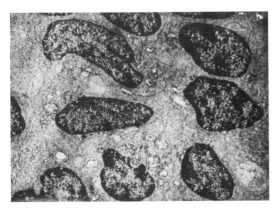

附录图 3-50　沙眼衣原体对淋巴细胞群的影响（电子显微镜）

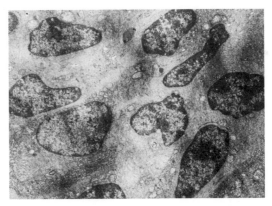

附录图 3-51　沙眼衣原体对淋巴细胞、浆细胞的影响（电子显微镜）

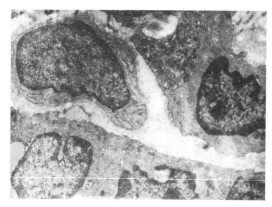

附录图 3-52　沙眼衣原体对淋巴细胞的影响（电子显微镜）

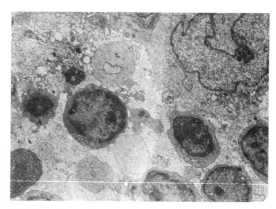

附录图 3-53　沙眼衣原体对中、小淋巴细胞，网织细胞的影响（电子显微镜）

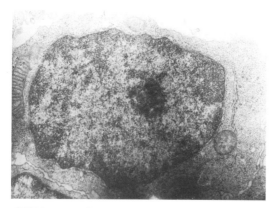

附录图 3-54　沙眼衣原体对中淋巴细胞的影响（电子显微镜）

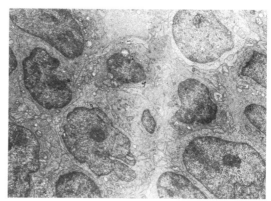

附录图 3-55　沙眼衣原体对过渡型淋巴细胞的影响（电子显微镜）

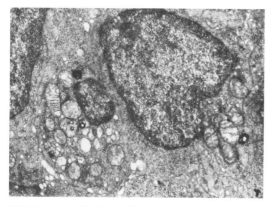

附录图 3-56　沙眼衣原体对淋巴母细胞的影响（电子显微镜）

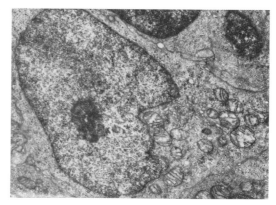

附录图 3-57　沙眼衣原体对淋巴母细胞的影响（电子显微镜）

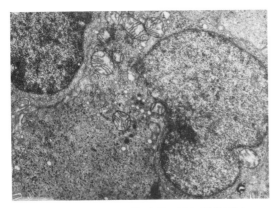

附录图 3-58　沙眼衣原体对淋巴母细胞的影响
（电子显微镜）

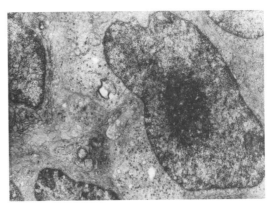

附录图 3-59　沙眼衣原体对淋巴母细胞的影响
（电子显微镜）

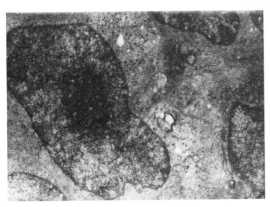

附录图 3-60　沙眼衣原体对淋巴母细胞的影响
（电子显微镜）

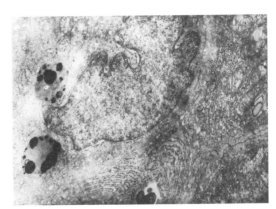

附录图 3-61　沙眼衣原体对巨噬细胞的影响
（电子显微镜）

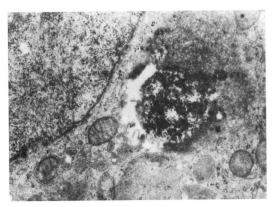

附录图 3-62　沙眼衣原体对巨噬细胞的影响
（电子显微镜）

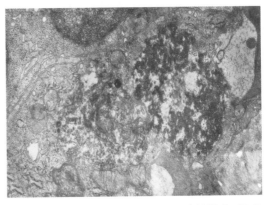

**附录图 3-63　沙眼衣原体对巨噬细胞的影响：吞噬
体**（核质、膜样结构）**溶酶体**（电子显微镜）

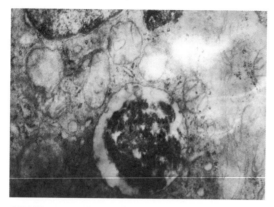

附录图 3-64　沙眼衣原体对巨噬细胞的影响：吞噬体、线粒体肿胀（电子显微镜）

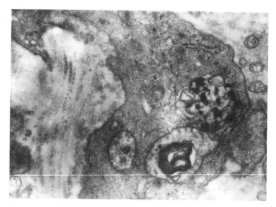

附录图 3-65　沙眼衣原体对巨噬细胞的影响：吞噬体（核质、膜样结构）线粒体内板层体（电子显微镜）

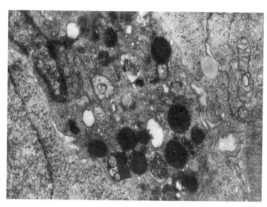

附录图 3-66　沙眼衣原体对巨噬细胞的影响：初、次级溶酶体、吞噬体残余体（电子显微镜）

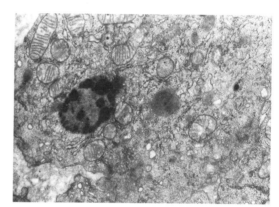

附录图 3-67　沙眼衣原体对巨噬细胞的影响：次级溶酶体（电子显微镜）

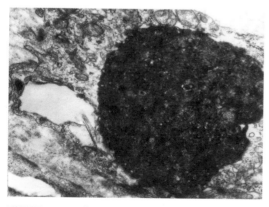

附录图 3-68　沙眼衣原体对巨噬细胞的影响：次级溶酶体（电子显微镜）

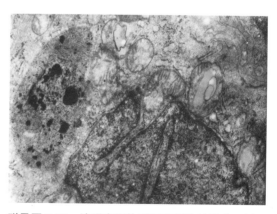

附录图 3-69　沙眼衣原体对巨噬细胞的影响：次级溶酶体（电子显微镜）

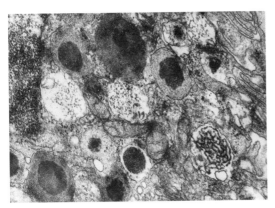

附录图 3-70　沙眼衣原体对巨噬细胞的影响：胞浆内颗粒（电子显微镜）

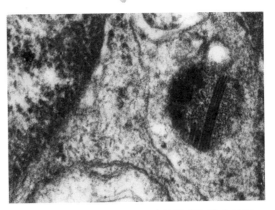

附录图 3-71　沙眼衣原体所致的巨噬细胞内结晶颗粒（电子显微镜）

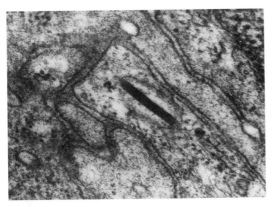

附录图 3-72　沙眼衣原体所致的巨噬细胞内结晶颗粒（电子显微镜）

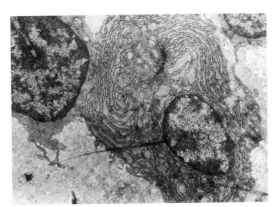

附录图 3-73　沙眼衣原体对浆细胞、淋巴细胞的影响（电子显微镜）

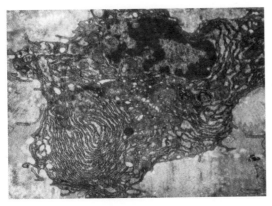

附录图 3-74　沙眼衣原体对浆细胞的影响（电子显微镜）

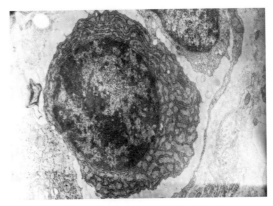

附录图 3-75　沙眼衣原体对浆细胞的影响（电子显微镜）

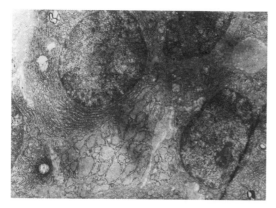

附录图 3-76 沙眼衣原体对浆细胞的影响：板层状、池状粗面内质网（电子显微镜）

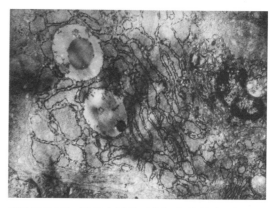

附录图 3-77 沙眼衣原体对浆细胞的影响：池状粗面内质网（电子显微镜）

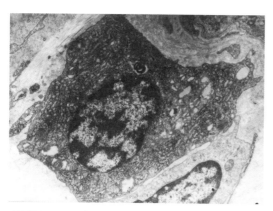

附录图 3-78 沙眼衣原体对浆细胞的影响：高尔基器、粗面内质网、线粒体（电子显微镜）

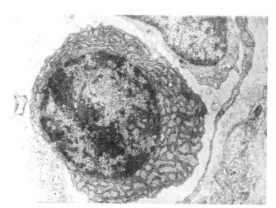

附录图 3-79 沙眼衣原体对浆细胞的影响：池状粗面内质网（电子显微镜）

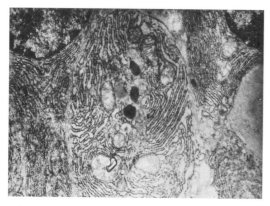

附录图 3-80 沙眼衣原体对浆细胞的影响：板层状粗面内质网、线粒体、板层体、溶酶体（电子显微镜）

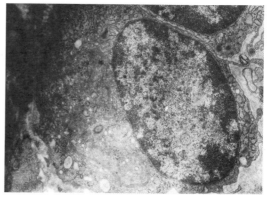

附录图 3-81 沙眼衣原体对幼令浆细胞的影响：高基氏黑中心粒（电子显微镜）

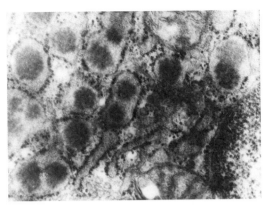

附录图 3-82　沙眼衣原体对浆细胞的影响：束状粗面内质网（横断面）（电子显微镜）

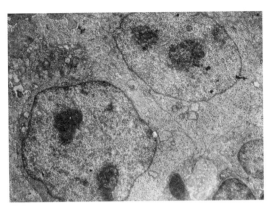

附录图 3-83　沙眼衣原体对网织细胞的影响（电子显微镜）

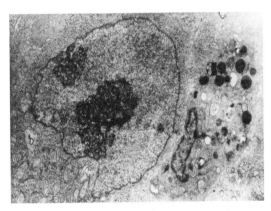

附录图 3-84　沙眼衣原体对网织细胞的影响（电子显微镜）

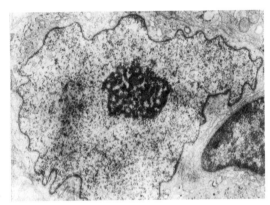

附录图 3-85　沙眼衣原体对网织细胞的影响（电子显微镜）

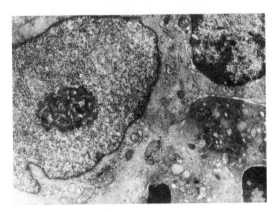

附录图 3-86　沙眼衣原体对网织细胞的影响（电子显微镜）

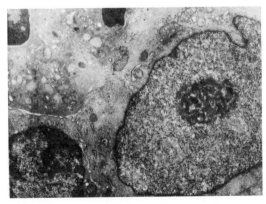

附录图 3-87　沙眼衣原体对网织细胞的影响（电子显微镜）

附录4：沙眼培训与筛查现场图片集

感谢各省防盲办提供照片。

在编写此书的过程中，我们复习文献，整理全国沙眼防治历史资料和图片，看到了几代人全国上下普防普治沙眼的令人感动的工作场景。为了与大家分享这段历史，特整理此图片集。但是，资料十分有限，深表遗憾。

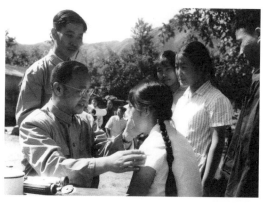

附录图 4-1　65 年张晓楼教授在农村筛查沙眼病人

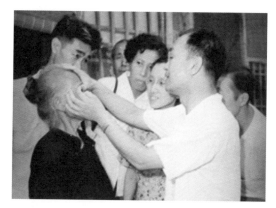

附录图 4-2　70 年代张晓楼教授进行沙眼筛查

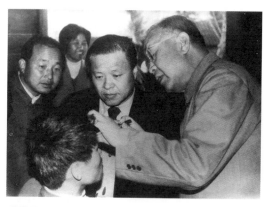

附录图 4-3　80 年代张晓楼教授在学校进行沙眼筛查

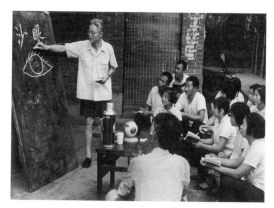

附录图 4-4　马镇西所长培训基层医生诊治沙眼
（河南省防盲办提供）

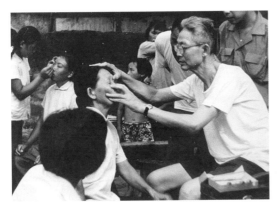

附录图4-5 马镇西所长深入农村为群众诊治沙眼（河南省防盲办提供）

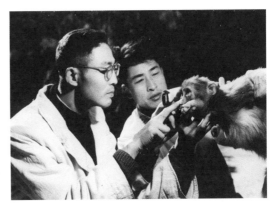

附录图4-6 沙眼研究动物实验（河南防盲办提供）

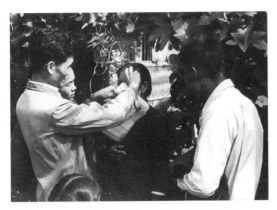

附录图4-7 郭秉宽教授为群众进行沙眼筛查（上海眼防所提供）

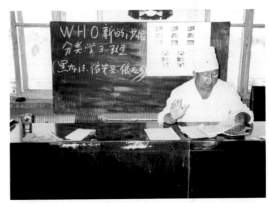

附录图4-8 90年代在黑龙江举办WHO沙眼分级培训班

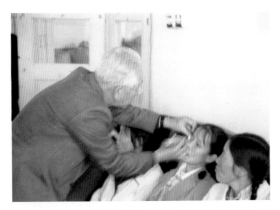

附录图4-9 1989年新的WHO沙眼分类标准由孙葆忱教授翻译，1990年孙教授与WHO官员Dr. Konyama一同到基层进行沙眼筛查工作

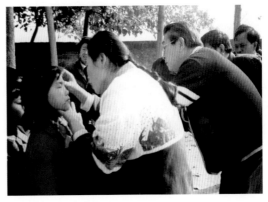

附录图4-10 90年代孙葆忱教授为学生筛查沙眼

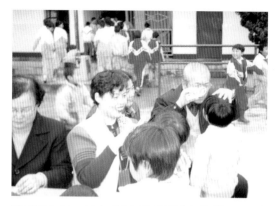

附录图 4-11　90 年代 WHO 沙眼分级培训——孙葆忱教授为学生筛查沙眼

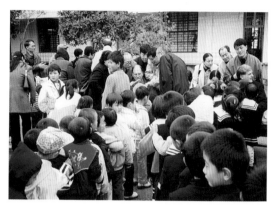

附录图 4-12　90 年代 WHO 沙眼分级培训照片 by H R Taylor

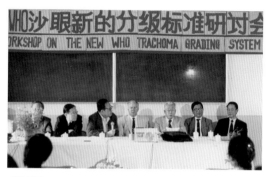

附录图 4-13　90 年代举办 WHO 沙眼新的分级标准研讨会

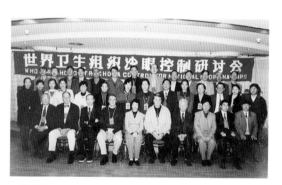

附录图 4-14　90 年代举办 WHO 沙眼控制研讨会

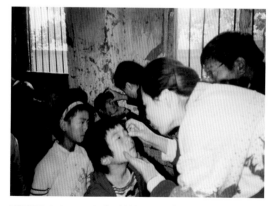

附录图 4-15　王丽娅所长 1994 年在新郑进行沙眼流行病学调查（河南省防盲办提供）

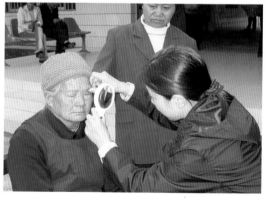

附录图 4-16　2004 年 4 月在成都为群众进行沙眼筛查

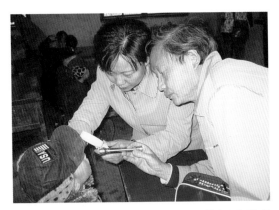

附录图 4-17　2004 年 4 月在成都为小学生进行沙眼筛查

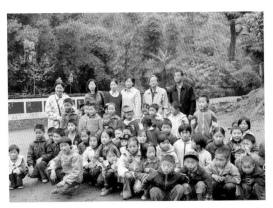

附录图 4-18　2004 年 4 月与全国防盲办合作在四川邛崃县道佐乡进行儿童沙眼筛查合照

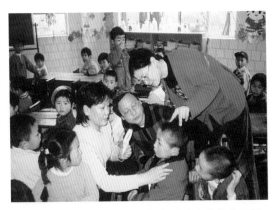

附录图 4-19　2004 年 4 月与全国防盲合作在四川邛崃县道佐乡进行儿童沙眼筛查

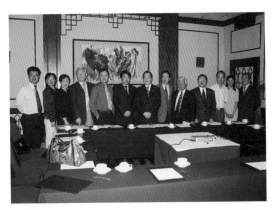

附录图 4-20　2004 年 5 月 14 日王宁利教授带领同仁医院防盲团队与原卫生部、中残联和国际狮子会谭荣根一起共同研讨中国消灭致盲性沙眼计划

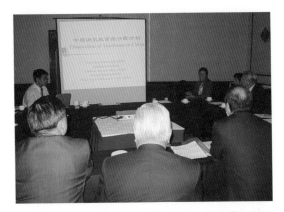

附录图 4-21　2004 年 5 月原卫生部、中残联和国际狮子会谭荣根一起共同研讨中国消灭致盲性沙眼计划

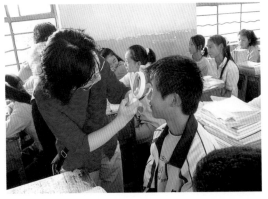

附录图 4-22　2004 年 8 月云南、曲靖、会泽为小学生筛查沙眼

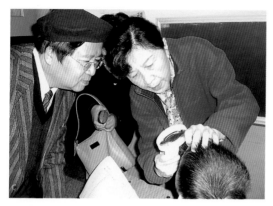

附录图 4-23　2004 年 11 月在北京市平谷区第二小学为学生筛查沙眼

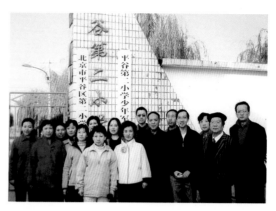

附录图 4-24　2004 年 12 月在北京举行消灭致盲性沙眼培训班，来自十多个省份的防盲人员，在北京平谷第二小学进行沙眼筛查实习

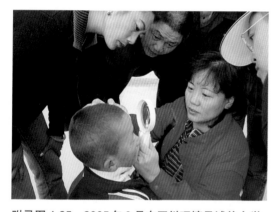

附录图 4-25　2005 年 9 月在四川理塘县城关小学为小学生筛查沙眼

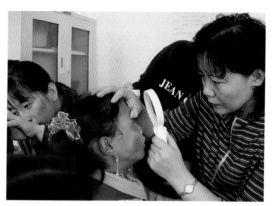

附录图 4-26　2005 年 9 月在四川理塘县牧区寄宿制小学为小学生筛查沙眼

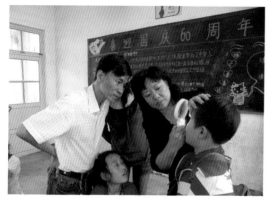

附录图 4-27　2009 年 9 月在济南为小学生筛查沙眼

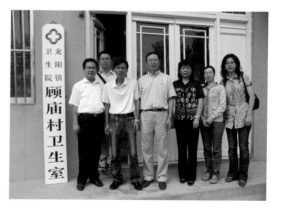

附录图 4-28　2009 年 9 月山东龙阳镇卫生院顾庙村卫生室筛查沙眼人员合照

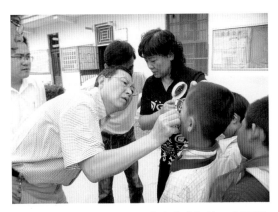

附录图 4-29　2009 年 9 月在山东龙阳镇卫生院顾庙村卫生室沙眼筛查现场

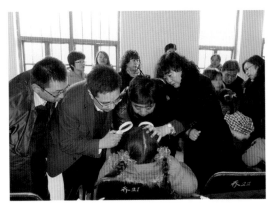

附录图 4-30　2012 年 2 月在山东夏津县南城镇中心幼儿园筛查沙眼

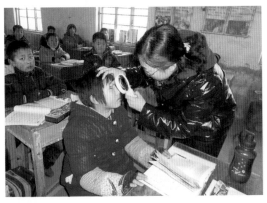

附录图 4-31　2012 年 2 月杨晓慧医生在山东夏津县南城镇筛查沙眼

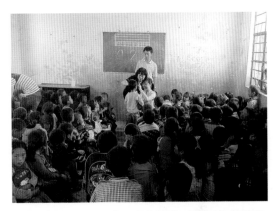

附录图 4-32　2012 年 9 月胡爱莲、樊映川、徐笑等在四川昭觉县玛增依乌乡大水塘小学筛查沙眼

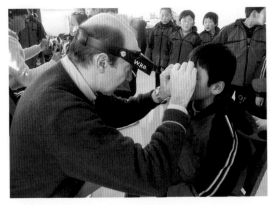

附录图 4-33　20130314 在内蒙古科右中旗开展一致性检验：世卫组织专家检查沙眼疑似患者

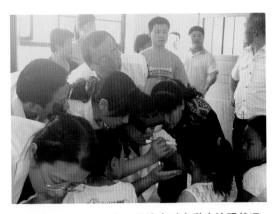

附录图 4-34　2013 年 6 月济南对小学生沙眼状况进行流调

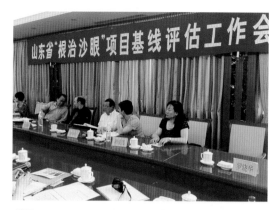

附录图 4-35　2013 年 6 月山东聊城莘县"根治沙眼"项目基线评估工作会现场

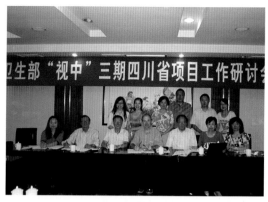

附录图 4-36　2013 年 6 月卫生部"视中"三期四川省项目工作研讨会现场

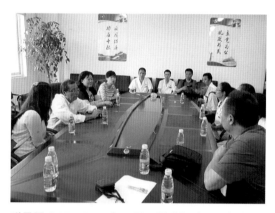

附录图 4-37　2013 年 6 月四川成都对四川省沙眼状况进行流调

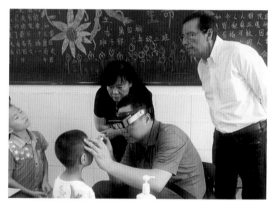

附录图 4-38　2013 年 6 月在四川成都对小学生进行沙眼筛查

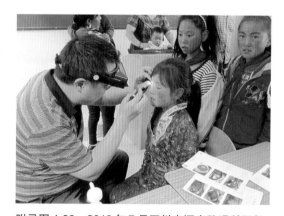

附录图 4-39　2013 年 7 月四川省调查队眼科医师检查小学生沙眼情况

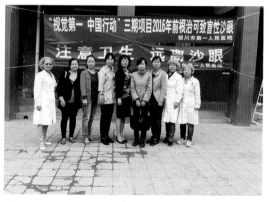

附录图 4-40　2013 年 9 月在宁夏进行沙眼筛查人员合照

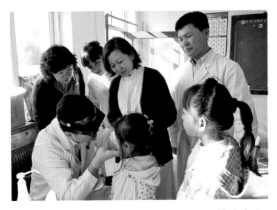

附录图 4-41　2013 年 9 月辽宁西丰县柏榆乡中心小学沙眼筛查

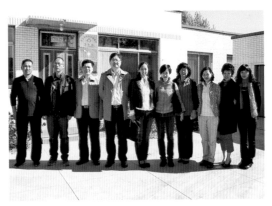

附录图 4-42　2013 年 9 月辽宁西丰县柏榆乡中心小学沙眼筛查人员合照

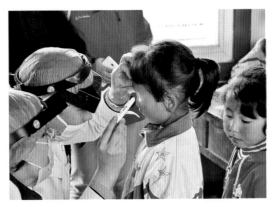

附录图 4-43　2013 年 10 月甘肃省调查队眼科医师检查小学生沙眼状况

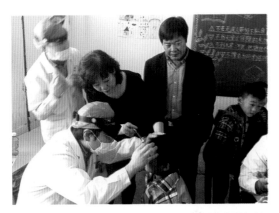

附录图 4-44　2013 年 10 月在安徽为小学生进行沙眼筛查

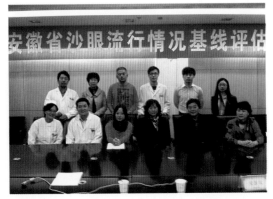

附录图 4-45　2013 年 10 月安徽省沙眼流行情况基线评估会议现场

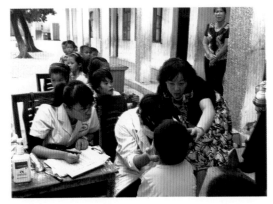

附录图 4-46　2013 年 11 月在海南省东方市中沙乡中心小学为学生筛查沙眼

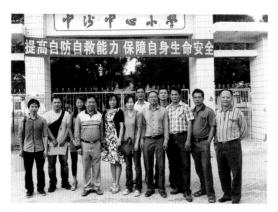

附录图 4-47　2013 年 11 月海南省东方市中沙乡中心小学沙眼筛查人员合照

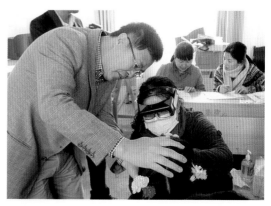

附录图 4-48　2013 年 11 月视中三期项目王宁利教授指导云南省级流调队医生对学生进行筛查

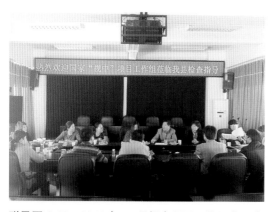

附录图 4-49　2013 年 11 月视中项目工作组在云南省检查指导工作

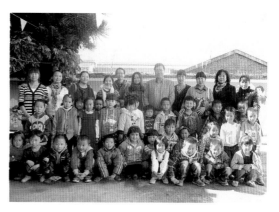

附录图 4-50　2013 年 11 月卫生部专家及省级流调队员对宾川县平川镇幼儿园进行筛查, 和幼儿园小朋友合影留念

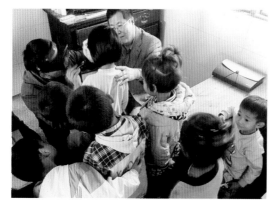

附录图 4-51　2013 年 11 月云南沙眼卫生部专家及省级流调队员对宾川县平川镇幼儿园进行筛查

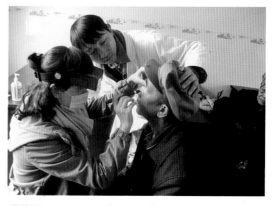

附录图 4-52　2013 年 11 月省级流调队员李妍医师对云南省大关县村民进行筛查

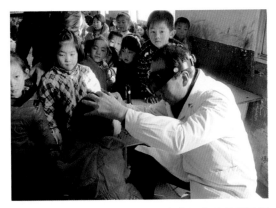
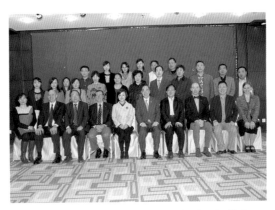

附录图4-53　2013年11月河南省调查队眼科医师检查小学生

附录图4-54　2014年3月视中三期沙眼评估会

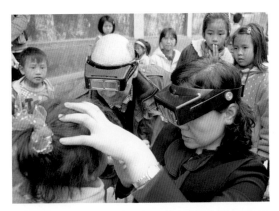
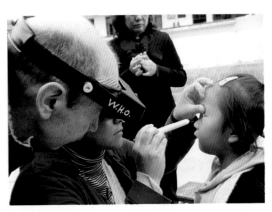

附录图4-55A　2014年3月云南省项目办配合WHO专家、国际狮子会、卫生计生委项目办专家前往云南省屏边县白河乡进行项目评估

附录图4-55B　2014年3月云南省项目办配合WHO专家、国际狮子会、卫生计生委项目办专家前往云南省屏边县白河乡进行项目评估

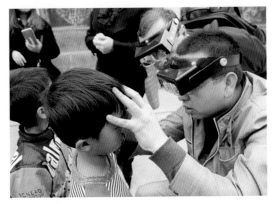
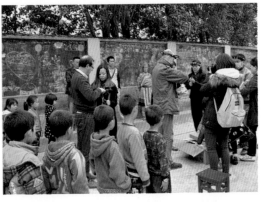

附录图4-55C　2014年3月云南省项目办配合WHO专家、国际狮子会、卫生计生委项目办专家前往云南省屏边县白河乡进行项目评估

附录图4-55D　2014年3月云南省项目办配合WHO专家、国际狮子会、卫生计生委项目办专家前往云南省屏边县白河乡进行项目评估

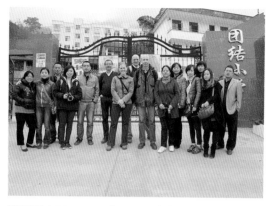

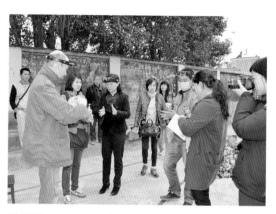

附录图4-56　2014年3月云南省项目办配合WHO专家、国际狮子会、卫生计生委项目办专家前往云南省屏边县白河乡进行项目评估人员合照

附录图4-57　2014年10月26日—2014年11月3日广西视中三期现场验收

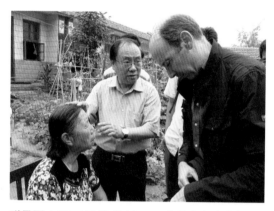

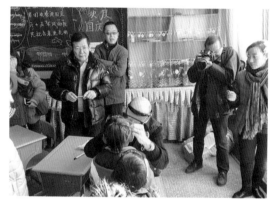

附录图4-58　WHO的Mariotti与协和赵家良教授2014年在内蒙古筛查沙眼

附录图4-59　2014年10月王宁利院长与WHO专家在西藏曲水县才纳乡中心卫生院沙眼筛查

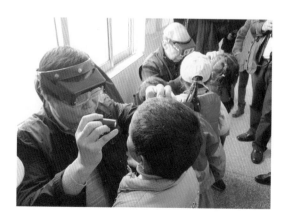

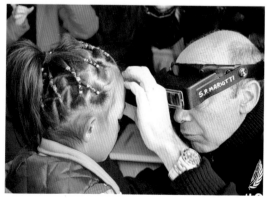

附录图4-60　2014年10月王宁利院长在西藏曲水县才纳乡中心卫生院沙眼筛查

附录图4-61　2014年10月世卫组织专家Silvio P. Mariotti在西藏核查沙眼患者

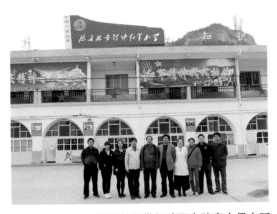

附录图 4-62　任百超教授带领陕西省防盲人员在延安市延长县延安精神红军小学筛查沙眼留影

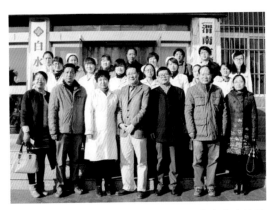

附录图 4-63　王宁利教授与陕西省防盲办在当地筛查沙眼（陕西省防盲办提供）

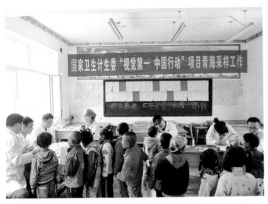

附录图 4-64　2015 年 5 月青海省循化县沙眼筛查场景

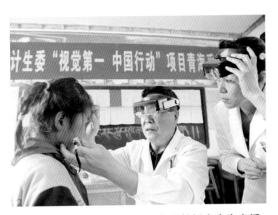

附录图 4-65　2015 年 5 月王宁利教授在青海省循化县为学生进行沙眼筛查

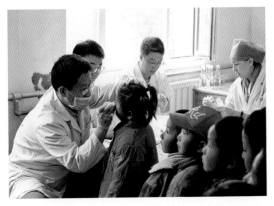

附录图 4-66　2015 年 5 月在青海省循化县进行结膜标本取样

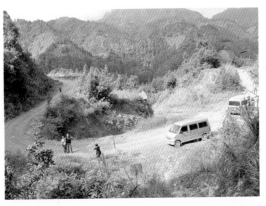

附录图 4-67　2014 年 10 月去广西金秀县忠良县车田村崎岖的山路

附录 5：中国代表出席 WHO 消灭致盲性沙眼全球联盟会议图片集

　　自 2003 年王宁利教授出席了第七届 WHO 消灭致盲性沙眼全球联盟（GET）会议后，我国原卫生部官员与 WHO 防盲合作中心、全国防盲指导组（北京同仁医院）专家出席 GET 会议。在卫生部的主导下，积极推动中国视觉 2020，消灭致盲性沙眼计划。

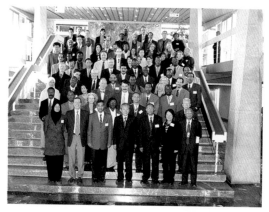
附录图 5-1　2004 年瑞士日内瓦，第 8 届 GET 会议

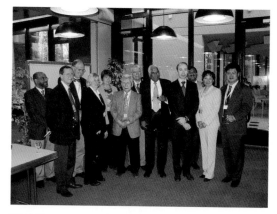
附录图 5-2　2005 年 3 月瑞士日内瓦，第 9 届 GET 会议

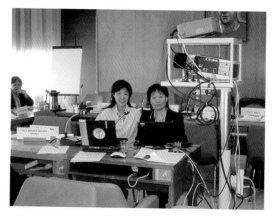
附录图 5-3　2006 年 4 月瑞士日内瓦，第 10 届 GET 会议

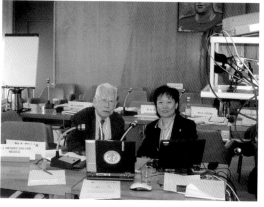
附录图 5-4　2006 年 4 月瑞士日内瓦，第 10 届 GET 会议

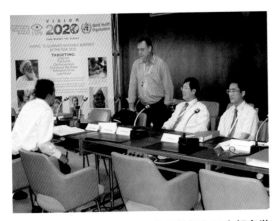

附录图 5-5　2006 年 5 月王宁利教授和卫生部高学成处长一起参加 WHO20 消灭致盲性沙眼策略研讨

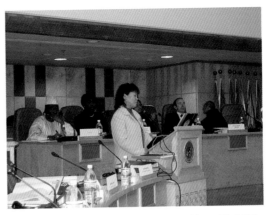

附录图 5-6　2007 年 4 月埃及开罗，第 11 届 GET 会议

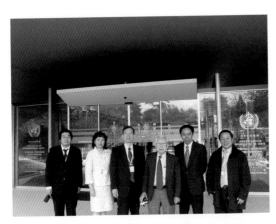

附录图 5-7　2008 年瑞士日内瓦，第 13 届 GET 会议

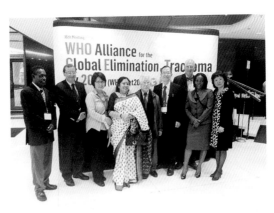

附录图 5-8　2012 年美国华盛顿，第 16 届 GET 会议

附录6：亲历沙眼研究
——金秀英教授采访记

一个炎热夏日的午后，为了更详细记述有关沙眼历史，身为北京市眼科研究所微生物室的晚辈，和实验室的王智群老师一起，怀着崇敬的心情，再次拜访了微生物室的创立者、更是沙眼衣原体研究的亲历者——当年"沙眼三人研究小组"之一的金秀英老师。还没到金老师家，远远就看到金老师已站在小区门口冲我们招手，一如既往的亲切和谦和。

随金老师进入家门，无意间瞥见书房，里面的书桌上、窗台上堆满各种书籍，稿纸，看得出，已93岁高龄的金老师，仍每日不辍、孜孜不倦地学习着。

我们的话题很自然地从汤飞凡教授、张晓楼教授，从沙眼和他们无数次的实验研究开始。金老师告诉我们：

汤飞凡教授不仅是沙眼衣原体的发现者，当时国内使用的各种疫苗，如牛痘、天花等，所有的生物制品都是在汤飞凡教授的领导下建立起来的。抗战时期，汤飞凡教授到大后方主持生物制品的研制工作。当时中国没有青霉素，汤飞凡教授从夫人皮鞋里长的霉菌上，反复试验提取了青霉素。在当时恶劣的条件下，以认真的科学态度，不怕苦、不怕累，一空二白建立了大后方实验室。汤飞凡教授很早就看到沙眼不仅是中国的问题，也是世界的问题，一直惦记着，从20世纪30年代就开始研究沙眼，通过多次反复、严谨的实验研究推翻了野口提出的"颗粒杆菌"理论。

解放初期，农民的沙眼患病率很高，甚至达到了80%～90%，常常是全家人一起患病，很多人很年轻就因为沙眼致盲了。典型的例子是当时女同志结婚早，在她生的孩子到了刚刚会走路的年龄的时候，去井台打水就需要孩子领着了。沙眼急性感染后可治愈，一般不会影响视力。但如果不治疗，或多次重复感染，引发迟发型变态反应性炎症，导致瘢痕、血管翳形成，使角膜混浊，加上倒睫的机械摩擦，溃疡形成，最后致盲。当时沙眼引起的泪囊炎也很多，泪腺也会感染，最终泪腺、副泪腺、粘液腺受影响消失，全眼球干燥，穹隆部消失。解放后，随霍乱、天花、小儿麻痹等烈性传染病控制，国家开始关注对中国人视力危害最严重的沙眼的防治。当时，同仁医院门诊手术室每天都要进行数十例沙眼内翻倒睫手术。即便如此，每周仍有大量病人积压，张晓楼教授便带领大家放弃周日休息，加班继续手术，通过滤泡摩擦、倒睫内翻矫正、泪囊摘除等治疗沙眼的并发症。

当时，身为眼科医生，虽然看到沙眼对眼部的严重影响，但由于临床工作异常繁忙，张晓楼教授无法分身进行沙眼的研究。尽管如此，从眼科学科发展的角度，张晓楼教授已开始着手对同仁医院眼科进行初步的专业划分，已出现了不同专业的雏形。张晓楼教授和金秀英教授主要从事感染性外眼病的研究和治疗。

1954年，汤飞凡教授看到沙眼对眼部的影响，认为"从给人类带来的危害和造成的经济损失来看，沙眼在全世界，特别是在中国，已经成为一个大问题"，汤飞凡教授决定再次组织力量，继续他30年代未完成的沙眼研究，探讨沙眼病因。1954年6月，汤飞凡教授到同仁医院找到张晓楼教授，提出合作研究沙眼病原。而研究沙眼恰好也是张晓楼教授多年的愿望，他欣然同意，在同仁医院动员了金秀英教授，并从检验科抽调一名技术员，共同组成"沙眼三人研究小组"，专门进行沙眼的研究。他们在同仁医院地下室找到一个房间，放入低温冰箱，暖箱和孵育鸡胚的孵箱，依靠这"沙眼研究三大件"建立了沙眼研究实验室，正式开始了沙眼的研究。当时，每天白天完成繁忙的临床工作后，都会回到实验室，利用工作之余进行沙眼研究。他们还抽空到生物制品研究所学习沙眼病毒的分离、培养技术以及各种实验设备的使用。对沙眼研究工作，汤飞凡教授和张晓楼教授有明确的分工：汤飞凡教授每周来同仁医院一次，来前一天，全部同仁医院的眼科医生将病情严重、从未治疗过的沙眼患者全部转给张晓楼教授，由张晓楼教授亲自筛选典型病例，汤飞凡教授亲自采集结膜标本后，带回生物制品研究所实验室，染色后光学显微镜下检查，张晓楼教授也定期去生物制品研究所共同研究讨论。功夫不负有心人，在合作研究了 1 年以后，于 1955 年 8 月 18 日自第 8 次分离试验中分离出了第 1 株沙眼"病毒"，被命名为 TE8，T 代表沙眼、E 代表病因、8 是第 8 次试验。后来，又采用改进的方法，不到两个半月内又相继连续分离出分出 14 株沙眼"病毒"，后来称为"汤氏病毒"，并作为沙眼"病毒"的标准株，在全世界范围使用。

1958 年 1 月，金秀英教授亲自为汤飞凡和张晓楼教授接种沙眼"病毒"，汤飞凡教授使用北京市眼科研究所分离的传 9 代的 TJ16 株，张教授接种了生物制品研究所分离的传 19 代的 TE106 株，以验证分离的沙眼病原同时也是经多次传代后，沙眼"病毒"有无变异。经每日观察二人结膜反应，每天取材观察，发现二人的临床表现没有差别，证实传代对沙眼"病毒"影响不大。遗憾的是，经人体试验证明分离出的沙眼"病毒"是沙眼病因的半年后，在 1958 年那个特殊历史时期，汤飞凡教授惜别人世，而当时沙眼的人体观察还未结束，研究结果还没有总结。在当时的政治背景下，本应由汤飞凡教授撰写的这篇重要论文，由张晓楼教授执笔开始撰写，也因为当时的政治原因，文中不能出现汤飞凡教授的名字，代由生物制品研究所王克乾列入文章，而成为中国及世界医学史上的憾事。1981 年，国际防治沙眼组织在巴黎授予我国沙眼研究工作"沙眼金质奖章"；1982 年，国家也对此项研究授予"中华人民共和国国家技术发明奖"。

1960～1966 年，怀着对汤飞凡教授的深切思念，张晓楼教授毅然决定继续汤飞凡教授的未竟的沙眼研究事业。在张晓楼主持下，生物制品研究所主要负责进行沙眼的病原学研究，如沙眼毒素、分型，以及血清学性质等的研究；北京市眼科研究所沙眼研究小组主要从临床防治的角度，研究沙眼的致病机理、局部免疫、传播途径、治疗药物，预防，并初步探索疫苗的研究。在两个研究所共同努力下，继续沙眼的深入研究。北京市眼科研究所相继进行了沙眼衣原体超微结构和沙眼结膜、衣原体冷冻蚀刻复型的电镜观察，建立了稳定分泌抗沙眼衣原体的单克隆抗体杂交瘤细胞株，用微量免疫荧光法检测中国华北沙眼流行区患者泪液中抗体及分型等。从沙眼结膜细胞学、滤泡病理及衣原体毒素对志愿者眼的致病性三方面探讨发病机制：认为衣原体侵入门户即其发病部位，毒素是急性发病的主要因素；衣原体抗原引发结膜上皮下淋巴样组织增生，淋巴细胞、单核巨噬细胞集聚形成滤泡。初发感染后可恢复正常，重复感染致迟发性超敏反应性，重复感染次数越多，免疫病理病变越重，后遗症、并发症越严重。由此提出沙眼防治重点是：应认真治疗急性沙眼，切断传染途径，严防重复感染。当时的这些研究在国际上都是领先的。发病机理的研究于 1980 年获卫生部乙级科学成果奖，并在日本三种眼科杂志同时发表。

虽然发现了沙眼的病原体，但当时治疗药物还是非常有限的，眼科药物只有胶体银和磺胺药。1959 年，为了临床筛选治疗沙眼的有效药物，张晓楼教授对当时常用的各种抗感染药物都进行了沙眼药物敏感试验，发现金霉素、土霉素、红霉素、四环素、青霉素、磺胺醋酸钠、磺胺噻唑、硫酸铜等在体外、体内均有显著杀灭沙眼衣原体的作用。1970 年，在张晓楼教授的带领下，遍访全市所有有声望的中药店、老中医和老药工，只要能治疗眼病的中药都拿来试验，为探索沙眼的药物治疗做了大量工作。

当张晓楼教授从国外的杂志上看到沙眼衣原体有依赖 DNA 的 RNA 聚合酶，而当时新的抗结核杆菌药利福平可阻断该酶活性，他立即联想到可否将利福平用于治疗沙眼。经多方搜寻，在国内发现云南制药厂有利福平样品。张晓楼教授积极联系，要来样品后，先将利福平和沙眼衣原体作用，再植入鸡胚进行了体外实验；随后又接种动物后再治疗进行了体内试验，发现利福平对衣原体有良好的灭活作用。在张晓楼教授的努力下，1974 年利福平滴眼液用开始应用于临床治疗沙眼，而这一研究也使得中国眼科应用利福平滴眼液治疗沙眼的时间比国外提早了 3 年。遗憾的是，这些研究资料当时未能在正式医学杂志上发表，研究结果只能发表在 1974 年同仁医院（当时称北京市工农兵医院）的内部杂志《北京工农兵医院资料汇编》上（第 7 期，11-14 页）。

随着沙眼衣原体研究的进展，在张晓楼教授等倡议下，中国政府将防治沙眼列入 1956 年的《农业发展纲要》，使沙眼成为纳入国家防治计划的首要眼病。1958～1959 年，在全国防治沙眼规划下，张晓楼教授领导了北京市及郊区县防治沙眼工作，组织筹划编写培训教材、印制宣教挂图、建培训班、培训全市医务卫生工作者，包括全市内、外科医生，防疫站工作人员，基层医务卫生人员以及学校卫生老师，为北京市 7 个城区、10 个郊区县共培养了 29 438 名沙眼防治人员，自此开始了北京市沙眼的筛查、宣传和防治工作，要求他们一定要做到宣传"到户"，人人知晓。张晓楼教授也亲临调查第一线，下到工厂、学校、街道、农村，走门串户，宣讲普及如何认识、预防及治疗沙眼等卫生知识，并倡导改善大众卫生习惯和环境卫生。他带领大家边宣教，边治疗，全市共检查了 230 多万人，治疗了 10 余万例沙眼患者。那时候所有宣传和治疗没有经费支持，大家白天进行筛查、宣传和治疗，晚上回到研究所汇总当天的数据，几乎没有时间回家，就住在研究所里，虽然很艰苦，但大家都坚持了下来。以北京大兴县庞各庄中学为例，1959 年中学生沙眼患病率为 52%，学生中已有眼睑内翻 / 角膜血管翳、需行手术矫正者。1971 年患病率为 28%，1973 年为 26%，1975 年为 15%，1980 年为 10%，均为轻症者，沙眼很快得到了控制。为此，1971 年，张晓楼教授领导的沙眼防治研究获北京市医药卫生科技成果奖，1978 年，获全国医药卫生科技大会颁发沙眼防治工作奖。

在研究沙眼衣原体的过程中，当把沙眼衣原体接种卵黄囊，鸡胚特异性死亡后。将鸡胚取出观察，发现大部分鸡胚的皮肤广泛出血，关节肿胀。遗憾的是，当时的精力和注意力全部放在沙眼衣原体的研究和防治上，没有对鸡胚的内脏进行解剖，也没有就此现象和衣原体的关系进一步深入研究。后续国外的研究发现，许多 Reiter 综合征患者，其关节滑膜和滑膜白细胞内可检测到沙眼衣原体的 DNA 和 RNA，提示衣原体感染可能是 Reiter 综合征的诱因之一。

研究小组还进行了沙眼灭活全疫苗的研究。经沙眼衣原体免疫试验和感染试验后，发现疫苗短时间内可提高眼部抵抗力，但经过一段时间后，疫苗的保护作用逐渐降低、消失。而且经长期观察和反复感染实验，发现猴注射疫苗后，眼部再感染时的症状反而加重，出现了瘢痕和角膜血管翳。以往认为猴眼不发生内翻和倒睫，但经疫苗处理并反复感染后，猴眼也出现了内翻、倒睫和角膜血管翳。此时，随着全国沙眼防治的全面开展，沙眼发病率迅速下降，沙眼引起的角膜疾病和致盲率也明显下降，而未再继续疫苗的进一步研究。

19 世纪 60 年代，在眼科研究所微生物室成立后，除了沙眼，张晓楼教授还建立了感染性眼病的实验室，在全国最先开始了感染性眼病的眼科细胞学研究，并成立微生物研究室，开展眼部细菌、真菌、单纯疱疹病毒等的临床基础研究，并进行了相关药物的筛选，包括针对单疱病毒的阿糖胞苷、干扰素、干扰素诱导剂；针对绿脓感染治疗的丙氧乙醇、多粘菌素等，经动物实验后研制成眼药水。后来这些药物都生产投入临床使用，在中国开创了感染性眼病的临床基础研究工作。

不知不觉，和金老师一起聊沙眼衣原体的发现，聊北京市眼科研究所曾经经历的工作，聊几位专家前辈的努力，3 个小时很快就过去了。就像小时候听长辈讲故事一样，仿佛可以穿越时光隧道，看到汤飞凡、张晓楼和金秀英教授在实验室专注的身影、看到接种沙眼后两位科学家虽然身带病痛但满脸兴奋的样子、看到张晓楼教授和金秀英教授在沙眼防治现场的忙碌；看到他们这一辈科学家勤奋、坚定、矢志不渝的科研精神，也看到了他们科学的思维、渊博的专业知识、锐意忘我的探索精神。同时，他们又是那么的低调、淡泊名利。他们严谨求实、循序严密的科研作风和为科学献身的崇高品德，值得我们年轻一代学习。对金老师采访结束的时候，金老师坚持把我们送出很远，还念念不忘询问着微生物室近期的研究。挥手再见，看到夕阳下金老师仍驻足目送我们，那份感动，不只是对谦和亲切的金老师的喜爱，还有作为晚辈，对他们那一代人的尊重和敬仰！

邓世靖

2015 年 9 月

编 后 记

　　《沙眼》这本书终于送去出版社，我感慨万千。自从2012年3月23日Hugh R. Taylor书面授权合写中文版《沙眼》，2014年10月完成第一版清样，2015年10月正式出版，一路坎坎坷坷。还记得在发着浓厚霉味的北京市眼科研究所地下室书库中畅游，还记得在北京各图书馆的穿梭，还记得在早期的《中华医学杂志》和《中华眼科杂志》中找到我国眼科前辈的沙眼论文、在堆积的废弃的书堆中发现了发黄的沙眼书籍与会议汇编、在眼研所微生物室整理与保管的沙眼资料中看到电镜图片时如获至宝的欣喜。但也留下了一些遗憾，尽管我们为寻找完整的沙眼文献资料与数据而不懈努力，在不断的绝望中寻求希望，却还是不能弥补一些资料的缺失。

　　《沙眼》这本书的撰写对我来讲是一个不同寻常的过程，也是一次难得的学习机会。这是我唯一一次跨越时空认识沙眼，使我对沙眼有了立体的理解与感悟。对沙眼的记载很早就有，至今仍然流行在一些国家与地区，是流行时间最长的眼病。沙眼曾经在19世纪大流行，肆虐地球所有地方，是广泛流行全球的传染性眼病。沙眼使无数人失去光明，忍受因盲致贫的痛苦，是全球流行性致盲性眼病。沙眼的流行史，也是全球、全社会、全人类坚持不懈地与沙眼顽强斗争的历史。各种学说从沙眼病毒、颗粒性野口杆菌、立克次体到沙眼衣原体，在整个历史过程中，曾经有相当一段时期沙眼研究是我们眼科的一个"黑暗区"，我国汤飞凡与张晓楼教授成功分离沙眼衣原体震惊世界，他们与金秀英、王克乾、黄元桐等研究者一起对衣原体生物学、组织病理学、免疫学、药效学、传染因素以及预防措施进行研究，我深深感受到在发现与探索沙眼病原体真面目这个漫长过程中的曲折、艰苦、复杂与科学，也深深为一代代科学家执着、严谨、去伪、献身的精神所感动。建国初期"十人九沙"，我国出台控制沙眼规划，全国爱国卫生运动、改厕改水，使人民卫生习惯、卫生健康水平和居住环境改善，净水广泛覆盖。眼科界人士与政府一道在全国范围内开展对沙眼的群防群治工作，眼科界前辈石增荣、毕华德、罗宗贤和张晓楼、陈耀真、毛文书教授普查普治百万人。孙葆忱教授1989年将WHO沙眼新的分类标准翻译，并在1990年起举办培训班在全国推广，而且深入各省与当地防盲人员一起进行沙眼筛查与防治，推行WHO的SAFE战略。卫生系统加强培训基层卫生医务人员，加强初级眼保健服务水平，加强提高基层医疗服务水平，全方位多层次全面综合防控沙眼，形成具有中国特色的SAFE防控沙眼模式，值得沙眼还在流行的国家借鉴。

　　在此，感谢我的导师孙葆忱教授，是他让我有幸在1997年走入同仁防盲团队，参与翻译了世界卫生组织的四本沙眼防治指南，参与沙眼防治各种培训班并演示WHO倒睫手术，参与1999年在中国召开的第6届国际防盲大会，成为了实现"视觉2020"洪流中的一份子。

感恩有幸步入这个时代，使我从眼科医生成为一个眼科防盲工作者。感恩有幸加入到"光明行"、消灭致盲性沙眼或早产儿视网膜病变等可避免盲、眼健康促进、低视力康复等中国防盲的历程中。感谢各省防盲办和视中三期项目办（卫生部医院管理研究所）提供稀缺珍贵资料。感谢 Dr. K konyama、Dr. Hugh R Taylor、Dr. Silvio P Mariotti、Dr. Serge Resnikoff、Dr. R. Pararajasegaram 等国际友人。感谢所有曾一起走街穿巷、跋山涉水工作过的各省眼科与防盲同道，感谢在防盲工作中结识的政府、非政府、宗教组织、协会团体和媒体等各界友人。

胡爱莲

2015 年 9 月